# *Sein und Nichtsein*

***Erlebnisse eines Frau-zu-Mann-Transsexuellen***

Die Namen der in diesem Buch vorkommenden Personen sind, mit Ausnahme der sowieso allgemein bekannten Personen, geändert oder abgekürzt.

Der Autor.



Herstellung: Books On Demand GmbH
Norderstedt, 2001
Printed in Germany

**ISBN 3-8311-2590-2**

Für alle,
die mich fragten
und keine befriedigende Antwort bekamen.

Ich möchte hier einmal eine Definition zitieren, die ich aus verschiedenen Büchern zusammengesucht und unter Berücksichtigung aktuellster Erkenntnisse zusammengestellt habe:

## *Definition von Transsexualität*

Transsexuelle sind körperlich und geistig gesunde Menschen, die chromosomal, anatomisch und hormonal ihren phänotypischen Geschlechtsmerkmalen entsprechen, sich aber (oft schon von früher Kindheit an) in ihrer Geschlechtsidentität eindeutig und konstant dem anderen Geschlecht zugehörig empfinden.
Mit anderen Worten: das seelische Geschlecht ist dem körperlichen entgegengesetzt.
Dadurch ergeben sich Spannungen zwischen Seele und Körper der Betroffenen und auch zwischen ihnen und ihrer Umwelt, von der sie ihrem körperlichen Geschlecht entsprechend behandelt werden. Transsexuelle empfinden Haß und Ekel vor ihrem eigenen Körper. Sie fühlen sich im falschen Körper gefangen.
Ihr Empfinden, dem anderen Geschlecht anzugehören, ist so stark, daß sie mit allen rechtlichen und medizinischen Konsequenzen ein Leben in der Geschlechtsrolle anstreben, der sie sich erlebnismäßig allein zugehörig fühlen.
Die meisten unterziehen sich einer hormonellen und operativen Behandlung zur Umwandlung ihrer Geschlechtsmerkmale und einer Korrektur ihres Personenstandes zur Anpassung an ihr psychologisches Geschlecht.
Im Volksmund sagt mensch dazu Geschlechtsumwandlung. Dieser Begriff ist aber falsch, da das eine Umwandlung von Körper *und* Seele beinhalten würde. Das seelische Geschlecht - die erworbene Geschlechtsidentität - läßt sich aber nicht umwandeln. Deshalb ist es besser, den Begriff "Angleichung" zu gebrauchen.
Weil die Transsexuellen in ihrer Kommunikationsfähigkeit durch ihr reales Körperbild behindert sind, ist es ihr größter Wunsch, in der Rolle ihres psychologischen Geschlechtes mit der Umwelt kommunizieren zu können und in dieser Rolle anerkannt zu leben.
Die Störung wird bei beiden Geschlechtern beobachtet. Die Zahl der Frau-zu-Mann-Transsexuellen liegt noch leicht unter der der Mann-zu-Frau-Transsexuellen (Verhältnis 1:2,3). Das könnte damit zusammenhängen, daß einige Frau-zu-Mann-TS aufgrund der unvollkommenen Operationsergebnisse auf eine Geschlechtsangleichung verzichten und dadurch gar nicht erfaßt werden. Die genaue Zahl der Transsexuellen ist wegen der hohen Dunkelziffer unbekannt. Nach einer Studie von Weitze und Osburg haben in der Zeit von 1981 bis 1990 in den alten Bundesländern insgesamt 1422 Personen einen gerichtlichen Antrag im Sinne des Transsexuellengesetzes gestellt, und zwar 683 auf Namensänderung und 733 auf Änderung der Geschlechtszugehörigkeit. Daraus ergibt sich für die alten Bundesländer eine Zehnjahresprävalenz von 2,1-2,4 TS pro 100 000 volljähriger Einwohner. Hier sind die neuen Bundesländer, die minderjährigen Transsexuellen und die, die (noch) nicht wissen, daß sie transsexuell sind und wer ihnen helfen kann

sowie die, die aus irgendwelchen Gründen die Namensänderung bzw. die Geschlechtsangleichung nicht angehen, nicht mitgerechnet. Cornelia Klein, die Vorsitzende der größten und überregionalen deutschen Transsexuellengruppe, schätzt die Zahl der Transsexuellen in ganz Deutschland auf über 150 000.
Transsexuelle dürfen nicht mit Transvestiten oder Homosexuellen verwechselt werden, denn jene akzeptieren normalerweise ihr angeborenes Geschlecht und fühlen sich diesem auch zugehörig.
Über die Ursache(n) der Transsexualität gibt es bis jetzt nur Vermutungen (genetische Störungen, hormonelle Störungen, H-Y-Antigen-Abweichungen, frühkindliche Entwicklungsstörungen, gestörte Mutter-Kind-Interaktionen in den ersten Lebensjahren, soziale Einflüsse, Verbesserung der juristischen und chirurgischen Möglichkeiten u.v.a.), von denen keine eindeutig bewiesen werden kann, weil zu viele andere Fälle dagegen sprechen.
Da die Symptomatik und die Verläufe bei einzelnen Betroffenen sehr verschieden sein kann, wird angenommen, daß mehrere Ursachen zusammenwirken bzw. daß Einflüsse im Laufe des Lebens die transsexuellen Neigungen verstärken oder erst richtig ausprägen.
Psychotherapeutische Behandlungen mit dem Ziel, Transsexuelle von ihrem Wunsch zu befreien, haben sich mit wenigen Ausnahmen als erfolglos erwiesen. In der Regel wird auch von Transsexuellen eine solche Behandlung abgelehnt.
Deswegen bestehen die zur Zeit am häufigsten angewandten "Heil"-Behandlungen aus hormonellen und chirurgischen Korrekturmaßnahmen, die zwar nur unvollkommene Ergebnisse bieten, aber bei den Patienten doch erheblich den Leidensdruck mildern.

Den meisten Menschen sagt der Begriff "Transsexualismus" nichts oder wenig, denn die Betroffenen ziehen es im allgemeinen vor, möglichst unauffällig zu bleiben. Was die breite Bevölkerung darüber erfährt, sind meistens sensationslüstern aufgemachte Zeitungsartikel. Also reagiert sie - wenn überhaupt - mit Unverständnis.
Diesen Menschen ist die Tiefe der Tragik nicht bewußt. Ein Mensch, der seinen Körper verstümmeln läßt, seine Gesundheit aufs Spiel setzt, große Schmerzen auf sich nimmt und seine Fruchtbarkeit für immer zerstört, nur um das grobe Erscheinungsbild des erstrebten Geschlechtes zu erlangen, macht dies nicht zum Spaß oder aus Abenteuerlust. Er würde in seinem biologischen Körper nur unter ständigen Spannungen und Qualen leben können.
Es ist keine sexuelle Perversion - wie der Begriff Transsexualismus vielleicht vermuten läßt - sondern ein überwiegend soziales Problem. Denn in unserer Gesellschaft werden die Mitmenschen ja teils bewußt, größtenteils aber unbewußt bzw. aus Gewohnheit und Tradition ihrem körperlichen Geschlecht entsprechend behandelt. Maßstäbe hierfür sind die festgefahrenen Geschlechtsrollenklischees. Gleichzeitig erwartet die Gesellschaft von den Menschen das Verhalten, den Geschmack, die Interessen und Vorlieben, die dem Klischee seines körperlichen

Geschlechts entsprechen. Das ist für einen Transsexuellen undurchführbar, außer er spielt ständig Theater. Fremd würde er sich immer in der Rolle vorkommen.
Das gibt Frust.
Ein Manko in unserem Staat (und auch in anderen Staaten) ist, daß Transsexuelle, von denen viele seit ihrer Kindheit andersgeschlechtlich empfinden, mindestens bis zur Volljährigkeit warten müssen - vorausgesetzt, sie wissen gleich, was sie tun müssen und an wen sie sich wenden müssen, sonst dauert es (wie bei mir) entsprechend länger -, bis sie ihren Zustand verbessern können.
Bis dahin müssen sie als *Behinderte* leben - als sozial Behinderte.
Sie werden in eine Außenseiterrolle gedrängt, wenn sie sich nicht ständig neuen Frustsituationen aussetzen wollen. Die Medizin schafft es hier, aus Angst, etwas Falsches zu tun, gegen ihre sonst so teuren Grundsätze zu verstoßen. Menschen unter Leidensdruck werden nicht behandelt, damit sich ihr Leiden verringert, sondern auf die lange Wartebank geschoben, wo ihr Leiden im günstigen Fall gleichbleibt, im ungünstigsten Fall sich bis zur Selbstmordgefahr verschlechtert.
Die Begründung der Mediziner ist einfach: Man kennt die Ursache der Krankheit nicht und will nicht an Symptomen herumpfuschen. Aber werden nicht bei anderen Krankheiten, wenn die Ursache unbekannt ist, auch wenigstens die Symptome nach bestem Wissen behandelt oder Schmerzmittel verabreicht, damit wenigstens das Leiden verringert wird?
Manche Ärzte haben das zum Glück inzwischen eingesehen.
Die hormonelle und chirurgische Behandlung ist für die Betroffenen - wenn sie dann endlich beginnt - wie eine Befreiung, eine Annäherung an die soziale Normalität.

Die Transsexualität hat mein Leben geprägt und wird es auch weiterhin tun. Bis an mein Lebensende.
Ich habe gelernt, ihre Bürde zu tragen. Das Schlimmste habe ich hinter mir: die Zeit vor den geschlechtsangleichenden Maßnahmen. Trotzdem denke ich immer wieder drüber nach, frage mich, wie die Zukunft aussehen wird, erinnere mich an die Vergangenheit, suche nach Ursachen. Wieso mußte das gerade mir passieren?

Nach diesen theorielastigen Vorabinformationen versuche ich im folgenden meinen bisherigen Lebensweg, der ja stark durch meine Transsexualität geprägt war, zu rekonstruieren. Das ist nicht einfach, da ich nie Tagebuch geführt habe. Ich kann nur auf alte Fotos, Erzählungen meiner Eltern und vor allem meine Erinnerungen zurückgreifen. Wahrscheinlich wirkt das Ergebnis wie eine Sammlung aus Erinnerungsfetzen (zumindest die frühesten Jahre), aber ein zusammenhängender Bericht über ein ganzes Leben - soweit er überhaupt möglich ist - würde in jedem Fall den Rahmen eines Buches sprengen.
Ich beschränke mich also weitgehend auf prägende Erlebnisse und auf jene Schwerpunkte meiner Entwicklung, die einen mehr oder weniger starken Bezug zu meiner Transsexualität haben.

# *Glückliche, androgyne Kindheit*

# Erste Erlebnisse

Im Februar 1968 wurde ich als erstes Kind einer Lehrerfamilie geboren und bekam den Namen „Charlotte".
Ich glaube, mein Geschlecht war meinen Eltern egal. Ich habe sie jedenfalls nie gefragt. Allerdings schließe ich nicht aus, daß sie irgendwann mal einen Jungen haben wollten. Immerhin haben sie es so oft probiert, bis einer kam.
Vielleicht lag es auch an meiner Großtante väterlicherseits, die - wie ich hörte - daran interessiert war, daß unser gemeinsamer Name nicht "ausstarb". Dafür konnte nur ein Stammhalter in unserer Familie sorgen. Diesen Umstand habe ich später durch Zufall erfahren: Mein Vater sagte mir, ich solle meinem Bruder nicht in die Eier treten (er drückte sich gewählter aus), weil diese zu jenem Zweck noch gebraucht würden.
Vorerst entwickelte ich mich wie ein ganz normales kleines Mädchen. Aus psychologischer Sicht betrachtet.
Ich hatte durchaus die Phasen, wo ich schön aussehen wollte und Schmuck trug, meinen Vater heiraten wollte, mit Puppen spielte und später auch Mutter werden wollte. Kunststück - ich wurde ja auch entsprechend erzogen.
Andererseits hatte ich auch männliche Eigenschaften und Vorlieben. Das wurde in den ersten Jahren wohl noch nicht so deutlich, entwickelte sich aber mit zunehmendem Alter immer stärker. In der späteren Kindheit war ich für ein Mädchen oft überdurchschnittlich männlich.
In erster Linie aber war ich ein *Kind.*
Nicht umsonst trägt das Kind das sächliche, neutrale Geschlecht. Geschlechtlichkeit spielte für mich (noch) nicht die tragende Rolle, die es bei Erwachsenen tut, sie war mir meistens egal.
Ich finde, den Kindern wird seit Freud mehr Geschlechtlichkeit angedichtet als sie bringen. Sie würden sich mit Sicherheit weniger geschlechtlich verhalten, wenn die geschlechtliche Beeinflussung von den Erwachsenen wegfiele. Was die Kinder tun, haben sie sich abgeguckt oder beigebracht bekommen oder es beruht auf Neugier.
Ich persönlich war entweder ein Neutrum und genoß mein Leben und meinen Körper unabhängig von irgendwelchen Normen der Erwachsenen, oder ich war durch und durch androgyn, das heißt ich konnte problemlos weibliche und männliche Anteile in mir vereinigen, sie alle in ihrer jeweiligen Ausprägung akzeptieren und sie auch gleichzeitig zum Vorschein kommen lassen. Es machte mir zum Beispiel nichts aus, mich im Rock herumzuprügeln.

Doch zurück zu meiner frühen Kindheit.
Meine Eltern zogen mich mit dem Stolz junger Eltern über ihr erstes Kind auf. Sie spielten mit mir, versuchten mir zu gegebener Zeit Lächeln und Worte zu entlocken, fotografierten mich usw. Was halt Eltern mit ihren Babys so tun. Außerdem führte

meine Mutter Tagebuch über meine Entwicklung, meine Kinderkrankheiten und meine Aussprüche und Verhaltensweisen.
Ich selbst erinnere mich nur an wenige Szenen meiner ersten Jahre, mein Gedächtnis wird aber durch jenes Tagebuch und viele Fotos etwas aufgefrischt.

Ich lernte krabbeln. Angeblich soll ich eine Zeit lang rückwärts gekrabbelt sein. Vielleicht war das schon das erste Zeichen, daß ich nicht normal war. Oder habe ich ein Trauma bekommen, als ich eines Tages unter den Schrank krabbelte und nicht mehr herauskonnte, weil ich hinten steckenblieb und nichts sah und vorwärts nicht herauskam?
Schon im zarten Krabbelalter wurde mir meine erste Puppe vorgestellt. Ihr genaues Alter habe ich nie erfahren, wahrscheinlich war sie schon ein paar Jahre älter als ich. Es handelte sich um eine selbstgenähte und ausgestopfte Stoffpuppe männlichen Geschlechtes, die auf den Namen Zipfel hörte (vermutlich wegen seiner am Kopf festgenähten Zipfelmütze). Ich nahm ihn freudig krähend in Empfang und schloß ihn in mein Herz.
Andere alte Puppen und Stofftiere benutzte ich zwar auch, aber nicht so lange, daß sie mir in Erinnerung geblieben wären.

Hin und wieder besuchten wir meine Großeltern oder andere Verwandte, die mich alle sehr bewunderten. Ich stand im Mittelpunkt des Interesses.
Oma und Uroma, die Mama manchmal bei meiner Pflege halfen, machten auch Eintragungen in das „Tagebuch“.
Uroma schrieb:

*Du bist ein kleines Rätselkind*
*Und wirst in Deinem Leben,*
*Was ich ja auch ganz richtig find!*
*Manch' Rätsel uns aufgeben.*

Uroma war alt und weise und hatte viel Erfahrung mit Kindern und Enkeln.
Ob sie eine Vorahnung hatte?
Oder war der Spruch nur so dahingedichtet, weil ich manchmal rätselhafte Grimassen schnitt?
Jedenfalls war es gut, daß sie die „Rätsel“ nicht mehr miterleben mußte! Sonst hätte sie sie wahrscheinlich nicht mehr „ganz richtig“ gefunden...

Wir wohnten damals noch zur Untermiete im Obergeschoß einer nicht sehr großen Wohnung. Vor allem das Kinderzimmer war nur ein schmaler Raum ohne zusätzliche Tür, fast ein Flur. Die Möbel waren an den Wänden aufgereiht, und dazwischen konnte man gerade noch hindurchgehen. Von der Kommode konnte ich herrlich in mein Bett springen. Man kam nur von oben rein, denn es war ein Gitterbett.

Als ich gelernt hatte, die große Treppe hinabzurutschen, konnte ich auch die weitere Umgebung erkunden.
Zum Haus gehörte ein Garten, der hauptsächlich aus Gemüsebeeten der Hausbesitzer bestand und ein kleiner, teils abschüssiger Hof, auf dem ich später gerne mit meinem Dreirad umherheizte. Vor unserem Haus, außerhalb des Grundstücks, war eine abschüssige Grünfläche, auf der man im Winter schlittenfahren konnte. Oben stand ein großer, öffentlicher Sandkasten, in dem wir und andere Kinder oft spielten. Ein paar Straßen weiter befand sich mein bevorzugter Spielplatz, den ich *Bisa* nannte.
Das einzige „fremde" Kind, mit dem ich spielte, war Hajo, der Sohn von Bekannten, die in der Nähe wohnten. Er war ein, zwei Jahre älter als ich. Ansonsten spielte ich alleine.

Als ich 2 Jahre alt war, wurde meine kleine Schwester Franziska geboren. Die Trennung von Mama während dieser Zeit irritierte mich, ich wurde aber abgelenkt, weil ich zu Oma kam und dort auch meine Cousine war.
Das neue, kleinere Kind bedeutete einige Umstellungen für mich. Plötzlich stand ich nicht mehr im Mittelpunkt, sondern sie. Aber ich glaube, diese Frustsituation habe ich - nach den üblichen anfänglichen Schwierigkeiten, die bis zu extremen Eifersuchtsanfällen führen konnten - unbeschadet überstanden. Statt dessen war ich stolz darauf, nun das *große* Kind zu sein - ein Umstand, den mir meine Eltern immer wieder beteuerten.
Natürlich war ich auch neugierig. Franziska war wie eine lebendige Puppe. Man konnte mit ihr herumexperimentieren. Sie fraß zum Beispiel alles, was man ihr in den Mund steckte. Und Schreien schien ja ihr Hobby zu sein. Aber wie wurde es verursacht, und wo lag die „Schreischwelle"? Mama war gar nicht erfreut, als ich einmal mit einer Nadel prüfte, wie dick Franziskas Mütze war.

Wie wohl bei den meisten Kindern in jenem Zeitalter, bevor der Computer das Kinderzimmer beherrschte, waren die Malutensilien eines meiner wichtigsten Spielzeuge. Allmählich nahm meine Geschicklichkeit zu, so daß ich nicht nur krakeln und avantgardistische Muster zeichnen konnte, sondern anfing, reelle Gegenstände zu porträtieren.
Das erste Bild dieser Phase, das meine Mutter aufgehoben hatte, zeigt ein Auto. Unseren R4. Ich stellte ihn ausschließlich mit Kreisen dar, weil es mit meiner Feinmechanik noch nicht so weit her war: ein großer Kreis für die Karosserie, mehrere kleine darin für die Fenster und unten noch kleinere für die Räder. Alles in grün, denn das war seine Farbe.
Warum hatte ich als erstes Bild gerade unser Auto gemalt?
Lag es an meinem (männlich-)technischen Interesse (falls ich damals so etwas überhaupt schon hatte) oder an dem großen Stellenwert, den das Auto ganz allgemein in der Gesellschaft hat und an dem Gedöns, den speziell mein Vater um das Auto machte (er behandelte es wie ein Haustier, ein Familienmitglied - ein Spiel, das ich später begeistert mitmachte), oder war es einfach Zufall?

Der Zweck eines Autos war mir jedenfalls bewußt. Mama schrieb in das „Tagebuch“: *Du spielst mit Vorliebe „Auto“, schiebst alles mögliche herum und brummst dazu, manchmal fährst Du auch mit dem Finger am Stuhl entlang.*
Als ich etwas größer war, erfand ich noch ein besseres Autospiel: Ich kippte einen Stuhl so um, daß die Lehne auf dem Boden zu liegen kam, setzte mich zwischen die Beine mit den Füßen zur Sitzfläche, benutzte die oberen Beine als Griffe und schob den Stuhl durch Anwinkeln und Strecken meiner Beine vor mir her. So saß ich richtig im Auto drin und konnte es steuern!

Natürlich machte auch meine Sprache Fortschritte und wurde immer deutlicher. Für manche Dinge entwickelte ich eigene Ausdrücke, die Mama fast alle verstand, aber die fremden Leute nicht. Das war ganz gut so.
Beim Metzger bekam ich zum Beispiel regelmäßig eine Scheibe Wurst geschenkt. Sie nannte ich „Sosäke-Eis“ und redete schon davon, wenn wir den Metzgerladen betraten...

Mit der Zeit wurde ich unabhängiger und selbstbewußter und entdeckte meine eigene Persönlichkeit.
Auf Spaziergängen suchte ich mir eigene Wege parallel zu dem der Erwachsenen, den sogenannten „Kinderweg“, der für Erwachsene oft gar nicht begehbar war.
Vor allem liebte ich die Bewegung. Im Haus turnte ich auf den Möbeln herum, auf dem Hof fuhr ich begeistert Dreirad. Dadurch, daß der Hof abschüssig war, konnte ich auch Abfahrten wagen.
Schon früh war ich stolz, meine Kraft zeigen zu können. Meine Großtante kam einmal zu Besuch und brachte zwei große Taschen mit, die ich voller Stolz durch die ganze Wohnung schleppte.

Mit Streiten und Prügeln hatte ich noch keine Erfahrung, weil ich mich mit den wenigen anderen Kindern, mit denen ich zu spielen pflegte, gut vertrug. Das waren sowieso ausschließlich Kinder von Bekannten meiner Eltern oder verwandte Kinder. Aber im Umgang mit fremden Kindern hatte ich überhaupt keine Erfahrung.
In meiner späteren Kindheit (als ich mich regelmäßig mit anderen prügelte) erinnerte ich mich noch voller Scham an jene Szene:

*Ich möchte im Sandkasten spielen, der mitten auf der Wiese vor unserem Haus steht.*
*Das mache ich oft, der Weg dorthin ist reine Routine.*
*Mir macht es nichts aus, daß schon ein paar Kinder dort sind, der Sandkasten ist ziemlich groß.*
*Doch jetzt steht eines der Kinder auf und kommt auf mich zu.*
*„Hau ab, wir waren zuerst hier“!*
*Das hatte noch nie ein Kind zu mir gesagt!*
*Ich bin baff und reagiere erst einmal gar nicht.*
*Jetzt schubst mich das fremde Kind auch noch vor die Brust!*

*Es scheint einen fiesen Charakter zu haben. Anscheinend ist heute ein friedliches Spiel im Sandkasten nicht möglich.*
*Was denkt sich das Kind eigentlich?*
*Soll ich mir das gefallen lassen?*
*Wenn ich jetzt mit Gewalt versuche, an den Sandkasten zu kommen, dann stürzt sich wahrscheinlich mindestens dieses Kind auf mich, wenn nicht auch die anderen Kinder...*
*Beleidigt drehe ich um und ziehe wieder ab. Ich komme mir blöd dabei vor, aber mir fällt keine bessere Lösung ein.*

Später hätte ich mich in dieser Situation ganz anders verhalten, hätte das fremde Kind zurückgeschubst und es auf einen Kampf um den Sandkasten oder allgemein um die Vormachtstellung ankommen lassen.
Aber - wie gesagt - es fehlte mir an Erfahrung.

Wahrscheinlich war es Zufall, daß die gleichaltrigen Kinder, mit denen ich zu dieser Zeit spielte, alle Jungen waren. Hajo war der Sohn von Kollegen meiner Eltern und wohnte in der Nachbarschaft - dadurch ergab es sich zwangsläufig, daß wir gelegentlich miteinander spielten. Was wir spielten und wer dabei den Ton angab, daran kann ich mich allerdings nicht mehr erinnern.
Mit Gunnar vertrug ich mich noch besser. Er war der Sohn von meiner Patentante, einer Freundin meiner Mutter, die gelegentlich zu Besuch kam. Obwohl er fast ein Jahr jünger war als ich, waren wir etwa gleich groß und gleich stark und interessierten uns für ähnliche Dinge. Wir tollten begeistert miteinander durch die Gegend.

Meine Schwester kam dann auch aus dem lästigen Schreialter heraus und in das nützliche Alter, wo man wahlweise mit ihr spielen oder sie ärgern konnte.
Ich war inzwischen etwas vernünftiger geworden und wußte, was ich mit ihr nicht tun durfte. Wenn ich sie ärgerte, dann geschah das meistens bewußt. Schließlich war ich ja auch kein Engelchen...
Oft aber spielten wir einträchtig miteinander.
Natürlich gab es auch Konfliktsituationen, vor allem in Verbindung mit den Eltern. Die versuchten, Franziska in eine gleichberechtigte Position zu drängen und machten mir das Vorrecht des älteren Kindes streitig.

## Es gibt Geschlechtsunterschiede!

Meine Mutter kam ins Krankenhaus, weil sie mal wieder einem bissigen Storch zu nahe gekommen war.

Ich vermißte sie sehr und war hocherfreut, als wir sie nach ungefähr einer Woche wieder abholen konnten. Leider durfte ich nicht mit ins Krankenhaus hinein, weil ich zu klein war. Ich mußte draußen im Auto warten. Als Mama dann endlich auftauchte, machte ich vor Freude so einen großen Luftsprung im Auto, daß ich mir den Kopf schmerzhaft an der Autodecke stieß. Dadurch wurde meine Freude etwas getrübt.
Ich hatte ein Brüderchen bekommen. Nach dem Aufhebens, das meine Eltern machten, mußte das etwas Besonderes sein. Oder hatten sie sich bei Franziska auch so verhalten? Ich konnte mich nicht mehr erinnern.
Mama brachte ihn aber noch nicht mit. Er hatte so eine blöde Steißlage gehabt, daß er sich bei der Geburt den Arm eingequetscht hat und ihn jetzt nicht bewegen konnte. Deshalb mußte er noch für ein paar Tage in die Kinderklinik. Aber wir durften ihn schon einmal durch das Fenster anschauen.
Viel konnte man nicht sehen. Ein ganz normales Baby.
Seinen Namen konnte ich erst nach längerem Üben aussprechen. Fridolin.

Nun wurde ich erstmals richtig mit den Geschlechtsunterschieden konfrontiert. Meine Eltern hatten zwar vorher schon Andeutungen gemacht, daß ich ein Mädchen sei und daß es auch Jungen gibt, zum Beispiel mein Papa oder mein Cousin Olaf, die sich vor allem dadurch von den Mädchen unterschieden, daß sie ein *Bimmele-Bammele* hätten. Aber erst jetzt, wenn Fridolin gewickelt wurde, bekam ich regelmäßig die Tatsachen zu sehen.
Ich rätselte, warum manche Menschen ein Bimmele-Bammele hatten und manche nicht, fand aber keine logische Lösung. Es schien eine Sache der Zuordnung zu sein. Es gab die Gruppe der Jungen und Männer und die Gruppe der Mädchen und Frauen. Ich war ein Mädchen. Das sagten meine Eltern, und was die sagten, stimmte.
Ich paßte mich den Regeln der Erwachsenen an begann zunehmend auch die Geschlechtsunterschiede zu betonen. Bei Jungen sagte ich „der Baby", bei Mädchen „die Baby". Beim Malen trugen meine weiblichen Gestalten Röcke und / oder lange Haare, damit man sie deutlich von den Jungen in den Hosen unterscheiden konnte - natürlich auch ich auf meinen Selbstbildnissen. Eine gewisse Ordnung war mir wichtig.
Andere Geschlechtsunterschiede, zum Beispiel die sekundären Geschlechtsmerkmale, nahm ich nur am Rande wahr. Sie schienen auch nicht so wichtig zu sein. Und doch gruben sie sich irgendwie in mein Unbewußtes, denn auch da gab es Widersprüche und offensichtliche Vor- und Nachteile.
Mama war zum Beispiel die schönste Frau auf der Welt. Daran hatte ich keine Zweifel, denn die Erkenntnis kam mir irgendwann ohne Beeinflussung durch andere Menschen. Es war vor allem ihr schönes Gesicht. Der Rest des Körpers war ja fast vollständig von Kleidern bedeckt, und die waren variabel. Als sie sich angewöhnte, nackt vom Schlafzimmer ins Badezimmer zu laufen, wenn sie duschen wollte, wurde ich mit ganz anderen Tatsachen konfrontiert. Diese Brüste und vor allem das breite Becken mit dem flachen Pfannenkuchenhintern waren ja doch ziemlich häßlich! Ich nahm das zur Kenntnis und wunderte mich nur, daß sie trotzdem nackt herumlief.

Eine Gelegenheit, den erwachsenen männlichen Körper im Vergleich zu beurteilen, hatte ich nicht. Papa lief nicht nackt herum. Selbst im heißen Sommer brauchte er lange, bis er sich etwas Luftigeres anzog.
Mama blieb für mich die schönste Frau der Welt, denn ich konnte ihre Zustände differenzieren und ihre gelegentliche Nacktheit ganz gut verdrängen. Ich machte mir auch nicht klar, daß ich selbst später auch so aussehen würde.

Schon in diesem zarten Alter hatte ich Verdauungsschwierigkeiten. Der Stuhl war oft hart wie Beton und ging entsprechend schlecht raus. Oft hatte ich regelrechte Verstopfung. Meine Mutter vermutete psychologische Ursachen, aber der Sache wurde nie näher auf den Grund gegangen.
Nach einiger Zeit wurde es etwas besser, aber die Tendenz zur Verstopfung behielt ich, vermutlich für mein Leben lang. Ihr war und ist nur mit ballaststoffreicher Ernährung und viel Bewegung beizukommen.

Franziska bekam eine Puppe geschenkt. Sie faszinierte mich, denn sie war technisch viel interessanter als Zipfel. Sie konnte die Augen auf- und zumachen. Man konnte sie, dank ihrer „Gelenke", hinsetzen, ohne daß sie umfiel, und ihre Arme und Beine in die unmöglichsten Positionen bringen. Man konnte sie ins Wasser schmeißen bzw. baden, ohne daß es ihr geschadet hätte, denn sie war aus Plastik. Und wenn man sie lange genug unter Wasser tunkte und danach wieder rausholte (ein echtes Baby hätte das nicht überlebt), pinkelte sie aus einem Loch zwischen den Beinen. Außerdem hatte sie nicht nur eine Hose und eine Jacke wie Zipfel, sondern es gab im Geschäft viele verschiedene Kleider zum Wechseln (Die Spielzeugindustrie weiß schon, wie sie ihr Geld macht.). Kurz gesagt: diese Puppe eröffnete ganz neue Möglichkeiten.
Kurzerhand annektierte ich sie. Mich wundert noch heute, daß die Erwachsenen nicht eingriffen und sie mir wieder wegnahmen. Statt dessen kauften sie Franziska eine neue Puppe, die mit der anderen fast identisch war.
Eigentlich hieß meine neue Puppe „Peterle". Diesen Namen hatte ihr jedenfalls meine Mutter gegeben. Ich taufte sie um auf „Marion". Dabei spielte die Tatsache, daß ihre Harnröhre eindeutig an weiblicher Stelle mündete, kaum eine Rolle. Vielmehr war es für mich selbstverständlich, daß die Puppe weiblich sein mußte, da ich ja schon eine männliche Puppe hatte. Ordnung muß sein.
Die beiden waren von jetzt an Zwillinge. Obwohl sie sich nicht sehr ähnlich sahen. Mehr Puppen hatte ich nicht und brauchte ich nicht. Den Rest meiner „Puppenfamilie" bildeten Stofftiere.

Außer mit Puppen spielte ich noch gerne mit meiner Klickerbahn, die ich zu Weihnachten geschenkt bekommen hatte, und mit Bauklötzen. Einmal bekam ich zu Weihnachten auch einen richtigen Kranwagen, wo man die Greifschaufel mittels einer Kurbel richtig abseilen konnte - ganz gegen die Gewohnheit meiner Eltern war das ein ziemlich männliches Geschenk. Vielleicht wollte Papa auch damit spielen. Er war jedenfalls am Weihnachtsabend ausdauernd damit zugange. Das Kind im Manne...

# Meine beste Freundin

Schließlich war ich alt genug, um in den Kindergarten zu gehen.
Ich bekam eine schöne braune Kindergartentasche, wo ich mein Frühstücksbrot hineinstecken konnte. Voller Stolz hängte ich sie mir um.
Trotzdem war ich scheu und hätte am liebsten die ganze Familie mitgenommen.
Der Weg zum Kindergarten war nicht weit. In der ersten Zeit brachte Mama mich hin, später konnte ich dann auch alleine gehen.
Die vielen Kinder waren ungewohnt für mich. Ich hatte bisher nur Kontakt zu einzelnen Kindern gehabt, und diese waren auch nicht unbedingt in meinem Alter gewesen. Jetzt war ich etwas schüchtern, zurückhaltend und fand nur schwer Kontakt zu den anderen Kindern. Ich hielt mich eher an Einzelne, zum Beispiel ein Mädchen, das ich schon von früher kannte. Mit ihr blieb ich aber nur vorübergehend zusammen.
Denn da gab es noch ein anderes Mädchen.
Zuerst nahm ich sie gar nicht wahr, aber allmählich spielten wir vermehrt miteinander, lernten uns besser kennen, bis wir uns richtig befreundeten. Sie hieß Diane und wohnte in derselben Straße wie meine Großeltern.
Einmal sagte sie mir, daß ich ihre beste Freundin sei. Das machte mich stolz, wo ich doch bisher gar nicht wußte oder mir nicht bewußt gemacht hatte, daß es so etwas wie „beste" FreundInnen gibt. Wenn ich es mir recht überlegte, war Diane auch meine beste Freundin.

Im Sommer fuhren wir meistens nach Dänemark an die Nordseeküste. Beim ersten Mal zelteten wir auf einem großen Zeltplatz direkt hinter den Dünen. Die Landschaft beeindruckte mich tief, vor allem der Strand. Es war wie im Paradies: eine riesige Sandkiste, die so breit war, daß man ihre Enden nicht sehen konnte! Und der Sand in den Dünen war ganz weiß und so fein, daß er ohne Schwierigkeiten die Sanduhrtauglichkeitsprüfung bestanden hätte. Als wir die erste größere strandhaferfreie Sandfläche am Wegesrand sahen, so rein und weiß und vom Wind ganz glatt poliert, mußten Franziska und ich uns einfach in den Sand werfen wie in ein weiches Bett. Immer wieder ließ ich den Sand durch meine Finger rieseln.
Am Strand war der Sand feuchter und dadurch ziemlich fest. Man konnte ein Loch graben und es mit Wasser füllen, ohne daß das Wasser versickerte. Das eröffnete ganz neue Möglichkeiten beim Sandspielen! Wasser gab es ja in Hülle und Fülle ganz in der Nähe. Man konnte nicht nur buddeln und formen, sondern auch herrlich mit Matsch herumpanschen.
Im ersten Jahr war ich hauptsächlich mit „backe, backe Kuchen" und „Franziska-mit-Sand-füttern" beschäftigt. Als ich älter wurde, ging ich dazu über, kunstvolle Burgen zu bauen. Nicht solche, wo man sich reinsetzen konnte - die waren langweilig -, sondern echte Burgen. Anfangs arbeitete ich überwiegend mit den Händen und mit

kleinen Kinderschäufelchen, in späteren Jahren nahm ich dann eine richtige Schippe, damit meine Burgen größer wurden.
Mein Vater war mit ähnlichen Dingen beschäftigt. Er ging immer an den Rand des Wassers und baute (bei auflaufender Tide) eine Burg, in die das Wasser hinein- und herauslief. Das sah interessant aus, vor allem als er vorne ein Rohr hineinsteckte, durch das das Wasser dann herausströmte. Aber das Bauwerk war vergänglich. Die Flut stieg immer höher, und jede Welle griff die Mauern stärker an, bis schließlich die ganze Burg überspült wurde.
Später baute ich auch solche Burgen - mit zuführenden Wassergräben und allem, was dazugehörte.
Fließendes Wasser und seine Beeinflussung übte einen starken Reiz auf mich aus. Ich konnte stundenlang Wassergräben ziehen oder in den Bächlein herumstochern, die im Frühling am Rand der Waldwege dahinplätscherten. Sei es, um sie zu stauen oder um neue Wege zu bahnen. Meine Mutter nannte es „läppern“ und hatte nicht viel Sinn dafür, besonders wenn sie deswegen bei Waldspaziergängen auf mich warten mußte.
Überhaupt das Läppern. Es lag in der Familie. Nicht nur bei meinem Vater, sondern vor allem mütterlicherseits. Ich beobachtete erstaunt auf Sippenspaziergängen, wie die Brüder meiner Mutter (die selbst ausgewachsene Familienväter waren) - genau wie ich und meine Cousins - nach dicken Stöcken griffen und damit in den Bächen herumstocherten. Auffallend war aber auch, daß die Vertreterinnen des weiblichen Geschlechts - außer mir - an dieser Beschäftigung kein Interesse hatten.

Bei heißem Wetter und im Urlaub am Strand durften wir nackt herumlaufen. Natürlich sah ich dann deutlich, was mein Bruder hatte und ich nicht. Ich fand das unlogisch, wo ich doch vom Wesen her meinem Bruder viel ähnlicher war als meiner Schwester. Sie sah aus wie ich, war aber anders als ich, mein Bruder dagegen war wie ich, sah aber anders aus. Das war schon verwirrend. Hieß das Geschlecht deswegen Geschlecht, weil es etwas mit „schlecht“ zu tun hatte? Ich hatte fast den Eindruck.
Mir wäre es lieber gewesen, wenn es umgekehrt gewesen wäre: wenn ich wie meine Schwester gewesen wäre und wie mein Bruder ausgesehen hätte. Ich beneidete Fridolin um seine technische Vorrichtung, mit der er wesentlich eleganter pinkeln konnte als ich (soweit man bei seinem Ballonbauch von Eleganz sprechen konnte) - nämlich im Stehen.
Einmal versuchte ich am Strand, als gerade kein Mensch in der Nähe war, im Stehen zu pinkeln.
Einmal und nie wieder! Es war ein einziges Versagen. Ein vernünftiger, zielgerichteter Strahl kam gar nicht zustande, statt dessen lief mir die Soße die Beine hinunter. Gut, daß ich keine Kleider anhatte!
Wo hatte der liebe Gott nur seine Gedanken, als er mich und die anderen Weibsbilder erschaffen hatte (bei denen es auch nicht besser war, wie es mir schien)? Vorübergehend machte sich ein gewisser Penisneid bei mir breit, aber den verdrängte ich wieder, da mir klar war, daß ich nie einen Penis haben würde.

Abends lief bei uns immer eine längere Zubettgehzeremonie ab. Wir Kinder mußten uns waschen, manchmal auch baden, Zähne putzen, eincremen und die Haare kämmen. So standen wir meistens zu dritt vor dem Waschbecken und waren am arbeiten (oder wurden von Mama bearbeitet).
Wir hatten ein paar seidig glänzende Nachthemden geschenkt bekommen. Mama sagte: „Ihr seht aus wie Engelchen (und versuchte uns wohl damit zu noch mehr Sauberkeit zu motivieren). Wir gefielen uns in dieser Rolle, schauten uns eitel im Spiegel an und kämmten uns besonders gründlich die Haare. Damit Fridolin auch integriert wurde, erklärte ich ihn zum „Engelprinzen". Das ließ ihn aber eher kalt.
Irgendwann bekamen wir eine kleine Rutsche, die mitten im Kinderzimmer aufgestellt wurde. Während meine Geschwister brav rutschten, wurde mir das bald zu langweilig, und ich turnte auf der Rutsche herum, rutschte rückwärts, stellte mich auf das Geländer und versuchte an die Decke zu greifen und vieles andere.

Als ich 5 Jahre alt war, beschlossen meine Eltern, mich in die Flötenstunde zu schicken. Da ich in einem musikalischen Elternhaus aufgewachsen war, in dem regelmäßig Musik gehört und gemacht wurde, hatte ich auch schon musikalische Ambitionen gezeigt. Wir sangen oft in der Familie, ich lernte viele Lieder und sang sie auch alleine vor mich hin und probierte zunehmend, eine zweite Stimme zu singen, damit der Klang interessanter wurde. Manche leichten Lieder, die ich singen konnte, suchte ich mir auch auf dem Klavier zusammen.
Aber die Flötenstunde war doch etwas anderes. Blockflöte ist wohl das am leichtesten zu erlernende Musikinstrument, aber für ein fünfjähriges Kind ist es doch nicht ganz einfach. Solche kindgerechten Methoden wie Musikalische Früherziehung gab es damals noch nicht - oder jedenfalls nicht in unserer Stadt.
Der Unterricht fand bei einer alten Tante statt, die eine Freundin meiner Großtante war. Sie wohnte in einem ganz alten Haus, einem Fachwerkhaus mit kleinen, niedrigen Räumen, wo alles eng und verwinkelt war.

*Ich schiebe die schwere Haustüre auf, die nicht verschlossen ist und stehe im Treppenhaus. Die ersten Stufen sind aus Stein, dann beginnt eine ovale Wendeltreppe aus Holz. Es riecht eigentümlich nach Bohnerwachs oder anderen Holzpflegemitteln. Ich muß mehrere Stockwerke hochklettern, dann sehe ich das große Schild mit dem schwer zu buchstabierenden Namen der Lehrerin.*
*Von innen hört man leise Flötentöne.*
*Ich schaue auf die Uhr. Es ist Zeit - mehr Trödelei kann ich mir nicht leisten. Nach einiger Überwindung drücke ich auf die Klingel. Das Flöten verstummt, ich höre Schritte im Flur. Die Lehrerin öffnet meistens persönlich die Tür.*
*„Guten Tag!"*
*Sie dreht sich um, und ich folge ihr durch den langen dunklen Gang. Das Unterrichtszimmer ist hinter einer der letzten Türen auf dem Gang. Ein dumpfer, unangenehmer Geruch hat sich hier festgesetzt. Er gehört zu dem Flur wie die knarrenden Dielen. Das liegt an den vielen Schuhen, die vor dem Unterrichtszimmer abgestellt sind. Jeder Schüler muß seine Schuhe ausziehen, bevor er das Zimmer*

*betritt. Um den Teppich zu schonen. Wir sollen auch vermeiden, daß uns die Spucke unten aus der Flöte heraustropft. Dabei sieht der Teppich alles andere als neu aus. Wie die ganze Einrichtung des Zimmers. Es ist ein bißchen unordentlich. Auf den Tischen liegen Stapel von Noten, Zetteln und anderem Krimskrams. An der Wand hängt das Bild von ihrem Bruder in Soldatenuniform, außerdem alte Kalender und kleine Bilder im Alte-Tanten-Geschmack und Sprüche in Deutscher Schrift wie: Es ist nicht alles Trübsal, was geblasen wird. (Den Spruch verstand ich erst nach Jahren.)*
*Die Lehrerin setzt sich auf ihren Stuhl und fährt mit dem Unterricht fort. Sie überzieht immer mindestens eine Viertelstunde. Da muß man erst mal am Anfang warten, bis die Vorgänger fertig sind und am Ende auch noch länger bleiben. Das zieht sich, vor allem, weil der Unterricht auch ziemlich langweilig ist.*

Noch Jahre nach meiner letzten Flötenstunde, als ich - nur um etwas abzuholen - in diese Wohnung kam, bekam ich das gewohnte beklemmende Gefühl. Komisch war nur, daß jetzt alles so niedrig aussah. Ich war gewachsen.
Die Blockflöterei machte ich mit wechselnder Eifer. Besonders unangenehm war der langweilige Unterricht. Ich ging nicht gerne in die Flötenstunde. Auf dem Weg dorthin machte ich Umwege und trödelte extrem, aber meistens kam ich trotz allem nicht zu spät.
Am wenigsten gefiel mir an der Sache, daß Mama mit mir zu Hause übte und dabei ziemlich streng war. Warum durfte ich nicht alleine üben?
Wahrscheinlich hätte ich es dann nicht getan...

Zu Franziska hatte ich eine wechselhafte Beziehung. Manchmal spielten wir ganz einträchtig miteinander, zu anderen Zeiten hatte ich das Bedürfnis, sie zu ärgern - wobei sie oft natürlich kräftig „zurückärgerte".
Manchmal nahm das wohl ziemlich heftige Ausmaße an. Das wurde mir erst am Nikolaustag klar.
Statt Süßigkeiten fand ich in diesem Jahr in meinem Teller einen Brief vom Nikolaus - er hatte komischerweise dieselbe Handschrift wie meine Mutter -, worin er sich sehr betrübt darüber äußerte, daß ich meine kleine Schwester so viel ärgern würde und mir unter diesen Umständen keine Geschenke machen konnte.
Das hatte gesessen!
Ich war ziemlich schockiert und versuchte mich zu bessern. Es schien zu klappen: Weihnachten reichte mir das Christkind den gefüllten Teller nach!
Als Fridolin ein gewisses Selbstbewußtsein erlangt hatte und sich nicht mehr alles sagen ließ, änderte sich die Beziehung zu meinen Geschwistern. Bei ihm entwickelte sich ein streitsüchtiger Charakter, der meine Gemeinheiten noch übertraf. Das führte bald zu Reibereien zwischen uns. Ich war so viel damit beschäftigt, ihm zu kontern, daß ich von Franziska abließ und sie mehr oder weniger „links liegenließ".

Natürlich kam ich auch in den Schwimmkurs.
Wir waren eine größere Gruppe von Anfängern. Der Unterricht lief locker ab und machte mir Spaß. Vor allem, da der Sohn des Bademeisters - der viele Jahre älter war als ich - ein Auge auf mich geworfen hatte und sich bevorzugt um mich kümmerte.
Ab und zu wurde es spannend. Und zwar, wenn einer von uns die entscheidende Prüfung machen sollte. Den sogenannten Frühschwimmer.
Die Aufgabe bestand darin, das 25 m-Becken längs zu durchschwimmen. Natürlich ohne fremde Hilfe und ohne an den Rand abzudriften.
Zu Beginn der Strecke war das einfach, denn hier war das Wasser so seicht, daß man stehen konnte. Aber dann endete der Nichtschwimmerbereich, und der Boden sackte auf einer schiefen Ebene bis auf über 3m Tiefe ab. Dieser Teil, in dem man keinen Kontakt mehr zu einem festen Gegenstand hatte, bildete immerhin 2/3 des Beckens. Hier begann die Angst.
Ich erlebte viele Prüfungen. Wir mußten uns alle an der Kopfseite des Beckens hinsetzen, und der Prüfling schwamm los. Wir zitterten mit und feuerten ihn an, wenn er das tiefe Wasser erreicht hatte.
Manche schafften es nicht. Sie bekamen plötzlich Angst und schwammen an die Seite, an den sicheren Rand, wo sie sich festklammern konnten.
Nach einiger Zeit war auch ich reif für die Prüfung.
Irgendwie schaffte ich es. Ich weiß auch nicht mehr, wie.
Danach war ich unheimlich stolz und wurde daheim entsprechend gefeiert.
Oma schenkte mir sogar eine Uhr. Ich durfte sie mir selbst aussuchen.
Ich wählte eine mit einem leuchtend blauen Zifferblatt. Die Farbe gefiel mir, obwohl ich bisher mehr auf Rot gestanden hatte.

Ich malte gerne. Mich reizten die vielen verschiedenen bunten Farben und die Möglichkeiten, die man damit hatte. Deshalb malte ich oft Muster, in denen ich alle Farben in einer bestimmten Reihenfolge verwendete.
Natürlich malte ich vor allem konkrete Sachen. Im Laufe der Jahre hatte ich verschiedene Lieblingsbilder, die ich immer wieder malte. Eines der ersten war eine Stadt mit Wohnhäusern, Bäcker, Metzger (wo die Waren im Schaufenster hingen), Schule und natürlich das Haus, wo die Familie wohnte. Mit einem großem Garten und einem Spielplatz in der Nähe. Gerne malte ich auch Szenen aus der Sesamstraße. Oder ein Schiff auf dem Meer. Später hatten es mir dann Pilzhäuser angetan. Ich weiß gar nicht mehr, wie ich auf diese Idee gekommen bin. Vielleicht durch Diane.

Zum 6. Geburtstag bekam ich zwei tolle Geschenke: einen roten Schulranzen mit blauen Streifen (noch in der traditionellen Ranzenform), auf den ich ganz stolz war, und ein Paar Rollschuhe.
Sie waren das damals übliche, größenverstellbare Modell, das man sich unter die Schuhe schnallen konnte. Es wurde mit zwei Riemen am Schuh befestigt, wobei der vordere eher eine Kappe war und leicht abrutschte, wenn man ihn nicht fest genug

gebunden hatte. Dann „kippte“ man im wahrsten Sinne des Wortes „aus den Latschen“, was nicht ganz ungefährlich war.
Anfangs schlurfte ich vorsichtig mit den Dingern durch die Wohnung, aber bald wurde ich mutiger. Ich heizte auf dem waagrechten Gartenweg hin und her und wagte mich später auch auf den abschüssigen Bürgersteig. Da ich mit den Dingern nicht bremsen konnte, mußte ich am Ende der Abfahrt in unseren Gartenweg einbiegen und dort ausrollen. Das Schwierigste war die Kurve, bei der ich nur auf einem Fuß um die Ecke fahren konnte. Aber irgendwie schaffte ich es immer, ohne hinzufallen. Mit der Zeit machte ich das ganz elegant.

## Jungens sind doof

Als ich sechs, sieben Jahre alt war, hatte ich die längste und intensivste weibliche Phase in meinem Leben. Warum gerade in diesem Alter, weiß ich nicht.
Wahrscheinlich spielten mehrere Gründe eine Rolle. Einer könnte das Ballett gewesen sein.
Ich hatte schon immer eine schlechte Haltung, genauer gesagt, ich neigte dazu, einen Buckel zu machen. Bei meinem Bruder gab es dasselbe Problem, aber der war noch jünger. Als ich 6 Jahre alt und - ich weiß nicht aus welchen Gründen, wahrscheinlich Konzentrationsmangel - immer noch nicht in der Lage war, mich dauerhaft gerade zu halten, schickten mich die Eltern ins Ballett, in der Hoffnung, daß ich dort eine bessere Haltung erlernen würde. Ob es was nützte, weiß ich gar nicht mehr. Vielleicht ein bißchen. Vollständig beseitigte es meinen Haltungsfehler jedenfalls nicht.
Ich bekam einen schwarzen Anzug mit langen Ärmeln und ohne Beine - heute würde man so etwas wahrscheinlich "Body" nennen -, auf den in Gürtelhöhe eine dreifingerbreite Röckchen-Andeutung aufgenäht war. Ich war sehr stolz auf das Ding und trug es sogar auch mehrmals im Schulsportunterricht.
In der Ballettgruppe war ich noch bei den ganz Kleinen. Diese komischen Schuhe, mit denen man auf den Fußspitzen tanzen konnten, mußte ich noch nicht tragen. Ich betrachtete sie auch mit gemischten Gefühlen. Sie sahen ziemlich unbequem aus mit ihren großen "Stoppern" an der Fußspitze und den meterlangen Schnürsenkelbändern, die die Großen sich voller Stolz immer kreuzweise übereinandergeführt bis unter das Knie banden. Viel tanzten wir Anfänger auch noch nicht. Den größten Teil der Zeit verbrachten wir an der Wand stehend, wobei wir uns meistens mit einer Hand an der Stange festhalten mußten. Dort machten wir Dehn- und Streckübungen und erlernten verschiedene Fuß- und Armpositionen. Manche oft durchgeführten Bewegungsabläufe bezeichnete die Lehrerin mit französischen Ausdrücken, die meiner Meinung nach ziemlich blöd klangen. Warum konnte sie nicht deutsch sprechen?

Wenn wir am Ende der Stunde noch Zeit hatten, durften wir einen richtigen Tanz mit Musik machen. Die Lehrerin machte uns die Bewegungen vor, und wir versuchten sie nachzuahmen. Es muß lustig ausgesehen haben.
Soviel ich mich erinnere, machte mir das Ballett Spaß, zumindest das Tanzen. Manchmal tanzte ich auch zu Hause vor mich hin oder führte meiner Familie etwas vor, was ich neu gelernt hatte.
Der Höhepunkt meiner Ballettkarriere war ein Auftritt in einem Kindergarten - mein einziger Auftritt. Wir stellten Zwerge dar, bekamen richtige Kostüme und mußten eine festgelegte Choreographie einstudieren.

Mit 6 Jahren fing für mich ein neuer Lebensabschnitt an - ich kam ich in die Schule. Leider konnte ich nicht mit Diane zusammen in eine Klasse gehen, weil die Bürokraten in der Schulverwaltung die Klassen stadtteilweise bildeten. Diane wohnte in einem anderen Stadtteil.
Die Schule machte mir am Anfang sehr viel Spaß. (Später ging sie dann in Routine über. ) Ich war stolz auf meinen neuen Schülerstatus und daß ich damit ein „großes Kind“ war. Die vielen neuen Dinge, die ich kennenlernte, fand ich interessant. Allerdings hatte ich eine strenge Lehrerin, die nicht duldete, wenn man aus der Reihe tanzte. Ungewohnt war es, jetzt mit so vielen Kindern zusammen zu sein und trotzdem Disziplin zu wahren. Es war ganz anders als im Kindergarten. Besonders die Jungen waren ungewohnt wild - zu wild für meinen Geschmack. Sie ärgerten mich häufig. Und sie lauerten mir auf dem Heimweg auf, um mich zu erschrecken. Ich hatte zwar nicht direkt Angst vor ihnen, aber ich erschreckte doch immer sehr, und das war mir unangenehm und peinlich. Deshalb machte ich ab jetzt einen größeren Umweg, um die enge Gasse zu umgehen, in der sie immer lauerten.
Aber die Jungen hatten noch andere Ideen. Wenn sie mir zu einem fairen Kampf gegenübergetreten wären, hätte ich ihnen noch etwas entgegensetzen können, aber ihre Taktik war eher, Blitzangriffe zu machen und sich dann schnell und feige wieder außer Reichweite zu verziehen.
Ein beliebtes Spiel von ihnen war "Deckel hoch der Kaffee kocht". Mit diesem Ausruf hoben sie die modebedingt sowieso schon kurzen Röcke von uns Mädchen, wobei für einen kurzen Moment die Unterhosen sichtbar wurden. Mir blieb nichts anders übrig, als vorne einen dicken Knoten in meinen Rock zu machen, wodurch er dann eng am Körper anlag. Das hielt mir zwar die Jungen vom Leibe, sah aber lächerlich aus.
(Freud hätte wahrscheinlich gesagt, ich schaffte mir einen Phallus, um den Jungen damit zu drohen, aber der hatte auch keine Ahnung, worum es hier ging. *Er* mußte ja nie kurze Röcke tragen!)
Heute frage ich mich, warum ich nicht einfach kurze Hosen trug. Ich glaube, ich hatte fast keine. Ich besaß zwar lange Hosen für den Winter, aber im Sommer erschien meiner Mutter kurze Röckchen am praktischsten. Und Mama hatte nun mal die höchste Befehlsgewalt bei Kleiderfragen. Ich wollte auch zu dieser Zeit gar keine Hosen tragen, denn dann hätte ich ja wie ein blöder Junge ausgesehen!
Einmal drohte ich Franziska:“...dann sage ich allen Leuten, daß Du ein Junge bist!“

Der Junge, der einige Zeit neben mir an einem Zweiertisch saß, hatte einen besonders fiesen Charakter. Er war nicht nur dick, sondern machte sich auch noch besonders breit, überschritt mit seinem Ellenbogen weit die Grenzlinie, die wir auf den Tisch gekratzt hatten. Das artete meistens in Wortgefechten oder gegenseitigen Rippenstößen aus.

Ich haßte die Jungen.
Zu Hause malte ich mir aus, wie sie bestraft werden könnten. Grausame Folterszenen.
Ich nahm die (von unten hohlen) Mensch-ärgere-dich-nicht-Figuren und stellte mir vor, daß diese die Jungen wären. Dann spießte ich sie nacheinander auf die spitzen Mikadostangen auf, bis sie vor Schmerzen schrien.
So hatte ich wenigstens eine geistige Rache.

Ein Junge, den ich besonders schlecht leiden konnte, war Uwe. Er wohnte gegenüber und war so alt wie Franziska. Seit sie ihn im Kindergarten kennengelernt hatte, trieb er sich öfters bei uns herum. Später freundete sich dann Fridolin mit ihm an.
Die auffallendste Eigenschaft an ihm war seine Respektlosigkeit. Er schaffte es sogar, Franziska, das brave Mädchen, zu verführen, mit ihm zusammen von der Mauer herunter vorbeifahrende Autos zu bespucken oder mit Steinen zu bewerfen.
Ich konnte ihn nicht leiden, seit er zu behaupten gewagt hatte, daß sein Vater stärker als meiner sei. Aber es kam noch viel schlimmer mit ihm. Er ballerte zum Beispiel mit Vorliebe mit Schreckschußpistolen herum. Das empfand ich nicht nur als Lärmbelästigung, sondern es erschreckte mich auch.
Das Schlimmste war aber, daß er mich immer „Karotte“ nannte.

Mein Verhältnis zu den Jungen motivierte mich momentan nicht gerade dazu, meine männlichen Neigungen auszuleben. Ich war stolz darauf, ein Mädchen zu sein und wollte als Mädchen erkannt werden!
Deshalb trug ich Schmuck und ließ mir die Haare lang wachsen, fast bis zur Schulter. Das war zwar zu dieser Zeit nichts Besonderes, weil in den 70er Jahren viele Jungen lange Haare trugen. Aber in meiner Familie, meiner Klasse und meiner sonstigen Umgebung gab es keinen Jungen mit langen Haaren. Für mich waren lange Haare ein Zeichen für Weiblichkeit.
Natürlich gab es auch doofe Mädchen.
Esther zum Beispiel. Immer, wenn sie mich sah, sang sie den Schlager "Charlie, laß dir einen Bart steh´n!" Damit konnte sie mich prima ärgern.
Ich fand in meiner Klasse aber auch ein paar Freundinnen. Allerdings kam an meine Freundschaft mit Diane, mit der ich mindestens jeden zweiten Tag spielte, keine andere heran. Meine anderen Freundschaften waren hauptsächlich Zweckfreundschaften, oder sie hatten nicht lange Bestand.
Katja, die neben mir saß, konnte ich ganz gut leiden, weil sie mir immer bereitwillig von ihren Süßigkeiten abgab. Ich war vernarrt in Süßigkeiten.

Beate hatte einen großen Hund, mit dem man herrlich spielen konnte. Es war der Jagdhund ihres Vaters. Zur Begrüßung stellte er sich immer auf die Hinterbeine, legte mir die Pfoten auf die Schultern und leckte mir das Gesicht. Er war dann ungefähr so groß wie ich. Man hätte Angst vor ihm haben können, wenn er nicht so freundlich gewesen wäre. Meistens tollten wir mit ihm im Garten herum. Wir ließen ihn Sachen apportieren, dachten uns immer neue Kunststücke aus. Zur Belohnung gaben wir ihm je ein *Frolic*, damit er nicht die Laune verlor.
Der Vater meiner Freundin sah unsere Spiele gar nicht gerne. Schließlich war das ein Jagdhund, und er sollte nicht verweichlicht werden! Er verbot uns, mit dem Hund zu spielen.
Daraufhin verrann auch unsere Freundschaft im Sande.
Diane war mir in vielen Dingen überlegen. Ich war zwar ein halbes Jahr älter als sie, dafür war sie größer, intelligenter, frühreifer, hatte die besseren Noten in der Schule, hatte einen eigenen Vogel und bekam mehr Taschengeld als ich mit meinen 50 Pfennig. Deshalb bestimmte sie meistens auch, was wir spielten. Ich hatte damit keine Probleme, weil mir ihre Ideen in der Regel gefielen.
Sie war eine Pferdenärrin. Ihr größter Wunsch war, in die Reitstunde gehen zu dürfen. Ihre übervorsichtigen Eltern hatten aber etwas dagegen. Erst nach jahrelangem Drängen erlaubten sie es ihr. Und als sie gleich in der ersten Reitstunde zufällig vom Pferd fiel, verboten sie es ihr auch gleich wieder - für alle Zeiten. Deshalb konnte sie nur Pferdebücher lesen und von Pferden träumen. Ihr Lieblingsbuch war "Fury". Das spielten wir auch meistens. In etlichen Variationen.

*Diane ist der Cowboy Jim Newton, ich bin Fury. Anfangs bin ich ein wilder Hengst, der durch die Prärie tobt. Jim Newton fängt mich dann ein, erweckte allmählich mein Vertrauen, zähmt mich und bringt mir bei, was ein Pferd so können muß. Dazu bindet er mich an ein langes Seil, läßt mich im Kreis laufen und schreit mir die Gangarten zu, die ich machen soll.*
Ich hatte viel Bewegung.

Überhaupt machte mir die Bewegung als solche Spaß. Ich trieb gerne Sport, benutzte unsere Stehleiter als Universalturngerät, was nicht ganz ungefährlich war, oder rannte einfach nur herum.
Die Geschwindigkeit machte mir Spaß und der „Fahrt"wind, der an meinen Ohren vorbeirauschte und meine Haare fast in waagrechter Lage hinter mir herflattern ließ. Mein Vater unterstützte meine sportlichen Bemühungen, stoppte meine Zeit und gab mir Tips, was ich noch besser machen könnte. Er brachte auch eine Querstange oben im Türrahmen des Kinderzimmers an, wo man nicht nur eine Schaukel anhängen konnte, sondern die ich auch als Reckstange benutzte.
Franziska dagegen hatte gar keine sportlichen Ambitionen.

Vor allem hatte es mir aber das Klettern angetan.
Das fing schon im Haus an, wo ich Arme und Beine innen gegen die Türrahmen stemmte und mich dann bis zur Oberkante hocharbeitete.

Meine Großeltern hatten viele große, gut verzweigte Obstbäume im Garten, die für diesen Zweck bestens geeignet waren. Ich kletterte relativ gut, aber auf Bäume, deren untersten Ast man nur durch Springen erreichen konnte, kam ich bis auf weiteres nicht hinauf. Ich bewunderte die großen Nachbarsjungen, denen das keine Mühe zu machen schien.
Fast überall mußte ich hinauf, auch wenn es sich nicht lohnte. Große Steine oder Felsen waren mein Paradies, aber so etwas hatte ich nur ganz selten zur Verfügung.
Vielleicht lag es an meiner Liebe zum Klettern, daß ich so oft mit meinen jüngeren Cousins und Cousinen „Affen“ spielte. Dabei waren wir eine Gruppe von Affen, die auf den Bäumen herumturnte. Eine(r) von uns war ein Mensch, der uns einfing, in Käfige sperrte - die Kellerräume im Haus meiner Großeltern hatten verriegelbare Gittertüren - und zähmte. Wir bekamen sogar das Sprechen beigebracht!
Wenn ich alleine war, spielte ich viel mit meiner Klickerbahn. Natürlich war ich aus dem Alter heraus, wo man schon zufrieden ist, wenn die Klicker einfach nur zickzack hin und her nach unten rollen. Ich erweiterte die Rollstrecke mit Fridolins Parkhaus, das eine ovale Auf- und Abfahrtsspirale hatte, auf der die Klicker im Gegensatz zu den Autos ein Mordstempo erreichten, außerdem mit Bauklötzen und anderen Hilfsmaterialien. Dann führte ich Rennen durch. Wenn man zwei Klicker direkt hintereinander oben auf die Klickerbahn legt, ist es nicht unbedingt gesagt, daß der vordere zuerst unten ankommt. Beim Richtungswechsel kann leicht der hintere nach vorne geraten.
Allerdings war ich bei den Wettrennen parteiisch. Mein schönster Klicker mußte bei den wichtigen Rennen immer gewinnen, notfalls half ich nach. Ich nannte ihn Rosi, denn ich war ein Fan von Rosi Mittermaier, die zur Zeit eine Goldmedaille nach der anderen einsackte.

Als ich 7 Jahre alt war, mußte ich Geige lernen.
Ich tat es nur widerwillig, vor allem, weil mich meine Mutter selbst unterrichtete, anstatt mich zu einem fremden Lehrer zu schicken.
Meine Mutter pflegte zu sagen: "Später wirst du uns dankbar sein, daß du Geige lernen durftest!"
Ich muß zugeben: sie hatte recht. Aber das stellte ich erst viele Jahre später fest. Damals wollte ich es noch nicht einsehen.
Und warum gerade Geige? Ich hätte es besser gefunden, wenn meine Eltern gesagt hätten: "So - du bist jetzt alt genug, um ein Musikinstrument zu lernen. Denk mal darüber nach, welches du am liebsten spielen würdest."
Ich weiß schon, warum sie gerade die Geige gewählt hatten. Erstens war das ein Instrument, das sie selber spielten. Sie konnten mir selbst Unterricht geben - zumindest am Anfang - und damit das Geld für einen Lehrer sparen. Zweitens ist die Geige das ideale Musikinstrument, um mit anderen zusammen zu spielen - sei es im Familienkreis oder in einem richtigen Orchester. Wenn das Kind mal groß ist und von daheim fortzieht, kann es in ein Orchester gehen und dort Leute kennenlernen, bei denen die Wahrscheinlichkeit groß ist, daß sie in Ordnung sind, anstatt eventuell in Kreise schlechter Gesellschaft zu geraten. Drittens schwebte es meinen Eltern vor,

in der Familie ein Streichquartett aufzubauen. Das erste Kind sollte Geige lernen, das zweite Kind ebenfalls und dann später auf Bratsche umsteigen, das dritte Kind sollte Cello lernen.
Der Plan scheiterte später daran, daß meine Schwester nicht auf Bratsche umsteigen wollte, sondern bei der Geige blieb. So lernte dann halt meine Mutter Bratsche.
Mein Bruder hatte mit seinem Cello gleich 3 Vorteile: Es klang schöner. Zwar auch am Anfang unsauber, aber nicht so hoch und kratzig wie die Geige. Und er brauchte erst ein paar Jahre später damit anzufangen, weil es zu teuer war, erst ein kleines Cello zu kaufen. Er konnte auch nicht von den Eltern unterrichtet werden, weil mein Vater nur notdürftig Cello spielte, sondern kam gleich zu einer richtigen Lehrerin.
Ich beneidete ihn um diese Vorteile. Ich hätte auch lieber Cello gelernt. Es war irgendwie männlicher als Geige. Statistisch gesehen ist Cello eher ein Männerinstrument. Trotzdem spielen es bestimmt genauso viele Mädchen wie Jungen. Das liegt ganz einfach daran, daß mehr Mädchen als Jungen eine musikalische Ausbildung bekommen. Viele Eltern denken nämlich, Jungen wären grundsätzlich unmusikalischer und sollten lieber auf den Fußballplatz gehen. Wie kommen die auf den Quatsch? Schließlich gibt es ja Orchester, in denen nur Männer spielen dürfen.
Wahrscheinlich ist diese Vorstellung ein Überbleibsel aus alten, vermoderten Zeiten, wo bei entsprechenden Anlässen die Tochter aus gutem Hause ein Stück auf dem Piano zu Besten gab. Mit dieser Fähigkeit konnte sie dann gut verheiratet werden.
Diane wollte jetzt auch Geige lernen und ging zu unserer Blockflötenlehrerin in den Unterricht. Nach kurzer Zeit spielte sie genauso gut wie ich. Es war nun mal ein Unterschied, denn meine Mutter war halt keine ausgebildete Musikinstrumentenlehrerin, und meine mangelnde Motivation tat ein übriges.

*Ich kratze auf meinem edlen Sperrholzinstrument, einer winzigen Viertelgeige, eine Etüde.*
*Es klingt schaurig.*
*Meine Mutter steht daneben und paßt auf. "Noch mal! Das war noch nichts!"*
*Ich stöhne. Der Arm tut mir weh. Ich bin mal wieder zu verkrampft.*
*Nach mehreren Versuchen klingt es endlich einigermaßen zufriedenstellend.*
*Das nächste Stück. Das gelingt mir zufälligerweise besser.*
*Trotzdem: "Noch mal!"*
*"Aber das konnte ich doch richtig!" versuche ich mich zu wehren.*
*"Einmal ist keinmal!"*
*Das war ihr Lieblingsspruch.*
*Und so geht es weiter.*
*Wann sind wir endlich fertig? Die Zeit kriecht wie eine Schildkröte bei Windstärke 8 Gegenwind.*
*Ich will aufhören und fange an zu quengeln.*
*Kein Erfolg. Nur weiter endlose Wiederholungen desselben blöden Stückes.*
*"Ich will nicht mehr!"*

*Mama wird langsam mürbe. Aber leider auf die falsche Art. "Ich habe nur noch so viel Geduld!"*
*Sie zeigt mit Zeigefinger und Daumen einen Spielraum von einem halben Zentimeter an. Sie scheint es ernst zu meinen. Ich quäle mich weiter. Meine Konzentration läßt nach.*
*"Noch mal!"*
*"Ich will nicht mehr!"*
*Nun ist Mamas Geduld zu Ende. Sie klebt mir eine. 'Ihr ist die Hand ausgerutscht', nennt sie sowas. Ich fange an zu heulen - nicht aus Schmerz, sondern aus Wut - und laufe weg in den Keller.*
*Was habe ich denn Schlimmes getan? Ich fühle mich ungerecht behandelt.*
*Mama hat mich schnell gefunden. "Ich zähle jetzt bis drei. Wenn du dann nicht da bist....!"*
*Ich beuge mich der Macht.*

So ähnlich lief die Überei fast immer ab.
Meine Mutter übte täglich mit mir. Am Anfang nur eine Viertelstunde (was mir trotzdem endlos vorkam), dann immer länger. Nur sonntags und an meinem Geburtstag hatte ich frei.
Als ich größer war, durfte ich dann alleine üben und hatte nur noch einmal in der Woche Unterricht. Das war dann schon erträglicher.
Ich bekam eine halbe, eine dreiviertel und schließlich eine ganze Geige (in normaler, endgültiger Größe) und lernte dazu. Aber auch als ich besser spielen konnte, blieb der Haß auf die Geige. Manchmal hatte ich Lust, sie am Hals zu packen und gegen die Wand zu schlagen, bis sie (die Geige meine ich) zerschellte.
Daran hinderte mich nur die Vernunft. Eine Geige ist schließlich etwas Wertvolles. Und es hätte nichts am Zustand geändert. Nur bei meinen Eltern wäre der Teufel los gewesen.
So lernte ich frühzeitig, meine Aggressionen in mich hineinzufressen.

Im Winter fuhren wir zum ersten Mal zum Skiurlaub in die Alpen. Die hohen Berge beeindruckten mich sehr. Ich schloß die Landschaft gleich in mein Herz.
Hier gab es sagenhaft viel Schnee! Kein Vergleich mit zu Hause! Zusammen mit anderen Kindern tobten wir in dem 1 Meter tiefen Schnee auf der Wiese herum, bauten Schneemänner und Rutschbahnen.
Natürlich lernte ich auch Skifahren. Zusammen mit Franziska kam ich in den „Skikindergarten". Dort machte ich meine ersten Rutscher und erlernte die Grundtechniken - trotz des schlechten Materials. Meine Skier waren kurze Holzbretter - wer weiß, wo meine Eltern die aufgetrieben hatten - ohne Stahlkanten. Man konnte sie kaum lenken, und meistens rutschten sie einfach auseinander, so daß ich einen Spagat machte.
Trotz meiner nur mäßigen Fortschritte machte es mir großen Spaß. Das war etwas anderes als Schlittenfahren!

Nachdem ich meine Haare ungefähr zwei Jahre lang wachsen gelassen hatte, hatte ich es satt. Kurze Haare waren praktischer.
Ich ließ sie mir von meiner Mutter wieder ganz kurz schneiden.
Wenn ich jetzt eine Hose trug, sah ich wie ein Junge aus.
Das merkte ich nicht nur, wenn ich in den Spiegel schaute. Auch die fremden Leute hielten mich für einen Jungen. Das machte mir Spaß.
Ich fand das nicht nur lustig, sondern war sogar ein bißchen stolz darauf und legte es darauf an, "verwechselt" zu werden. Es war eine Art Verkleidungsspiel. Natürlich wußte ich, daß ich ein Mädchen war - aber warum sollte ich nicht auch mal in die Rolle des Jungen schlüpfen?
Es war ja ein reiner Zufall, daß ich ein Mädchen geworden war, und wenn der Körper nicht wäre, hätte ich einen genauso guten Jungen abgegeben wie die anderen. Schließlich hatte ich den Eindruck, für ein Mädchen doch ziemlich viel männliche Eigenschaften und Vorlieben zu haben. So hatte ich auch kein schlechtes Gewissen, wenn ich gerade "ein Junge war" - ich spielte den anderen ja höchstens körperlich etwas Falsches vor...

Ich kam relativ schnell aus dem unordentlichen Alter heraus. Natürlich machte mir das Aufräumen keinen Spaß, ich sorgte halt dafür, daß gar nicht erst eine größere Unordnung entstand. Ich legte Wert darauf, die Übersicht zu behalten.
In manchen Bereichen entwickelte ich eine regelrechte Pedanterie. Zum Beispiel hatte auf meinem Schreibtisch jeder Gegenstand seinen festen Platz und war parallel oder senkrecht zu den Nachbargegenständen ausgerichtet. Meine Bücher im Regal ordnete ich nach Autoren bzw. Form und Farbe. Außerdem achtete ich auf meine Kleidung. Im Gegensatz zu meinen Geschwistern ließ ich nicht mein Unterhemd raushängen - das war mir schon deswegen zuwider, weil mich dann die kalte Zugluft an Bauch und Rücken kitzelte. Die Kleider mußten sitzen, sonst störte es mich. Ich konnte nicht verstehen, wie Franziska es aushielt, wenn sie ihre Kniestrümpfe mit der Innenseite nach außen und den Sohlen nach oben trug...
Abends durchsuchte ich das ganze Haus nach Einbrechern, schaute unter jedes Bett, ob da vielleicht einer liegt, schaute in jeder Himmelsrichtung zum Fenster hinaus, um auszuschließen, daß das Haus brennt (wobei mir noch nicht ganz klar war, daß ja eher das *Innere* des Hauses als die Steinmauern brennen würden), zog die Vorhänge spaltfrei zu und ging schließlich ins Bett, wobei ich zum Schluß noch den Puppenwagen in genau rechtem Winkel an mein Bett schob.
Auf den Bürgersteigen entdeckte ich, daß die Platten ungefähr den Abstand meiner Schrittlänge hatten, und bemühte mich, mit jedem Schritt genau in eines der Kästchen zu treten, die die Platten mit ihren Rändern bildeten. Schwierig wurde es aber dann, wenn das Pflaster wechselte und die Platten in ungünstigen Abständen voneinander angeordnet waren...

## Ungerechtigkeiten

Fridolin, mein kleiner Bruder, entwickelte sich zu einem nervenden kleinen Fiesling. Schon sein Aussehen sprach Bände: weit heraushängendes Unterhemd unter einem vorgewölbten Babybauch, den er vom Kleinkindalter bis zur Pubertät behielt, unordentliche Kleider, meistens offene Schnürsenkel und ein Gesicht, bei dem alle Erwachsenen - wenn er brav schaute - dachten: "Oh, wie süß!", das aber im Zweifelsfall von einem frechen Grinsen beherrscht wurde.
Es war ein Gesicht zum Reinschlagen.
Er hatte die Voraussetzungen und die Fähigkeit, fast alle Situationen zu seinem Gunsten auszunutzen. Als jüngstes Kind, daß immer klein uns süß war, wurde er von den Erwachsenen schon von Natur aus verwöhnt. Und wenn nicht, dann half er mit Betteln und Schmeicheln nach. Besonders bei alten Tanten hatte er damit viel Erfolg. Parallel dazu hatte er einen außerordentlich fiesen Charakter und ärgerte oft und gern andere Kinder. Da auch ich gerne mal andere neckte - wenn es auch nicht so ausgeprägt war wie bei ihm -, und mir auf jeden Fall seine Sticheleien nicht gefallen ließ, stritten wir uns regelmäßig, daß die Fetzen flogen.
Ich war 4 Jahre älter und entsprechend stärker als er, aber das brachte mir nicht viel, weil er die Erwachsenen auf seiner Seite hatte. War jemand von denen in der Nähe, fing er fürchterlich an zu heulen und petzte. Und dann bekam ich eins auf den Deckel.
Ich war immer schuld. Auch wenn ich beteuerte, daß er angefangen hätte. Dann hieß es: "Du bist doch viel größer und vernünftiger. Du brauchst dich doch nicht von ihm ärgern zu lassen!" Mein Gerechtigkeitssinn erlitt einen tiefen Knacks.
Wenn kein Erwachsener in der Nähe war, geschah es oft, daß irgendwas bei ihm ausrastete. Sein Gesicht verzerrte sich, er bekam einen Wutanfall und wußte nicht mehr, was er tat. In diesem Zustand schlug er blind um sich und war in der Lage, mit allem nach mir zu werfen, was er in die Hände bekam. Spielzeug, Steine und vieles andere... Messer hatte er zum Glück nicht zur Hand, nur einmal.
Um einer ernsthaften Verletzung zu entgehen, pflegte ich zu türmen und mich hinter einer Tür zu verschanzen, an der er dann seine Wut ausließ. Die Tür bebte unter seinen Schlägen, und oft hatte ich Mühe, sie zuzuhalten.
Fridolin liebte es, Geräusche von sich zu geben. Damit war er fast pausenlos beschäftigt. Vor allem redete und schrie er viel, mit seiner hohen, fast schrillen Stimme. Manchmal hatte ich Lust, ihm den Mund zuzubinden.
Meistens trieb er sich irgendwo herum. Er sammelte Steine, die mit viel Phantasie einer Pistole ähnlich sahen und Stöcke, die er zu Gewehren machte. Damit erschoß er seine Mitmenschen.
Ich fand dieses Getue albern. Wenn schon, dann richtige Waffen. Da hatte man dann auch eine Verantwortung. Man mußte darauf achten, wohin man schoß und durfte nicht wahllos auf alles schießen. Mein Bruder schoß auf fast alles, was er sah. Er hatte keinen Respekt vor Lebewesen. Ich gebe zu, ich war auch kein Engel. Auch ich

habe so manches Tier gequält. Aber nur solange ich nicht wußte, was das für das Tier bedeutete.
Ich baute mir also Pfeil und Bogen, mit denen man *richtig* schießen konnte und später auch Steinschleudern. Bei letzteren muß ich allerdings zugeben, daß ich die Bauweise von Fridolin lernte, die er wiederum von jemand anderem gezeigt bekommen hatte.
Er hatte ja das Glück, eine männliche Erziehung zu bekommen. Mein Vater zeigte ihm hin und wieder etwas, was ein Junge können muß. Bei mir kam er fast nie auf diese Idee, obwohl ich mich auch dafür interessierte. Ich mußte mir alles selbst aneignen. Ich bastelte viel im Werkzeugkeller und brachte mir auf diese Weise den Umgang mit den wichtigsten Werkzeugen bei. Das Sägen mit dem Fuchsschwanz klappt ja zum Beispiel nicht von heute auf morgen.
Als mein Vater erkannte, daß ich handwerklich geschickt war, nutzte er diesen günstigen Umstand und machte mich zu seinem Assistenten, wenn er etwas reparierte. Zuerst war ich sehr stolz darauf, doch mit den Jahren wurde es langweilig, weil meine Aufgabe meistens nur darin bestand, etwas festzuhalten, während mein Vater mit den interessanten Arbeitsgängen beschäftigt war.
Mein Bruder hatte auch sein Gutes. Durch ihn kam ich jetzt auch an männliches Spielzeug heran, von dem er eine Menge geschenkt bekam. Er hatte unter anderem einen ganzen Haufen von Matchboxautos.
Ich besaß ganze zwei Stück. Eins hatte ich auf einem Kindergeburtstag gewonnen, nachdem ich mich von der schnellsten Läuferin meines Jahrganges nicht fangen gelassen hatte, ein anderes hatte ich mir von meiner Mutter erbettelt. Dieses war ein Modell eines schnelleren Wagens, Porsche oder Ähnliches, mit aerodynamisch abgerundeten Formen, das in der Lage war, selbständig den ovalen Kreisverkehr in Fridolins Parkhaus hinunterzufahren. Die anderen Autos blieben immer irgendwo hängen. Ich hütete meine zwei Autos wie meinen Augapfel und hielt sie dadurch lange fahrtüchtig. Fridolin verheizte seine, indem er im Sand oder sonstwo damit spielte. Aber er konnte sich das leisten - er bekam ja immer wieder neue.

Die Nachteile meines weiblichen Daseins wurden mir allmählich auch in anderen Bereichen bewußt, nämlich was die Aufgabenverteilung anging. Meine Großeltern wohnten im gleichen Ort wie wir. Oft wurden sie von einem oder mehreren ihrer sechs Kinder besucht, die ihre Familien mitbrachten. Auf solchen Familienzusammen-künften mit gemeinsamen Mahlzeiten hieß es dann nach dem Essen: "So - jetzt kommen alle Mädchen zum Abtrocknen!" Die Jungen wurden nur selten zu so etwas verdonnert, sie durften weiter spielen oder im Garten arbeiten, was mir mehr Spaß gemacht hätte.
Ich haßte Küchenarbeit. Aber mein Protestieren nützte nichts. Meine Oma fing dann immer damit an, daß es gar nicht lange dauern würde, und wenn wir zügig arbeiten und uns dabei etwas erzählen würden, wäre das schneller erledigt als wir erwartet hätten.
Ich fand diese Arbeitsverteilung ganz einfach ungerecht.

Es gab viele Situationen, in denen ich mich ungerecht behandelt fühlte. Ich hatte ein ausgeprägtes Gerechtigkeitsbewußtsein. Und das wurde nicht nur in dieser Situation enttäuscht.
An mir, dem ältesten Kind, machten meine Eltern die Experimente. Wenn ich etwas wollte, wo die Frage bestand, ob ich schon alt genug dazu sei, zögerten sie immer sehr lange, bis sie es mir erlaubten. Wenn es dann mit mir gut geklappt hatte, bekamen es meine Geschwister schon viel früher erlaubt. Ein gutes Beispiel dafür war der Skiurlaub. Im Tal gab es einen Babyhang für die Anfänger. Die guten Skifahrer konnten mit dem Sessellift auf den Berg fahren, wo sie viel interessanteres, anspruchsvolleres Gelände hatten. Als ich endlich mit rauf durfte, bewährte ich mich gut. Schon *ein* Jahr später durften auch meine Geschwister mit rauf. Die ersten Tage ging es gut, dann zappelte Fridolin einmal so im Lift, daß er hinaus fiel und 4 Meter hinunterstürzte. Er hatte Glück im Unglück, weil er in den Tiefschnee fiel und sich nicht verletzte.
Merkten die Eltern nicht, wie ungerecht sie mich behandelten, nicht einmal in solchen Extremsituationen? Oder war es ihnen egal? Ich fühlte mich tief gekränkt.
Als Vergeltung ließ ich mir diese immer wiederkehrenden Kränkungen in Form von Süßigkeiten bezahlen, die ich aus dem Wohnzimmerschrank stibitzte. Schuldgefühle hatte ich dabei nicht. Eine Hand wäscht die andere.

In einer Zeitschrift sah ich erstmals lackierte Fingernägel von nahem. Es war eine Werbeanzeige.
Lackierte Fingernägel war ich bisher nicht gewohnt, denn in unserem engeren Familienkreis hatte keine es nötig, sich die Fingernägel anzumalen.
Nun sah ich in dieser Anzeige ein paar Fingernägel, die wirklich ätzend waren. So lang, wie ich noch keine gesehen hatte, grellrot und vorne in einer Form abgerundet, daß sie schon fast spitz waren. Eine Mischung aus Brutalität und Häßlichkeit. Extrem abstoßend. Die daneben abgebildeten spröden, rissigen Fingernägel sahen im Vergleich dazu richtig hübsch aus. Sie hatten wenigstens eine natürliche Farbe und Länge.
Wie konnte frau sich freiwillig nur so häßlich machen?
Ich folgerte, daß nur solche Frauen sich die Fingernägel lackierten, die verrückt waren oder an Geschmacksverirrung litten.

Barbie-Puppen, die ja in ähnlich übertriebener Weise herausgeputzt sind, hatte ich nie besessen. Auch meine Schwester nicht. Meine Mutter konnte sie nämlich nicht leiden und sorgte dafür, daß wir keine geschenkt bekamen. Mir machte das nichts aus, denn ich fand diese Puppen häßlich.
Aber in einer anderen Sache stimmte ich nicht mit meiner Mutter überein. Das betraf unsere Turnanzüge. Zur Zeit kam eine Mode auf, wo die neuesten Modelle seitlich an den Ärmeln und Hosenbeinen drei weiße Streifen hatten. Viele meiner MitschülerInnen trugen solche Anzüge, und auch ich wünschte mir sehnlichst einen. Aber meine Mutter fand die Streifen häßlich und blieb stur. Ich mußte weiterhin in meinem unmodernen Turnzeug herumlaufen.

Einmal hatte ich ein Erlebnis, das mein weiteres Leben prägte. Ich hatte zusammen mit Franziska und einem Nachbarsjungen ein Vogelnest ausgenommen. Nicht aus bösem Willen - wir wollten einfach mal die kleinen Vögel sehen und sie füttern. Sie wollten aber weder fressen noch trinken.
Als meine Mutter herausbekam, was wir getan hatten, schimpfte sie uns heftig und nannte uns "Mörder". Das beeindruckte mich tief.
Mir wurde klar, was es heißt, ein *Lebewesen* zu sein, und daß alle Lebewesen genau wie die Menschen das Recht auf Leben haben sollten. Seitdem bemühte ich mich, kein Tier mehr zu töten und auch die Pflanzen zu schonen.
Selbst Blumenpflücken lehnte ich ab, da ja die Blumen nach ein paar Tagen elend in der Vase verreckten.
Bei Insekten und Spinnen machte ich zuerst noch eine Ausnahme, aber nach ein paar Jahren war ich so weit, daß ich nur noch Mücken totschlug. Die haßte ich wie die Pest. Vor allem ihr hohes Gesumme, das mir stundenlang den Schlaf rauben konnte. Alle anderen Kleinviecher - auch Fliegen und Wespen - fing ich ein und warf sie zum Fenster hinaus.
Fridolin dagegen neigte zum Sadismus. Tierquälerei war bei ihm keine Seltenheit. Er versengte mit Vorliebe Ameisen mit seiner Lupe. Oder er nahm sich auf Spaziergängen einen Stock und schlug alles nieder, was am Wegesrand wuchs.
Ich verstand ihn nicht.

Als ältestes und erfahrenstes Kind war ich gewohnt, über meine Geschwister das Kommando zu haben. Das machte ich gerne. Ich war der geborene Anführer. Alles sollte nach meinen Vorstellungen laufen.
Bei anderen Kindern gab das dann manchmal Schwierigkeiten, vor allem auf meinen Geburtstagsfeiern. Da wollte ich immer bestimmen, was gespielt wurde - meiner Meinung nach völlig zu Recht, denn ich war ja an diesem Tag die Hauptperson. Aber meine Mutter ließ mich selten längere Zeit gewähren, sondern griff ein und riß das Zepter an sich. Sie behauptete, daß die Kinder lieber etwas anderes spielen wollten. Warum sagten sie dann nichts? Ich glaubte ihr nicht, fühlte mich mal wieder ungerecht behandelt und motzte. Sie konnte mir den schönsten Geburtstag verderben!

# Abenteuer im Garten

Von meinen Cousins mochte ich Olaf am liebsten. Er war zwar schon 2 Jahre älter als ich, aber das störte keinen von uns. Vielleicht kamen wir deshalb so gut miteinander aus, weil wir die gleichen Probleme mit unseren kleinen Brüdern hatten. Olaf hatte wie ich eine 2 Jahre jüngere Schwester, Maren (die in meinem Alter war), und einen 4 Jahre jüngeren Bruder: Andreas. Und genauso wie bei uns in der Familie

gab es ständig Streit zwischen dem Jüngsten und dem Ältesten, und natürlich wurde der Älteste immer dafür verantwortlich gemacht.
Olaf gründete eine Bande, die dem Gesetz der Erwachsenen den Kampf angesagt hatte und nahm mich als Mitglied auf. Die feindliche Bande war die mit unseren kleinen Brüdern, die von Maren geleitet werden sollte. Maren war gar nicht so begeistert von ihrer neuen Funktion, zu der sie von ihrem großen Bruder ernannt worden war, und zeigte sich auf die Dauer ziemlich uninteressiert an ihren Führungsaufgaben. Aber wichtiger waren auch die Ideale unserer Bande: sich nicht von den kleinen Brüdern und den Erwachsenen unterkriegen zu lassen. Das einzige Problem bei der Sache war, daß ich im Prinzip nichts gegen Andreas hatte - bis auf den Altersunterschied -, und Olaf nichts gegen Fridolin.
Wenn wir eine große Zahl von Kindern waren, ließen wir meistens den Bandenkrieg ruhen und spielten einträchtig miteinander. Vor allem Räuber und Gendarm. Denn die Türen im Keller der Großeltern bestanden aus einem groben Holzgitter und ließen sich verriegeln. Das waren ideale Gefängnisse! Und draußen im großen Garten hatten wir genug Gelände, das wir im Bedarfsfall noch auf den Stadtpark ausdehnten.
Meistens spielten Olaf und ich aber alleine. Er war groß, frech und lustig und brachte mir vieles bei. Wir erzählten uns Witze, spielten mit der Eisenbahn, wovon Olaf viel verstand, strolchten durch Haus und Garten, ärgerten die Erwachsenen, wischten Andreas eins aus, versteckten uns vor dem wütenden Onkel, nachdem Andreas gepetzt hatte, oder legten kunstvolle Landschaften in der Sandkiste an.
Darin war Olaf Meister! Wir bauten Hügel, Wege, aber auch Flüsse mit richtigem Wasser und Brücken, die über die Flüsse führten. Dazu legten wir mehrere dünne, gleichlange Stöckchen dicht nebeneinander von Ufer zu Ufer. Schließlich steckten wir noch ein paar Zweige mit Blättern als Bäume in die Landschaft.
Olaf hatte ein tolles Taschenmesser, um das ich ihn beneidete. Ein echtes Schweizer Messer mit Säge! Damit konnte er ruckzuck auch dickere Zweige abschneiden.
Leider war Olaf nicht immer da. Denn sonst hatte ich keinen männlichen Freund, der so viel Zeit mit mir verbrachte.

*Wir machen eine Sippenwanderung. Meine Familie, Olafs Familie und unsere Großeltern.*
*Bei einer Rast kommt Mama auf die Idee, ein Foto zu machen.*
*Und zwar ein Männerfoto, wobei der Begriff „Männer" sehr weit gesteckt ist. Sogar der Wurm Fridolin darf mit drauf!*
*Ich habe keine Lust, von Olafs Seite zu weichen, nur weil Mama so alberne Ideen hat. Warum soll ich nicht auch ein Mann sein? Vielleicht fällt es nicht auf, wenn ich sitzenbleibe.*
*„Charlotte, hau ab!" Mama hat es* doch *gesehen.*
*Grollend stelle ich mich beiseite, fühle mich ausgeschlossen.*
*Später, als das Bild entwickelt ist, stehe ich am Rand, bin auf diesem Männerfoto genau zur Hälfte mit drauf.*

*Zufälligerweise hatte diese Szene einen sehr symbolträchtigen Charakter in bezug auf mein Leben.*

In der wärmeren Jahreszeit verbrannten wir oft die abgeschnittenen Zweige der zahlreichen Büsche in unserem Garten, aber auch alte Pappkartons und Papier, die ja damals noch nicht als Altpapier gesammelt wurden. Dieses Ereignis verpaßte ich nie, und auch mein Bruder und Nachbarsjungen mischten häufig begeistert mit.

*Das Feuer... Ein Zauber geht von diesem zugleich wilden und beruhigenden Urelement aus, der uns alle in seinen Bann schlägt und uns stumm und ehrfürchtig in die Flammen starren läßt.*
*Es besitzt keine Materie und ist doch sichtbar. Es ist nicht lebendig, aber es bewegt sich unaufhörlich.*
*Dieses Spiel der Farben in den Flammen, die immer ihre Form wechseln!*
*Sie zerfressen das Geäst, ohne es zu berühren. Es schmilzt unter ihrer Macht, seine Form löst sich teilweise auf, schließlich zerfällt es zu glühenden Stückchen.*
*Gestützt auf unsere langen, kräftigen Stecken, mit denen wir den brennenden Haufen ordnend zusammenschieben, wenn es notwendig wird - zumindest die Älteren von uns sind mit dieser verantwortungsvollen Aufgabe betraut - können wir uns an diesem Schauspiel nicht satt sehen.*
*Ich lege einen neuen Zweig auf. Zuerst scheint ihm das Feuer nichts anzuhaben, doch dann, erst allmählich, dann immer schneller, spielt sich auch bei ihm der gleiche Vorgang ab, und der Zweig bekommt zunehmend Ähnlichkeit mit seinen brennenden Nachbarn, bis er in kleine, fingerdicke Stücke zerfällt. Je dicker ein Ast ist, desto länger kann er dem Feuer widerstehen.*
*Ich mag das Knistern, wenn die ganz dünnen, trockenen Zweigchen verbrennen.*
*Wenn man solche auflegt, gibt es ein besonderes Schauspiel. Erst breiten sich die Flammen über den Zweig aus, dann wallen sie plötzlich auf. Eine Hitzewelle schlägt uns entgegen, läßt uns zurückweichen. Der Rauch beißt in die Augen, wenn ich ungünstig im Wind stehe und setzt mich für mehrere Sekunden außer Gefecht. Doch der Spuk geht so schnell vorüber wie er entsteht.*
*Ein Funkenregen bleibt übrig. Wie Glühwürmchen tanzen die Funken durch die Dämmerung und kommen unseren Kleidern und den Büschen in der Nähe gefährlich nahe, besonders, wenn wir zu viele Zweige aufgelegt haben. Doch das stört uns weniger als unsere Eltern.*
*Die Zweige und Äste sind verbrannt. Wir gehen auf Pappkartons über. Die Mülltonne soll schließlich nicht zu voll werden.*
*Die Pappe brennt ganz anders als die Zweige. Vom Rand her greift die Flamme an und frißt sich weiter, während hinter ihr ein schwarzer, sich kräuselnder Streifen zurückbleibt. Bald sieht man nur noch einen kleinen braunen Rest und auch der schwindet dahin.*
*Die Pappe ist ganz verbrannt. Sie ist jetzt ganz schwarz, ist in eine andere Materie übergegangen. Oft behält sie dabei ihre alte Form. Der Körper besteht nur noch aus einer dünnen, vergänglichen Haut. Bei der leichtesten Berührung würde er*

*zerfallen. Ich steche mit der Spitze meines Stockes Löcher hinein, bis nichts mehr von ihr übrig ist.*
*Unser Pappvorrat ist alle.*
*Das Feuer wird kleiner, droht zu versiegen.*
*Alarm!*
*Das Feuer darf nicht ausgehen!*
*Wir schwärmen hastig in verschiedene Richtungen aus, um brennbare Reste zu suchen - erst in unserer Mülltonne, dann auch in denen unserer Nachbarn -, während einer zurückbleibt, um das Feuer zu bewachen. Im Ernstfall muß er so lange in die Glut pusten, bis das Feuer neu entflammt. Eine wichtige Aufgabe!*
*Es ist ein Wettlauf mit der Zeit. Wir müssen das Feuer am Leben erhalten!*
*Ich komme mit neuen Pappkartons und Zeitungen angerannt. Vorerst wäre es geschafft!*
*Doch bald gibt es neuen Alarm. Nun sind wir gezwungen, anderes Material zu finden, was uns brennbar erscheint.*
*Lustig ist es, H-Milch-Kartons zu verbrennen. Wenn die Pappe abgebrannt ist, bleibt ein Karton aus Alu zurück.*
*Mit der Zeit werden wir übermütig, machen Experimente, wie andere Stoffe brennen.*
*Besonders interessant sind Plastiktüten. Wir spießen sie auf die Spitze unserer Stöcke und halten sie in die Flammen. Erst brennt es ein bißchen, dann formt sich die Tüte zu einem schmelzenden Klumpen. Das flüssige Plastik tropft nach unten. Damit machen wir bunte Tropfmuster auf den Ziegelsteinen.*
*Sowas geht natürlich nur, wenn kein Erwachsener in der Nähe ist...*
*Die Zeit vergeht wie im Fluge. Es wird allmählich dunkel.*
*Fridolin wird ins Haus gerufen. Er muß ins Bett. Da hilft auch kein Protest!*
*Wir Älteren kosten noch die letzten Reste des Abenteuers aus.*
*Inzwischen ist es ganz dunkel. Jetzt kommt das Feuer erst richtig zur Wirkung!*
*Fast gespenstisch beleuchtet es nur noch die unmittelbare Umgebung und unsere Gesichter.*
*Ich bohre meinen Stock in die Glut und halte ihn dort, um die Spitze zum Brennen zu bringen. So lang ist der Stock gar nicht, wie ich gedacht habe. Das Feuer ist nah, und die Hitze tut schon ein bißchen weh. Aber ein Indianer kennt keinen Schmerz! Ich darf nicht weichen!*
*Endlich brennt die Spitze. Nun habe ich eine Fackel. Damit kann ich verloschene Teile der Feuerstelle neu entzünden. Oder auch nur rumspielen. Es ist lustig, damit die dicken, schwarzen Johannisbeeren am Busch zu rösten. Sie schwellen an, platzen auf, und der Saft tropft heraus.*
*Doch die Flamme meiner Fackel hält nicht lange. Die glühende Spitze bleibt zurück. Ich schwinge den Stock durch die Luft, male brennende Kreise und 8er an den schwarzen Himmel. Das sieht toll aus!*
*Es wird kalt.*

*Jedenfalls von hinten. Unsere Vorderseiten sind eher heiß. Wir probieren, wie nahe wir an das Feuer herangehen können, wie die Hitze in Schmerz übergeht und wie lange man es in dieser Nähe aushält.*
*Doch das Feuer wird kleiner.*
*Schließlich ist auch das letzte Brennmaterial verbraucht. Die Wärme versiegt wie das Feuer. Zum Schluß ist nur noch ein Haufen Glut übrig.*
*Wir müssen aufgeben.*

# Prügeln im Rock

An die Jungen in meiner Klasse gewöhnte ich mich allmählich. Vielleicht waren sie inzwischen netter, vielleicht war ich auch wilder geworden - ihnen ähnlicher. Hatte ich früher nur mit Fridolin, einem Cousin (nicht Olaf, sondern einer in meinem Alter) oder Gunnar, dem Sohn meiner Patentante, gerauft, so tat ich es nun mit allen, die mich provozierten. Ich war relativ stark für meine Größe und konnte gut ringen. Ich ließ mich auch nicht davon abhalten, wenn ich einen Rock trug. Wenn wir "Jungen fangen die Mädchen" oder umgekehrt spielten, erlebten die Jungen oft böse Überraschungen!
Auf einer Wanderung mit dem Verein meiner Großeltern lernte ich einen kleinen, eher zart gebauten Jungen kennen, der ein, zwei Jahre jünger war als ich. Er war der Sohn von Bekannten meiner Oma. Dieser Junge wurde auf dem Schulhof oft von Größeren belästigt. Ab jetzt beschützte ich ihn, zeigte den Bedrängern, wie der Schulhof von nahem aussieht. Sie bekamen Respekt vor mir, und der Kleine hatte seine Ruhe. Beobachter fragten mich, ob ich Judo machen würde. Nein - wozu?
Mein Charakter war aber nicht immer so edel. Da gab es zum Beispiel einen Jungen in meiner Klasse, von dem ich wußte, daß er nicht so stark war wie ich. Den rang ich jeden Tag einmal zu Boden. Vielleicht brauchte ich das als Selbstbestätigung.
Irgendwann einmal rächte er sich dann. Mit einem Überraschungsangriff. Er zog mir die Kapuze meines Anoraks über den Kopf, zog die Bändel fest zu und machte vierundzwanzig Knoten hinein. Natürlich schaffte ich es nicht, diese bis zum Ende der Pause aufzupulen. Dummerweise durften wir die Jacken nicht mit in die Klasse nehmen, sondern mußten sie draußen auf der Garderobe aufhängen.
Um einen Anschiß würde ich wohl nicht herumkommen, entweder weil ich mit Jacke in die Klasse kam oder weil ich zu spät kam. Ich bevorzugte letzteres. Mir fiel nichts besseres ein als zu petzen. Später schämte ich mich deswegen.
Mit den anderen Jungen in meiner Klasse prügelte ich mich komischerweise weniger. Unter ihnen gab es die üblichen Rangkämpfe, um herauszufinden, wer der Stärkste in der Klasse ist. Ich wäre bestenfalls im Mittelfeld gelandet. Schließlich gab es einige, die weit größer waren als ich. Mir war schon klar, daß ich da keine Chancen hatte.

Nur einmal überkam es mich, und ich stürzte mich auf Mario, der eineinhalb Köpfe größer war als ich und als einer der stärksten Jungen in der Klasse galt. Ich sprang ihn von hinten an und brachte ihn tatsächlich zu Fall. Er war so überrascht, daß er nicht weiter reagierte.
Trotz allem galt ich aber bei den Lehrern als brav und schüchtern (obwohl zumindest *ich* den Eindruck hatte, auch im Unterricht ziemlich lebhaft und gelegentlich vorlaut zu sein. Aber vielleicht war es bei den anderen Kindern ähnlich.). Und wenn ich etwas Verbotenes tat, dann sah es keiner.
Nur einmal wurde ich bei einem Vergehen erwischt und bekam dafür eine Strafarbeit aufgebrummt: Ein Mädchen hatte mich geärgert und lief dann schnell weg, die Treppe hinunter. Als ich merkte, daß ich sie nicht mehr einholen konnte, spuckte ich ihr hinterher. Das hatte nun ausgerechnet die strengste Lehrerin der Schule gesehen, die mich vom ersten Schuljahr her kannte, wo sie meine Klassenlehrerin gewesen war. Sie packte mich am Kragen und zerrte mich in meine Klasse, um mich dem hohen Gericht meiner Klassenlehrerin auszuliefern.
Die war aber nicht da. Vorerst wurde ich also in Ruhe gelassen, aber kurze Zeit später war die Information bis zu meiner Lehrerin vorgedrungen, von der ich dann auch noch mal eins auf den Deckel bekam. Ich sollte eine Strafarbeit schreiben mit der Überschrift: "Warum ich nicht die Treppe hinunterspucken soll". Mindestens eine Seite lang.
Meine Güte! Wie konnte man so viel zu diesem Thema schreiben?
Ich bemühte mich, extra groß zu schreiben, aber es war immer noch nicht genug. Ich mußte mir die unmöglichsten Argumente aus den Fingern saugen. Trotzdem schien die Lehrerin damit zufrieden zu sein.

Im 3. Schuljahr wurden einige Schüler aus einer anderen Klasse - Dianes Klasse - in meine Klasse verlegt. Diane war leider nicht dabei. Ich hatte wieder Pech gehabt.
Dafür kam Eike. Er war etwas kleiner als ich und machte mir damit das Recht streitig, am kleinsten in der Klasse zu sein. Schade! Ich wäre so gerne mal etwas besonderes gewesen, und wenn es nur der Rekord gewesen wäre, am kleinsten zu sein...
Aber ansonsten konnte ich Eike ganz gut leiden. Wir trafen uns oft mehr oder weniger zufällig in unserer Freizeit - im Schwimmbad oder auf dem Eisteich und spielten dann zusammen. Außerdem luden wir uns gegenseitig zum Geburtstag ein. Mit von der Partie war noch Rainer und Ulrike. Rainer war mein zweitbester Freund. Und mit Ulrike freundete ich mich allmählich sehr gut an. Sie war außer Diane die einzige, mit der ich in der Schulzeit langfristig befreundet war. Sie war sehr gut in Sport und deshalb allgemein beliebt. Ich war stolz, daß sie gerade neben *mir* saß, obwohl sie doch viele FreundInnen hatte. In anderen Fächern war sie nicht so gut, zum Beispiel hatte sie Schwierigkeiten mit der Rechtschreibung, wobei ich ihr gelegentlich helfen konnte.

Meine Hausaufgaben holte ich mir immer bei Heiko, der in unserem Nachbarhaus wohnte. Das kam oft vor, weil es mit meiner Konzentration nicht weit her war und

ich ziemlich häufig vergaß, mir die Hausaufgaben aufzuschreiben. Obwohl wir viel Kontakt hatten, waren wir nicht befreundet und spielten auch nicht zusammen. Vielleicht lag das auch an ihm - manchmal hatte ich den Eindruck, daß er eine gewisse Abneigung gegen Mädchen hatte, auch wenn sie kurze Haare haben.
Zufällig ergab es sich, daß unsere Mütter uns den gleichen braunen Ringelpulli gekauft hatten, den es wohl mal im Sonderangebot gab. Immer, wenn er ihn anhatte, zog ich ihn am nächsten Tag auch an, so daß wir gleich aussahen. Das mochte er gar nicht.

## Vorlieben und Abneigungen

Sobald mir das Lesen keine Schwierigkeiten mehr machte, wurde es zu meinem Hobby. Wenn ich ein interessantes Buch hatte, konnte ich zu einem richtigen Stubenhocker werden, obwohl ich auch gerne draußen spielte. Ich hatte viele Bücher zur Verfügung: meine eigenen und auch alte Kinderbücher von meinen Eltern. Von meiner Mutter kamen einige alte Mädchenbücher (die im Vergleich zu den heutigen Mädchenbüchern etwas mehr Niveau hatten). Ich erinnere mich an eine ganze Serie von Büchern über ein und dasselbe Mädchen, die fast ihr ganzes Leben erzählten. Manche Mädchenbücher von Mama las ich auch nie - aus welchen Gründen auch immer. Vielleicht gefiel mir der Einband nicht oder das, was auf der ersten Seite stand.
Die Bücher von meinem Vater waren hauptsächlich Tierbücher, denn er wollte als Kind Förster werden. Besonders gerne mochte ich "Horst im Försterhaus".
An neueren Büchern hatte es mir Astrid Lindgren angetan. Ihre Erzählkunst bewundere ich noch immer. Sie konnte lustige, spannende, aber auch nachdenkliche Bücher schreiben, Märchenhaftes, Alltagsgeschichten und Verknüpfungen und Bücher für ganz verschiedene Altersstufen. Sobald ich "Die Brüder Löwenherz" gelesen hatte, wurde es zu meinem Lieblingsbuch.
Auch Enid Blyton-Bücher las ich gerne, weil sie immer so spannend waren. Dabei störte mich auch nicht, daß sie fast immer den gleichen Aufbau hatten: ein paar Kinder und ein Tier machen Ferien (komischerweise oft ohne Erwachsene, obwohl sie noch ziemlich jung sind), entdecken eine Höhle, einen geheimen Gang oder ein altes Haus und kurz danach tauchen an diesem Ort auch Verbrecher auf, die die Kinder einsperren. Ein Kind kann sich aber befreien und holt Hilfe, worauf die Verbrecher festgenommen werden.
Ich dachte mir: "So etwas kann ich auch schreiben!" und beschloß, Autorin zu werden. (Da lag ich gar nicht mal so falsch. Im 7. Schuljahr schrieb ich einen Aufsatz nach diesem Schema und bekam prompt eine 1-.)
Vorübergehend las ich auch Mädchenbücher von Enid Blyton, aber die gefielen mir nicht so gut. Sie waren zwar sehr lustig, aber mich störte, daß dort kein einziges

männliches Wesen vorkam. Das wirkt unrealistisch. Außerdem konnte ich diese Mädchen nicht verstehen. Warum hatten sie ständig diesen Drang, um Mitternacht aufzustehen und sich vollzufressen?

Meine Eltern legten viel Wert auf eine musikalische Erziehung ihrer Kinder. Neben den Instrumenten, die wir lernten, wurde in der Familie auch viel gesungen, zumindest als wir noch kleiner waren. Da ich gut singen konnte, nahm mich mein Vater dann auch mit in seinen Kinderchor, den er in einem Nachbardorf leitete.
Ich durfte die tiefere Stimme singen, was ich schon früher gern getan hatte (denn durch die Mehrstimmigkeit wurde ein Lied ja erst interessant) und was meiner stimmlichen Veranlagung entsprach.
Das Chorsingen machte mir viel Spaß. Es war schon etwas anderes als in der Familie zu singen! Ich sang sicher, denn durch das Flöten und Geigen hatte ich ja Erfahrung mit Noten, und ich hatte eine kräftige Stimme, mit der ich gut gegen die anderen anhalten konnte.
Besonders gerne hatte ich das Lied: "I bin a Steirabua". Es handelte von einem starken Jungen aus den Alpen. Es paßte zu meiner kräftigen Stimme. Ich sang es häufig, wenn ich allein war und stellte mir vor, dieser Junge zu sein.

In manchen Fächern wurden wir Schüler nach Geschlechtern getrennt. So hatten die Jungen zum Beispiel Werken, die Mädchen mußten zum Handarbeitsunterricht.
Am Anfang machte es mir noch Spaß - als wir stickten und relativ schöne Arbeiten produzierten. Aber mit dem Stricken hatte ich schon mehr Schwierigkeiten. Irgendwie verkrampfte ich dabei zu sehr, zog die Maschen zu fest an oder was weiß ich. Jedenfalls mußte ich mich bei jeder Masche, die ich über die Stricknadelspitze hob, mit dem Daumen fest auf der Nadelspitze abstützen, um die Masche rüberzubekommen. Das war auf die Dauer ziemlich schmerzhaft im Daumen.
Was mir aber vor allem am Handarbeitsunterricht mißfiel, war, daß ich mich von der Lehrerin ungerecht beurteilt fühlte. Ich fand meine Leistungen besser als sie. Aber das half mir auch nichts.
Manchmal fragte ich mich, was die Jungen so im Werkunterricht lernten. Sie brachten oft ganz tolle Modelle vom Werkunterricht mit.
Würde ich das auch können? Ich fühlte mich ein bißchen ausgeschlossen, hatte den Eindruck, daß sie in wichtige Geheimnisse eingeweiht wurden, die mir vorenthalten blieben.

Im Sportunterricht zeigte ich ganz verschiedene Leistungen. Zu Beginn meiner Schulzeit konnte ich sehr schnell rennen, aber im Laufe der Zeit machten sich meine im Vergleich zu meinen MitschülerInnen relativ kurzen Beine bemerkbar. Da es mir aber nicht an Kraft und Geschicklichkeit fehlte, war ich in den meisten Disziplinen durchschnittlich bis gut.
Aber im Umgang mit Bällen hatte ich eher Schwierigkeiten, besonders im Schlagballweitwurf. Die männliche Eigenschaft, weit werfen zu können, fehlte mir deutlich.

Es lag vor allem an der Technik. Die Sportlehrer hatten es aber nicht nötig, meine Technik zu verbessern. So etwas muß man anscheinend von Natur aus können - oder man hat Pech gehabt.
In der Klasse stellt sich schnell heraus, wer besser und wer schlechter ist. Spätestens beim Völkerball oder Prellball, wenn die Schüler ihre Mannschaften wählen sollen. Ich war meistens bei den letzten, die gewählt wurden - die, die man notgedrungen auch noch in die Mannschaft aufnehmen muß. *So* schlecht war ich meiner Meinung nach gar nicht. Natürlich hüteten sich die anderen auch, mir bewußt den Ball zuzuspielen. Die Gefahr war zu groß, daß ich nicht weit genug oder nicht scharf genug warf, so daß der Gegner den Ball erwischen konnte. Auf diese Weise schloß sich der Teufelskreis. Ich bekam kaum Gelegenheit zum Üben, um meine Mängel zu verbessern.
Am besten war ich im Schwimmen. Ich hatte im Schwimmverein ja schon einiges gelernt. Außerdem schwamm ich gerne. Vor allem das Tauchen machte mir Spaß. Wenn ich in meiner Freizeit ins Schwimmbad ging, verbrachte ich die meiste Zeit damit, kreuz und quer im Becken herumzutauchen.

*Es ist eine völlig andere Atmosphäre.*
*Blaue Stille.*
*Nur gelegentlich ein Glucksen oder ein anderes, leises Geräusch.*
*Ich kann mich auf einmal in drei Dimensionen bewegen.*
*Wie ein Fisch oder ein Vogel.*
*Eine ganz andere Perspektive.*
*Die Sonne scheint zum Fenster herein, wirft durch die bewegte Wasseroberfläche ein glitzerndes Muster auf den Fußboden. Es sieht schön aus.*
*Meine Luft wird knapp.*
*Ich muß wohl mal wieder auftauchen.*

Ich konnte die Luft lange anhalten. Oder war es nur der eiserne Wille, nicht sofort aufzutauchen, wenn man merkt, daß man wieder Luft braucht?
Beim Streckentauchen in der Klasse konnte keiner weiter tauchen als ich. Selbst Eike, der ein sehr guter Schwimmer war, hängte ich um fast 10 Meter ab. Mein Rekord in der 4. Klasse war 25 Meter - dann war das Becken zu Ende. Um weiter zu tauchen, hätte ich unter Wasser wenden müssen. Das brachte ich mir erst später bei.
Nach dem Schwimmunterricht in der Schule zog ich mich immer besonders schnell um. Ich hatte den Ehrgeiz, schneller als alle anderen in der Klasse fertig zu sein. Meistens schafft ich das auch. Außerdem hatte ich keine Lust, mich in der Enge der Umkleidekabine, wo die halbnackten Mädchen herumalberten, mich länger als unbedingt nötig auf zuhalten.

Im Kinderzimmer hatte mein Vater im Türrahmen eine Stange angebracht, an der man eine Schaukel aufhängen konnte. Als ich älter war, hängte ich mich auch einfach an die Stange und schaukelte so hin und her. Wie ein Affe.

Einmal sprang ich im Schwung nach hinten ab und landete nicht sicher genug, so daß ich nach hinten kippte. Beim Fallen stützte ich mich mit einer Hand ab. Das tat weh. In der Nacht schwoll das Handgelenk an und fing an zu schmerzen - so stark, daß ich nicht schlafen konnte. Am nächsten Tag gingen wir zum Arzt. Der überwies mich ins Krankenhaus, da der Arm wahrscheinlich gebrochen sei.
Im Gegensatz zu Fridolin war ich noch nie im Krankenhaus gewesen. Es war ein interessantes und völlig neues Erlebnis. Der Geruch, die langen Flure, die Ärzte, die rätselhaften Aufschriften an den Türen...
Ich wurde geröntgt. Der Arm war tatsächlich gebrochen. Genauer gesagt: die Speiche des rechten Armes war nahe dem Handgelenk ganz durchgebrochen und hatte sich zusätzlich noch verschoben. Sie mußte unter Vollnarkose gerichtet werden.
Doch zuerst bekam ich eine Schiene, denn es war Sonntag. Außerdem mußten noch die ganzen Formalitäten erledigt werden. Wir saßen vor der Tür des Sekretariats und mußten warten. Durch die Tür hörte ich eine Sekretärin in rasender Geschwindigkeit Schreibmaschine schreiben. Ich wußte gar nicht, daß man so schnell schreiben kann!
Wir mußten lange warten. Zum Zeitvertreib machte ich meine ersten Schreibübungen mit der linken Hand, denn ich würde mehrere Wochen einen Gips tragen müssen. Die Schrift sah schlimm aus, aber war immerhin schon leserlich. Es müßte klappen, wenn ich noch mehr übe.

*Gleich komme ich dran. Ich soll in den OP, aber der ist noch nicht frei.*
*OP... das klingt interessant, aber auch unheimlich. Soll ich Angst bekommen?*
*Ich warte erst einmal ab.*
*Endlich geht es los.*
*Der Operationssaal ist ein großer, gekachelter Raum mit einem großen Fenster, durch das ich in den Garten sehen kann. An den Wänden stehen Schränke und Geräte, die ich nicht kenne.*
*Ich werde ich auf einen Tisch gelegt. Mehrere Ärzte sind um mich herum. Sie sehen wichtig aus. Was sie wohl vorhaben?*
*"Ich mache dir jetzt einen Pikser in den Arm. Das ist gar nicht schlimm."*
*Na - mal sehen...*
*Alles geht ganz schnell. Jemand legt eine Manschette um meinen Oberarm und pumpt sie auf. Dann kommt die Spritze. Eine große, spitze Nadel.*
*Blut, viel Blut...*
*Warum werde ich plötzlich so müde? Ich kann gar nicht dagegen ankämpfen. So müde war ich noch nie...*
*...*
*Im Halbschlaf höre ich eine fremde Männerstimme: "Na endlich!"*
*Ich blinzele und sehe mehrere Gesichter.*
*Ich muß eingeschlafen sein. Das ist also Narkose!*
*Jetzt taucht einer der Ärzte eine lange Binde, die mit weißem Pulver bestäubt ist, in Wasser und wickelt sie um meinen Arm. Und noch eine. Und noch eine. Immer so*

*weiter. Der Verband wird immer dicker. Er reicht von meinen Fingern um den Ellenbogen herum bis halb den Oberarm hinauf.*
*Ich staune.*
*Schließlich sind sie fertig und warten, bis das Ding fest ist. Zum Schluß schreiben sie noch ein paar Daten drauf. Dann darf ich nach Hause.*

Ich war stolz auf meinen Gipsarm. Meine KlassenkameradInnen staunten. Plötzlich war ich etwas Besonderes. Die Lehrerin achtete sogar darauf, daß mir nichts passierte. Damit ich nicht in die Jackenkeilerei geriet, durfte ich nach dem Unterricht zuerst hinaus, um mich anzuziehen, während die anderen noch warten mußten.
Mit meinem harten Ellenbogen konnte ich auch herrlich laut auf den Tisch hämmern. Aber an meinen Gips ließ ich keinen anderen heran. Auch nicht die Leute, die ihren Namen draufschreiben wollten. Er sollte so schön weiß bleiben.
Problematischer war das Schreiben mit der linken Hand. Ich lernte schnell, einigermaßen lesbar zu kritzeln, aber es dauerte doch länger als mit der rechten Hand zu schreiben. Aber auch hier nahm die Lehrerin Rücksicht auf mich. Ich schrieb sogar ein Diktat mit. Trotz Hetze schaffte ich eine 2.
Fünf Wochen mußte ich den Gipsarm tragen.

Im Winter fuhren wir wieder in den Skiurlaub. Da ich nun richtig gute Skier bekam, machte ich schnelle Fortschritte. Ich kam in die Skischule, lernte schnelleres Fahren, Kurventechnik und Schleppliftfahren (wenn es auch mit dem Aussteigen noch haperte).
Und das alles trotz meines Gipsarmes. Ich fuhr halt nur mit einem Stock. Das klappte einigermaßen.
Franziska hatte ich mit meinen Fortschritten weit abgehängt. Sie blieb noch im Skikindergarten.

# Rollen

Die Zeit mit meinem Gipsarm war herum. Der Gips wurde aufgeschnitten und auseinandergeklappt. Mein Arm, der darunter zum Vorschein kam, war voll mit weißem Staub und ganz dünn und schwach. Er erholte sich aber schnell wieder.
Durch den Gipsarm hatte ich eine neue Erkenntnis gewonnen: Der Körper hat Reserven. Man kann mit ihm viel mehr erreichen als man denkt, auch wenn ein Körperteil eingeschränkt ist. Ab jetzt trainierte ich meine linke Hand.
Zuerst beim Essen, wo ich den Löffel oder die Gabel immer in die linke Hand nahm, auch wenn ich in der rechten Hand nichts hatte. Das war noch relativ einfach, weil ich durch das Essen mit Messer und Gabel schon ein bißchen Übung hatte.

Schwieriger war es dann, ein Ei mit der linken Hand auszulöffeln. Aber auch das klappte mit der Zeit. Außerdem verlegte ich Kraftaktionen, bei denen es nicht so sehr auf Geschicklichkeit ankam, zum Beispiel das Tragen schwerer Taschen, nach links. Nach einiger Zeit erreichte ich tatsächlich eine gewisse Geschicklichkeit in der linken Hand. Sie blieb zwar hinter der der rechten Hand zurück, aber sie hatte sich deutlich angenähert. Als ich etwas älter war, ging ich sogar dazu über, die Zähne ausschließlich mit der linken Hand zu putzen.
Irgendwie war es faszinierend, wozu der Körper alles in der Lage war, wenn man nur ein bißchen übte. Manchmal stellte ich mir vor, wie es wäre, wenn ich an der Hand oder am Fuß verletzt wäre und dieses Glied schonen müßte und es nicht benutzen könnte. Wie ich langsam, aber sicher Fähigkeiten entwickeln würde, um diesen Mangel auszugleichen. Es war schon faszinierend, verletzt zu sein...
In diesem Zusammenhang bewunderte ich auch die Geschichte von Heidi und Klara. Wie Klara es - nur mit ihrem Willen (bzw. mit Heidis Willen) - schaffte, ihre Lähmung zu überwinden und wieder laufen zu lernen. So hätte ich es auch gemacht, wenn ich gelähmt gewesen wäre...
*Mit einem starken Willen kann man seinen Körper überwinden!*
Manchmal stellte ich mir vor, selbst gelähmt zu sein und wieder laufen zu lernen. Meine Eltern hatten nämlich einen neuen Liegestuhl, den man in verschieden Positionen verstellen konnte. Er war jetzt mein Rollstuhl. Ich stellte mir vor, in einem Film einen gelähmten Jungen zu spielen, der wieder laufen lernt.
Wohlgemerkt - einen *Jungen*. Das war selbstverständlich, ich dachte gar nicht darüber nach.
Ich sah nun mal gerade männlich aus, und vielleicht paßte es auch eher zur Situation, wo es ja auf die männlichen Eigenschaften Kraft, eiserner Wille und Durchhaltevermögen ankam.
Ich hatte jetzt öfter das Gefühl, ein Junge zu sein. Ein eher unbestimmtes Gefühl, das mir gar nicht richtig bewußt wurde. Es war einfach so. Wenn ich in den Spiegel sah, war da ein Junge.
*Ich bin so, wie ich aussehe, wie ich lebe.*

Die Unvereinbarkeit meiner Erlebniswelt mit der Realität wurde mir kaum bewußt. Schließlich war ich ein Kind und spielte nur. Und wer weiß, was später noch alles geschehen würde? Geschlechtsorgane und ihre Verschiedenheit waren für mich in dem Alter kein Thema. Deshalb stellte ich auch nicht, wie andere Transsexuelle, anhand anatomischer Abbildungen voller Erschrecken den unveränderlichen Unterschied nicht nur der äußeren, sondern auch der inneren Geschlechtsorgane fest, um die Jungen dann zu beneiden. Es gab schließlich noch andere Eigenschaften, die zur Männlichkeit beitrugen. Über meine Zukunft machte ich mir noch keine Gedanken.

Die 4. Klasse näherte sich ihrem Ende. Bald sollten wir auf die höhere Schule kommen.

Dazu mußten wir einen Test machen, der über unsere Bildung und unsere Fähigkeiten Aufschluß geben sollte. Ich schnitt relativ gut ab, und auch mein Zeugnis war eines der besten in der Klasse. So stand also fest, daß ich in das Gymnasium gehen würde.
Bei Diane war es nicht anders - wie ja auch zu erwarten war. Wir machten Zukunftspläne. Hoffentlich würden wir wenigstens im Gymnasium in die gleiche Klasse kommen!

Unsere Klassenlehrerin machte ein Abschiedsfest mit uns. Sie lud die ganze Klasse zu sich nach Hause ein. Da Faschingszeit war, durften wir in Verkleidung kommen. Ich ging ganz spontan als Prinz. Früher war ich einmal als Prinzessin gegangen - warum sollte ich dann nicht auch mal als Prinz gehen? Schließlich trug ich gerade prinzenhaft kurze Haare (zumindest hatten Prinzen meiner Vorstellung nach kurze Haare). Und vor allem hatte ich gerade die passende Ausrüstung zur Verfügung. Eine tintenblaue Hose und ein weißes, schillerndes Seidenhemd, das ich früher als Kleidchen getragen hatte. Inzwischen war es mir aber viel zu kurz. Der ehemalige Gürtelbereich war nun in Rippenhöhe, und der Rock endete an meinem Hintern - ideal also, um das Kleid wie ein Hemd in die Hose zu stopfen. Zusätzlich legte ich mir noch eine rote Schärpe um, die ich in der Karnevalskiste fand.
Ansonsten ging ich in diesen Jahren überwiegend als Kasper zum Fasching. Oder Narr, oder wie man es nennen mag. Eine fast geschlechtsneutrale Verkleidung mit buntem Kittel, auf dem Glöckchen befestigt waren, und dazu eine passende Mütze.

Für meine Freizeit hatte ich mir ein interessantes Hobby ausgedacht: Ich stellte mir vor und konstruierte, wie meine Welt und meine Umwelt aussehen würden, wenn alles so wäre, wie ich mir wünschte.

*Natürlich müßten wir in der größten Stadt der Welt wohnen. Aber lieber am Rand, damit die Natur gleich um die Ecke ist. In den Nachbarhäusern sollten Diane und meine anderen Freunde sowie meine Cousins und Cousinen wohnen. Unser Garten sollte groß sein, mit vielen verschiedenen großen Obstbäumen, auf denen man gut klettern könnte, und einem Bach, der sich durch die Hügel des Gartens schlängelt. Am besten mit Wasserfall. Damit man auch immer schön im Garten spielen kann, sollte es nachts regnen und tagsüber die Sonne scheinen. (Wie langweilig, dachte ich mir später.)*
*Das Haus war eine Sache für sich. Ich fertigte richtige architektonische Zeichnungen an, sowohl in der Ansicht von außen als auch den inneren Grundriß mit den einzelnen Räumen, Türen, Treppen und Verteilung der Möbel. Selbstverständlich würde ich wieder das älteste Kind sein und ein eigenes Zimmer haben. Auf einen kleinen Bruder konnte ich gut verzichten, ich plante mir lieber zwei jüngere Schwestern ein, und zwar Zwillinge. Die könnten dann zusammen spielen und mich in Ruhe lassen. Oder nach Bedarf mir zur Verfügung stehen, wenn ich mal mit ihnen spielen wollte.*

*In meinem Zimmer hätte ich alles Spielzeug, das ich mir wünschte. Und noch einen Automaten, der auf Befehl die verschiedensten Süßigkeiten in unbegrenzter Menge zur Verfügung stellte, je nachdem, wozu ich gerade Lust hatte. (Jahre später hat das neue Raumschiff Enterprise diese Idee mit irgendeinem telepathischen Trick von mir geklaut...)*
*Neben unserem Haus sollte der Wald anfangen, und hinter dem Wald sollten ein paar hohe Berge liegen, auf denen man Skifahren konnte. Die Schule sollte mitten im Wald liegen, und ein kleiner, abwechslungsreicher Wanderpfad sollte zu ihr führen. Meine Klasse stellte ich mir selbst zusammen: Diane und meine anderen Freunde, zusätzlich noch andere Kinder, die ich mir auf Fotos zusammensuchte und ihnen Namen gab. Zum Beispiel nahm ich mir das Cover unserer Schallplatte vom Tölzer Knabenchor, auf dem der gesamte Chor abgebildet war, und suchte die Jungs raus, die am nettesten aussahen. Ich zeichnete auch gleich die Sitzordnung für meine Klasse auf.*
*Selbstverständlich wollte ich am besten in der Klasse sein, ohne große Mühe in jedem Fach eine 1 schaffen. Und im Sport sollte ich eine Kanone sein, die schärfsten Bälle werfen und fangen können und in anderen Disziplinen artistische Eigenschaften entwickeln. Und dann wollte ich noch perfekt Geige, Klavier und Gitarre spielen können, ohne üben zu müssen. (Wie kam ich gerade auf Gitarre - dieses Instrument interessierte mich doch gar nicht?!)*
*Auffälligerweise wünschte ich mir in diesem Zusammenhang nicht, ein Junge zu sein, sondern wollte - wie auch in der realen Welt - ein Mädchen mit kurzen Haaren und männlichen Eigenschaften sein - nach allen Entwicklungsmöglichkeiten offen.*

Wie meine Mutter schon (aufgrund ihrer eigenen Erfahrungen) vorausgesagt hatte, verlor ich mit zunehmendem Alter allmählich die Lust, mit Puppen zu spielen.
Aber mit *Playmobil* spielte ich noch länger. Davon hatte ich jede Menge: einen Zirkus, einen königlichen Hofstaat mit eigener Soldatengarde, die Uniformen wie Napoleon hatten, einen Krankenwagen und eine Baustelle. (Letztere waren allerdings von *Play Big*, einer ähnlichen Firma, bei der die Beine der Figuren einzeln beweglich waren und die Hände nicht so leicht abbrachen.) Ich baute eine richtige Stadt auf und integrierte meistens noch das Puppenhaus von Franziska und die Eisenbahn von Fridolin, die zufällig genau die richtige Größe hatte. Oft spielten wir Geschwister dann zu dritt. Die Familie des Puppenhauses waren die Hauptpersonen, die Kinder standen dann morgens um halb sechs auf (denn warum sollen sie so lange schlafen wie die langweiligen Erwachsenen?) und streiften durch die Stadt.
Allmählich perfektionierte ich den Aufbau, malte eine Landschaft auf große Pappen und verlegte die ganze Szenerie auf den Dachboden, wo mehr Platz war und wir nicht alles gleich wieder abbauen mußten. Ich setzte meine ganze spielerische Phantasie in die Verbesserung des Aufbaus und beschäftigte mich letzten Endes nur noch damit. Wenn ich mit dem Aufbau fertig war, hatte ich keine Lust mehr auf das eigentliche Spiel.

Gegen Ende der 4. Klasse hatte ich oft Kopfschmerzen ungeklärter Ursache. Als es nicht besser wurde, ging meine Mutter mit mir zu verschiedenen Ärzten, zum Beispiel zum Augenarzt. Dort wurden umfangreiche Untersuchungen gemacht, aber ohne Ergebnis.
Schließlich wurde ich ins Autogene Training geschickt, das mein alter Kinderarzt in Form eines Kurses für Kinder abhielt.
Wir setzten uns in einen Kreis auf Stühle, schlossen die Augen und legten die Hände auf die Knie. Dann sollten wir uns auf ein bestimmtes Körperteil konzentrieren. Der Arzt sprach dazu ein paar Sätze, in ganz langsamem Tempo mit langen Pausen dazwischen. Zum Beispiel: "Der rechte Arm wird schwer... Der rechte Arm wird warm."
Daheim sollten wir weiter üben. Ich wußte nicht, wie das funktionierte, aber es half tatsächlich. Die Kopfschmerzen verschwanden.

Neben dem Lesen entwickelte sich bei mir ein anderes Hobby: Sammeln. Aber ich sammelte nicht Dinge, die alle sammelten, wie zum Beispiel Briefmarken, sondern was ich persönlich schön oder interessant fand: Steine und Muscheln, die ich - wenn es sein mußte - auf Spaziergängen kiloweise mit mir herumschleppte, außerdem auch Federn und Witze.
Mit den Witzen fing es ganz allmählich an. In der Volksbank und in der Apotheke gab es regelmäßig kleine Heftchen für Kinder, in denen unter anderem auch Witze drin waren. Die schnitt ich aus und klebte sie in ein Ringbuch.
Als es mehr wurden, kam ich auf die Idee, die Witze nach Themen zu ordnen. Ich weichte mein Ringbuch in Wasser ein und versuchte die Witze abzulösen, wobei ein großer Teil unbrauchbar wurde. Aber mit dem Rest machte ich mir ein ordentliches Konzept. Ich klebte sie auf gelochte DIN A4-Zettel - Kante an Kante, um Platz zu sparen, so daß das Einkleben wegen der verschiedenen Witzgrößen zu einem Puzzle wurde - und packte die Zettel in einen großen Ordner. So konnte ich an beliebiger Stelle immer neue Zettel einfügen.
Allmählich weitete ich meine Einzugsgebiet aus, denn ich entdeckte, daß ich auch in allen möglichen "Erwachsenen"-Zeitschriften Witze finden konnte.

Zur Zeit war ich in einem ziemlich grausamen Alter. Ich hatte mich zwar weitgehend unter Kontrolle, so daß bewußte Tierquälerei zum Beispiel kein Thema mehr war, aber in meinen Phantasien ging es ganz anders zu. Ich las mit Genuß in den Försterbüchern von meinem Vater, wie sich der Fuchs über die neugeboren, noch nackten Wildschwein-Frischlinge hermacht. Oder wenn ich Gummibärchen aß, biß ich ihnen zuerst langsam und genußvoll den Kopf ab.
Wieviel von meiner Brutalität nach außen drang, weiß ich nicht mehr. (Ich könnte das auch nicht objektiv beurteilen.) Vielleicht war ich gemeiner zu anderen Kindern als sonst, andererseits machten die anderen Kinder ja eine ähnliche Entwicklung durch.

Auffällig war nur, daß ich starke Aggressionen hatte, die sich bald auch gegen mich selbst richteten. Sei es, daß ich keinen anderen "Gegenstand" fand, an dem ich meine Aggressionen wirkungsvoll ablassen konnte (ich durfte ja weder Morde begehen, noch irgendwelche Gegenstände zerstören), sei es, daß ich wirklich meinte, Strafe verdient zu haben. Manchmal war ich richtig wütend auf mich, zum Beispiel wenn ich etwas nicht hinkriegte, weil ich mich zu ungeschickt anstellte oder wenn etwas immer wieder nicht klappen wollte, weil ich mich nicht genug konzentrierte. Dann half die Züchtigung tatsächlich - danach klappte es meistens!
Wenn ich mich bestrafen wollte, schlug ich mit Vorliebe mit den Fäusten auf meinen Kopf ein, denn dort tat es am meisten weh.

*Ein kurzer Trommelwirbel.*
*Verschnaufen.*
*Zurück bleibt ein dumpfes Gefühl von Haß, das langsam - zusammen mit dem Schmerz - verweht. Jetzt fühle ich mich besser!*

## Umstellungen

Mein Start im Gymnasium verlief anders als erwartet. Diane und ich hatten gehofft, diesmal in eine Klasse zu kommen, aber die Schulbehörden sahen solche stadtteilüberschreitenden Freundschaften anscheinend nicht vor - und das in unserer kleinen Stadt! Die Klassen blieben weitgehend gleich, nur wurde jetzt noch nach "evangelisch" und "katholisch" getrennt. Und als Ersatz für die abgegangenen Haupt- und Realschüler wurden die Klassen mit Fahrschülern aus entfernteren Dörfern der Umgegend aufgefüllt.
Es hatte also wieder nicht geklappt! Wenigstens war ich noch mit Ulrike zusammen. Die meisten aus meiner ehemaligen Klasse waren aber Jungen.
Nun gehörte ich nicht mehr zu den größten Schülern, sondern war wieder am kleinsten. Andererseits war ich stolz, jetzt auf eine höhere Schule zu gehen.

Jetzt im Gymnasium hatte ich die Möglichkeit, in einen Schulchor zu gehen. Es gab zwei Schulchöre: einen Unterstufenchor und den eigentlichen Schulchor aus den Klassen 8-13. Beide waren relativ gute Chöre, denn der Musiklehrer, der sie leitete, hatte einiges auf dem Kasten.
Nun kamen also Diane, ich und noch ungefähr 25 andere SextanerInnen etwas schüchtern in die erste Chorstunde. Wir wurden alle in die Hauptstimme gesetzt. Daneben gab es noch eine Oberstimme und den Alt. In den nächsten Wochen lichtete sich unsere Zahl etwas, weil einige keine Lust mehr hatten oder wegen schlechten Verhaltens oder unregelmäßigen Erscheinens rausgeschmissen wurden.

Das Chorsingen war etwas ganz anderes als vorher in dem kleinen Kinderchor. Schon wegen der Masse der SängerInnen. Hier kam ein voller Klang zustande!
Wir sangen nicht nur Lieder, sondern mußten auch Übungen machten: dirigieren, vom Blatt singen, Solo singen usw. Mir fiel das alles nicht schwer, und schnell hatte ich die nötige Sicherheit, um zu den Besseren zu zählen. Natürlich lag es auch an den Vorkenntnissen, die ich durch das Chorsingen im Dorf-Kinderchor und durch das Flöten und Geigen hatte.
Ich hatte eine kräftige Stimme und traute mich, sie voll einzusetzen. Als ich dann endlich in den Alt wechseln durfte, weil mir die hohen Töne zu anstrengend waren, war ich voll in meinem Element. Alt gefiel mir viel besser als die langweilige Hauptstimme, denn er schmückte die mehrstimmigen Lieder erst richtig aus! Mir machte es auch nichts aus, Solo zu singen. Da ich gut vom Blatt singen konnte, wurde ich schnell zu einer der Stützen des Altes. Aber Diane, die mit mir in den Alt gewechselt war, war auch nicht viel schlechter als ich.

Schon seit Jahren wünschte ich mir von Herzen ein Tier und bettelte immer wieder bei meinen Eltern darum. Sie hatten aber Angst, daß ich noch nicht verantwortungsbewußt mit einem Tier umgehen könnte. Dabei hatte Diane schon seit 5 Jahren einen Nymphensittich, und es gab keine Probleme damit!
Endlich bekam ich auf einer Vogelschau meinen Wunsch erfüllt. Ich suchte mir auch einen Nymphensittich aus und nannte ihn Peter. In einem Buch hatte ich schon ein bißchen über die richtige Pflege eines solchen Vogels gelesen, zum Beispiel daß man am Anfang nichts machen darf, was ihn erschrecken könnte, daß man den Käfig in Augenhöhe aufstellen sollte und am besten hinten mit einem Tuch verhängen sollte.
Nun saß ich täglich stundenlang vor dem Käfig, redete mit Peter und versuchte ihn an mich zu gewöhnen.
Seine anfängliche Scheu ließ nach. Bald fraß er mir aus der Hand. Ich fand heraus, was er besonders gerne mochte und lockte ihn damit erst auf die Stange, mit der Zeit dann auf meinen Finger und den Arm rauf auf meine Schulter. Bald machte er es auch ohne Belohnung. Er wurde handzahm.
Natürlich war auch der Rest der Familie um den Vogel herum und versuchte ihm Sprechen und Pfeifen beizubringen.
Es war schön, solch ein Tier zu haben. Einen Freund, der mir immer zuhört und mich nie ärgert.
Einmal flog er weg, weil ich ihn unvorsichtigerweise mit in das obere Stockwerk genommen hatte, ohne vorher zu kontrollieren, ob alle Fenster geschlossen waren.
Ich heulte wie ein Schloßhund (was natürlich nichts nützte), und die ganze Familie lief pfeifend und lockend durch die Stadt. In der Schule starrte ich immer wieder zum Fenster hinaus, in der Hoffnung, daß er zufällig draußen auf einem Baum sitzt.
Wir setzten eine Anzeige in die Zeitung, worauf sich zum Glück unter anderen auch die Leute meldeten, denen Peter zugeflogen war. Sie hatten ebenfalls einen Nymphensittich. Vielleicht hatten sich die beiden gehört. Laut genug können sie ja schreien.

Als Peter zahmer und mutiger wurde, entdeckte er, daß es auch andere, interessantere Sachen als seinen Käfig und mich gab.
Zuerst fand er Gefallen an meiner Mutter. Die trug oft feine Kettchen um den Hals, die sich herrlich knacken ließen, wenn man ein bißchen daran herumnagte. Das Nagen als solches machte Peter wahnsinnig viel Spaß, und wenn es wie hier von Erfolg gekrönt wurde, erst recht.
Ich wurde ein bißchen eifersüchtig, weil Peter immer zu Mama flog, wenn er sie sah und für mich keinen müden Blick mehr übrig hatte. Erst als der Kettenvorrat meiner Mutter erschöpft war bzw. sie aus den Vorfällen lernte und mit ihren Ketten besser aufpaßte, ließ Peters Interesse nach. Manchmal flog er noch zu ihr, um ihr ins Ohr zu hacken. Sie provozierte ihn aber auch dazu, weil sie immer ängstlich verkrampfte, wenn er auf ihrer Schulter landete.
Aber wenn ich dachte, ich hätte Peter jetzt wieder für mich, lag ich falsch! Nun "verliebte" er sich in Franziska und flog immer zu ihr. Wahrscheinlich lag es an ihren langen Haaren, die Nymphensittiche irgendwie zu mögen scheinen. Das hatte ich auch von anderen Vogelbesitzern gehört.
Trotz meiner Eifersucht hatte ich aber immer noch meine Freude an ihm.

Im Gymnasium wurde es mit der Geschlechtertrennung im Handarbeits- und Werkunterricht nicht mehr so eng gesehen. Wer Lust hatte, konnte auch das jeweils andere Fach besuchen.
Obwohl ich wesentlich lieber bastelte und werkte als zu stricken, kam der Wechsel für mich nicht in Frage. Warum, weiß ich nicht mehr genau. Vielleicht hatte ich Angst, nicht gut genug zu sein, denn die Jungen hatten ja schon mehrere Jahre Übung unter fachlicher Anleitung, während ich immer nur allein vor mich hin gebastelt hatte.
Immerhin kamen zwei Jungen in den Handarbeitsunterricht, Jochen und Bruno, die nicht gerade die Bravsten waren. Sie machten fast ständig Witze und anderen Scheiß, so daß der Unterricht angenehm aufgelockert wurde. Die Handarbeitslehrerin war entsetzt, sie war ja nur brave Mädchen gewöhnt. So bekamen Bruno und Jochen fast jede Stunde einen Eintrag, was sie aber nicht weiter störte.

Als ich 11 Jahre alt war, entdeckte ich die Bücherei. Meine Mutter hatte mich darauf aufmerksam gemacht.
Es war wie ein Schatz. Viele tolle Bücher, die man lesen durfte, ohne Geld dafür zu bezahlen zu müssen oder sie sich zum Geburtstag wünschen zu müssen! Ich schleppte stapelweise Bücher nach Hause und verschlang sie. Am Anfang war das hauptsächlich Enid Blyton und Ähnliches. Diane, der ich meine neue Entdeckung natürlich gleich gezeigt hatte, war reifer als ich. Sie nahm sich die Agatha Christie-Bücher vor.

In meiner Unterstufenzeit war der "Gummitwist" voll in Mode. In den Pausen sah man in vielen Ecken des Schulhofes die Mädchen herumhüpfen.

(Das Spiel funktioniert folgendermaßen: Man nimmt ein Wäschegummi für Unterhosen oder Ähnliches von mindestens 3m Länge und spannt es, indem zwei Personen es sich um die Knöchel legen und auseinandergehen. Es entstehen zwei dicht über dem Boden gespannte, parallele Gummiseile. Zwischen diesen kann man jetzt eine Folge von vorher festgelegten Sprungübungen machen, wobei man nicht an den Gummis hängenbleiben darf. Der Schwierigkeitsgrad läßt sich steigern, indem man das Gummi in Kniehöhe, unter den Hintern oder sogar in Hüfthöhe spannt oder - soweit möglich - nur um ein Bein legt.)
Ich hatte dafür keine Begabung und durfte deshalb schon bald nicht mehr mitmachen. Die Besten führten regelrechte Wettkämpfe durch. Ich schied sozusagen schon bei den Vorkämpfen aus. Also beschränkte ich mich aufs Zuschauen.
Manchmal machte ich zu Hause ein paar vorsichtige Versuche mit meiner kleinen Schwester und einem Stuhl als drittem Mann, aber das war nicht das Wahre. Früher oder später verlor ich das Interesse und fragte mich, warum den Mädchen dieses stumpfsinnige Spiel nicht zu blöd wurde.
Trotzdem fand ich es gemein, was die Jungen manchmal machten: Sie schlichen sich an und schnitten plötzlich das Seil durch.

Ich trieb weiterhin begeistert Sport und ging deshalb in den Turnverein. Dort machten wir im Sommer Leichtathletik und im Winter Turnen. Die Gruppen waren nach Geschlechtern aufgeteilt. Das störte mich nicht weiter. Ich fand es nur komisch und befremdend, wenn die Leiterin am Anfang jeder Turnstunde eine Rede hielt und diese mit: "Ihr Mädchen!" begann.
Sie hatte ja Recht: Hier waren weit und breit keine Jungen, denn deren Gruppe fand zu einer anderen Zeit statt. Trotzdem störte mich etwas an diesem Ausdruck. Hier fehlte das Gleichgewicht der Gegensätze, und das widersprach meinem Ordnungssinn.

Zu meinem 10. Geburtstag hatte ich noch einen ganzen Haufen Kinder eingeladen. Mit meinem Wechsel ins Gymnasium wurden es weniger. Die Haupt- und Realschüler verlor ich aus den Augen.
Dann kam Rainer in das Alter, in dem er nicht mehr auf Mädchengeburtstage gehen wollte. Ich sprach ihn an, um ihn einzuladen, und er hatte die lächerliche Ausrede, ganz dringend sein Rad waschen zu müssen. Davon war er nicht abzubringen. Erst ein paar Tage später wurde mir klar, was der wahre Grund war.
Eike kam noch ein, zwei Jahre, dann traute ich mich auch nicht mehr, ihn einzuladen. So blieben Diane und Ulrike übrig.

Wieder einmal erlebte ich eine Ungerechtigkeit. Franziska bekam einen Wellensittich, obwohl sie erst 9 Jahre alt war. Ich hatte Peter erst mit 10 bekommen!
Ich bemerkte schnell, daß sie eigentlich noch nicht die nötige Reife hatte, um ein Tier zu besitzen. Sie ging ziemlich ruppig mit dem Tier um. Wenn der Vogel nicht schon beim Kauf handzahm gewesen wäre, wäre er bestimmt sehr schreckhaft geworden.

## Meine erste männliche Trophäe

Als ich 11 Jahre alt war, kaufte ich mir auf dem Krämermarkt mein erstes Taschenmesser. Auch Franziska kaufte sich eins, aber ihres taugte nichts. Ich wählte meines mit Bedacht aus. Es mußte scharf und rostfrei sein, ein Schweizer Messer, denn das steht für Qualität, und an Ausrüstung wollte ich mindestens eine Klinge und eine Säge haben. Das wußte ich von Olaf, er hatte auch so ein Messer.
Mein Vater rümpfte anfangs die Nase: "Was willst du mit der Säge?"
"Zweige absägen zum Beispiel!"
"Das geht doch prima mit dem Messer! Man schnitzt einfach ein paar Kerben in den Zweig. Ich hab' das früher immer so gemacht!"
Typisch Lehrer! Ich sparte mir einen Kommentar, erlaubte ihm aber, die Säge mal auszuprobieren.
Danach hatte er eine ganz andere Meinung...
Ich achtete sorgsam darauf, mein Taschenmesser nicht zu verlieren. (Noch heute trage ich es ständig bei mir.) Ich wußte ja, wie oft Fridolin seines verlor. Er bekam dann schnell wieder ein neues geschenkt, aber damit konnte ich nicht rechnen. Nicht nur, weil die Erwachsenen mir, dem Mädchen, so etwas nicht schenken wollten, sondern auch, weil Fridolin einen "günstigen" Patenonkel hatte, der ihm gerne tolle Taschenmesser und ähnliche Dinge schenkte. Da konnte ich nur neidisch zuschauen.
Mein Rock hatte einen Nachteil: Er hatte keine Taschen, in die ich mein Taschenmesser stecken konnte. Da ich aber zur Zeit gerne diesen Rock trug, mußte ich das Taschenmesser anketten. Röcke mögen ja ganz bequem sein, aber wenn man solche Nachteile abwägt...

Seit meinen ersten Rutschversuchen fuhren wir jeden Winter in den Skiurlaub. Immer in den gleichen Ort, denn dort war es sehr schön.
Ich hatte große Fortschritte gemacht, nachdem ich endlich ordentliche Skier bekommen hatte. Schließlich war ich gut genug, um den Babyhang zu verlassen und auch mit auf den Berg zu fahren.
Schon die Fahrt im Sessellift war ein Erlebnis. Die Aussicht wurde immer beeindruckender, je höher man kam. Der Lift lief mitten durch den Wald. Hinter jedem Hügel änderte sich die Landschaft. Ganz leise glitt man zwischen den schneebedeckten Bäumen dahin und war eins mit der Natur. Über der Baumgrenze blickte man dann in eine endlose weiße Weite.
Im ersten Jahr fuhr ich noch in der Skischule mit - immer in der langen Schlange den Berg hinunter - und gewöhnte mich an die nun viel steileren Abhänge und Buckelpisten. Danach durfte ich dann frei fahren, d.h. in der Familie.
Ich war der geborene Draufgänger. Geschwindigkeit zu entwickeln machte mir Spaß, und wenn ich mal hinfiel, störte es mich auch nicht weiter. Nur einmal ist ein Ski dabei angeknackst.

Bald konnte ich besser als meine Mutter fahren, die immer sehr zögernd fuhr.
Wenn sie nicht dabei war, sondern mal einen Pausentag einlegte oder auf die Kleinen aufpaßte, fuhren Papa und ich bei einer Lehrergruppe mit, die zum größten Teil aus Kollegen meines Vaters bestand und in der gleichen Pension untergebracht war wie wir. Mehrere von ihnen waren Sportlehrer, und auch der Rest war sehr sportlich - entsprechend rasant fuhren sie Ski.
Ich konnte gerade so mithalten und war sehr stolz, bei ihnen mitfahren zu dürfen. Hier lernte ich vor allem, schnell zu fahren. Erst als ich das sicher beherrschte, achtete ich auch auf die Schönheit meines Fahrstils.
Manchmal zogen sie aus, um neues Gelände zu erkunden. Dafür gab es auf diesem Berg viele Möglichkeiten. Vor allem Tiefschnee hatte es ihnen angetan. Den mochte ich nicht so gerne, denn das Tiefschneefahren beherrschte ich noch nicht. Irgendwie wurde ich dabei immer schneller, bis ich schließlich kopfüber im tiefen Schnee landete.
Nach den Abenteuern in dieser Gruppe war es natürlich eine Rückstufung, wenn wir wieder mit der Familie fuhren. Dann mußte ich immer auf meine Mutter und meine Geschwister warten, die nicht lange nach mir auch mit auf den Berg durften.
Franziska fuhr ähnlich vorsichtig wie Mama. Ihr fehlte der Sinn für den notwendigen Schwung. Da gab es zum Beispiel eine Kuhle, durch die man im Schuß fahren mußte, um an der anderen Seite wieder hochzukommen. Franziska fuhr vorsichtig bremsend bis an den Boden der Kuhle und stieg dann auf der anderen Seite nach oben. Da konnte ich mir nur an den Kopf fassen!

In den Sommerferien fuhren wir regelmäßig nach Dänemark.
Ich grub weiterhin begeistert Wasserburgen, aber am meisten Spaß machte mir das Baden in den Wellen. Darin tobte ich ganz ausgelassen herum, tauchte durch sie hindurch, glitt über sie hinweg oder ritt auf ihnen. Die Technik hatte sich Olaf ausgedacht: Man mußte sich, wenn die Welle gerade am Umkippen war, platt wie ein Brett ausstrecken und sich auf sie legen. Wenn man sie im richtigen Moment erwischte, glitt man auf ihrer Spitze Richtung Strand und konnte so bis zu 20 m mitgetragen werden.
Natürlich klappte es nicht immer, dann passierte entweder gar nichts oder man wurde ziemlich umhergewirbelt. Das machte mir aber nichts aus, im Gegenteil, ich mochte das wilde Wasser. Je höher die Wellen, desto besser!
Mama und Fridolin erging es ähnlich, während Franziska Bammel vor den hohen Wellen hatte. Sie und Papa gingen nur ins Wasser, wenn keine Wellen da waren.
Was mein Glück etwas trübte, waren die Quallen. Anfangs versuchte ich sie zu ignorieren und fand sie nur eklig glitschig, wie sie so am Strand lagen.
Als ich 10 Jahre alt war und wir ausnahmsweise mal Urlaub in Jugoslawien machten, erwischten mich zwei Feuerquallen so stark, daß ich vor Schmerzen schrie und eine Spritze gegen das Gift bekommen mußte. Das war ein Trauma, das ich nicht so schnell vergaß!

Spätestens jetzt haßte ich alle Quallen und wünschte ihnen die totale Vernichtung. Im Prinzip waren sie ja nicht häßlich, aber das Bewußtsein, daß sich unter ihren schillernden Glocken die brennenden Fangarme verbargen, ließ alle Schönheit vergessen.
Die Quallen in Dänemark waren zwar harmlos und zwickten nur ein bißchen, trotzdem machte ich jedesmal einen möglichst großen Bogen, wenn ich eine sah. Natürlich schaffte ich es nicht immer, ihnen auszuweichen, besonders in jenen Jahren, wo sich in jedem Kubikmeter Wasser eine Qualle herumtrieb...

Allmählich sandte mein Körper sein erstes feindliches Signal aus. Es war die Rache für meinen Süßigkeitenkonsum. Auf Süßigkeiten aller Art war ich schon immer scharf gewesen. Trotzdem war ich schlank geblieben. Aber jetzt fing ich an, dick zu werden. Nicht fett, aber pummelig. Nun hatte ich die Wahl, in Zukunft nur noch in Ausnahmefällen Süßigkeiten zu essen oder sichtbar dick zu werden.
Es fiel mir schwer, auf die Süßigkeiten zu verzichten, und es dauerte einige Zeit, bis ich wieder etwas dünner war. So schlank wie vorher wurde ich nicht, aber ich schaffte es, mich ungefähr an der Grenze zwischen schlank und pummelig zu halten.

## Schwankungen

In der 6. Klasse konnten wir wählen zwischen Werken, Handarbeiten und Kochen. Ich wollte Kochen nehmen, aber das wollten so viele, daß ich keinen Platz mehr bekam. So mußte ich wieder in den Handarbeitsunterricht, denn ich traute mich immer noch nicht, zum Werken zu gehen.
Dafür bastelte ich aus eigenem Antrieb ein Schaduf* aus Holz, als wir das gerade im Erdkundeunterricht besprachen. Es sah nicht nur echt aus, sondern funktionierte auch. Der Lehrer war beeindruckt.

Als ich Ende 11, Anfang 12 war, hatte ich wieder eine etwas längere weiblichere Phase. Ich ließ mir meine Haare 10-20 cm lang wachsen und trug häufig Röcke. Dadurch fiel ich schon fast auf, denn kaum ein Mädchen in meinem Alter trug einen Rock, besonders im Winter. Die liefen alle in engen Jeans herum.
Obwohl meine Weiblichkeit in dieser Phase stabil zu sein schien, hatte ich einmal ein merkwürdiges Erlebnis.

*Wir sind im Skiurlaub. Ich trage einen geschlechtsneutralen blauen Skianzug, den ich auch schon im letzten Jahr hatte.*

---

* ägyptischer Schwingbrunnen

*Die Abfahrt ist schnell vorüber, jetzt heißt es wieder am Sessellift anstehen. Zum Glück ist nicht allzuviel Betrieb.*
*Ich komme an einem großen Fenster des Lifthäuschens vorbei. Innen kann man kaum etwas sehen, der Hintergrund ist dunkel. Viel deutlicher ist mein Spiegelbild.*
*Ich sehe, wie unter meiner Mütze die Enden meiner Haare hervorragen, die ja zur Zeit relativ lang sind.*
*Mit einer unwillkürlichen Bewegung stopfe ich sie unter die Mütze. Ganz automatisch.*
*Warum tue ich das?*
*Ich weiß nicht. Ich habe gar nicht groß nachgedacht, es war mehr ein Drang. Im Spiegel sehe ich einen Jungen, und die langen Haar stören mein Ordnungsgefühl.*
Hier und jetzt will ich ein Junge sein.
*Für wie lange, weiß ich nicht.*

Diesmal hatte ich in meiner weiblichen Phase allerdings keinen Haß auf die Jungen. Sie störten mich nicht, und wenn sie es doch versuchen sollten, konnte ich mich wehren. Schließlich war ich ziemlich stark!
Ein (anscheinend altersspezifisches) Spiel, womit sich die Jungen schon längere Zeit beschäftigten, war, die Schulranzen der Mädchen zu klauen und im Jungenklo zu deponieren, weil sich da die Mädchen normalerweise nicht reintrauen.
Bei mir hatten sie da kein Glück.
Ich rächte mich auf dieselbe Weise oder holte die Ranzen unerschrocken heraus. War es Gleichmut, Ritterlichkeit gegenüber den Mädchen oder der Genuß, als Held(in) dazustehen?

*Gerade haben sie sich sogar meine Tasche geschnappt.*
*Ein Überraschungsangriff, um sie zurückzuholen, ist nicht möglich, weil ich allein gegen mindestens drei bin. Aber ich beobachte genau, was sie machen. Na klar, sie stellen sie ihn ihr Klo. Kennt man ja schon.*
*Ich lauere in der Nähe der Klos und warte, bis sie sich entfernen, um neue Beute heranzuschaffen.*
*Jetzt!*
*Ich husche ins Klo.*
*Einer kurzer Orientierungsblick im dunklen Vorraum - dort drüben steht die Tasche!*
*Ich greife sie und haste zur Tür zurück.*
*Sie geht nicht auf.*
*Scheiße!*
*Draußen johlen die Jungen. Sie halten die Tür von außen zu. Hätte ich eigentlich früher oder später erwarten müssen...*
*Davon geht die Welt nicht unter. Ich verzichte darauf, an die Tür zu hämmern. Nützt ja doch nichts.*
*Tja - unter solchen Umständen kann sich niemand beschweren, wenn ich im falschen Klo bin! Nun habe ich also mal die Gelegenheit, das Jungenklo in Ruhe und ausführlich zu betrachten.*

*Genau dieselben Kabinen wie im Mädchenklo. Aber hier ist noch ein Extraraum. Ohne jede Einrichtung. Die Pinkelrinne vor der Wand ist mir neu. Bisher hatte ich nur von diesen offenen Becken zum Pinkeln im Stehen etwas mitgekriegt.*
*Es stinkt.*
*Wie lange ich wohl hier drin bleiben muß?*
*Die Jungen haben nicht viel Geduld. Vor allem, da ich so still bin und nicht versuche, herauszukommen. Ihnen wird das Türzuhalten zu doof.*
*Ich kann wieder raus. Erhobenen Hauptes spaziere ich an den johlenden Jungen vorbei.*

## Neue Erfahrungen

Olaf kam in den Stimmbruch. Ich nahm diese Veränderung eher unbeteiligt auf, weil sie keine Auswirkung für mich hatte, irgendwie wurde mir Olaf aber doch fremder. Nicht nur durch die immer tiefer werdende Stimme - er, der schon immer viel größer als ich gewesen war, tat jetzt seinen Wachstumsschub und war schließlich fast zwei Köpfe größer als ich.
Vorerst waren das die einzigen Veränderungen, und wir spielten weiterhin zusammen wie dicke Freunde. Aber nach einiger Zeit kam er auch psychisch in die Pubertät. Er hatte keinen Bock mehr auf unsere Abenteuerspiele und hing lustlos herum. Zu den Bandenkriegen konnte er sich nicht mehr recht aufraffen, bald mußte ich fast alles in die Hand nehmen.
Einmal wollten wir einen Bach stauen. Er ging zwar mit, aber nach kurzer Zeit stand ich allein im Bach und schuftete, während er auf einem Stein saß und in die Gegend starrte. Das machte mir auch keinen Spaß mehr!

Meine Brüste fingen an, sich zu runden.
Die Anfänge nahm ich gar nicht wahr. Es war ein fließender Übergang. Als ich 11 war, lief ich im Sommer wie gewohnt mit nacktem Oberkörper herum. Wenn ich vornübergebeugt saß, zeigten sich schon leichte Ansätze. Das konnte ich aber erst nachträglich auf den Fotos sehen. Zuerst verdrängte ich es. Ich versuchte, nicht daran zu denken, daß das der letzte Sommer in Freiheit war.
Jetzt, mit Mitte 12 bildete sich unter jeder Brustwarze eine kleine Knospe, die man richtig hin- und herkippen konnte. Dann begann auch das umliegende Gewebe zu wachsen. Da ich die Veränderungen bisher verdrängt oder zumindest nicht genauer darüber nachgedacht hatte, bemerkte ich die Vergrößerung meiner Brust erst, als ich ein deutliches Zeichen bekam.

*Ich liege auf dem Bett und lese.*
*Peter ist draußen. Ich habe ihn mit in mein Zimmer genommen, um ein bißchen Gesellschaft zu haben.*
*Ich setze ihn auf meinen Bauch. Da sitzt er oft, bleibt dann auch meistens brav sitzen und putzt sich oder döst vor sich hin. Er bevorzugt den höchsten Sitzplatz. Wenn ich mein Knie aufstelle, klettert er dort hinauf.*
*Heute habe ich mein Knie nicht aufgestellt.*
*Nun muß er auf meinem Bauch sitzenbleiben. Oder?*
*Er zögert kurz, läuft dann langsam, aber zielsicher hinüber auf meine Brust und läßt sich dort nieder.*

Im Kinderchor übten wir ein größeres Werk ein. Ein Requiem. Normalerweise sangen wir nur kurze Stücke, zum Beispiel Volkslieder, aber der Erwachsenenchor, den unser Chorleiter auch leitete, führte dieses Werk auf, und es enthielt unter anderem auch ein paar Stücke für Kinderchor.
Herr K., unser Chorleiter, führte uns schonend und informativ an das Stück heran.
Zuerst einmal erklärte er uns, daß ein Requiem eine Totenmesse sei, die nicht nur ihren Platz in der katholischen Liturgie hatte, sondern auch von manchen Komponisten kurz vor ihrem Tod geschrieben wurde.
So auch in unserem Fall.
Der Komponist hatte mal in unserer Stadt gelebt und war sogar mit einer Lehrerin an unserer Schule verwandt, wie Herr K. erzählte.
Da er noch nicht so lange tot war, also in unserem Jahrhundert gelebt hatte, war seine Musik nicht so, wie wir es gewohnt waren. Manche Töne klangen ziemlich schräg, dissonant, die Melodie und die Klänge nahmen Wendungen, die ich aus der Musik, die ich bisher kannte, nicht gewohnt war.
Wir mußten Übungen machen, dissonante Intervalle auszuhalten, ohne dem Drang nachzugeben, die Tonhöhe zu verändern. Das war nicht einfach, aber eine Herausforderung, die wir allmählich meisterten.
Mit der Zeit gefiel mir das Stück immer besser. Es war nicht so dissonant wie die Kompositionen anderer Zeitgenossen, die ich später noch kennenlernte, eher eine Folge von interessanten Harmonien, die durch halbwegs gewohnte Melodien verbunden wurden. Die Vereinigung zwischen Fremdheit und Vertrautheit in dieser Musik entstand durch die Verwendung von Kirchentonarten, wie ich später erfuhr, als ich mehr von Musik verstand.
Die Zeit der Aufführung rückte näher.
Wir probten in der Kirche mit dem Erwachsenenchor zusammen und hörten deren Stücke. Sie klangen auch nicht schlecht!
Ich bewunderte den Komponisten. Irgendwie hob er sich von den anderen Komponisten ab, die ich kannte. Er hatte es geschafft, einen eigenen Stil zu finden, der fast keine Ähnlichkeit mit denen anderer Komponisten hatte!
Die Aufführung sollte im Rahmen eines Musikfestivals unserer Stadt stattfinden. Das Musikfestival war von dem Sohn des Komponisten, Herrn X., ins Leben gerufen

worden, der Pianist war und im Ausland lebte. Er hatte wohl auch die Idee gehabt, daß wir das Requiem seines Vaters aufführen sollten.
Wie würde er wohl aussehen, der Sohn eines so tollen Komponisten? (Ein Bild des Vaters haben wir nie zu sehen bekommen.) Ich war neugierig, als er das erste Mal zu einer unserer Proben kommen sollte.
Er war nämlich der künstlerische Leiter des Musikfestivals und würde damit auch in organisatorischen Angelegenheiten rund um die Konzerte in unserer Stadt zugange sein. So etwas hatte ich noch nicht erlebt. Ein berühmter Pianist und Sohn eines begnadeten Komponisten fast „zum Anfassen"!
Mitten in der Probe tauchte er auf, und Herr K. ging nach hinten, um mit ihm zu reden.
Viel konnte ich nicht sehen, denn ich stand im Kinderchor oben auf der Empore, während er fast am anderen Ende der Kirche herumlief. Aber er war eine auffällige Erscheinung, die ich jederzeit wiedererkennen würde: Er war größer als Herr K., hatte eine stattliche Figur und für einen Mann ziemlich lange Haare.
Mir fiel sein Gang auf. Er war irgendwie gleitend, aber würdevoll.

Das Musikfestival fing an.
Unser Konzert war nicht das einzige, es gab noch andere verschiedenster Art, zum Beispiel mit Kammermusik.
Ich ging in fast jedes der Konzerte, einerseits, weil ich schon seit Jahren gerne Konzerte besuchte und andererseits, weil es in unserer kleinen Stadt eine seltene Gelegenheit war, richtig gute Künstler zu hören.
Auch Herr X. spielte in mehreren Konzerten mit. Bei dieser Gelegenheit konnte ich ihn dann besser sehen.
Sein Aussehen war wirklich ungewöhnlich: Als erstes fiel seine Frisur auf, die man selten bei Männern sah. Er hatte längere, überwiegend glatte Haare, die mit einem angedeuteten Seitenscheitel zum Teil über den Kopf gekämmt waren, ähnlich wie bei Robert Schumann, nur waren seine Haare noch eine Spur länger und lagen unten nicht so eng am Kopf an wie bei Schumann. Wäre er nicht ziemlich groß gewesen und hätte er nicht einen erkennbaren Bauch gehabt, hätte man sagen können: das ist eine Frau. Die Frisur sah nicht aus wie bei einem Mann, der sich eine Frauenperücke aufgezogen hatte, sondern sie paßte zum Gesicht. Er hatte eher weiche Gesichtszüge, und auch der Rest des Körpers wirkte nicht kantig. Das lag wohl vor allem daran, daß er gut im Futter stand. Einen Kontrast zu seinen weichen Zügen bildeten die Augen, die Augenbrauen und die Nase. Sie gaben seinem Blick etwas Adlerartiges, obwohl der Nasenrücken nicht krumm war.
Die ganze Erscheinung war ein Widerspruch in sich, Merkmale, die eigentlich gar nicht zueinander paßten, aber in diesem Fall doch prächtig miteinander harmonierten.
Erst Jahre später wurde mir klar, daß er *androgyn* aussah. Weibliche Merkmale vereint mit typisch männlichen. Ein Mensch, der gleichzeitig Mann und Frau war, obwohl natürlich das Männliche überwiegte. Deshalb war mir die Tatsache auch nicht gleich aufgefallen.

Obwohl er nicht gerade schön war, übte er eine seltsame Anziehungskraft auf mich aus.
Ich weiß nicht, warum, ich hörte und sah ihn einfach gerne, irgendwie faszinierte er mich. Hier kamen wohl mehrere Auslöser zusammen, die Tatsache, daß er der Sohn eines Komponisten war, den ich bewunderte, daß er ein toller Pianist war und dann noch sein Aussehen.
Vor allem sein Lächeln war eine Nummer für sich. Das brachte er, wenn er sich zum Schluß verbeugte. Er schnitt dabei eine regelrechte Fratze - dieser Ausdruck kommt wohl dem schwer zu beschreibenden Zustand am nächsten -, wobei seine Zähne sichtbar wurden. Diese standen alle etwas auseinander, ohne daß es aber wie eine Zahnfehlstellung gewirkt hätte. Es sah eher interessant als unästhetisch aus, wirkte aber ein bißchen fratzenhaft. Ich mochte dieses Lächeln und hätte es am liebsten immer wieder gesehen.
Der Wirkung, die Herr X. auf mich hatte, wurde noch verstärkt, als ich ihn im 1. Klavierkonzert von Tschaikowsky erlebte. Dieses Werk als solches ist schon beeindruckend, und er arbeitete an dem Klavier - genauer gesagt an dem eigens hergeschafften, extra langen Konzertflügel - daß es wie eine sportliche Höchstleistung aussah.
Schwärmte ich für ihn?
Ich weiß es nicht. War „schwärmen" nicht, wenn man jemanden anhimmelt, ständig von ihm redet oder an ihn denkt und errötet, wenn man ihn sieht?
Das traf bei mir nur ansatzweise zu.
Ich dachte auch zu dieser Zeit nicht über das Schwärmen nach. Ich erlebte nur.
Falls ich wirklich für ihn schwärmte, wollte ich es mir selbst gegenüber nicht zugeben. Und gegenüber anderen vermied ich sowieso den Eindruck jeglichen Interesses.
Was wollte ich eigentlich?
Ich wollte Herrn X. spielen sehen und sich verbeugen sehen. Mehr nicht.
Nun - dazu hatte ich ja die Gelegenheit, weil er bei mehreren Konzerten auftrat.
Dann entdeckte ich einen Aushang, wo Kinder gesucht wurden, die den Künstlern Blumen überreichen sollten. Ich meldete mich freiwillig. Damit konnte ich mehrere Fliegen mit einer Klappe schlagen: Ich bekam eine Freikarte, zusätzlich noch 5 DM, und vielleicht konnte ich es sogar hinbiegen, daß ich Herrn X. die Blumen überreichen durfte...?
Diane war mit von der Partie. Ihr war egal, wem sie die Blumen überreichte, also „erklärte ich mich bereit", Herrn X. zu übernehmen und sie bekam den Geiger.
Nun ja - die Sache war schnell vorüber. Als ich den Wink vom Organisator bekam, folgte ich Herrn X. auf die Bühne, drückte ihm das Gemüse in die Hand, sobald er sich umgedreht hatte, und verzog mich gleich wieder von der Bühne.
Es muß komisch ausgesehen haben. Das wurde mir erst bewußt, als ich sah, wie andere Kinder es machten. Ich hätte ihm mindestens vorher noch die Hand schütteln müssen. Aber mir hatte ja auch keiner erklärt, wie man professionell Blumen überreicht...

Nach dem letzten Konzert wurde mir klar, daß es nun vorbei war. Ich würde Herrn X. nie oder jedenfalls so schnell nicht wiedersehen!
Daran hatte ich ein paar Tage zu knabbern.
Aber ich kam darüber hinweg.

Sozusagen als Ausgleich kam ich auf die Idee, Klavierspielen zu lernen. Meine Eltern hatten nichts dagegen und erlaubten mir sogar - nach nunmehr 7 Jahren - mit der Flötenstunde aufzuhören. Da hatte ich ja auch schon lange Zeit nichts Nennenswertes dazugelernt. Ich spielte eigentlich nur noch, das Üben hatte ich mir abgewöhnt. Es war auch nicht nötig, da ich inzwischen gut genug vom Blatt spielen konnte, um mich durch die Unterrichtsstunden zu mogeln.
Die Frage war nur: Wen sollte ich als Klavierlehrer nehmen?
Ich erinnerte mich noch, wie Papa vor ein paar Jahren mal versucht hatte, mich zu unterrichten. Das war aber jämmerlich gescheitert, weil es mir peinlich war zu üben, wenn er im Haus war und mich hören konnte.
Zum Glück fanden wir einen anderen Lehrer. Dieser war etwas ungewöhnlich. Er hatte ein eigenes Unterrichtssystem entwickelt, unterrichtete uns in Gruppen und nannte das Ganze „Klavierschule".
In einem Zimmer standen 4-5 Klaviere, das heißt jeder Schüler hatte ein Klavier für sich. Die Übungen und Stücke übten wir gemeinsam ein, wobei der Lehrer feste Fingersätze vorgab. Da wir mit leichten Stücken anfingen, wo man nur die Finger, aber nicht die Hand bewegen mußte, fiel es mir leicht. Wenn wir ein Stück besser drauf hatten und auch daheim geübt hatten, mußten wir sie unter erschwerten Bedingungen spielen. Dazu hatte sich der Lehrer bestimmte Mätzchen ausgedacht, zum Beispiel daß wir, während einer von uns laut spielte, stumm auf den Tasten die Fingersätze mitgreifen mußten. Das ging so weit, daß wir reihum, immer jeder einen Takt spielten. Zugegeben - auf diese Weise erlangten wir eine große Sicherheit, und auf die Tasten zu schauen, war verpönt.
Mir machte es Spaß, weil es mir leicht fiel und ich Erfolge hatte. So etwas spornt mich an.
Ich war ehrgeizig, übte viel und machte auffallend schnelle Fortschritte.

# *Die kastrierte Jugend*

## Die Geschlechtsumwandlung

*Meine Haare rieseln auf den Frisörumhang, da und dort bilden sich Büschel. Ich schubse eins von unten mit der Hand, so daß es abrutscht. Immer wieder helfe ich nach, bis es auf den Boden fällt.*
*Und noch eins.*
*Dann wird mir die Beschäftigung zu langweilig. Ich schiele zu meinen Nachbarn, sehe mich im Raum um.*
*Wie weit ist der Frisör jetzt? Ich schaue nach vorn in den Spiegel.*
*Ein Jungengesicht schaut zurück.*
*Ein Jungengesicht?*
*Ein Jungengesicht. In meinem Inneren wird ein Schalter umgelegt. Ein Schalter, der schon lange am Kippeln war, aber jetzt ist er endgültig arretiert. Ein altbekannter Drang wird in mir ausgelöst, diesmal stärker als je zuvor und endgültig, ein richtiger Trieb. Ich merke nicht, wie er Besitz von mir ergreift. Sonst würde ich mich vielleicht dagegen wehren. Falls es mir unangenehm wäre. Aber mir ist es ja nicht unangenehm.*
*Ich gehe heim. Auf dem Weg schaue ich immer wieder in die Schaufenster, um mein Spiegelbild zu sehen. Der Rock, den ich anhabe, paßt nicht zu meinem Kopf. Das muß geändert werden!*
*Der Trieb arbeitet.*
*Daheim führt mein erster Weg zum Kleiderschrank. Raus aus den Weiberklamotten! Ich zerre meine beige Cordhose aus dem Schrank und schlüpfe hinein. Jetzt noch ein männliches Oberteil, der rote Pullover, den ich anhabe, ist zu weiblich. Dort im Stapel liegt noch ein blaugrauer Pullover mit dezenten Streifen, den ich bisher kaum getragen habe! Ich ziehe ihn an. Schön männlich.*
*Ein kritischer Blick in den Spiegel. Die Sache ist perfekt.*
Das war das letzte Mal, daß ich einen Rock getragen habe.

## Klischees

Da ich nun immer Hosen trug, hatte ich auch die praktischen Hosentaschen. Daß ich darin meistens meine Hände vergrub, kam fast von selbst, schon weil diese Haltung so bequem ist. Aber man konnte ja auch andere Dinge darin verstauen!
Zuerst einmal mein Taschenmesser. Man weiß nie, bei welchen Gelegenheiten man es mal gebrauchen kann! Gerade wenn man mal etwas öffnen oder etwas reparieren muß, hat man gleich ein Werkzeug zur Hand.
Welche anderen Dinge könnte ich auch ständig gebrauchen?

Mit der Zeit sammelten sich in meiner Hosentasche ein Bleistiftstummel, ein Radiergummi, ein Stück Draht, ein paar Gummischlingen und ein Stück Schnur, später auch eine Büroklammer, eine Sicherheitsnadel, eine Fahrradpumpendichtung und eine Mark für Schließfächer, Einkaufswagen oder Geldnot.
Alle Gegenstände haben sich im Laufe der Jahre bewährt!
Vorübergehend versuchte ich auch ein Stück Kreide bei mir zu tragen, aber das zerfiel ziemlich schnell zu weißem Mehl. Wenn das nicht so unhandlich gewesen wäre, hätte ich auch noch eine Taschenlampe, ein langes Seil und einen Schraubenzieher mit mir herumgetragen, denn nach den Abenteuerbüchern zu urteilen, die ich zu lesen pflegte, konnte man ja immer mal überraschend in Situationen kommen, wo man so etwas gebrauchen konnte...

Meine Kindheit war vorüber.
Ich wollte perfekt sein und begann mir Ideale zu suchen.
In diesem Zustand beobachtete ich den Drang, männlich zu sein, mit etwas Erstaunen, weil er so plötzlich so unerwartet stark geworden war und seitdem anhielt. Ich hielt es aber nicht für notwendig, ihn zu beeinflussen.
Warum sollte ich auch gegen ihn ankämpfen? Er war mir schließlich weder fremd, noch unheimlich.
Wie ein guter Schauspieler versetzte ich mich ganz in meine Rolle und versuchte darin perfekt zu werden. Mein tief verwurzeltes Streben nach Ordnung und Perfektion half mir dabei. Eigentlich war es gar keine Rolle, denn ich spielte ja mich selbst.
Mein Aussehen und Verhalten wurde immer männlicher.
Aus dem altgewohnten Spiel war Ernst geworden. Ich war jetzt reifer - geistig.
Zuerst übernahm ich natürlich einige mir bekannte Klischees. Merkmale, die in der Gesellschaft als männlich gelten: Ich trug männliche Kleidung in männlichen Farben, eine männliche Frisur, achtete darauf, nicht brav auszusehen und zog mich von den Mädchen zurück.
Wichtig war es wohl auch, an meinem Gang zu arbeiteten. Ich hatte zwar nicht den Eindruck, besonders weiblich zu gehen, aber sicher ist sicher.

*Die Schritte könnte ich eigentlich noch ein bißchen größer machen.*
*Außerdem darf ich auf keinen Fall die Hüften beim Gehen bewegen. Ich muß genau darauf achten, wie ich gehe!*
*Soll ich meine Schultern noch ein bißchen hin- und herwiegen - wie manche Jungen in meinem Alter, die besonders cool aussehen wollen?*
*Mal probieren...*
*Ich glaube, das wirkt ganz gut! Aber ich darf es nicht übertreiben.*
*Sieht das jetzt zu steif aus?*
*Vielleicht könnte man noch etwas Federndes in die Schritte legen, damit es sportlicher wirkt. Ulrike hat das gut drauf. Aber sie ist ja auch eine Supersportlerin.*
*Ich probiere zu federn und wippe bei jedem Schritt auf und ab.*

*Anfangs scheint es ganz gut zu gehen. Doch die Kinder auf dem Schulhof zeigen mit dem Finger auf mich und lachen. Ich glaube, ich habe es übertrieben. Oder ich kann das mit dem Federn einfach nicht. Ich sollte es doch lieber weglassen!*

Durch die Einhaltung der Klischees hatte ich schon mal eine Fassade. Diese galt es weiter zu perfektionieren.
Ich beobachtete genau und kritisch sowohl Männlein als auch Weiblein, besonders die in meinem Alter. Dabei fielen mir Unterschiede auf, die ich früher gar nicht bemerkt hatte.
Ich stellte schnell fest, wie verachtenswert sich die Mädchen verhielten. Zimperlichkeit und Albernheit waren an der Tagesordnung. Die Jungen dagegen waren zwar noch kindlich wild, aber ansonsten irgendwie reifer, ehrlicher, echter in ihrem Verhalten als die Mädchen.
Oder ist es ein Zeichen von Reife, unehrlicher zu werden und anderen Menschen etwas vorzuspielen? Viele erwachsene Frauen geben sich ja gerne undurchschaubar...
Ich hatte das nicht vor. Was ich "spielte", genauer gesagt darstellte, war meine Überzeugung, mein wahres Ich. Ich zeigte meinen Mitmenschen ehrlich, was ich war.
Sie merkten es bloß nicht. Diejenigen, die mich kannten, behandelten mich weiterhin, als ob sich nichts geändert hätte, also weiblich.
Durch meine Beobachtungen kam ich zu dem Schluß, daß ein weibliches Verhalten nicht erstrebenswert war.
Nein - das ist untertrieben. Ich entwickelte eine starke Abneigung gegen diese typisch weiblichen Verhaltensweisen. *So* wollte ich nicht werden.
Mein anfängliches Unvoreingenommensein wich einer festen Entscheidung gegen das Weiblichsein.
Ich arbeitete an meinem Verhalten - unterdrückte alles Weibliche und übernahm alles Männliche, was ich noch nicht drauf hatte - soweit möglich. Dabei war ich aber kritisch genug, nur solche Verhaltensweisen zu übernehmen, die ich erstrebenswert fand. Einen bierbauchigen, saufenden Macho fand ich mindestens genauso abstoßend wie die negativen weiblichen Eigenschaften.

Bald hielt ich es auch für notwendig, mich für Fußball zu interessieren, denn das war normal für einen Jungen. Ein Junge, der sich nicht für Fußball interessiert - gibt´s das überhaupt? Ich kannte nur einen, der es zugab.
Hin und wieder schaute ich mir die Sportschau an und eignete mir etwas Fußball-Allgemeinbildung an, so daß mir zumindest die bekanntesten Spieler ein Begriff waren. Diane war in dieser Beziehung eifriger als ich. Sie war nämlich Bayern-Fan. Besonders hatte sie es auf Karlheinz Rummenigge abgesehen. Von ihm hatte sie mehrere Poster in ihrem Zimmer aufgehängt.
Ich fand diese parteiische Anhängerschaft an einen Verein albern. Etliche Leute in meinem Alter liefen mit Umhängetaschen mit den Farben oder dem Wappen ihres

Vereins herum und stritten sich mit den anderen, welche Mannschaft besser sei. Von mir aus mögen die *Besten* gewinnen!
Aber war das überhaupt möglich, wenn der Verein am erfolgreichsten war, der sich die besten Spieler kaufen konnte? Diese Art der Verteilung hatte etwas Ungerechtes. Ich sah jedenfalls am liebsten Länderspiele.
Viel lieber hätte ich aktiv Fußball spielen gelernt, aber das scheiterte schon daran, daß die Jungen in meinem Alter schon seit Jahren Fußball spielten und somit gegenüber mir als Anfänger einen unüberbrückbaren Trainingsvorsprung hatten. Wie hätte ich mich bei denen integrieren können?

Im Laufe der Zeit machte ich eine interessante, folgenschwere Entdeckung: Je weiter ich mich vom Weiblichsein entfernte, desto weniger verstand ich es. Ich konnte mich einfach nicht mehr in die Mädchen hineinversetzen, ihre Gedanken denken, ihre Gefühle leben. Ich war in einer Einbahnstraße. Nach einiger Zeit war ich nicht mehr in der Lage, weibliches Empfinden nachzuvollziehen.
Im Prinzip war mir das egal, da ich ja sowieso lieber männlich als weiblich sein wollte.
Also kämpfte ich um meine Männlichkeit. Gegen den Widerstand der Umwelt und den meines Körpers.

## Kriegserklärung vom Körper

Das war die Ausgangssituation. Meine körperliche Entwicklung schlug in die gleiche Kerbe. Ich kam in die Pubertät.
Das erste Zeichen war, daß meine Haare sich veränderten. Sie neigten jetzt dazu, schnell fettig zu werden, und außerdem bekam ich stärkere Locken.
Ich mochte das nicht. Glatte Haare fand ich schöner. Die Locken machten mein Gesicht weicher. Und auch die Frisur selbst sah durch die Locken ein ganzes Stück weiblicher aus.
Ich mußte aufpassen. Es waren vor allem einzelne Locken an ungünstigen Stellen, die den Gesamteindruck beeinflußten. Wenn sich doch wenigstens alle Haare regelmäßig und vollständig gelockt hätten! Das hätte dann wieder ganz anders ausgesehen. Aber bei mir waren es nur bestimmte Locken, manche wellten sich nur, andere standen richtig vom Kopf ab. Meine Haare machten, was sie wollten. Es sah ziemlich wirr aus. Ich hatte Mühe, sie in halbwegs geordnete Bahnen zu striegeln.

*Ich rangele im Schwimmbad mit Nachbarsjungen. Draufgängerisch wie gewohnt gehe ich hart zur Sache, rempele, tunke, ringe - was natürlich nicht ohne Körperkontakt möglich ist. Einer nutzt die Gelegenheit, um meine Brust zu*

*begrapschen. Obwohl er - und auch die anderen - noch Knaben sind und kein Zeichen von Pubertät zeigen.*
*Mir wird klar, daß ich mich in Zukunft mehr zurückhalten muß...*
Meine Brüste waren schon längere Zeit dabei, sich leicht zu vergrößern - und seit ein paar Monaten war ich nun auch gezwungen, sie mit Kleidung zu bedecken. Ich hatte aber bisher verdrängt, daß ich nun *nie mehr* mit freiem Oberkörper herumlaufen könnte, was ich früher so gern getan hatte. Diese Erkenntnis kam mir jetzt ziemlich plötzlich.
Meine kindliche Freiheit war vorbei. Warum durfte ich nicht ein Junge sein und weitermachen?
*Warum?*
Meine Brüste wurden nun so groß, daß ich nicht einmal mehr unbesorgt jede Kleidung tragen konnte. Bei zu engen Pullovern waren sie deutlich sichtbar. Dieser Umstand und das Geschwabbel waren sehr belastend für mich.
Wie konnte ich die Brüste am besten verbergen?
Weghungern würde wohl kaum klappen. Wahrscheinlich würden die Brüste sogar noch deutlicher hervortreten, wenn mein Körper sehr schlank war. Es schien also gar nicht schlecht zu sein, ein bißchen pummelig zu sein...
Aber auch, wenn ich sie halbwegs vor anderen verbergen konnte - vor *mir* konnte ich sie nicht verstecken.
Ich haßte die Brüste.
Manchmal - nein, schon fast regelmäßig - schlug ich auf sie ein. Immer wieder. Teils in der Hoffnung, daß sie dadurch flacher würden, teils, um ganz einfach meine Aggressionen gegen sie abzureagieren. Die körperlichen Schmerzen, die ich dabei empfand, verschafften mir eine gewisse seelische Befriedigung, daß ich es ihnen gezeigt hätte. Aber es tat eigentlich kaum weh. War ja alles nur Fett.

Der größte Schock kam aber mit der Menarche* .
Meine Aufklärung war nämlich nur auf das Wichtigste beschränkt gewesen.
Teil 1 der Aufklärung, durchgeführt von meiner Mutter als ich ein kleines Kind war, bestand darin, daß sie mir ein Kinderaufklärungsbuch mit gezeichneten Bildern vorlas. Dabei wurde ich über die wichtigsten körperlichen Unterschiede zwischen Mädchen und Junge, Frau und Mann und wo die kleinen Kinder herkamen aufgeklärt.
Der Aufklärung Teil 2, der Sexualkundeunterricht in der Schule, beschränkte sich auf ein paar Stunden am Ende des 6. Schuljahres, wo wir aber aus Zeitmangel nur ungefähr die Hälfte des Pensums schafften. Hier lag der Schwerpunkt im Aufbau und der biologischen Funktion der Geschlechtsorgane. Ich fragte mich, warum wir *dafür* eine schriftliche Erlaubnis von den Eltern mitbringen mußten.
Im Sexualkundeunterricht hatte ich wohl auch gehört, daß Frauen monatlich menstruieren. Da *Frauen* aber in meiner Vorstellung etwas Älteres, Volljähriges, mit

* erste Menstruationsblutung

Verheirateten oder Mütter Gleichzusetzendes waren, lag das in weiter Ferne, und ich machte mir gar nicht bewußt, daß auch ich mal davon betroffen sein könnte.
Als ich dann mit 12 ¾ Jahren etwas Blut in meiner Unterhose fand, war ich zwar überrascht und leicht erschreckt, aber dachte mir nichts weiter dabei und verdrängte es. Das mußte irgendeine zufällige Verletzung sein.
Erst als meine Mutter die Unterhose zufällig in der Wäsche fand, machte sie mir klar, was Sache ist. Teil 3 der Aufklärung.
Ich war schockiert, vor allem, weil ich dachte, das blutet jetzt ununterbrochen für den Rest meines Lebens weiter. Aber auch die Abschwächung, daß es nur alle paar Wochen passieren würde, war noch schlimm genug. Das schöne, unbeschwerte Leben war vorbei.
Meine Mutter sagte: "Jetzt bist du eine Frau."
Schrecklich.
Allein schon die Bezeichnung *Frau.*
Ich war um mindestens 10 Jahre gealtert. Meine kindliche Seele war doch noch gar nicht reif für solch einen Körper!
Ich sah es nicht ein. Wenn erwachsene Frauen das haben - schön und gut. Aber ich war ein 12jähriges Kind. Ein Junge. Basta! Oder?
Na ja - trotzdem machte ich nicht gleich Selbstmord. Aber mit der Weiblichkeit hatte ich endgültig gebrochen.

Natürlich kamen auch die Mädchen in meiner Klasse in die Pubertät. Manche sogar schon lange vor mir.
Zum Beispiel Maria. Sie hatte ein auffallend breites Becken. Und das betonte sie auch noch, indem sie enge Jeans trug. Vielleicht war ihr ihr Aussehen auch gar nicht bewußt.
Ich fand den Anblick ihres Untergestelles grottenhäßlich. Bei anderen Mädchen sah es ähnlich aus, aber bei ihr war es extrem. (Ein paar Jahre später fand ich nichts mehr dabei, aber zur Zeit war mir der Anblick dicker Hintern bei Mädchen meines Alters noch ungewohnt.)
Vorübergehend wurde ich durch meine Abneigung abgelenkt. Aber dann wurde mir plötzlich klar, daß sich bei mir eine ähnliche Entwicklung vollziehen mußte. Wie sah *ich* eigentlich von hinten aus?
Ich konnte es schlecht beurteilen, weil ich mich ja nur verdreht im Spiegel anschauen konnte. Ich wußte nur, daß ich kein extrem breites Becken hatte, aber breiter als früher war es auf jeden Fall.
Hoffentlich sah es nicht zu auffällig aus!

Widerwillig zog ich am Heiligen Abend dieses Jahres noch einmal ausnahmsweise - diesmal wirklich zum allerletzten Mal -, um meiner Mutter einen Gefallen zu tun, einen Rock an.
An diesem Tag war sowieso alles daneben.

Meine zweite Menstruation begann gerade am selben Morgen und war - im Gegensatz zum ersten Mal - sehr stark und schmerzhaft, weshalb ich tief frustriert war. Sie dauerte 2 Wochen lang.
In Zukunft pendelte sich ihre Dauer auf 6 Tage ein, die Stärke und die Schmerzen blieben leider gleich. Eine ständig sich wiederholende Frustsituation. Mit ihrer Unregelmäßigkeit machte sie meine Alltagsplanung unberechenbar. Meistens kam sie nach 5 ½ Wochen, in Ausnahmefällen auch mal früher, nicht selten dauerte es aber auch mehrere Monate. Der Rekord lag bei ½ Jahr. Im Prinzip fand ich es nicht schlecht, daß ich nicht wie andere mich alle 4 Wochen damit herumärgern mußte, aber ich wußte halt nie genau, wann es das nächste Mal anfangen würde.
Mir war es peinlich, im Sportunterricht aus diesem Grund aussetzen und am Rand sitzen zu müssen. Das stempelte mich als Mädchen ab. Zum Glück war ich nur zweimal dazu gezwungen. Dann entdeckte ich, daß Tampons wesentlich praktischer sind als Binden. Die Stärke der Blutung zwang mich zu einem häufigen Wechsel der Vorlagen. Trotzdem schaffte ich es, während meiner gesamten Gymnasialzeit das Mädchenschulklo nur ein Mal zu seinem Zweck zu benutzen. Das war in der 5. Klasse gewesen, und in diesen Räumlichkeiten hatte es so gestunken, daß ich mir vornahm, dort nicht mehr hinzugehen.

Die oft sehr starken Schmerzen bei den Menstruationen nahm ich hin. Was blieb mir auch anderes übrig?
Auch wenn ich gewußt hätte, daß ein Frauenarzt sie vielleicht hätte lindern können, wäre ich nicht zu ihm gegangen. Zum Frauenarzt gehen hätte für mich eine besonders starke Bloßlegung der Weiblichkeit bedeutet - nicht im Sinne vom Ausziehen, sondern weil da eben nur Frauen hingehen. Das schaffte ich zu vermeiden.
Eine männliche Tugend, die ich mir anerzog, war Schmerzen zu ertragen, möglichst ohne mit der Wimper zu zucken. Meine Mutter sah es trotzdem immer, wenn ich meine Tage bzw. meine Woche hatte. Weil ich nämlich am Anfang leichenblaß war.

Teil 4 der Aufklärung fand dann über Jahre hinweg im Deutschunterricht statt. Vielleicht ein Vermächtnis von Goethe. Mephisto läßt grüßen.
Dort sah ich z.B. im Alter von 14 Jahren in einem Film (die Judenbuche) das erste Mal Geschlechtsverkehr und stellte mit Verwirrung fest, daß sich ein Mann dabei *bewegt*.
In dem Kinder-Aufklärungsbuch hatte nur gestanden: "(Die Mutter erklärt ihrem Kind:) Als dein Papa und ich uns mal ganz besonders lieb hatten, steckte er sein Glied in meine Scheide." Das klang mehr nach Einrasten als nach Kolbenmotor. Warum er sich bewegt, blieb mir noch jahrelang ein Rätsel.
Weitere Informationen, z.B. über Schwule, AIDS und anderes kamen dann so kleckerweise.
Nicht alles verstand ich beim ersten Mal. Zum Beispiel als in der Oberstufe - diesmal im Englischunterricht - Anspielungen auf "Feuchtigkeit in der Hose" gemacht wurden.

Teil 5, die Sache mit der Lust, sollte ich wohl gefälligst selbst herausfinden.

Ein weiteres Merkmal meiner Pubertät äußerte sich darin, daß ich mir Werte setzte, mir Idole suchte und anfing, mich selbst zu erziehen.
Mit den Idolen war es einfach. Alle, die etwas, das mir wichtig war, besser konnten als ich, wurden meine Vorbilder.
Die Werte, die ich zu erreichen versuchte, waren Selbstbeherrschung, daß heißt keine Albernheit, keine Gefühle, Schwäche und Schmerz zu zeigen, Belastbarkeit und Härte im Nehmen, Einfachheit und Anspruchslosigkeit, Zuverlässigkeit, Ehrlichkeit, Vorurteile vermeiden, Toleranz, Rücksicht auf andere Lebewesen und Umweltschutz.
Ich war hart gegenüber mir selbst, schämte mich oder haßte mich, wenn mir ein Ausrutscher passierte und ohrfeigte mich gelegentlich auch mal, wenn ich zum Beispiel beim Klavierüben immer denselben dummen Fehler machte. Und das half! Danach klappte es dann besser.
Wie es sich später herausstellte, konnte ich das Ergebnis meiner Selbsterziehung gut gebrauchen, vor allem die Härte im Nehmen. Ich sollte in den nächsten Jahren noch viel aushalten müssen, ohne mir etwas anmerken lassen zu dürfen und ohne auf Hilfe von außerhalb hoffen zu können.

Wenn ich mich in der Pause mit Diane auf dem Schulhof traf, waren oft andere Mädchen aus ihrer Klasse bei ihr.
Manchmal war auch Nicole dabei.
Ich konnte sie nicht besonders gut leiden, aber warum, war mir nicht ganz klar.
Wahrscheinlich war es ihre Größe, durch die sie mir fremd war. Sie war mindestens einen Kopf größer als ich.
Das Auffälligste an ihr aber war ihre Männlichkeit. Seit ich mich erinnern konnte, lief sie wie ein Junge herum, mit Hosen und kurzen Haaren. Und durch ihre Größe wirkte sie natürlich noch männlicher.
Bestimmt wurde sie regelmäßig für einen Jungen gehalten. Ob ihr das Spaß machte, weiß ich nicht. Sie hätte ja etwas dagegen tun können, aber das tat sie nicht.
Ich wußte nicht, was ich von ihr halten sollte.
Im Prinzip waren wir wesensverwandt.
Wir hätten zusammenhalten und gute Freunde werden können.
Aber irgendwie waren wir auch wieder sehr verschieden. Deshalb nahm ich keinen näheren Kontakt zu ihr auf. Vielleicht spürte ich, daß sie im Grunde genommen einen weiblichen Kern hatte. Irgend etwas an ihr war lasch.
Eines Tages kam das Gespräch in unserer Gruppe auf die Männlichkeit von Nicole und mir. Wer damit angefangen hatte, weiß ich nicht mehr. Wenn ich Nicole so ansah, wie sie dort in ihrem Parka stand, konnte ich wirklich kein weibliches Zeichen an ihr entdecken. Aber meiner Meinung nach war auch Körperkraft ein männliches Merkmal. Was hatte sie da zu bieten?
Spontan forderte ich sie zum Kampf heraus.

Trotz ihrer Größe hatte ich keine Probleme, sie zu Boden zu ringen, denn ich war viel stärker als sie. Sie reagierte darauf nur mit einem Schulterzucken und wechselte das Thema.
Ich wurde nicht klug aus ihr.
Wollte sie auch lieber ein Junge sein?
Fühlte sie auch, daß ihre Seele eigentlich in einen männlichen Körper gehörte?
Oder machte es ihr einfach nur Spaß, die Leute hereinzulegen?
Das waren Fragen, auf die ich keine Antwort fand. Ich beschäftigte mich auch nicht länger damit, weil ich genug mit mir selbst zu tun hatte. Wenn sie ebenfalls Probleme hatte, mußte sie ihren eigenen Weg finden. Und härter werden.
Obwohl sie viel länger im männlichen Outfit gelebt hatte als ich, hatte ich ihr etwas voraus. Die Zielstrebigkeit.
*Ich* wußte, was ich wollte. Ob ich es erreichen konnte, war eine andere Frage.
Aus Neugier beobachtete ich Nicole weiterhin. Das war nicht schwierig, denn sie ging ja in eine Parallelklasse.
Sie machte eine überraschende Entwicklung durch: Im Laufe ihrer Pubertät wurde sie weiblicher, ließ sich die Haare länger wachsen und trug auch weibliche Kleidung. Hatte sie einen Weg gefunden, ihre männlichen und weiblichen Eigenschaften zu vereinen, oder hatte sie ihre Männlichkeit als kindliche „Spinnerei" abgelegt?

Ich ging regelmäßig zum Frisör. Meine Haar mußten männlich kurz bleiben! Wenn ich die Spitzen meines Ponys sehen konnte, wurde es höchste Zeit!
Ein alter Frisör begrüßte mich gleich als jungen Mann und schnitt mir die Haare sehr kurz. Etwas zu kurz, nach Meinung meiner Mutter. Auch ich war überrascht, weil es kürzer war als erwartet, aber das störte mich nicht.
Anfangs ging Mama mit zum Frisör. Aber das gefiel mir nicht. Ständig hatte ich Schiß, daß sie den Frisör zu beeinflussen versuchte, was meinen Haarschnitt betraf, oder daß sie ihm sogar erzählte, daß ich kein Junge wäre. Das hätte die Sache unnötig erschwert, denn dann würde der Frisör versuchen, der Frisur ein weibliches Aussehen zu geben, und ich müßte um jeden Millimeter, den ich noch abgeschnitten haben will, kämpfen. Da wir aber in die Herrenabteilung gingen, hielt sie sich ungewohnterweise zurück - in dem Glauben, daß hier sowieso nur eine Art Schnitte gemacht würden, nämlich Kurzschneiden.
Bald durfte ich alleine zum Frisör gehen. Aber auch dann war nicht alles ideal.
Mein Frisör hatte viele Kunden. Ich mußte länger im Wartebereich warten - zusammen mit einigen anderen Kunden. Darunter waren einmal zwei Jungen aus meiner Schule, die ich vom Sehen kannte. Sie waren ungefähr zwei Jahre jünger als ich. Ich hörte, wie der eine zu dem anderen sagte, daß ich ein Mädchen sei.
Ich haßte solche Situationen.
***Jeder Mensch, der über mein körperliches Geschlecht aufgeklärt wird, ist einer zuviel!***
Und hier im Wartezimmer war ich ihnen ausgeliefert. Ich saß auf dem Präsentierteller und konnte nicht weggehen. Fehlte nur noch, daß sie versuchen, mich anzusprechen oder mich zu provozieren.

Dieser Tag änderte meine Einstellung zu den Frisörbesuchen. Es hatte zwar nicht direkt etwas mit den Frisören zu tun, aber das lange Sitzen im Wartebereich erhöhte die Wahrscheinlichkeit, daß solche Situationen vorkamen. Wie konnte ich das vermeiden?
Meine Mutter konnte auch ein bißchen Haare schneiden. Früher hatte sie es bei uns Kindern gemacht, und sie würde es auch weiterhin tun, wenn ich nicht darauf bestehen würde, zum Frisör zu gehen.
Ich gab ihr noch mal eine Chance. Sie schnitt meine Haar gut genug, so daß ich es vorzog, es wieder bei ihr machen zu lassen und nur noch selten zum Frisör zu gehen. Außerdem schnitt sie mir auch alles ab, worum ich sie bat. Sie hätte ja auch ständig zögern können, weil das keine Frisur für ein Mädchen sei...

## Ein heißer Sommer

Der nächste Sommer war eine Qual für mich. Mein Brust hatte sich inzwischen so stark gerundet, daß ich peinlichst genau auf meine Kleidung achten mußte. Es war gar nicht so einfach, Sachen zu finden, in denen es nicht so auffiel. Mit T-Shirts war auf jeden Fall nichts drin. Ich lief im Pullover herum - egal, wie warm es war. Wenn ich auf die Straße ging, zog ich meinen Anorak an und schloß den Reißverschluß bis zum Anschlag. Dadurch fiel ich natürlich auf. Wer läuft schon bei großer Hitze und strahlendem Sonnenschein in kurzen Hosen, aber geschlossenen Anorak herum...?
Aber ich erlebte auch seltene Momente der Anerkennung.
Einmal ging ich durch die Gasse, wo auf einer Bank eine Mutter mit ihrem kleinen Kind saß. Sie brachte ihm gerade die wesentlichen Dinge des Lebens bei. Als sie mich sah, zeigte sie auf mich und sagte:
"Das-ist-ein-*Jun-ge*!"
Wo sie recht hatte, hatte sie recht.

Mit meiner warmen Kleidung im Sommer richtete ich mir meine ganzen Abwehrkräfte zugrunde. Im Winter bekam ich zur Strafe eine Erkältung nach der anderen.
Doch allmählich gewann ich zusätzliche Erfahrung mit geeigneter Kleidung.
Zuerst entdeckte ich Hemden. Ich hatte eine karierte Bluse, die vom Schnitt und vom Muster her ziemlich männlich aussah. Natürlich waren die Knöpfe auf der falschen Seite, aber für's erste war es schon ganz gut. Dann stöberte ich heimlich im Kleiderschrank meines Vaters. Da war zum Beispiel ein Hemd, das er nicht mehr zu tragen schien. In dem sah man kaum etwas! Ich fragte und durfte es haben. Auch seine alte Uhr überließ er mir. Eine richtige, schöne Automatic-Herrenuhr mit großem Zifferblatt und Metallarmband! Meine alte Uhr wirkte zwar nicht unbedingt weiblich mit ihrem mittelgroßen, blauen Ziffernblatt und dem schwarzen Armband,

eher geschlechtsneutral, aber ich fand es doch besser, eine eindeutig männliche Uhr zu haben.
Später fand ich dann noch im gleichen Kleiderschrank einen alten Pullunder und entdeckte das Prinzip, daß mehrere Kleidungsschichten übereinander mehr verbergen können als ein dicker Pullover. Noch dazu war der Pullunder ärmellos - ich konnte also im Sommer problemlos ein dünnes oder sogar ein kurzärmeliges Hemd darunter tragen und brauchte nicht mehr so sehr zu schwitzen. Ab jetzt trug ich fast ständig einen Pullunder.
Aber auch, wenn ich nun Kleidung gefunden hatte, die die Brust relativ gut verbarg, mußte ich aufpassen, daß man nicht doch etwas sah. Das konnte leicht geschehen, wenn ich die falsche Körperhaltung einnahm. Sich strecken war genausowenig drin wie gekrümmt dazusitzen. Immer wieder zupfte ich an meinem Pullunder herum, damit er keine ungünstigen Falten warf.
Meinen Schulranzen konnte ich nun auch nicht mehr auf dem Rücken tragen. Die Gurte hätten direkt neben der Brust die Kleidung an den Körper gepreßt und dadurch die Brust voll hervortreten lassen. Zum Glück hatte ich vor kurzem einen neuen Schulranzen geschenkt bekommen, der auch oben einen Griff hatte, so daß ich ihn wie einen Koffer tragen konnte. Bisher hatte ich nur einen dieser Scout-Ranzen der ersten Generation, die noch ganz aus Pappe und Stoff waren und nur eine kleine Schlaufe als Griffersatz hatten, gehabt. Damit konnten meine Mitschüler nichts anfangen. Deshalb flog mein neuer Ranzen, den man mit seinem Griff herrlich herumschleudern konnte, jetzt erst einmal zu Einweihung durch die Klasse. Dabei störte mich das Herumfliegen weniger als die Tatsache, daß der Ranzen aufgegangen war und hin und wieder etwas herausfiel. Deshalb hechtete ich hinter dem Ranzen her, um ihn wieder zu erwischen, tat genau das, was die anderen von mir erwarteten. Natürlich ohne Erfolg. Mir blieb nichts anderes übrig, als darauf zu achten, was herausfiel und diese Gegenstände sicherzustellen.

Natürlich mußte ich erst einmal mit der Kleidung vorsichtig sein. Wenn ich meine Mutter vor die Tatsache gestellt hätte: "Ich ziehe jetzt nur noch Jungensachen an - schmeiß′ das andere Zeug in meinem Kleiderschrank weg und kauf″ mir neue Kleider!" hätte sie bestimmt einen Aufstand gemacht - im schlimmsten Fall mir sogar mein männliches Verhalten verboten. Das durfte ich nicht riskieren. Ich mußte geschickt vorgehen.
Zuerst einmal zog ich gewisse Sachen nicht mehr an, die eindeutig weiblich waren. Wenn ich neue Kleidung gekauft bekam, achtete ich darauf, daß sie männlich aussah. Und die Sachen, die nicht so auffielen, mußte ich halt noch ein bißchen länger ertragen. Zum Beispiel meinen geblümten Schlafanzug, der noch hielt, bis ich 14 war. Als mir meine Oma ein „wunderschönes“ Nachthemd zum Geburtstag schenkte, war sie sehr enttäuscht, daß ich es auf keinen Fall haben wollte.
Bei Unterhosen und Badeanzug ließ sich natürlich nichts machen, aber wenigstens suchte ich neutrale Modelle aus. Meine Unterhosen waren weiß, ohne Muster, zierlich gezähnte Ränder oder andere weibliche Zeichen. Sie sahen aus wie

Jungenunterhosen, nur daß sie keinen Eingriff hatten. Von hinten konnte man keinen Unterschied entdecken.
Als Badeanzug nahm ich sportliche Modelle, Farbe blau, die es im gleichen Design auch als Badehosen gab.
Denn auf das Schwimmen konnte ich leider nicht verzichten. Ich war nun endlich so alt, daß ich in der Lage war, mich bewußt gerade zu halten, aber jetzt zwangen mich die Umstände, einen Buckel zu machen, um die weibliche Brust zu verbergen. Das war natürlich nicht gut für meinen Rücken. Mein Orthopäde, der von den psychologischen Hintergründen nichts wußte, verordnete mir regelmäßig Rückengymnastik bei einer Krankengymnastin und sagte, daß ich viel schwimmen sollte.

## Im falschen Körper gefangen

Ich kam mir wie nackt vor, wenn im Badeanzug herumlief. Alle konnten sehen, was sie nicht sehen sollten!
Die Zeiten waren vorbei, wo ich gerne ins Schwimmbad ging. Ich ging Samstags morgens - da war es am leersten - und versuchte es möglichst schnell hinter mich zu bringen.
Ein ähnliches Gefühl hätte ich gehabt, wenn ich einen Rock getragen hätte. Das tat ich natürlich nicht, aber manchmal hatte ich diese typischen Träume, wo man sich in einer unangenehmen Situation befindet...

*Ich habe einen Rock an.*
*Meinen alten, rotkarierten, den ich früher immer getragen hatte.*
*Warum habe ich ihn an? Ich hätte ihn doch niemals freiwillig angezogen!*
*Aber Ausziehen geht jetzt auch nicht, denn wenn ich in Unterwäsche herumlaufe, falle ich noch mehr auf.*
*Wo bin ich eigentlich?*
*In der Fußgängerzone. Natürlich. Wo mich besonders viele Menschen sehen können!*
*Etliche kommen an mir vorbei, werfen einen flüchtigen Blick auf mich - lange genug, um zu erkennen: „Aha - ein Mädchen!“*
*Ich werde rot, will weglaufen, aber wohin?*
*Überall sind Leute.*

Die Rückengymnastik ließ ich mir einige Male verschreiben, aber schließlich wurde es mir zu dumm, weil ich inzwischen die meisten Übungen auswendig konnte. Ich ging einfach nicht mehr zu dem Orthopäden. Statt dessen machte ich konsequent jeden Abend rückengymnastische Übungen. Sie bestanden teils aus Lockerungs- und

Streckübungen, teils aus Kräftigungsübungen für die Muskeln, die man zum Geradehalten brauchte. Letztere machte ich besonders gerne. Vielleicht würde ich ja sichtbare Muskeln davon bekommen...

Es war natürlich keine Lösung, die Geschlechtsorgane und die sekundären Geschlechtsmerkmale nur zu hassen. Dadurch verschwanden sie nicht. Im Gegenteil - sie reizten mich mit ihrer ständigen Anwesenheit. Das gab nur Frust. Und das war auf die Dauer nicht auszuhalten.
Besser war es also, sie im Rahmen des Möglichen zu ignorieren. Sozusagen als Selbstschutz.
Ich erlangte eine gewisse Meisterschaft im Verdrängen. Ich gewöhnte mir an, beim Duschen stur geradeaus zu schauen, um meinen Körper nicht sehen zu müssen, zog mich im Dunkeln um, vermied meinen Anblick im Spiegel. Oder - wenn ich schon in den Spiegel sah - sah ich an den weiblichen Merkmalen vorbei und versuchte möglichst viele männliche Merkmale zu entdecken.
Ich schlang das große Handtuch um meine Hüften, so daß nur noch meine Unterschenkel herausschauten, die als einziger Körperteil ganz gut behaart waren, und stellte mir vor, ein junger Römer in einer Toga zu sein...
Beim allabendlichen Umziehen machte ich das Licht aus. Das ging ganz gut. Und sowohl mein Tastsinn als auch meine Sehfähigkeit im Dunkeln schienen sich dadurch zu verfeinern. Manchmal stellte ich mir vor, wie es wäre, wenn ich blind wäre. Wahrscheinlich ähnlich. Ich bewegte mich ganz sicher durch die Dunkelheit, wenn ich zum Beispiel nachts auf die Toilette ging. Die Situation erinnerte mich ein bißchen an meine Spiele von früher, wo ich mir vorstellte, irgendein Körperteil wäre verletzt und ich müßte jetzt ohne dieses auskommen.
Ich fühlte mich wohl im Dunkeln. Es gab mir Geborgenheit. Die anderen Menschen, mein Körper und meine Probleme waren beiseitegerückt und störten mich nicht.

Seit meinem 9. Lebensjahr fuhren wir mit der Familie fast jedes Jahr auf eine Familien-Sing- und Musizierwoche. Das machte uns allen großen Spaß, denn in diesem Kurs gab es ein breites Angebot, das den verschiedenen Bedürfnissen aller Familienmitglieder gerecht wurde. Außerdem waren die musikalischen Leiter sehr fähige Leute, die vor allem mit Kindern gut umgehen konnten und entsprechend beliebt waren.
Das Programm war jeden Tag gleich: Am Morgen kamen alle Teilnehmer zusammen - Kinder und Erwachsene - und sangen gemeinsam Volkslieder oder andere lustige Lieder. Im Laufe der Woche wurde auch eine Kantate einstudiert (jedes Jahr eine andere), die einer der Leiter komponiert hatte. Sie war eine Art musikalisches Theater, hatte eine feste Handlung, z.B. ein Märchen, was die Kinder dann darstellten. Jedes Kind bekam eine Rolle oder eine andere wichtige Aufgabe. Die Handlung wurde immer wieder von zugehörigen Liedern unterbrochen oder begleitet, die alle zusammen sangen. Am letzten Tag wurde die Kantate dann aufgeführt.

Die Kinder trafen sich am späten Vormittag, um die Rollen zu verteilen und einzustudieren, die Lieder zu proben und, wenn das noch nicht vorbereitet war, Kostüme und Bühnenbilder zu entwerfen.
Zur selben Zeit machten die Erwachsenen Chorarbeit. Auch für die ganz kleinen Kinder gab es eine Extragruppe, wo sie sangen, tanzten und mit Orff-Instrumenten spielten.
In der langen Mittagspause konnten kleine Gruppen miteinander musizieren. Es wurde auch Volkstanz angeboten. Nachmittags trafen sich dann noch mal alle zum gemeinsamen Singen, und am Abend war wieder Chor für die Erwachsenen, nachdem die Kinder ins Bett geschickt worden waren.
Wir Kinder genossen diese Woche sehr. Nicht nur, weil uns dies Art des Musizierens Spaß machte. Es gab dort auch viele andere nette Kinder, mit denen wir spielten.

Das Dorf, in dem die Musikwoche stattfand, lag auf einem Berg, und unsere Herberge befand sich auf dessen Plateau. Außerdem waren dort oben noch zwei Kirchen, kleine Felder, ein Wald und ein großer Abenteuerspielplatz. Dieser war für ein Dorf ziemlich gut ausgestattet. Es gab tolle Geräte, die damals gerade erst aufkamen, z.B. eine Seilbahn. Uns Kinder trieb es in jeder längeren Freizeit zu diesem Spielplatz.
Vor allem hatte es uns die Schiffsschaukel angetan. Sie bestand aus drei Balken, die an vier Stangen waagrecht aufgehängt waren. Die beiden äußeren Balken waren für die Füße, der mittlere war abgerundet und erhöht, da konnte man sich dann rittlings draufsetzen. Damit spielten wir dann "Schiff im Sturm". Ich war meistens der eine Steuermann, Olaf oder jemand anderes von den Größeren der andere. Die anderen Kinder waren die Matrosen und kauerten sich auf den Balken.
Dann ging es los. Wir Steuermänner trieben die Schiffsschaukel an, indem wir mit kräftigen Tritten auf dem Balken vor- und zurückliefen.

*Das Schiff fährt über ein großes Meer. Es macht gute Fahrt. Die Wellen umströmen es, sie sind aber nicht so hoch, daß sie dem Schiff gefährlich werden können.*
*Da zieht ein Sturm auf!*
*Die Wellen werden höher.*
*Und höher.*
*Die Muskeln der Matrosen beginnen sich anzuspannen. Sie müssen sich gut festhalten, damit sie nicht wegrutschen oder gar herunterfallen - in die tiefe See.*
*Die Steuermänner haben alle Hände voll zu tun. Sie müssen hin- und herlaufen, sich gegen die Planken stemmen und das Schiff weiter antreiben. Aber sie müssen auch lenken.*
*Das Schiff darf nicht außer Kontrolle geraten!*
*Ein falscher - zu seitlicher - Tritt, und das Schiff fängt an zu schlingern. Das läßt sich nur schwer wieder ausgleichen!*
*Die Wellen werden immer höher.*

*Die Matrosen rutschen auf der Planke hin und her. Es ist schwierig, sich bei diesem Seegang an der glatten, abgewetzten Planke festzuhalten! Manche fangen an zu kreischen.*
*Doch die See kennt kein Erbarmen. Die Wellen sind jetzt so hoch, daß die Steuermänner nicht mehr auf der mittleren Planke stehen können. Sie müssen auf die seitlichen, niedrigeren ausweichen.*
*Langsam ebbt der Sturm ab. Die Wellen werden niedriger, schließlich liegt das Schiff ganz ruhig.*
*Die Besatzung kann sich von der Anstrengung erholen.*
*Doch am Horizont sehen wir schon das nächste Unwetter herannahen.*

Der Wald war ein anderes tolles Spielgebiet. Er hatte viele kleine, aber steile Berge und Täler. Ein ideales Gelände für "Räuber und Gendarm"!
In einem der Berghänge befand sich sogar eine kleine Höhle.
Wir erforschten sie mit Taschenlampen. Sie wand sich in den Berg hinein. Die ersten Meter konnte man noch aufrecht gehen, doch im größten Teil des Ganges kam man nur gebückt vorwärts.
Bald traute ich mich auch ohne Taschenlampe hinein. Sobald es niedriger wurde, ging ich in die Hocke und bewegte mich so vorwärts. Man konnte sich hier schmerzhaft an Felsvorsprüngen stoßen!
Ich tastete mich weiter. Spätestens nach der zweiten Biegung herrschte völlige Dunkelheit. Kein Lichtschimmer zeigte mehr an, wo es herausging.
Dann stieß ich auf das Ende der Höhle. Die Decke fiel ab und ging in eine Wand über.
Hier kauerte ich mich hin und ließ die völlige Dunkelheit und Stille auf mich wirken. Angst hatte ich keine. Aber mein Gesichtssinn war völlig ausgeschaltet. Jetzt mußten sich die anderen Sinne mehr anstrengen. So mußte es also sein, wenn man blind ist. Konnte ich auch ohne meine Augen auskommen? Dann müßte ich mich auf mein Gehör und auf meinen Tastsinn verlassen. Bei so leichten Aufgaben wie in die Höhle kriechen ging das ja noch. Aber wie würde es im Straßenverkehr sein?
Gut, daß ich nur vorübergehend blind war!
Ich machte mich wieder auf den Rückweg. Nach 10 Metern kriechen und tasten bemerkte ich einen grauen Lichtschimmer. Die Höhlenwände nahmen Konturen an. Noch eine Biegung, und ich stand wieder im Freien.

Von den anderen Kindern, die regelmäßig auf die Musikwoche kamen, war mir eins besonders sympathisch: Viola. Sie war zwar ein paar Jahre jünger als ich, war aber sehr nett. Vor allem aber war sie ein ähnlicher Typ wie ich, mit männlichen Vorlieben. Die Erwachsenen würden sie als burschikos bezeichnen. Ich mochte diesen Ausdruck nicht. Er klang so aufgesetzt und unecht. Als ob man das Verhalten nur (mehr schlecht als recht) spielen, aber nicht wirklich empfinden würde. Wie Lilo Pulver in ihren Hosenrollen. Mich hatte meine Mutter in dem Tagebuch, das sie über mich schrieb, übrigens auch so bezeichnet.

Viola war irgendwie interessant. Schon in der Zeit, wo ich noch gelegentlich Röcke trug, trug sie nur Hosen, kurze Haare und verhielt sich männlich.
Trotzdem schien sie nicht transsexuell zu werden. In dem letzten Jahr, wo ich sie sah, hatte sie die Pubertät erreicht. Ihre Stimme kikste ein bißchen - wahrscheinlich würde sie eine tiefe Frauenstimme bekommen -, und ihre Brüste zeichneten sich deutlich unter dem T-Shirt ab. Ihr fehlte aber die letzte, transsexuelle Konsequenz. Sie tat nichts, um ihre Brüste zu verbergen oder um ihre weiblichen Merkmale zu verheimlichen. Trotzdem verhielt sie sich weiter männlich, wie es ihre Art war, und lebte halt in einer Zwitterrolle.
Sie schaffte es anscheinend, glücklich als überdurchschnittlich männliches Mädchen bzw. Frau zu leben.
Sollte ich sie darum beneiden? *Ich* schaffte das jedenfalls nicht. *Ich wollte gar kein Mädchen sein, selbst wenn ich es gekonnt hätte.*

Zweimal kam auch Diane mit zur Musikwoche. Einmal, als wir 11 oder 12 waren und noch zu den Kindern zählten, später dann noch mal mit 15.
Als ich 14 war, schlug mir meine Mutter vor, im Chor der Erwachsenen mitzusingen. Obwohl Olaf und Maren - Maren war ja in meinem Alter - das taten, hatte ich noch keine Lust. Ich spielte lieber im Orchester mit. Welche Stimme hätte ich denn auch singen sollen?
Alt? Damit ich auf diese Weise wieder in die weibliche Schublade gesteckt würde?
Oder Tenor? Sollte ich mich das trauen?
Da ich ja jetzt schon eine etwas tiefere Stimme hatte, sang ich beim gemeinsamen Singen eine Oktave tiefer. Das ging ganz gut. Andreas, der gerade neben mir saß, probierte es gleich auch. Aber ihm gelang es nicht besonders gut, obwohl er eine tiefe Kinderstimme hatte.

## Zäh wie Leder, hart wie Krupp-Stahl und wärmt sich an einem Eisberg...*

Wenn ich mit den Hausaufgaben fertig war, verbrachte ich viel Zeit damit, einfach vor mich hin zu grübeln. Man könnte es auch "träumen" nennen, aber darunter verstehe ich eigentlich eher etwas Positives.
Weit kam ich nicht, wenn ich versuchte, meine Lage zu analysieren oder mir Möglichkeiten für die Zukunft vorzustellen. So ging ich halt dazu über, mir vorzustellen, was ich machen würde, wenn...

---

* alte Tugenden pubertierender Pfadfinder

*Wenn zum Beispiel Gott meine allabendlichen Gebete erhören würde und meinen Körper in den eines Jungen verwandeln würde oder ich aus einem anderen Grund eines schönen Morgens mit männlichen Geschlechtsorganen aufwachen würde.*
*Dann wäre ich natürlich zuerst einmal hocherfreut. Ich würde mich im Badezimmer einschließen und alles genau untersuchen. Ob es auch wirklich stimmte. Danach würde ich probieren, im Stehen zu pinkeln.*
*Das Problem wäre nur, daß ich meinen neuen Körper langfristig nicht vor meiner Familie geheimhalten können würde. Sie würden mich so nicht anerkennen als der Mensch, der ich bisher war. Ich wäre wohl gezwungen, abzuhauen.*
*Ich könnte in den Wald gehen und leben wie Tarzan. Nur mit einem Lendenschurz bekleidet mit nacktem Oberkörper herumlaufen - wie früher...*
*Wind und Wetter umspielen meine Heldenbrust...*
*Natürlich bin ich abgehärtet, so daß mir die Kälte im Winter nichts ausmacht. Eine Haut wie Leder.*
*Aber wie soll ich mich ernähren - in einem gepflegten deutschen Forst?*
*Vielleicht könnte ich auch irgendwo in Deutschland einen Unfall simulieren, in dem ich das Gedächtnis verloren hätte, so daß ich ein ganz neues Leben anfangen könnte...*

Eine weit unangenehmere Vorstellung war, daß mir meine Eltern plötzlich aus irgendwelchen Gründen meine Männlichkeit verbieten würden. Auch in diesem Fall würde ich abhauen. Aber was könnte ich *dann* tun?

Natürlich gab es auch Gelegenheiten, wo ich nicht so einfach vor der Realität fliehen konnte.
Wenn wir uns nach dem Sportunterricht umzogen, schämte ich mich vor den anderen. In meinem jetzigen Zustand hätte ich mich immer geschämt, wenn ich mich vor anderen auszuziehen müßte - egal ob die anderen Jungen oder Mädchen waren. In diesem Fall war ich in der Mädchenumkleidekabine. Hier war es mir doppelt peinlich, weil sich auch noch die Mädchen vor mir auszogen. Ich versuchte immer die Umzieherei möglichst schnell herumzubringen und war auch meistens zuerst fertig. Duschen kam für mich nicht in Frage, auch wenn ich geschwitzt war. Ganz nackt wollte ich mich auf keinen Fall vor den Mädchen hinstellen. Es fiel nicht weiter auf, daß ich mich nicht duschte, weil sowieso nicht alle duschten. Diese Turnhalle war noch ganz neu, in der alten hatte es überhaupt keine Dusche gegeben.

Gab es denn keine Möglichkeit, den Körper zu verändern?
Oder konnte man nicht wenigstens den weiblichen Dreck entfernen?
Am liebsten hätte ich mir die Brüste abgeschnitten. Aber wie sollte ich das machen? Ich hatte keinerlei chirurgische Kenntnisse.

*Ich könnte ein scharfes Messer nehmen und Verbandmaterial und mich an einen ungestörten Ort zurückziehen. Am besten raus auf's Feld, da sehe ich von weitem, wenn jemand kommt, und kann notfalls in einen Graben kriechen. Aber wie setze ich*

*dann den Schnitt an, damit keine Hubbel zurückbleiben? Werde ich überhaupt durchhalten? Kann ich die Schmerzen bis zum Schluß ertragen, oder kann es passieren, daß ich vor Schmerzen in Ohnmacht falle, bevor ich mein Werk vollendet habe? Ich muß das mit möglichst wenig Schnitten hinkriegen. Ich brauche also ein großes Messer, vielleicht schaffe ich es damit in 1-2 Ratschen pro Seite. Ob das stark bluten wird? Immerhin liegt dann ja eine große Wundfläche frei. Kann ich daran verbluten? Das wäre auch eine Möglichkeit, sich umzubringen...*
*Ich muß auch noch einplanen, die abgeschnittenen Brüste ordentlich zu zerkleinern, sonst kommt vielleicht noch ein Arzt auf die Idee, mir die Dinger wieder anzunähen!*
*Und was mache ich mit den inneren Geschlechtsorganen, um diese Scheiß Menstruation endlich auszumerzen?*
*Die Wurzel des Übels sind die Eierstöcke. Aber ich kann mir ja schlecht ein Messer in den Bauch rammen, in der Hoffnung, darauf zu stoßen und sie rauszuschneiden. Wie soll ich zielen?*
*Von innen komme ich auch nicht dran. Bleibt nur noch, die Gebärmutter zu manipulieren. Vielleicht kann man sich mit Hilfe eines Trichters eine Menge Säure reinschütten, die die Gebärmutter dann zerfrißt. (An die Schmerzen dabei möchte ich lieber nicht denken... ) Aber wie weit dringt die Säure vor? Wie kann man sie dazu bringen, am Rand der Gebärmutter aufzuhören?*
*Kein guter Plan.*

Angesichts der vielen Schwierigkeiten nahm ich von meinen Selbstverstümmelungserwägungen wieder Abstand, was nur gut war, denn damit hätte ich mir die Grundlage für ein vernünftiges Operationsergebnis zerstört.
Gut, daß ich nicht Mann-zu-Frau-transsexuell war, denn dann hätte ich mir wahrscheinlich die Hoden abgeschnitten - ein viel einfacheres Unterfangen, was schon mindestens eine Betroffene gemacht hat! (Aber auch die Haut der Hoden wird bei Mann-zu-Frau-Transsexuellen später für die plastischen Operationen gebraucht!)

Mit meinem Wechsel zum Gymnasium durfte ich auch in dem dortigen Schulorchester spielen. Genauer gesagt im sogenannten Vororchester. Ins richtige Schulorchester durften nur die ganz Guten.
Das Orchester machte mir Spaß. Es war oft sehr lustig.
Doch dann waren einige von uns gut genug, um den Wechsel in das Schulorchester zu schaffen. Wir mußten vorspielen und wurden ausgewählt.
Ich schaffte es!
Aber jetzt ging der Streß los. Herr K., der neben den Schulchören auch das Schulorchester leitete, hatte uns Neue auf dem Kieker. Und er machte manchmal einen regelrechten Geigenunterricht aus dem Orchesterspielen. Ich wurde geschimpft, wenn ich bei schnellen Läufen hinterherhinkte. Oft mußten wir alleine spielen und wurden dann kritisiert. Anja, ein kleines, zierlich gebautes Mädchen, das ein Jahr älter war als ich und musikalisch einiges drauf hatte, mußte dann immer vorspielen wie es richtig geht. Ich beneidete sie, weil es ihr so leicht fiel.
Ich fand das Orchester ziemlich ätzend. Eine Aneinanderreihung von Mißerfolgen.

Nach 6 Jahren Geigenunterricht bei meiner Mutter sollte ich nun zu einem „richtigen“ Lehrer. Schon in den letzten Jahren waren wir dazu übergegangen, nur noch einmal in der Woche Unterricht zu halten, weil ich inzwischen so vernünftig war, auch alleine anständig zu üben. Doch meine Mutter hatte als ungelernte Geigenlehrerin nun mal nicht so viel drauf, um mich gut voran zu bringen. Ihr schwebte vor, daß ich zu Herrn K. - den ich ja schon vom Chor und vom Schulorchester kannte - gehen sollte, weil sie selbst schon damals bei ihm Geigenunterricht gehabt hatte und ihn sehr gut fand.
Er war einverstanden.
Nun mußte ich noch mehr üben. Herr K. war kein Lehrer, mit dem man sich anlegt. Sein Unterricht war zwar lehrreich, aber anstrengend. Oft mußte ich stundenlang mit erhobenem, verdrehten Arm - denn das ist ja die Geigenhaltung - stehen und irgendwelche Übungen immer wieder wiederholen. An sich wäre das kein Problem gewesen, aber da ich in dieser Haltung leicht verkrampfte, war sie weit anstrengender als geplant.
Ein weiteres Problem war, daß in sein Arbeitszimmer, in dem er mich unterrichtete, nachmittags die Sonne hinein schien. Ich stand also im heißen Sommer in meinem dicken Sweatshirt (noch vor meiner Pullunderzeit - aber auch später, mit Pullunder, war es noch heiß genug) in der prallen Sonne und schwitzte. Einmal bekam ich einen Schweißausbruch, und mir wurde für ein paar Sekunden schwarz vor den Augen. Eine völlig neue Erfahrung für mich. Das Problem dabei war, daß ich die Noten nicht mehr lesen konnte. Ich mußte ein paar Töne improvisieren. Zum Glück hatte Herr K. nichts gemerkt!
Angenommen, ich wäre umgekippt - dann wäre es bestimmt darauf hinausgelaufen, daß ich in Zukunft gefälligst dünnere Pullis anziehen sollte...
Jahre später, als ich schon längst geeignetere Kleidung gefunden hatte, kippte tatsächlich mal eine Schülerin bei Herrn K. um. In meiner nächsten Stunde legte er Wert darauf, daß ich mich hinsetzte, obwohl *ich* gar nicht umgekippt war. Aber schon in der Stunde danach war alles wieder beim alten.

Mit der Zeit wurde ich besser auf der Geige. Der Drill im Geigenunterricht und im Schulorchester tat seine Wirkung. Das hatte den angenehmen Effekt, daß mir das Spielen jetzt auch leichter fiel - zumindest im Schulorchester, denn im Unterricht wurden die Anforderungen ja passend zu meinen Fähigkeiten hochgeschraubt. Die deprimierende Zeit war vorbei, wo ich im Schulorchester immer zu den schlechtesten gehörte.

Ich hatte es satt, mit meiner kleinen Schwester in einem Zimmer zu leben. Die Zeiten waren zwar vorbei, wo sie nachts heulte, aber sie störte mich auch in anderer Beziehung.
Ich konnte einfach nicht für mich sein. Nichts entging ihr. Sie hatte mich ja immer im Blick, wenn sie da war. Und sie konnte, wenn sie wollte, auch herausfinden, was ich tat, wenn sie nicht da war. Neugierig genug war sie. Wenn ich mir mal ein neues Buch gekauft hatte, merkte sie es sofort und fragte, ob sie es auch lesen könne.

Mein Religionslehrer sagte später einmal zum Thema `psychologische Entwicklung des Menschen´: „Jugendliche in der Pubertät sollten ein eigenes Zimmer haben, in das sie sich auch mal zurückziehen können."
Der hatte gut reden! Als Doppelverdiener konnte er sich leisten, ein eigenes Haus auf dem Dorf zu bauen und seine Kinder mit Einzelzimmern auszustatten. Er sollte mal die Situation in unserem Haus sehen: Mein Bruder hockte in einem Loch, das genau 4 Quadratmeter groß war, und meine Schwester und ich hatten zwar anteilmäßig genug Platz, wir mußten uns aber das Zimmer teilen.
Ich wollte endlich meine Ruhe haben!
Aber was konnte man bei dieser Situation machen?
Eine kurze Zeit überlegte ich ernsthaft, ob ich mit Fridolin tauschen sollte. Aber in sein Zimmer paßten nicht einmal mein Bett und mein Schreibtisch zusammen hinein.
Dann fiel mir eine ganz brauchbare Notlösung ein. Ich bestand darauf, daß der große Schrank und mein 2 m hohes Bücherregal so in die Mitte des Zimmers geschoben wurden, daß sie eine Trennwand bildeten. Franziska protestierte zwar, weil sie nun nur noch Licht von 1 ½ Fenstern bekam, aber ich konnte mich durchsetzen.
Nun hatte ich meine Wand - wenn sie auch Löcher hatte. Oben auf dem Schrank und dem Regal klemmte ich Pappplatten unter die Decke. Am liebsten hätte ich auch noch den türbreiten Durchgang zugestellt und als Ersatztür die rechte Hälfte des großen Schrankes benutzt, dessen Hinterwand aus abschraubbaren Platten bestand. Aber von dieser Idee konnte ich meine Eltern nicht überzeugen.
Zumindest war jetzt der Sichtkontakt aufgehoben, und ich konnte Franziska nur noch hören. Leider kam sie jetzt aber häufig zum Durchgang und schaute, was ich machte.

Meine Treffen mit Diane wurden seltener. Das lag weniger an mir - sie war das einzige Mädchen, mit dem ich noch Umgang hatte, denn Ulrike war in ein Dorf umgezogen, und ich sah sie nur noch in der Schule. Diane orientierte sich jetzt ganz einfach mehr an ihrer eigenen Klasse, sie hatte dort weitere gute Freundinnen gefunden.
Eine davon war Luise. Die konnte ich nicht leiden. Sie war ziemlich dick, und ich fand sie häßlich. Außerdem gehörte sie zu den wenigen, die schon im zarten Alter von dreizehn, vierzehn Jahren rauchten. Ich konnte Diane nicht verstehen, daß sie Luise sympathisch fand, und entwickelte eine Eifersucht, die immer stärker wurde, denn es kam immer häufiger vor, daß ich Diane besuchen wollte und mir ihre Mutter mitteilte, daß sie gerade bei Luise sei.
Meine Eifersucht wurde so heftig, daß ich sogar Diane nicht mehr leiden konnte - wenigstens vorübergehend. Ich hatte sogar kein Interesse, mit ihr in die gleiche Konfirmandengruppe zu gehen!
Aber mit der Zeit gewöhnte ich mich dann auch daran, meine Freundin mit jemand anderem zu teilen.

Im Konfirmandenunterricht lernte ich zum ersten Mal die Waffen der Frau kennen.
Wir sollten in Gruppenarbeit eine Art Collage von Gedanken zu einem bestimmten Thema auf ein Poster malen. Das, was die anderen in meiner Gruppe da verzapften,

fand ich ziemlich albern. Ich weigerte mich, meine Unterschrift darunterzusetzen. Da grub Esther, die ich schon von früher her nicht leiden konnte, ihre langen Fingernägel in meine Hände, bis ich vor Schmerzen aufgab und doch unterschrieb. Das angeborene (?) soziale Integrierungsvermögen des weiblichen Geschlechts erstaunt einen doch immer wieder!

In der 8. Klasse sollten wir eine Turnlehrerin bekommen, die ziemlich ätzend war. Wir kannten sie schon aus der Unterstufe. Da in unserer Klasse nur knappe 10 Mädchen waren, sollte sie mit den Mädchen aus einer Parallelklasse zusammengelegt werden. Wir nutzten die Gelegenheit und fragten, ob wir nicht mit den Jungen aus unserer Klasse zusammen Sportunterricht haben könnten. Es klappte! Jetzt hatte ich richtig männlichen Sportunterricht! Es war ganz anders als der Unterricht früher. Nicht diese Sachen, wo es nur auf Graziösität ankam - nun wurde rangeklotzt! Hürdenlauf, Gymnastik, von der man Muskelkater bekam, Sportarten, in denen es auch auf Kraft ankam usw.. Das Fach fing an, Spaß zu machen. Nur meine Kleidung störte. Ich trug immer noch meine alte, lange schwarze Steghose. Doch bald setzte ich es durch, daß ich eine kurze Jungensporthose bekam. In Blau, versteht sich.

*Ich bin fertig mit Umziehen. Heute habe ich sie das erste Mal an.*
*Noch ein letzter, prüfender Blick, ob sie gut sitzt. Ich streiche sie glatt. Dann trete ich aus der Umkleidekabine.*
*Heute sollen wir zum ersten Mal in diesem Jahr rausgehen. Es ist noch kühl draußen. Aber der Lehrer wird uns schon warm machen.*
*Beim Gehen ist die Hose noch sehr ungewohnt. Sie kommt mir furchtbar weit vor. Wirkt mein Becken darin nicht sehr breit - weiblich breit? Ich schiele beim Hinausgehen unauffällig auf meine Spiegelbild in der Eingangstür der Turnhalle. Tatsächlich - es sieht etwas breit aus. Ich streiche noch einmal mit den Händen über die Hose, drücke sie seitlich ans Becken. Das muß ich wohl hin und wieder wiederholen...*
*Aber ich darf mir nicht zu viele Gedanken machen. Beim Anprobieren im Sportgeschäft hat es schließlich vernünftig ausgesehen. So genau würde hoffentlich niemand hinschauen.*
*Draußen stehen schon ein paar Jungen und warten. Einer zeigt auf mich und sagt: "Guckt mal da!"*
*Ich störe mich nicht daran, sondern trage sie mit Stolz - als hätte ich so etwas schon immer getragen.*

Als meine Kordhosen zu verschleißen begann, machte ich mir Gedanken, welche Hosen noch für mich in Frage kamen. Die hautengen Jeans, die jetzt modern waren, konnte und wollte ich nicht tragen. Für mich kamen sie schon deswegen nicht in Frage, weil man 10 Meter gegen den Wind sah, daß ich nichts zwischen den Beinen hatte.
Jetzt war mein Bruder endlich mal nützlich, sein Anblick brachte mich auf eine Idee.

Meine Eltern hatten ihm schon seit Jahren Lederkniebundhosen angezogen, weil die so schön robust und praktisch waren. Das war etwas Männliches!
Ich bearbeitete meine Eltern, damit sie auch mir Lederhosen kauften.
Die erste Reaktion war: "Was willst du denn damit?", aber nach einiger Zeit hatte ich sie auf: "Na, wenn du unbedingt willst..."
Beim nächsten Großstadt-Einkaufsbummel gingen wir in ein Spezialgeschäft und fanden dort auch eine passende Hose für mich. Es war eine schlichte Kniebundhose aus Leder, nicht so ein Jodlermodell mit Doppelhosenlatz und verzierten Hosenträgern. *Das* wäre mir auch zu auffällig gewesen. Ich war ja kein Bayer!
Jetzt hatte ich ein männliches Zeichen mehr! Meine dicken, krummen Unterschenkel fielen nun zwar deutlicher auf, aber es gab Schlimmeres.
In den nächsten Jahren trug ich diese Lederhosen fast täglich.

## Ich falle auf

Bei meinem Aussehen und Verhalten blieben Reaktionen meiner Mitschüler natürlich nicht aus. In meiner Klasse hatten sie meinen teils plötzlichen, teils allmählichen Wandel miterlebt und schienen davon nicht näher beeindruckt zu sein. Jedenfalls redeten sie in meiner Anwesenheit nicht darüber.
In den anderen Klassen war ich schon eher ein Thema. Was war das für eine komische Gestalt, die da meistens ganz allein rumhing und noch dazu eine unmoderne Lederhose trug?
Manche jodelten, wenn sie mich sahen.
Die Hose erfüllte nicht immer ihren Zweck, ein totales Männlichkeitssymbol zu sein: Einmal hörte ich im vollgestopften Schulflur, wie ein unbekannter Junge zu seinem Freund sagte: "Der da in der Lederhose, der ist bestimmt schwul!"
Na ja, sollten sie es denken. Schwul ist immer noch besser als weiblich!
Ich war wohl ziemlich auffällig. Anders als die anderen. Aber daran gewöhnte ich mich schnell. Mir war egal, was die anderen von mir dachten, solange sie mich nicht für kriminell oder weiblich hielten. So bekam ich ein dickes Fell, was ich später noch gut gebrauchen konnte.
Mit meiner geringen Körpergröße und meinem für einen Jungen sehr dicken Hintern konnten durchaus Zweifel an meiner Männlichkeit auftauchen. Die Frage, ob ich ein Junge oder ein Mädchen war, schien einige sehr zu beschäftigen. Dabei stellten sie es ganz verschieden an, um es herauszufinden.

Ein paar Jungen aus der Parallelklasse, die mit uns zusammen Sport hatte - getrennt nach Jungen und Mädchen- fragten sich, warum ich nicht bei den Jungen mitmachte.
Als ich die Treppe der Sporthalle heraufkam, fingen sie mich ab.
"Wie heißt du?"

Ich sagte meinen Nachnamen und ging schnell weiter, ehe sie noch weiter fragen konnten.

Ein Junge, der ein, zwei Jahre jünger war als ich, sprach mich auf dem Schulhof an. Das tun die Jüngeren gewöhnlich nicht. Er fragte mich irgendwas Belangloses, wollte anscheinend nur meine Stimme hören. Nun - eine tiefe Stimme konnte ich ihm bieten! Das schien ihn zu überzeugen.

Ein anderer spähte auf mein Heft, als ich in der Pause noch mal den Stoff der letzten Stunde durchging. Einen Namen konnte er zum Glück nicht lesen, weil keiner außen draufstand.
Er umkreiste mich und überlegte, was er tun sollte.
Jetzt hieß es cool bleiben! Am liebsten hätte ich eine blöde Bemerkung zu seinem Verhalten gemacht, aber das hätte ihn zu direkten Fragen zu meinem Geschlecht provozieren können. Also tat ich so, als würde ich ihn nicht wahrnehmen, und las weiter. Schließlich schaute er direkt über meine Schulter, um meine Schrift zu sehen. Da wurde mir bewußt, daß sie noch viel zu weiblich aussah. Ich hatte eine relativ ordentliche, fast schöne Schrift. Das mußte sich ändern! Und zwar schnell!
Meine Schrift wurde sprunghaft krakeliger. Und auch kleiner - kleine Schriften sehen meistens nicht so weiblich aus.

Zwei Jungen aus der 9. Klasse versuchten es auf die brutale Art. Den einen kannte ich vom Sehen. Er hatte mich früher mal eingeseift, als ich mich mit meinem kleinen Bruder prügelte. Jetzt trat er auf mich zu, als ich gerade aus dem Schulgebäude kam und nach Hause gehen wollte, und versetzte mir eine Ohrfeige, die sich gewaschen hatte. Dann wartete er auf meine Reaktion.
Zurückzuschlagen wäre zwecklos gewesen. Er war einen Kopf größer und viel stärker als ich. Und er hatte noch seinen Freund als Verstärkung neben sich. Ein klassischer Feigling.
Ich strafte ihn mit Verachtung, drehte mich wortlos um und ging.
War das die richtige Reaktion?
Ich wußte nicht recht. Aber mir fiel nichts Besseres ein.

Allmählich schien sich mein Geschlecht leider doch herumzusprechen.
Jetzt versuchten sie mich zu provozieren, riefen mir "Neutrum!" oder - wenn sie meinen Namen wußten - "Charlotte!" hinterher. "Nutte!" hörte ich zum Glück nur ein Mal.
Da ich aber auf die Rufe nicht reagierte - was bei "Charlotte" durch die langjährige Gewohnheit gar nicht so einfach war -, hörten sie schnell wieder auf. Nur eine blonde, langhaarige Hexe zeigte eine unangenehme Ausdauer. Ich strafte sie mit Verachtung.

Aber ich erlebte auch eine merkwürdige, positive Reaktion. Da gab es ein Mädchen, das ein Jahr jünger war als ich. Ich kannte sie vom Sehen. Sie war mir schon in der 7. Klasse aufgefallen, weil sie wie ein Junge aussah. Aber irgendwas war an ihr, was

mich an ihrer Männlichkeit zweifeln ließ. Sie sah irgendwie zu brav aus. Immer ein ordentlicher Anzug und gekämmte Haare. Außerdem sah man sie nie zusammen mit Jungen, sie war fast ständig in Begleitung ihrer Busenfreundin.
Diese Freundin kam eines Tages auf mich zu und sagte zu mir: "Ich soll dir von meiner Freundin sagen, daß sie dich ganz toll findet!"
Ich war baff.
Die andere hatte anscheinend auch transsexuelle Neigungen oder zumindest eine gewisse Männlichkeit. Ich kannte sie nicht gut genug, um das beurteilen zu können.
Sie schien aber mit der Zeit darüber hinwegzukommen, wie ich aus der Ferne beobachtete. Als sie in die Pubertät kam, fing sie allmählich an, weiblicher zu werden. Sie trug ihre Frisur etwas länger, und auch die Kleidung wurde weiblicher. Anscheinend ein ähnlicher Fall wie Nicole.

Die Reaktionen in meiner Familie waren zurückhaltender. Meine Eltern äußerten sich normalerweise nicht zu dem Thema, sondern neigten eher zum Verdrängen. Mein Vater hielt sich sowieso aus Erziehungsproblemen heraus. Und meine Mutter interpretierte es als eine Pubertätsspinnerei, die hoffentlich bald wieder von selbst aufhören würde.
Franziska hatte etwas gegen meine männliche Entwicklung. Sie wurde nämlich wegen ihrer "komischen Schwester" von ihren KlassenkameradInnen gehänselt (wie ich erst Jahre später erfuhr - aber auch, wenn ich es gewußt hätte, hätte ich nichts an meinem Verhalten geändert. *Sie* ist ja nicht für mein Verhalten verantwortlich, also braucht sie sich auch nicht deswegen hänseln zu lassen.).
Das Hänseln paßte ihr nicht in den Kram, weil sie schon genug damit zu tun hatte, ausreichend von ihren Freundinnen anerkannt zu werden.
Sie behandelte mich bewußt weiblich, nannte mich "Schwesterchen" usw., in der Hoffnung daß ich dadurch mädchenhafter würde. Natürlich kränkte sie mich damit nur, erreichte aber sonst nichts.
Fridolin schien mich noch am ehesten zu verstehen und als Junge zu akzeptieren (obwohl er sich über die regelmäßig stattfindenden „Verwechslungen“ durch Fremde amüsierte).
Natürlich tat er das nicht, um mir damit einen Gefallen zu tun, sondern um selbst Nutzen daraus zu ziehen. Wenn er etwas von mir wollte, sagte er zum Beispiel: "Du bist auch mein Lieblingsbruder..."
Meine Verwandten versuchten dem Thema aus dem Weg zu gehen. Sie behandelten mich weder bewußt weiblich, noch unterstützen sie meine Männlichkeit. Manche von ihnen waren besorgt über meine Entwicklung und redeten hinter meinem Rücken mit meinen Eltern darüber (was ich nicht mitbekam und erst später durch Zufall erfuhr), versuchten sie zu warnen und schlugen vor, mal mit mir zum Psychiater zu gehen.
Meine Eltern schlugen die Warnungen aber in den Wind. Sie maßen der Angelegenheit nicht viel Bedeutung bei.

Onkel Karl-Heinz war der einzige, der sich mal *mir* gegenüber äußerte. Als ich mal wieder in besonders männlichem Outfit aufkreuzte, sagte er: "Du solltest eine

Geschlechtsumwandlung machen. Aber das geht ja nicht. Dazu bist du ja schon zu alt."
Ich dachte über diese Aussage nach. Geschlechtsumwandlungen sind anscheinend nur *vor* der Pubertät möglich, wenn sich die sekundären Geschlechtsmerkmale noch nicht entwickelt haben.
Schade. Vielleicht wäre das etwas für mich gewesen?!

# Flegeljahre

Mein männliches Leben war für mich inzwischen zur Routine geworden - oder besser gesagt die möglichst perfekte Simulation eines Jungen in Aussehen, Erscheinung, Verhalten und Entwicklung. Ich hatte Kleidung gefunden, in der meine weiblichen Geschlechtsmerkmale nicht so auffielen. Die Sachen durften natürlich nicht zu eng sein, obwohl das gerade modern war.
Fast alle in meinem Alter liefen in hautengen Jeans herum, egal wie sie darin aussahen. Der Extremfall waren dicke Mädchen, die sich Tag für Tag in so etwas reinzwängten. Solche liefen gelegentlich auf dem Schulweg vor mir her. Der Anblick ihrer fetten Beine und ihrer noch fetteren Hintern, die durch den festen, eng anliegenden Stoff nicht etwa verborgen, sondern auf unvorteilhafteste Weise betont wurden, fand ich extrem abstoßend. Ich hätte mich - auch als Mädchen - nicht so angezogen, egal was die Mode gerade diktiert!
Meine Schwester dagegen tat es. Sie kam jetzt auch in die Pubertät. Sie war körperlich ein bißchen frühreifer als ich, und ihre Körperformen waren auch insgesamt weiblicher als meine - schon in Kindertagen. Durch die Pubertät verweiblichte sich ihre Fettverteilung noch mehr. Sie war zwar nicht unbedingt dick, doch ihr Unterbau hatte einen gewissen Durchmesser. Sie hatte aber nicht das Selbstbewußtsein, sich anders anzuziehen als ihre AltersgenossInnen. Dann wäre sie ja aufgefallen. Gerade in diesem Alter ist das ja eine schwierige Angelegenheit. Im Kreis der Pubertierenden muß mensch sich anpassen, das Aussehen, das Verhalten und den Geschmack der anderen annehmen, sonst ist mensch unten durch und wird ganz schnell zum Außenseiter. Das wollte Franziska natürlich nicht riskieren.
Ihre psychische Entwicklung war wirklich auffallend. Früher war sie ein nettes, fröhliches und hilfsbereites Kind, jetzt fing sie an, irgendwie verklemmt zu werden. Ihr war auf einmal wichtig, was andere - vor allem ihre Klassenkameradinnen - von ihr dachten. Sie war nämlich von Grund auf ein sozialer Typ und gerne mit anderen Menschen zusammen. Sie wollte auf keinen Fall auffallen. Deshalb trug sie eben diese engen Jeans und tagaus, tagein einfarbige Sweatshirts - aber ja nicht mit Schrift drauf oder einem auffälligen Muster! Sie fiel schon dadurch auf, daß sie so unauffällig, direkt langweilig aussah...

Nebenher wurde sie auch noch leicht reizbar, konnte keine Kritik vertragen und hatte kein Durchhaltevermögen. Aber das hatte sie eigentlich noch nie gehabt. Da sie jetzt auch noch die Menstruation und Kreislaufschwierigkeiten bekam, entwickelte sie eine gewisse Wehleidigkeit und ging gerne allen Anstrengungen aus dem Weg.
Kurz - sie war eigentlich das genaue Gegenteil von mir.
Ich war gekränkt, wenn ich mit ihr in einem Atemzug genannt wurde. Das kam leider oft vor. "Die Mädchen...", "Das Mädchenzimmer..." und vieles andere. Das soll nicht bedeuten, daß ich sie verachtete und entsprechend herablassend behandelte - ich fraß meinen Frust eher in mich hinein.

Angesichts Franzis enger Jeans packte ich die Gelegenheit beim Schopf, um sie zu ärgern, und rief ihr „Schwapp, schwapp!“ hinterher - was Fridolin natürlich gleich begeistert kopierte. Das hatte aber nicht die geplante Wirkung: Sie zog sich auch weiterhin so an. Statt dessen bekam sie die fixe Idee, zu schwer zu sein und abnehmen zu müssen. Und das einem Ausmaß, daß es einer Magersucht nahekam. Zum Glück wurde es nicht ernst, denn sie hatte nicht das Durchhaltevermögen, ihre neuen Eßprinzipien immer einzuhalten. Das ständige Hungergefühl quälte sie schon sehr!
Schlank wurde sie - gerade genug, um gut auszusehen (die Beine wurden allerdings nicht dünner), aber nicht genug, daß sie mit ihrem Gewicht zufrieden gewesen wäre. So machte sie halt weiter und nervte den Rest der Familie, indem sie sich von fast allem Eßbaren immer 1/8 abbrach. Darauf erbarmte sich einer von uns und aß das angebrochene Stück, worauf sie kurze Zeit später ein neues Stück kastrierte. Schwestern...!
Mir war es egal, wie dick ich war. Ich wollte nicht fett sein, aber auch nicht zu dünn, denn ich hatte Angst, daß dann die Brust noch deutlicher hervortreten würde. Also hielt ich mich auf mittlerem Gewichtsniveau mit leichter Tendenz zur Pummeligkeit. Wie Franziska hatte auch ich die dicken Beine geerbt, die in der Familie lagen, zum Glück aber nicht so stark ausgeprägt. Mein Kinderkörper war schlank und sportlich gebaut, in der Pubertät wurde er dann eher stämmig, das heißt kurz und breit. Im Sitzen hatte ich zwar männliche Durchsnittsgröße, aber meine Arme und Beine hörten für meinen Geschmack zu früh mit dem Wachsen auf. Die Breite meines Körpers war ja an sich nichts Schlechtes, weil es zum größten Teil männlich wirkte, aber es war halt doch alles ein bißchen zu rund - nicht kantig genug. Vor allem die Schultern.
Deshalb fing ich an, gezielt meine Muskeln zu trainieren. Ich wollte breitere Schultern, muskulöse Oberarme und sehnige Unterarme haben. Entsprechende Übungen nahm ich in meine tägliche Rückengymnastik auf. Inspirieren ließ ich mich dazu unter anderem durch den Sportunterricht. Wenn wir dort eine Übung machten, wovon ich Muskelkater bekam, nahm ich sie in mein Repertoire auf. Zum Beispiel Kniebeugen mit Gewichtsverlagerung. Wenn ich schon dicke Beine haben sollte, dann doch lieber dick durch Muskeln als dick durch Fett!
Viel tat sich allerdings nicht. Es gab nur wenige Muskeln, die sich sichtbar wölbten - und die taten es auch erst nach längerer Zeit -, aber immerhin bekam ich deutlich

seltener Muskelkater - selbst wenn die anderen in der Klasse am Tag nach dem Sportunterricht stöhnten! Außerdem wurde ich fitter und fühlte mich wohler.

Am Ende der 7. Klasse, als wir ein Wahlpflichtfach für die 8. Klasse aussuchen mußten, hatte ich "Werken - künstlerische Holzgestaltung" gewählt. Ich war neugierig auf das Fach, denn Werken hatte ich noch nie gehabt. Ich mußte ja immer in Handarbeiten gehen. Hoffentlich konnte ich mit den Jungen mithalten, die ja viele Jahre Unterrichtsvorsprung hatten! Andererseits hatte ich mir ja im Keller auch einiges beigebracht.
Unser Lehrer war ein Referendar. Wir mußten uns alle je einen Schraubstock nehmen und ihn an der langen Werkbank vor dem Fenster befestigen. Dann bekamen wir ein Stück Holz und eine scharfe Raspel und mußten das Holz in eine bestimmte Form bringen: ein Tropfen mit abgebogener Spitze.
Ich wußte am Anfang nicht, wie ich die Raspel halten sollte, und schielte zu den Nachbarn. Sie legten fast alle die andere Hand zur Unterstützung auf das rauhe Ende, was mir dann auch logisch erschien, weil man auf diese Weise mehr Druck aufwenden konnte. Außerdem bemerkte ich beim Arbeiten, daß man dann mit der anderen Hand auch gut die Raspel lenken konnte.
Es dauerte einige Zeit, bis das Raspeln auf unserem harten Holz Wirkung zeigte. So waren wir stundenlang mit dieser einförmigen Tätigkeit beschäftigt.
Ein Stimmengewirr erfüllte den Raum. Da einerseits ziemlich wenig Mädchen dieses Fach gewählt hatten, andererseits aber mehrere Sitzenbleiber, hörte man vor allem Bässe. Es klang wie in einem Wirtshaus. Männlichkeit, wie ich sie nicht mag. Oder war es Neid?
Ich erwies mich als ziemlich geschickt mit der Raspel. Auf meinen Tropfen bekam ich eine Eins. Danach machten wir ein Furnierbild, was mir schwerer fiel, weil das Furnier so spröde war und sich schlecht schneiden ließ.
Das Werken machte mir großen Spaß. Der Junge neben mir konnte das nicht verstehen - er fand den Lehrer gräßlich. Aber ich hatte ja in dem Fach noch keinen besseren Lehrer kennengelernt.

In der 7. Klasse war nur ein Junge schon im Stimmbruch. Ich konnte ihn deswegen nicht leiden. Er wirkte so fremd. Jetzt in der 8. Klasse bekamen allmählich auch die meisten anderen eine tiefere Stimme, manche hatten auch schon einen leichten Bartflaum auf der Oberlippe. Jetzt kam es mir schon normaler vor. Ich war soweit, die Entwicklung mitzumachen. Als Junge mußte ich jetzt auch eine tiefe Stimme bekommen!
Die anderen Jungen wurden zu meinen Konkurrenten (ohne daß sie davon wußten). Es war kein Problem, meine Stimme so weit herunterzudrücken, daß es so klang wie bei ihnen. Ich hatte ja schon eine tiefe Kinderstimme gehabt. Wahrscheinlich war ich auch im Stimmbruch - im weiblichen Stimmbruch, der ja nicht so auffällig ist wie der männliche - denn schon seit einem Dreivierteljahr bemerkte ich beim Singen eine gewisse Heiserkeit. Ob meine Stimme aber nennenswert tiefer geworden war, konnte ich nicht beurteilen.

Konnte ich auch im Bartbereich etwas zustande bringen? Ich schaute meine Oberlippe genau im Spiegel an.
Es war hoffnungslos!
Trotzdem probierte ich mal den Rasierapparat meines Vaters aus und rasierte mir die Oberlippe. Vielleicht würden die Härchen ja etwas dicker nachwachsen?
Viel nützte es nicht. Dann versuchte ich etwas anderes. Ich nahm eine Pinzette und zupfte an den vorhandenen Härchen, um sie zum Wachstum anzuregen. Auch das brachte nichts.

Nach einiger Zeit hatte ich das Haareschneiden bei meiner Mutter satt. Wenn sie das konnte, dann müßte ich es doch eigentlich auch können?! Schließlich war ich doch handwerklich geschickt!
Ich kramte im Badezimmerschrank und fand neben der Haarschere auch eine Art Kamm mit einer Rasierklinge zwischen den Zähnen. Den konnte man in verschiedenen Stufen einstellen und sich kämmend die Haare kürzer schaben. Eine gute Methode, um die „Wolle“ auf dem Kopf zu reduzieren! Den Rand der Frisur kürzte ich mit der Schere. Auch das klappte gut, nur wenn man vor dem Spiegel oder gar mit doppelter Spiegelung arbeitete, war es etwas schwierig, die Schere anzusetzen.
Die letzten Korrekturen machte ich mit dem Rasierapparat.
Jetzt war ich wirklich unabhängig!

Meine Klasse kam geschlossen ins Flegelalter. Die schulischen Leistungen wurden schlechter - unser Rekord war ein Diktat mit 14 Sechsern (wobei ich eine 4 hatte) -, wir spielten fleißig "Sachen weitergeben" und versuchten die Lehrer zu ärgern.
In den Fünfminutenpausen ging es erst richtig los. Die Mädchen rannten schreiend hinaus - bis auf eine Emanze, die aus Protest auf ihrem Stuhl sitzenblieb, bis es ihr zu doof war -, und die Jungen fingen an zu randalieren. Sie bildeten zwei Parteien, verschanzten sich hinter den Tischen und bewarfen sich mit Schwämmen und Papierkörben. Ich stellte mich an den Rand und machte mit, wenn etwas in meine Gegend geflogen kam. Voll einzusteigen traute ich mich nicht, da die Jungen bei ihren Spielen in der Regel keine weiblichen Teilnehmer akzeptierten.
Die Nachbarklasse war auch nicht besser, obwohl die schon ein Jahr älter waren. Einmal schütteten sie den Inhalt ihres Papierkorbes in unsere Klasse, ein anderes Mal kamen wir vom Kunstunterricht und stellten fest, daß der Klassenraum völlig leer war. Sämtliche Stühle und Tische waren geklaut!
Natürlich entwickelten wir auch eine eigene Sprache und bestimmte Redewendungen, die wir häufig wiederholten. Jochen war da eine Art geistiger Anführer. Er hatte die besten Einfälle. Schon seit Jahren hatte er sich als Klassenkasper verdient gemacht - als begabter Klassenkasper. Seine spontanen Bemerkungen waren so witzig, daß selbst die Lehrer in unser brüllendes Gelächter einfielen. Ich konnte ihn gut leiden, weil seine Witze den langweiligen Unterricht auflockerten.

Nun entwickelte er unsere Sprache weiter und alle Jungen inklusive mir versuchten ihn nachzuahmen. Meine Mutter wunderte sich über meine neuen Redewendungen. Sie dachte sogar, ich wäre in Jochen verliebt. Was für ein Quatsch! Die anderen Jungen redeten genauso wie ich!
Teilweise entwickelte Jochen aber auch ein Verhalten, das ich gar nicht erstrebenswert fand. Er fing an zu rauchen, hielt mit seinen Freunden regelmäßig Saufgelage ab und nahm sich fest vor, sitzenzubleiben. Das waren männliche Merkmale, die ich bewußt nicht übernahm. Alles hat seine Grenzen, und das hier entsprach nicht meinen Idealen!
Komischerweise unterstützte ihn ein Lehrer noch dabei. Als er roch, daß Jochen geraucht hatte, sagte er: "Du rauchst wohl, damit dein Bart besser wächst?"
Merkte der Lehrer nicht, daß er mit solch einer Aussage die Schüler erst recht zum Rauchen verleitete - in einem Alter, wo sie zu allem bereit waren, nur um männlicher zu wirken?

Im Herbst fuhren wir auf Konfirmandenfreizeit. Am Abend machten wir gemeinsam Spiele. Zum Beispiel "Hänschen piep einmal". Ich wurde nie erraten, denn ich konnte sehr männlich piepen. Meine Stimme klang wie die von Oliver neben mir.
Später am Abend wurden die Spiele unangenehmer. Wir waren schon ein paar Jahre in dem Alter, wo man ein Herz an die Tafel malt und die Namen zweier Mitschüler hineinschreibt, nur um sie zu ärgern, worauf diese sich dann auf den Schwamm stürzen, um das schnell wieder wegzuwischen. Jetzt weitete sich das auch noch insofern aus, daß wir auf Klassenfesten jene blöden Spiele spielen mußten, die irgend etwas mit Liebe zu tun hatten. Selbst unser Pfarrer unternahm nichts dagegen. Er schien nichts dabei zu finden.
Als ich dran war, war ich auf der Hut. Ich wurde zusammen mit einem Jungen vor die Tür geschickt, während die anderen irgend etwas ausmachten. Dann sollten wir wieder hereinkommen, gemeinsam einen Faden in eine Nadel einfädeln und dazu Bemerkungen machen. Die anderen stellten sich dabei vor, daß wir auf Hochzeitsnacht wären. Aber wir zogen es vor, kaum ein Wort zu sprechen und vermasselten den anderen damit die Freude. Als wir "aufgeklärt" wurden, war ich froh darüber. Die Vorstellung, was die anderen in Verbindung mit mir gedacht hätten, ließ mich erschauern. Dieses Spiel ging für meinen Geschmack entschieden zu weit!
Dann hatte der Pfarrer noch die Idee, ein Spiel zu spielen, wo jeder einem anderen sagen mußte, was er an ihm gut findet. Wer ausgewählt wurde, mußte dann wieder einen nächsten auswählen. Ein Mädchen fing an. Natürlich suchten die Mädchen nur Mädchen aus. Die Schüchternheit war zu groß, um den Sprung zum anderen Geschlecht zu wagen. Und wie es das Schicksal so wollte, kam meine Zwitterrolle zufällig gerade jetzt zum Ausdruck. Das letzte Mädchen nahm mich, und ich mußte jetzt einen Jungen auswählen. Verdammt, es ging ja noch, einen Jungen auszuwählen, aber mir mußte ja auch noch einfallen, was ich an ihm gut finde. Ich überlegte lange. Schließlich wählte ich Jochen und sagte: "Ich finde gut an dir, daß du so ehrlich bist." Was Besseres fiel mir nicht ein.

Der andere Abend machte mir mehr Spaß. Wir gingen gemeinsam ins Schwimmbad im Keller der Jugendherberge. Das Becken war nur klein. Zum Schwimmen oder Tauchen war kein Platz. Also tunkten wir uns gegenseitig. Sogar der Pfarrer machte mit. Es war ein wildes Gerangel, und wir amüsierten uns prächtig! Um Luft zu schöpfen, hielten wir uns gelegentlich in einem seichteren Bereich des T-förmigen Beckens auf. Oliver griff mich an den Armen und versuchte mich ins Tiefe zu drängen. Ich war aber stärker als er. Er hatte keinen Erfolg.
Die Tunkerei hatte dem Pfarrer auf die Ohren geschlagen. Mit den nachfolgenden Jahrgängen ging er nicht mehr ins Schwimmbad...

Vielleicht hatte Jochen mein Verhalten während des Spieles auf der Konfirmandenfreizeit überinterpretiert. Einige Wochen später sprach er mich mit theatralischem Ausdruck in der Stimme - aber offensichtlich meinte er es ernst - an: "Ich liebe dich!"
Das hatte mir noch gefehlt!
Ich antwortete: "Du spinnst wohl!" und versuchte dabei, mein Erschrecken zu verbergen und möglichst überzeugt-abweisend zu klingen.
Hatte er unbewußte schwule Neigungen, oder schaffte er es, all meine Männlichkeit zu übersehen?
Ich schien ihn von der Verrücktheit seines Einfalls überzeugt zu haben. Er kam er mir zum Glück nie wieder mit so etwas!

Im Mai 1982 wurde ich konfirmiert.
Die Kleiderfrage regelten wir mit einem Kompromiß. Daß ich keinen Rock anziehen würde, wurde meinen Eltern schnell klar. Genauso klar war mir, daß mir meine Eltern keinen dunklen Sakko kaufen würden, wie fast alle anderen Jungen trugen - manche schon im Alltag vor der Konfirmation, zusammen mit Sweatshirts. Das wäre ihnen zu teuer gewesen, und so weit wollten sie meine „Spinnerei" auch nicht unterstützen.
Wir einigten uns auf eine dunkle Weste, die farblich zu meiner dunkelblauen Kordhose paßte. Darunter trug ich ein weißes Hemd, und die leicht abstehende Weste verbarg die im Hemd sichtbaren Brüste zum Glück zum größten Teil. Als Krönung hatte ich mir noch eine richtige Jungenschleife mit Gummizug, die der Konfirmand ähnlich wie eine Fliege unter dem Hemdkragen trug, erbettelt.
Die Zeremonie der Konfirmation beeindruckte mich tief. Obwohl leider die Jungen und Mädchen getrennt eingesegnet wurden. Aber das ging schnell vorüber.
Daheim war ich dann der Held des Tages - mehr noch als an meinen Geburtstagen.
Ich bekam von Bekannten und Unbekannten viele Geschenke. 2/3 davon waren unbrauchbar.
Die Leute hatten sich gedacht: was schenkt man einem Mädchen zur Konfirmation? und entsprechend klischeehaft fielen die Geschenke aus. Ich hatte so etwas schon erwartet und mir Geld gewünscht, aber das hatte nicht viel genützt.
Schillernde Halstücher, eine Handtasche, Schmuck, feminines Briefpapier und einen goldenen Ring von meinen Eltern, der mich besonders enttäuschte, denn meine

Eltern sollten mich doch eigentlich kennen. Das Gesangbuch von meiner Oma ging ja noch - bis auf meinen Namen, der in Goldbuchstaben auf einem schwarzen Bändchen auf der ersten Seite eingetragen war. Aber den konnte man ja wegkratzen...
Am meisten freute mich noch der "Brenn-Peter" von meiner Patentante, eine Art Lötkolben, mit dessen Spitze man in Holz oder Leder Buchstaben, Verzierungen, Muster oder ganze Gemälde einbrennen konnte. Ihn nutzte ich in Zukunft intensiv, um Weihnachtsgeschenke zu basteln.

Von dem Geld, was ich bekommen hatte, wollte ich mir ein Rad kaufen. Und zwar ein Herrenrad!
Seit ich aus dem Klapprad-Alter heraus war, war ich auf einem alten Damenrad gefahren, das wir auf dem Sperrmüll gefunden hatten. Olaf hatte es mir repariert, und wir hatten es zusammen neu gestrichen. Dafür, daß es ein altes Rad war, fuhr es gar nicht schlecht - weit besser als manche neuen Räder. Aber es war und blieb ein *Damen*rad. Da half auch nicht, daß ich wie auf einem Herrenrad auf- und abstieg.
Ich überlegte hin und her, welches Rad ich nehmen sollte.
Mein Vater half mir dabei. So etwas machte er gerne. Angebote studieren, Testberichte wälzen, Vergleiche anstellen, ewig hin- und herüberlegen...
Seinen Vorschlag, daß ich ein Mixte-Rad nehmen sollte, fand ich allerdings nicht besonders gut. Es vereinigte jeweils die Nachteile von Damen- und Herrenfahrrädern in sich: schlechter, hoher Einstieg und wenig stabiler Rahmen, den man auch nicht besser als ein Damenrad an einen Baum lehnen konnte. Zum Glück blieb mein Vater nicht lange bei dieser Idee. Mehr ging es uns noch um die Frage, ob ich eine Gangschaltung nehmen sollte oder nicht. Bisher war ich gut ohne Gangschaltung ausgekommen, und beim Rad von meinem Vater war sie nicht ganz in Ordnung und störte dadurch beim Fahren. Aber so eine Gangschaltung hatte auch ihre Vorteile...
Schließlich entschied ich mich für ein blaues Herrenfahrrad mit 3-Gang-Schaltung. Ich kaufte es alleine. Der Verkäufer stellte mir eine Quittung aus und fragte mich nach meinem Namen. Ich sagte nur "Fink" - und das war gut so: Er schrieb "Herr Fink" auf die Quittung. *Ich war zum ersten Mal als **Herr** bezeichnet worden!*

Den Kauf des Herrenrades sah meine Mutter als Anlaß, zum ersten Mal mit mir über meine Männlichkeit zu sprechen. Auf dem nächsten Waldspaziergang fing sie plötzlich an:
"Wärst du gerne ein Junge?"
"Ja."
"Du weißt doch, daß das nicht geht. Du hast einen weiblichen Körper. Du bist ein Mädchen und bleibst ein Mädchen!"
Damit war für sie das Thema erledigt.
Für mich nicht.
Mein Wunsch, ein Junge zu sein, wurde immer stärker. Und wenn ich am Körper schon nichts ändern konnte, dann wollte ich doch wenigstens so männlich wie möglich leben und alles auslöschen, was an meine Weiblichkeit erinnern konnte.

In meinen Büchern, in die ich fein säuberlich meinen Namen geschrieben hatte, strich ich ihn fein säuberlich wieder durch, und zwar so, daß man wirklich *nichts* mehr lesen konnte.
Genauso hatte ich es schon mit meinen Schulheften gemacht. Und auf die neuen Hefte schrieb ich gar keinen Namen mehr drauf.
Schade, daß ich so einen unpraktischen Vornamen hatte! Andere Namen hätte man ja noch manipulieren können. Wenn ich zum Beispiel Heike geheißen hätte, hätte man das „e" am Ende so schreiben können, daß man nicht eindeutig lesen konnte, ob es wie ein „e" oder wie ein „o" aussah. Oder Namen, die man männlich abkürzen konnte, zum Beispiel Alexandra mit „Alex" oder Ulrike mit „Uli". Ich hatte ja noch nicht einmal einen männlichen Spitznamen oder überhaupt einen Spitznamen. „Charly" hätte sich zwar angeboten, aber so hieß schon unser Hund...

In den Ferien machten wir mit der Familie eine längere Radtour. Hierbei konnte ich mein Rad richtig einweihen.
Da ich jetzt im kraftstrotzenden Alter war - was eine männliche Pubertätsnebenerscheinung zu sein scheint - fuhr ich fast immer weit vorneweg. Meistens benutzte ich den 3. Gang, die kleineren Gänge hielt ich für unter meiner Würde und benutzte sie nur bei steilen Bergen. Mit entsprechendem Muskeleinsatz ließ sich das auch problemlos machen. Erst Jahre später sah ich ein, daß auch kleinere Gänge nützlich sind. Man kann mit ihrer Hilfe viel schneller anfahren und erreicht eine gleichmäßigere Fahrweise.
Wenn ich hin und wieder auch mal hinter meiner Mutter oder meiner Schwester herfuhr, beobachtete ich ihre typisch weibliche Fahrweise. Ich kann sagen, daß sie typisch weiblich ist, weil ich sie später noch bei vielen weiblichen Wesen festgestellt habe. Allerdings machten es nicht alle Frauen - die sportlichen fuhren ganz normal. Mama und Franziska wälzten bei jedem Tritt ihr Becken über den Sattel, als wäre er zu hoch und sie kämen mit dem unteren Fuß nicht ganz nach unten. Mama gab ihrem Becken am Anfang der Bewegung sogar noch einen kleinen Schubs. Zusätzlich gaben sie der ganzen Bewegung mit dem Oberkörper noch Nachdruck, indem sie ihn in die Tretrichtung lehnten. Dachten sie, sie könnten mehr Kraft einsetzen, indem sie praktisch den ganzen Körper auf das Pedal rutschen ließen? Oder machten sie es unbewußt? Oder waren ihre Sättel wirklich zu hoch?
Das Ganze schien sie zumindest sehr anzustrengen. Es waren zu viele unnötige Bewegungen dabei, und die Kraft wurde nicht richtig übertragen.
Fuhr ich auch so?
Hoffentlich nicht! Das wäre ja ein weibliches Merkmal, das man schon von weitem sieht!
Aber ich glaube nicht, daß ich es tat. Solche extremen Bewegungen hätte ich bemerken müssen.
In Zukunft achtete ich zumindest genau darauf, auch nicht eine Andeutung dieser Bewegung zuzulassen.

Einmal durfte ich in den Ferien einen kurzen Rundflug mitmachen. Es war ein faszinierendes Erlebnis. Alles war auf einmal ganz klein, man hatte eine ganz andere Perspektive und eine herrliche Aussicht, man bewegte sich frei im dreidimensionalen Raum...
Hoffentlich würde ich bald mal wieder fliegen dürfen!

## Mädchen sind doof

In der 9. Klasse gab es einige Veränderungen. Es fing schon an, als ich zu meinem neuen Klassenraum kam. Eine Menge fremder Mädchen stand vor der Tür. Was sollte das?
Ich suchte Ulrike, damit ich mir wieder den Platz neben ihr sichern konnte. Sie war nicht auffindbar. War sie krank? Dann mußte ich halt versuchen, ihr einen Platz neben mir freizuhalten.
Der neue Klassenlehrer kam und schloß auf. Alle drängten sich in die Klasse hinein, auch die fremden Mädchen. Scheiße, die waren wohl alle neu in der Klasse? Es schien Schluß zu sein mit der kleinen, beschaulichen Klasse, die wir in der 8 waren.
Ich versuchte einen freien Tisch mit 2 Plätzen zu ergattern. Keine Chance. Hier waren einfach zu viele Leute in dem Raum. Oder zu wenig Tische. Schließlich war nur noch ein Platz frei. Auf den mußte ich mich wohl oder übel setzen.
Wer saß denn da neben mir?
Ach du Schreck!
So ein häßliches Mädchen hatte ich noch nie gesehen. Sie war fett - anders konnte man es nicht bezeichnen -, hatte ein aufgedunsenes Gesicht, das mich an eine Kuh erinnerte, lange rote Haare und eine blasse Haut.
Schnell schaute ich wieder weg.
Hoffentlich würde Ulrike bald wieder gesund sein, damit der Spuk ein Ende hatte!
Der Lehrer hatte gleich eine schlechte Nachricht für uns. Da in unserem Jahrgang so viele kleine Klassen waren, wurde nun eine Klasse geteilt. Die Mädchen dieser Klasse kamen zu unserer Klasse und die Jungen in Dianes Klasse. Meine Tischnachbarin gab es noch als Zugabe. Sie war sitzengeblieben.
Jetzt war in der Klasse ein deutlicher Mädchenüberschuß. Das erwies sich mit der Zeit als gar nicht so angenehm. Es war ein richtiger Hühnerhaufen.
Ich hätte zwar sagen können: "Jetzt bin ich einer der Hähne im Korb und habe eine Riesenauswahl an Mädchen!", aber so wurde ich ja nicht behandelt. Außerdem war ich noch in dem Alter, wo ich Mädchen doof fand. Meine männliche Entwicklung lief gegenüber der meiner Altersgenossen um ein paar Jahre verzögert ab. Ich hatte ja eine Menge Erfahrungen nachzuholen.

Dummerweise war zur Zeit auch noch das Stricken „in“. Mindestens die Hälfte der Mädchen hatte einen Berg von Wolle auf ihrem Tisch liegen und klapperte mit ihren Stricknadeln.
Das Geräusch nervte mich.
Man konnte direkt eine Kurzsatire zu dem Thema schreiben:

*Nach der Frage des Lehrers entstand eine peinliche Stille.*
*Man konnte nur noch das Klappern der Stricknadeln hören.*

Aber Protest - auch von Lehrerseite - war zwecklos. Die Mädchen behaupteten, sich besser konzentrieren zu können, wenn sie strickten. Das bezweifelte ich. Aber die Lehrer konnte nicht das Gegenteil beweisen.
Die Stimmung und die Atmosphäre in der Klasse wurde ganz anders. Früher, als Jungenüberschuß war, wurden die paar Mädchen toleriert oder ignoriert, jetzt baute sich allmählich eine tiefe Kluft zwischen Jungen und Mädchen auf. Vielleicht war es auch eine gewisse Scheu am Anfang der Pubertät vor dem anderen Geschlecht. Die meisten waren noch nicht in dem Alter, daß sie mit anderen "gingen", und die wenigen, die es schon taten, machten es möglichst unauffällig.
In der Regel hielten die Geschlechter Abstand voneinander.
Die Lehrer waren natürlich froh, jetzt eine bravere Klasse vor sich zu haben, und änderten ihr Verhalten, machten mehr auf die "Du-und-Du-Tour". Das war langweilig.
Noch dazu war Jochen tatsächlich sitzengeblieben - wie er sich vorgenommen hatte. Dadurch gab es jetzt deutlich weniger zu lachen. Bruno, sein Freund und langjähriger "Assistent", versuchte ihn zu vertreten und den Klassenkasper zu spielen, aber er hatte dafür keine Begabung. So blieben uns nur noch die anzüglichen "Witze" der Lehrer.

Nach ein paar Wochen stellte ich fest, daß Ulrike nicht krank war. Sie war weg - an eine andere Schule gegangen, weil sie sich im Gymnasium überfordert fühlte. Obwohl ich sie mal in den Sommerferien in der Stadt getroffen hatte, hatte sie mir nichts von ihren Plänen erzählt. Das fand ich nicht nett.
Ich sah sie nur noch ein paar Mal aus der Ferne. Einmal, als wir sie auf dem Weg zum Zeichensaal mal zufällig auf einem Flur sahen, scharten sich die Mädchen um sie herum, um sie auszufragen. Da wollte ich mich nicht dazudrängeln. Das hätte mich als Mädchen geoutet. Außerdem war ich Ulrike noch böse wegen ihres Verhaltens - und der Folgen, die ich dadurch hatte.
Meine Tischnachbarin - die zu allem Spott des Schicksals ebenfalls Ulrike hieß - erwies sich nicht nur als häßlich, sondern auch als dumm und ordinär. Bis auf ein Mädchen konnte sie eigentlich niemand in der Klasse leiden.
Jetzt zeigte sich wieder der Unterschied im Verhalten der Geschlechter: die Jungen zeigten offen und ehrlich ihre Abneigung, während die Mädchen freundlich taten und hinter Ulrikes Rücken dann schlecht von ihr redeten.

Das bewies mir mal wieder, daß das weibliche Geschlecht heuchlerisch und undurchschaubar ist.
Ich verachtete sie für dieses Verhalten. Wenn mich jemand nicht leiden kann, dann möchte ich lieber wissen, was Sache ist, als daß er oder sie heimlich schlecht über mich redet.
Ich verhielt mich natürlich wie die Jungen - eher noch deutlicher. Ich hockte am äußersten Ende meiner Tischseite, ein Bein auf dem Gang, und redete nur das Nötigste mit ihr. Wenn ich die Möglichkeit hatte, setzte ich mich woanders hin.

Im Sportunterricht war es nun vorbei mit dem männlichen Lehrer. Wir wurden wieder nach Geschlechtern getrennt, und die Mädchen hatten natürlich eine Sportlehrerin.
Ich war zwar nicht schlecht in Sport, aber das Ganze war mir zu weiblich und machte mir deshalb auch keinen Spaß. Ich absolvierte die Übungen korrekt, aber lustlos. Und natürlich ließ ich es an jeder weiblichen Grazie fehlen. Wenn ich über den Schwebebalken latschte, stöhnte die Lehrerin innerlich.
Manche Sachen konnte ich allerdings wirklich nicht. Zum Beispiel Seilspringen. Irgendwie hatte ich den Trick nicht raus. Ich sprang zu verkrampft und zu hoch. Dadurch strengte ich mich viel zu sehr an, war zu langsam, wenn wir möglichst viele Sprünge in einer Minute schaffen sollten, und blieb häufig hängen, wobei ich dann vom Seil ausgepeitscht wurde.
Ich haßte Seilspringen. Allerdings wurden die Jungen auch nicht davon verschont.

Noch schlimmer war der Religionsunterricht. Wir bekamen eine neue Lehrerin, die einen so „mitreißenden“ Unterricht machte, daß die Klasse geschlossen austrat, inklusive aller braven Mädchen! Alt genug waren wir ja jetzt, um aus dem Religionsunterricht austreten zu dürfen.
Aber das war der Schulleitung dann doch ein Dorn im Auge. Wir bekamen eine Pflichtbekehrung. Ein anderer Religionslehrer erschien zusammen mit zwei Reli-Leistungskursschülern und versuchte uns den Religionsunterricht schmackhaft zu machen. Zum Schluß der Stunde erwähnte er noch, daß unsere Austrittserklärungen ungültig seien. Wenn wir immer noch austreten wollten, sollten wir neue einreichen.
Nicht erwähnt hatte er, daß uns ein Zeitlimit gestellt wurde. Als ich am nächsten Tag zur Sekretärin kam, um mich wieder abzumelden - Religionsunterricht als solchen konnte ich ja ertragen, aber nicht bei dieser Lehrerin -, sagte sie, daß ich zu spät sei. Das war gemein!
Das schlimmste an der Sache war, daß die Jungen es alle noch rechtzeitig geschafft hatten, auszutreten, während die Mädchen der Lehrerin noch eine Chance gaben. Ich war nun in einer reinen Mädchenklasse. Nichts von wegen "Hahn im Korb" - in den Augen meiner Klassenkameradinnen war ich ja ein Mädchen!
Mir wurde nun erst richtig deutlich, wie anders die Mädchen sich verhielten, wenn sie sich unter sich glaubten.
Sie alberten herum, kicherten, redeten über belanglose Weiberthemen usw.. Es war schlimm! Das kann man eigentlich nicht genau beschreiben - man muß es erlebt

haben. Früher nannte man solche Mädchen, glaube ich, *Backfische*. Und die Lehrerin war noch so jung, daß sie sich auch nicht anders verhielt.
Ich fühlte mich total fehl am Platz.
Und das mußte ich nun das ganze Jahr aushalten! Lustlos hing ich herum und wartete auf das Ende der Stunde. Es war das einzige Fach, in dem ich bewußt *nicht* mitarbeitete. (In anderen Fächern, wo meine Mitarbeit gering war, lag es eher daran, daß ich mit dem Stoff Probleme hatte.) Ich rechnete fest damit, im Zeugnis bestenfalls eine 4 zu bekommen.
Deshalb war ich ganz überrascht, als die Lehrerin dann bei der Notenvergabe eine 3 vorschlug. Wenn sie unbedingt wollte... Eine bessere Note war mir immer recht. Und ob sie das rechtfertigen konnte, war ihre Sache.

Kurz nach den Sommerferien war Wanderwoche. Da war die ganze Schule außer Haus. Die Jüngeren wanderten tatsächlich oder schoben auch mal eine Tagesfahrt ein, ab der 8. Klasse durften wir dann auch mehrtägig mit Übernachtungen wegfahren.
In diesem Jahr - Anfang der 9. Klasse - reisten wir ins Altmühltal. Da unser Klassenlehrer neben Mathe auch Sport unterrichtete, scheuchte er uns gründlich durch die Gegend, aber das machte Spaß. Hier gab es viele Berge zu überwinden, und im Bergauflaufen war ich gut - dank meiner vielen Kniebeugen, die ich abends machte.
Einmal machten wir eine Nachtwanderung ohne Taschenlampen. Ich konnte im Dunkeln relativ gut sehen und mich sicher bewegen - oder war es die regelmäßige Übung durch das Umziehen im Dunkeln? - so daß ich voraus lief und die anderen hinter mir her stolperten. Sie behaupteten, ich hätte Katzenaugen.
Wir waren in einem Naturfreundehaus untergebracht, das kleinere Zimmer hatte als wir sonst in den deutschen Jugendherbergen erlebten. Ich war in einem der kleinsten Zimmer - eine Dreiermansarde. Trotzdem konnte ich nicht hoffen, nachts frühzeitig schlafen zu können, wie ich es gewohnt war. Die anderen beiden waren ausdauernde Schwätzerinnen. Ich legte mich hin und stellte mich schlafend, aber das schien sie nicht zu stören. Sie schwätzten weiter.
Irgendwann, zu vorgerückter Stunde kam dann auch mal das Gespräch auf mich. Ich horchte auf. Die beiden wunderten sich, daß ich so männlich war, und versuchten sich einen Reim darauf zu machen. Eine vermutete, daß mir George von den "Fünf Freunden" aus den Enid-Blyton-Büchern so imponiert hätte, daß ich ihr nacheifern würde.
Ich hatte Mühe, ein verächtliches Grinsen zu unterdrücken.
Sicher - ich hatte die Bücher mit Begeisterung gelesen, aber sie hatten keinen Einfluß auf mich. Schließlich hatte ich sie schon lange vor meinem Coming-out gelesen, ohne daß mich das Verhalten von George beeinflußt hatte. Ich nahm es zur Kenntnis und dachte nicht weiter darüber nach. Erst als ich bewußt transsexuell wurde, fiel mir die Ähnlichkeit zwischen uns auf.
Ich konnte sie auf einmal sehr gut verstehen. Vor allem die Probleme, die sie mit den Erwachsenen hatte. Der Teufelskreis aus unpassender oder ungerechter Behandlung

durch die Eltern, der darauffolgenden Trotzphase des Kindes und die Reaktion der Eltern, die wieder neue Trotzphasen heraufbeschwörte.
Enid Blyton konnte das so gut beschreiben, als hätte sie es selbst erlebt. Ob sie auch transsexuelle Neigungen gehabt hatte?
Ich beneidete George, vor allem wegen ihres männlichen Spitznamens. Meine Mitmenschen waren nicht bereit, mich mit einem männlichen Spitznamen zu rufen. Ich konnte ihnen auch nichts Angemessenes vorschlagen. Alles, was mir einfiel, war "Charly", und so hieß ja schon unser Hund. Ein weiter hergeholter, typisch männlicher Spitznamen hätte nur dumme Fragen heraufbeschwört.
Gleichzeitig verachtete ich George aber auch - wegen ihres oft ziemlich kindischen oder weiblichen Verhaltens. Da heulte sie wie ein Schloßhund, nur weil ihre Eltern krank waren oder machte einen Riesensprung, nur weil sich eine Spinne über ihr abseilte. Das paßte nicht zu einem Jungen!
Ich hatte mich da besser unter Kontrolle - wenn ich überhaupt in der Richtung Empfindungen hatte. Ich hatte nichts gegen Spinnen, solange sie mir nicht in den Ärmel hinein krochen und ich nicht mehr wußte, wo sie waren. Wenn eine in meinem Zimmer war, fing ich sie ein und warf sie aus dem Fenster. Franziska neigte in solchen Situationen eher zum Schreien: "Iiii, mach sie tot!"
Am schlimmsten fand ich auf der Wanderwoche, daß manche im Bus so viel rauchten, und die Musik, mit der ich in höchster Lautstärke beschallt wurde. "Neue Deutsche Welle" war angesagt. Ich hörte bei den Busfahrten bis zu 4 verschiedenen "Sounds" gleichzeitig - von vorne, von der Seite, von hinten und noch die Anlage des Busfahrers von oben. Ich mochte diese moderne Musik nicht, und die Art, mit der ich mit ihr konfrontiert wurde, weckte auch nicht gerade meine Begeisterung. Von Haus aus war ich anspruchsvolle Musik gewohnt, der ich, wenn sie lief, auch wirklich *zuhörte*. Das bedeutet, daß ich nichts machte, was mich vom Hören ablenkte. Meine KlassenkameradInnen hatten dagegen ein ganz anderes Hörverhalten. Sie ließen sich berieseln oder beschallen. Da sie dabei früher oder später gedanklich abschalteten, drehten sie die Musik entsprechend laut, damit sie sie trotzdem noch wahrnahmen.
Trotz dieser Radikalkur gewöhnte ich mich ein bißchen an diese andere Art von Musik, so daß sie mir in Zukunft nicht mehr ganz so schrecklich vorkam. In seltenen Fällen gab es sogar mal einen Song, der mir gefiel. Aber ich wußte entweder nicht, wer die Ausführenden waren, oder ich bekam ihn so oft zu hören, bis er mir zum Hals heraushing.

In diesem Jahr fand wieder ein Musikfestival statt - und zu diesem Ereignis erschien auch wieder Herr X..
An der Faszination, die er damals auf mich ausgeübt hatte, hatte sich nichts geändert. Ich besuchte alle Konzerte, in denen er mitwirkte. Außerdem strebte ich an, ihm wieder einen Blumenstrauß überreichen zu dürfen, was meinem Schuldirektor, der beim Festival mitarbeitete, ganz recht war. Er suchte Kinder für diese Arbeit.
Diesmal würde ich Herrn X. anders gegenübertreten. Aus dem kleinen Mädchen von damals war ein pubertierender Junge (oder so etwas Ähnliches) geworden. Ich

konnte nur hoffen, daß er sich nicht an die Szene damals mit dem Blumenstrauß erinnerte und mich wiedererkannte. Denn er durfte auf keinen Fall erfahren, daß ich kein Junge war! Ich hätte mir nichts Schlimmeres vorstellen können.
Obwohl es ihm wahrscheinlich ziemlich egal gewesen wäre, was mit so einem Kind in einem kleinen Kaff los war. Aber *er* war eine wichtige Person in *meinem* Leben! Wenn mir auch nicht ganz klar war, was ich eigentlich an ihm gut fand, so war er doch zumindest ein Vorbild für meine Bemühungen auf dem Klavier. Das gute „Verhältnis", das wir hatten (soweit man beim Betrachten aus der Ferne überhaupt von Verhältnis sprechen konnte), sollte nicht in der Bloßlegung meiner psychischen Intimsphäre enden. Solch eine Situation wäre mir doppelt peinlich gewesen!
Ich war ein *männlicher* Fan von ihm, und damit basta!
Was sollte ich zum Blumenüberreichen anziehen? Ich wollte angemessen fein, aber doch männlich aussehen.
Meine Alltagskleidung kam nicht in Frage, sie war zu gammelig. Zum Glück fand ich im Kleiderschrank meines Vaters ein paar etwas feinere Klamotten, in denen ich nicht weiblich aussah - eine helle Hose und ein dunkles Hemd aus edlerem Stoff. Es war so geschnitten und mit Brusttaschen versehen, daß man darin tatsächlich keine Brust sah! Höchstens, wenn man ganz genau hinschaute.
Nun war ich gut ausgerüstet.
Diesmal überreichte ich die Blumen vorschriftsmäßig und deutete sogar eine kleine Verbeugung vor ihm an.
Diese Rechnung hatte ich beglichen! Jetzt war ich hoffentlich in seinen Augen eindeutig ein Junge!
Natürlich war ich am Ende des Festivals wieder schlecht drauf, weil die schöne Zeit mit den vielen tollen Konzerten nun wieder vorbei war. Immerhin hatte ich aber in der Zeitung ein Bild von Herrn X. gefunden, das ich mir aufhob.
Die Faszination, die er auf mich ausübte, beeinflußte mich dahingehend, daß ich irgendwie werden wollte wie er. Zumindest, was das Klavierspielen betraf. Aussehen wollte ich nicht wie er! Ich beschloß, auch so gut spielen zu lernen wie er - oder wenigstens *möglichst* gut - und übte noch fleißiger auf dem Klavier.

## Tanzstunde

Unvermeidlich flatterte mir einige Zeit nach der Konfirmation auch die Einladung zur Tanzstunde ins Haus. Kurz danach erschien ein Vertreter, um eventuelle Zögerer wie mich zu überreden.
Ich hatte keinen Bock auf Tanzstunde.
Erstens auf Tanzen als solches, und zweitens würde ich da ja wohl rettungslos in die weiblicher Rolle gedrängt. Aber ich hatte keine Wahl. Meine Eltern regelten das mit

dem Vertreter. Was ich davon hielt, war ihnen egal. Als ich protestierte, sagten sie nur: "So etwas muß jeder mal gemacht haben. Das gehört zur Allgemeinbildung. Und dabei lernst du ja schließlich auch etwas!"
Wenn ich auch gezwungen war, hinzugehen, dachte ich nicht daran, einen Rock anzuziehen. Ich motzte, machte nur das, was ich unbedingt mußte, und auch das nur widerwillig.
Gleich am Anfang mußten wir uns nach Geschlechtern getrennt hinsetzen. Danach bekamen wir erst einmal einen allgemeinen Vortrag über höfliches Benehmen.
Das eigentliche Tanzen war dann echt ätzend.
Meistens war Herrenwahl. Wie gerne wäre ich bei den Herren gewesen und hätte mir ein Mädchen ausgesucht! Aber so hockte ich auf den Mädchenplätzen, die Jungen hielten mich entweder für ihresgleichen oder wollten nicht mit so einem komischen Mädchen tanzen, und zum Schluß bekam ich immer einen von denjenigen, die übrigblieben bzw. nicht rechtzeitig eine andere gefunden hatten. Das waren nicht selten Gestalten, die bei Damenwahl von den Mädchen gemieden worden wären und zum Beispiel mehrere Köpfe größer waren als ich.
Meine Partner hatten dann auch nichts zu lachen mit mir. Wenn ich hier überhaupt etwas lernen wollte, dann die männliche Haltung und Schrittfolge. Entsprechend nahm ich erst einmal die männliche Haltung ein, fuchtelte mit den Armen, um schließlich doch in die weibliche Haltung überzugehen.
Ich bekam auch öfters einen Anschiß von der Tanzlehrerin, weil ich zu große Schritte machte. Aber das war mir egal. Ich war sowieso unten durch. Die anderen tuschelten über mich, weil ich so männlich aussah und bei den Mädchen saß.
Nur einmal geriet ich an einen, mit dem ich gut auskam. Er war aus einer anderen Gruppe, die zwei Stunden später stattfand, und hatte wegen Krankheit einmal getauscht. Wir hatten ungefähr die gleiche Schrittlänge und keine Schwierigkeiten, unsere Bewegungen zu koordinieren. Er forderte mich tatsächlich mehrmals hintereinander auf! Aber das war ein Ausnahmetag. Normalerweise passierte es schon eher, daß ein Partner mich ganz einfach mit seinem Freund tauschte, unter dem Vorwand, daß jener eher meine Größe hätte.
Als es dann auf den Halbzeit- und den Abschlußball zuging, wehrte ich mich erfolgreich, daran teilzunehmen.
Im Nachhinein, als ich wußte, wie es läuft, ärgerte ich mich, warum ich nicht einfach als Junge in die Tanzstunde gegangen war. Das wäre wesentlich unkomplizierter gewesen. Das schlimmste, was mir hätte passieren können, wäre, daß die Mitschüler, die mich kannten, einen Aufruhr angezettelt hätten oder daß mich eine Partnerin geoutet hätte. Letzteres wäre natürlich sehr peinlich gewesen. Vielleicht wäre ich dann rausgeworfen worden, aber das wäre mir egal gewesen, weil ich keinen Wert auf die Tanzstunde legte.
Um diese Rolle erfolgreich zu spielen, hätte ich aber gleich in der ersten Stunde aufmerksam sein müssen und mich zu den Jungen gesellen müssen. Das hatte ich verpaßt.

Eines Tages, als ich gerade wieder eine der Tanzstunden hinter mich gebracht hatte und aus dem Gebäude trat, sah ich am Springbrunnen auf dem Vorplatz ein knutschendes Pärchen sitzen.
Das war an sich nichts Ungewöhnliches, nur fiel mir auf, daß das Mädchen eine gewisse Ähnlichkeit mit Diane hatte.
Nein... es *war* Diane!
Ich war so entsetzt, daß ich es kaum glauben konnte.
Diane, die bisher kaum am anderen Geschlecht interessiert schien, „trieb“ es hier öffentlich mit einem fremden Jungen! Wenn sie wenigstens langsam angefangen hätte mit scheuem Verliebtsein, Flirten und allmählichen, mehr oder weniger heimlichen Treffen. Aber so stellte sie ihre Jahrgangskameraden, von denen ja jede Menge im Zusammenhang mit der Tanzstunde hier vorbeigingen, gleich vor vollendete Tatsachen. Anscheinend ohne sich zu schämen.
Und ich glaubte sie zu kennen!
Hatten wir uns so auseinandergelebt, daß sie mir nicht einmal mehr anvertrauen wollte, daß sie verliebt war? Denn offensichtlich war sie es schon länger.
Oder war ich ihr durch mein männliches Verhalten so fremd geworden, daß sie mit mir über solche Themen nicht sprechen wollte - sei es, um mich zu schonen, oder weil sie einfach nicht wußte, wie sie mit mir umgehen sollte?
Mir wurde klar, daß ich meine beste Freundin verloren hatte.
Es war nur noch eine Standard-Freundschaft.

Mein Eindruck bestätigte sich in der Zukunft. Diane hatte nur noch Augen für ihren Freund. Den "Springbrunnen"-Freund behielt sie nicht lange, aber bald hatte sie den nächsten. Der war aus einer anderen Schule, und sie trafen sich immer am Schulhofzaun und hingen dann die ganze Pause wie die Kletten zusammen.
Früher hatte ich die Pause oft mit Diane zusammen verbracht. Jetzt kam ich mir irgendwie doof vor, wenn ich mich zu ihr stellte. Sie nahm mich nur noch am Rande wahr, redete deutlich weniger als früher und beantwortete zwar meine Fragen, schaute dabei aber die ganze Zeit ihren Freund an. Als mir klar wurde, daß sie gut auf meine Gesellschaft verzichten konnte, hielt ich mich von nun an in einer anderen Ecke des Schulhofes auf.
Nur gut, daß ich meine Eifersucht schon überwunden hatte, als sie damals immer bei Luise war. Denn sonst wäre es noch härter für mich geworden!

## Einsamkeit

Jetzt, wo ich ganz allein war, wurden die Pausen stinklangweilig für mich. Ich wollte mit den Mädchen nichts zu tun haben, und die Jungen wollten mit mir nichts zu tun haben. Sie spielten meistens irgendwo Fußball mit leeren Kakaotüten.

Ich fing an, die Pausen zu hassen. Sie zogen sich endlos hin. Ich versuchte, mein Schulbrot extrem langsam zu kauen, aber irgendwann war es dann auch alle.
Oft sehnte ich mich danach, einen richtigen Freund zu haben. Von Junge zu Junge, versteht sich. Einen guten Freund, mit dem man über alles reden konnte und mit dem man seine ganze Freizeit verbrachte. Ähnlich wie meine Freundschaft früher mit Diane.
Ich wäre auch gerne in einer Jungengemeinschaft gewesen. Das Gefühl, dazuzugehören...
Natürlich konnte ich davon nur träumen. Mir fehlte ja schon die grundlegendste Voraussetzung.
Am liebsten wäre ich in einen Knabenchor gegangen. Das hätte ich einfach toll gefunden! Schon allein der Klang eines solchen Chores faszinierte mich. Man mußte bestimmt sehr gut singen können, um die Aufnahmeprüfung zu bestehen. Ob ich es geschafft hätte?
Aber dann gehörte man dazu, lebte als Junge mit vielen anderen Jungen zusammen, die alle ein gemeinsames Ideal hatten: die Musik. Ich stellte es mir wunderbar vor - bewundernswerter als es vermutlich in der Realität war. Ein Privileg für die, die dabei sein durften.
In der Bücherei fand ich ein Buch über einen Jungen, der in einem Pariser Knabenchor sang. Er hatte eine wunderschöne Stimme und durfte deswegen oft die Soli singen. Nun war er aber fast 15 Jahre alt und wußte, daß er bald in den Stimmbruch kommen würde. Dann würde er seine schöne Stimme für immer verlieren! Er war verzweifelt, lief fort und brauchte einige Zeit, um sich an den Gedanken zu gewöhnen und das Beste aus der Sache zu machen.
Das Buch gefiel mir. Endlich war ein Junge mal so sensibel, sich für das Schöne zu begeistern und nicht wie unsereiner (ich und alle Jungen, die ich kenne) sehnlichst darauf zu warten, endlich eine tiefe Stimme zu bekommen. Ich hätte anders reagiert. Vermutlich hätte ich ähnliche Empfindungen gehabt, wenn ich er gewesen wäre. Dann wäre ich ja ein richtiger Junge gewesen und nicht so auf die tiefe Stimme als männliche Eigenschaft angewiesen gewesen wie in meiner jetzigen Lage. Ich glaube nicht, daß ich es dann eilig gehabt hätte, in die Pubertät zu kommen, auch wenn mich die anderen wegen meines Entwicklungsrückstandes gehänselt hätten. Aber wenn ich in der Lage des Jungen gewesen wäre, hätte ich die Situation, die noch schöne Stimme voll ausgekostet und verdrängt, daß ich demnächst in den Stimmbruch kommen würde.
Das Buch stammte aus einer französischen Reihe, die sich "*Spur*-Bücher" nannte. Ich fand noch mehrere von diesen Büchern in der Bücherei. Sie waren schon älter und spielten kurz nach dem Krieg. Im normalen Buchhandel waren sie gar nicht mehr erhältlich. Selbst die Bücherei verramschte diese Bücher ein paar Jahre später auf dem Flohmarkt, weil sie nicht mehr zeitgemäß aussahen. Dadurch ging wertvoller Lesestoff verloren. Die Bücher waren zwar nicht der letzte Schrei und wurden vielleicht auch von den heutigen Jugendlichen kaum gelesen, aber sie brachten einem Einblicke, wie das Leben in der Nachkriegszeit war, als die Schrecken des Krieges noch in lebhafter Erinnerung waren und man alles andere als eine

Wohlstandsgesellschaft hatte. Die Jungen liefen dort bis zum 16. Lebensjahr ausschließlich in kurzen Hosen herum, auch im Winter! Nebenbei vermittelten die Bücher Werte, die der heutigen Jugend ganz gut getan hätten. Gemeinsames Merkmal der meisten Spur-Bücher war, daß ein Junge irgendwie in Schwierigkeiten ist, aber dann von anderen Jungen Unterstützung erhält und Freundschaft erfährt.

Einer z. B. stand immer im Schatten seines großen Bruders, der als junger Soldat im Krieg gefallen war und von den Eltern wie ein Held verehrt wurde.
Ein anderer, ein Waise, wurde von einer Frau "adoptiert" - nicht, weil sie ein Kind haben und lieben wollte, sondern er sollte für den Sohn einspringen, der bei einem waghalsigen Skiunternehmen umgekommen war. Seine Aufgabe war, dem kranken und blinden Vater, der einen neuen Schicksalsschlag kaum verkraftet hätte, den Sohn vorzuspielen. Die "Mutter" liebte ihn nicht, behandelte ihn wie einen Vertragspartner und machte ihm ständig Vorwürfe, daß er nicht wie ihr Sohn war (obwohl der verstorbene Sohn einen ziemlich fiesen Charakter gehabt hatte). Der Junge wurde immer unglücklicher. Als Waisenkind sehnte er sich nach einer richtigen Mutter. Erst als er kurz vor dem Selbstmord war und planlos ins Watt hinauslief, sah sie ein, was sie falsch gemacht hatte.

Die Bücher waren spannend, und manche hatten eine „angenehm"-traurige Atmosphäre (nicht diese hoffnungslose depressive Atmosphäre der Kurzgeschichten, die wir im Deutschunterricht lesen mußten), sondern es gab noch die Aussicht auf ein Happy-End.
Mir gefielen die Bücher. Sie erinnerten mich an meine Situation. Wie der „Held" in den Büchern befand ich mich in einer schwierigen Lage mit wenig Hoffnung auf Besserung. Wir waren beide verzweifelt und traurig und sehnten uns nach Hilfe von verständnisvollen Menschen. Irgendwie genoß ich die traurige Atmosphäre in den Büchern. Sie gab mir die Gewißheit, daß es auch andere Menschen gibt, denen es schlecht geht.
Der einzige Unterschied war, daß die Jungen in den Büchern früher oder später Freunde fanden, die ihnen halfen. Auch wenn ich Freunde gehabt hätte - würden die mir helfen können? Wohl kaum.
Da half mir nur das Abschalten. Das Identifizieren mit der Person im Buch, die aus ihrer verzweifelten Lage befreit wird.
Meistens waren in den Büchern die helfenden oder tröstenden Freunde eine Pfadfindergruppe.
Bei solchen Pfadfindern wäre ich auch gerne gewesen! Aber dieser Wunsch scheiterte an mehreren Gründen. Erstens waren die Pfadfinder in unserer Stadt eine reine Jungengruppe. Ich wurde gar nicht erst dazu eingeladen. Und wenn Mädchen dabeigewesen wären, hätte ich auch keine Lust gehabt. Zweitens waren bei den Pfadfindern in meinem Alter zufällig mehrere Jungen dabei, die ich nicht leiden konnte. Drittens waren die Pfadfinder nicht mehr das, was sie früher mal waren. Über den edlen, uneingeschränkt hilfsbereiten Charakter der Pfadfinder in den Büchern hätten sie nur spöttisch gelächelt. Das merkte ich später, als Fridolin zu den

Pfadfindern ging. "Jeden Tag eine gute Tat" wurde zwar noch gelehrt, aber kaum noch praktiziert. Die Pfadfinder hatten keine Werte mehr. Es gab nur noch ein paar Überbleibsel aus der Pfadfinder-Tradition: die Sachen, die sie zu lernen hatten und die paramilitärische Rangfolge. Die war ziemlich kompliziert. Fridolin mußte jedes Jahr eine Prüfung machen, um auf der Karriereleiter weiterzukommen. Und zwar auf ihrer gemeinsamen Sommerfahrt. Als er mal nicht teilnehmen konnte, verpaßte er die anstehende Prüfung und trug fortan ein "Alt-" vor seinem Titel: "Altspäher", "Altpfadfinder" usw. Damit konnte man ihn gut ärgern!
Die beiden Bücher, die mir am besten gefielen, schrieb ich in den Sommerferien ab. Auf der Schreibmaschine, mit dem 2-Finger-Such-System. Denn das Kopieren war zu dieser Zeit noch nicht so billig.
Es war eine Heidenarbeit. Menschen mit weniger Durchhaltevermögen hätten mich verspottet. Aber bei dieser mehrwöchigen Arbeit erlangte ich immerhin ein gewisses Tempo im Schreiben mit zwei Fingern.

Eine andere Sorte von Büchern, die ich verschlang, waren Fliegerbücher. Es fing damit an, daß ich meinte, mich ein bißchen mehr für Technik interessieren zu müssen und mir in der Bücherei ein Fliegerbuch auslieh. Fliegen fand ich von den technischen Themen am interessantesten, weil ich mich noch gut an den Rundflug mit 13 Jahren erinnern konnte, der mich so fasziniert hatte.
Das Buch handelte von einer Gruppe von Düsenjägerpiloten, die viel Spaß am Fliegen hatten, aber auch mit der ständigen Angst im Nacken leben mußten, daß der kleinste Fehler ihr Verderben sein konnte. In dem Buch wurde das überwältigende Naturerlebnis, die Lust am Fliegen so packend geschildert, daß ich daraufhin ein Fliegerbuch nach dem anderen auslieh. Ob es nun reine Sachbücher mit technischem Schwerpunkt waren oder Abenteuer von Piloten - alles zog ich mir rein. Ich hatte ein neues Hobby!
Die logische Folge war, daß ich mich danach sehnte, auch das Abenteuer des Fliegens zu erleben. Ich wollte Pilot werden! Nun hatte ich einen Traumberuf gefunden.

Manchmal hatte ich verrückte Träume in der Nacht.

*Ich mache einen Überlandflug mit einem schnellen Flugzeug, wahrscheinlich ein Düsenjäger. Die Maschine habe ich gut unter Kontrolle, obwohl ich noch nicht viel Erfahrung als Pilot habe. Leider kann ich das Fliegen nicht so genießen, wie ich will, weil ich mich konzentrieren muß.*
*Da ist eine Stromleitung, quer zu meiner Flugrichtung! Sie ist verdammt nah. Wo kommt sie plötzlich her?*
*Ich muß über sie hinüber, das Flugzeug hochziehen!*
*Es geht nicht, ich bin zu tief!*
*Jetzt wird es gefährlich. Mir bleibt nur eine Möglichkeit: zwischen Stromleitung und Boden durchzufliegen!*
*Die Leitung stürzt auf mich zu, denn ich habe ein hohes Tempo drauf.*

*Ich schaffe es noch gerade so, unter der Leitung durchzukommen.*
*Ich atme auf. Das war knapp!*
*Jetzt muß ich ganz schnell wieder hochsteigen, weg aus dieser gefährlichen Bodennähe!*
*Doch was ist das?*
*Da taucht schon wieder so eine blöde Stromleitung auf!*
*Sie hindert mich am Aufsteigen. Wieder komme ich nicht über sie drüber, sondern muß unter ihr durchfliegen.*
*Ein Spiel mit Leben und Tod.*
*Kaum habe ich das geschafft, geht es weiter. Eine Leitung nach der anderen taucht vor mir auf, immer direkt in meiner Flugbahn und immer in dieser blöden Höhe, die es mir nur erlaubt, schnell nach unten auszuweichen. Die Leitungen zwingen mich in einen engen, gefährlichen Kanal. Unten der Boden und oben die Stromleitung. Keins von beiden darf ich berühren! Das wäre mein Tod!*
*Ich versuche, meine Fluggeschwindigkeit zu reduzieren, aber es klappt nicht.*
*Zack - zack - zack - schießen die Leitungen über mich hinweg. Ich rase am Rand des Todes dahin. Die Gefährlichkeit wird schon zur Routine. Eine regelmäßige Bewegung. Aber kein Ende in Sicht.*
*Immer neue Stromleitungen tauchen auf.*
*Endlich wache ich schweißgebadet auf.*

Ein paar Jahre später erfuhr ich, daß es verboten ist, unter Stromleitungen oder Brücken durchzufliegen.

*Ich stehe in unserem Garten und beobachte drei Flugzeuge, die oben am Himmel Kunstflugfiguren machen. Es sieht schön aus. Elegant. Wie Vögel.*
*Doch plötzlich kippt ein Flugzeug zur Seite weg und fängt an zu trudeln.*
*Es wird abstürzen!*
*Und es zielt voll auf unseren Garten zu!*
*Ich muß mich schleunigst in Deckung bringen! Wenn das hier so nah bei mir aufschlägt und explodiert, werde ich mit verbrennen!*
*Ich versuche wegzurennen, komme aber kaum vorwärts. Jedenfalls nicht schnell genug, um mich aus der Gefahrenzone zu bringen. Das Flugzeug schlägt auf und explodiert. 10 Meter von mir entfernt! Wie durch ein Wunder habe ich das überlebt.*
*Doch auch die anderen Flugzeuge fangen an zu stürzen. Das zweite kommt noch näher auf mich zu. Ich versuche wieder, mich in Sicherheit zu bringen, und komme wieder nicht weit genug, bleibe aber trotzdem unversehrt. Trotzdem - mein Verstand sagt mir, daß das eine verdammt knappe Sache war und daß ich wirklich Glück gehabt habe.*
*Genauso läuft es mit dem dritten Flugzeug ab.*

Was sollen diese Träume? Hatte ich Angst vor etwas?
Oder spielten sie nur auf die unangenehme Situation an, in der ich mich befand?

Zum Glück hatte ich nicht viele von dieser Sorte. Meinen letzten richtigen Alptraum bzw. Angsttraum hatte ich mit 14 Jahren. Ich war gerade dabei, ein Buch über ein deutsches Kriegsschiff zu lesen, das ich von einem meiner Onkel geerbt hatte. Darin hatte gerade eine Schlacht stattgefunden, in der die Körperteile nur so durch die Gegend flogen.
In der Nacht träumte ich dann los.

*Ich stehe in einer nicht sehr großen, aber leeren Lagerhalle. Vor mir befindet sich eine große Maschine, eine Kreuzung aus Bagger und Gabelstapler. Ich sehe sie von hinten. Im Führerhaus sitzt ein Mann und steuert grimmig die Maschine.*
*Vorne zwischen den Gabeln hat er einen Arbeiter an den Schultern eingeklemmt und quetscht sie zusammen. Der Mann schreit vor Schmerzen, aber der andere quetscht weiter. Immer wieder. Dabei lacht er grimmig...*

Der Traum dauerte zum Glück nur ganz kurz. Ich wachte auf, und das Herz schlug mir bis zum Hals, genauer gesagt, ich spürte deutlich den Puls meiner Halsschlagader. An Wiedereinschlafen war nicht zu denken.
Also griff ich zu dem Buch und las weiter darin, bis ich müde genug zum Weiterschlafen war.

Nach diesem Traum hatte ich keinen richtigen Alptraum mehr. Ich träumte zwar noch oft, daß ich mich in unangenehmen Situationen befand, aber Angst hatte ich dabei nicht mehr.

# Voll in der Pubertät

Als ich in der 8. Klasse war, wurde die Förderstufe eingeführt. Ich war schon aus dem Alter heraus, so daß ich in keine Förderstufenklasse mehr mußte. Trotzdem bekam ich negative Auswirkungen zu spüren. Im Chor.
Ursprünglich gab es in unserem Gymnasium ein gutes System: ein Unterstufenchor der Klassen 5-7 und der eigentliche Schulchor von Klasse 8 an aufwärts - ein gemischter Chor, also auch mit Männerstimmen. Das System war gut, weil damit die 10jährigen, zu einer Zeit, in der sie am "singfreudigsten" waren, an das Chorsingen gewöhnt wurden. Natürlich gab es Abspringer, aber viele blieben dabei. Der Wechsel in der 8. Klasse zum Schulchor war eine Ehre, weil man dann zu den Älteren zählte und schwierigere Chorliteratur zu bewältigen hatte. Nebenbei klang ein gemischter Chor auch interessanter, vielfältiger.
Nun wurde aber die Förderstufe eingeführt, wodurch die 5. und 6. Klasse wegfiel. Die Schüler blieben in den Räumlichkeiten der Grundschulen. Wenn sie auch zu dieser Zeit einen Chor besuchten - beim Schulwechsel nach der 6. Klasse hatten die wenigsten noch Lust, in einen neuen Chor einzutreten, weil die Pubertät näher

rückte. Wer hatte dann noch Bock auf Wanderlieder und ähnliche Kinderchorliteratur?
Wir mußten sie weiterhin ertragen. Aus unserem Chor der Klassen 5-7 wurde ein Chor der Klassen 7-9 gemacht. Jungen in meinem Alter gab es nicht mehr. Die paar, die noch im Chor waren, durften im Stimmbruch in den Schulchor wechseln.
Nun, in der 9. Klasse, war ich auf dem Höhepunkt meiner Null-Bock-Phase, und mir ging das Ganze ziemlich auf den Keks. Da mußten wir immer noch diese albernen Kinderlieder singen!
Schließlich bildete ich mir ein, daß ich auch im Stimmbruch wäre und die Töne vom eingestrichenen g aufwärts nicht mehr singen könnte. Das war nicht ganz ungerechtfertigt, denn ich war ja im weiblichen Stimmbruch, und mir waren auch schon Töne weggekippt. Diese waren aber viel höher gewesen. Ich ließ die hohen Töne also einfach weg.
Mit der Zeit ließ ich schließlich alle Töne weg und machte nur noch Playback. Ein grundlegender Wandel, wo ich doch früher immer so laut gesungen hatte, daß sich meine Vorderleute oft beschwert hatten. Das blieb natürlich nicht ohne Bemerkungen vom Chorleiter.
Warum trat ich nicht einfach aus dem Chor aus?
Ich weiß es auch nicht. Ich wußte in dem Alter halt nicht recht, was ich eigentlich wollte. Außerdem war der Chorleiter ein enger Bekannter der Familie, und es hätte ihn gekränkt, wenn ich den Chor verlassen hätte, nur weil ich keinen Bock mehr hatte.
Doch nach der 9. Klasse, als ich endlich in den Schulchor durfte, machte ich wirklich Schluß. Was hätte mir das auch gebracht? Ich durfte ja nicht in den Tenor, hätte weiter Alt singen müssen und wäre dadurch wieder in die weibliche Ecke gestellt worden.

Als ich mal wieder am Grübeln war, erinnerte ich mich, daß ich im *Stern* vor Jahren einen Bericht über Geschlechtsumwandlungen gelesen hatte. Zu dumm, daß ich ihn nur teilweise überflogen hatte! Jetzt wußte ich immer noch nicht, ob eine Geschlechtsumwandlung bei allen Menschen möglich ist oder ob bei den beschriebenen Personen irgendwelche Besonderheiten vorlagen.
Ab jetzt blätterte ich den *Stern* (den meine Oma abonnierte) jede Woche von vorne bis hinten durch. Vielleicht brachten sie ja mal wieder etwas zu dem Thema... Wenn, dann durfte es mir auf keinen Fall entgehen! Ich wollte genauere, sichere Informationen!
Nach einigen Monaten hatte ich tatsächlich Erfolg. Ich fand den Artikel über ein amerikanisches Paar von Transsexuellen, das ein oder zwei Kinder hatte. Schließlich wechselten sie *beide* das Geschlecht und lebten nun mit vertauschten Rollen weiter. Sachen gibt´s!
Ich würde nie in meinem Geburtsgeschlecht heiraten oder Kinder bekommen wollen! Aber das war denen ihre Sache.

Der Bericht brachte mir nicht viele Informationen, aber immerhin wußte ich, daß eine Geschlechtsumwandlung irgendwie möglich war. Man mußte nur lange genug suchen...

## To be and not to be

Allmählich konnte ich bei meinem "Konkurrenzspielchen" mit den Jungen nicht mehr mithalten. Sie wurden zu männlich. Ich konnte meine Stimme nicht tief genug hinunterdrücken.
Sie mußte eine Menge aushalten und fing langsam an, sich zu wehren. In dieser Zeit passierte es oft, daß die erste Silbe, die ich sprach, nicht kam. Das war natürlich nicht so günstig. Vor allem in Situationen, wo ich Lehrerfragen beantworten mußte. Einmal fragte der Chemielehrer zum Beispiel, zu welcher Elementgruppe Magnesium gehört. Chemie war nicht meine Stärke, aber hier wußte ich endlich mal die Antwort. Ich meldete mich und sagte: "Erdalkalimetall." Das war im Prinzip richtig, aber da man nur "...alkalimetall" hörte, war die Antwort dann doch falsch.
Komischerweise war es verschieden mit meiner Stimme: An manchen Tagen oder Tageszeiten war sie gut drauf, an anderen Tagen hörte ich sogar selbst, wie abstoßend gepreßt und hoch sie klang. Und als ich mal zufällig eine Tonaufnahme meiner Stimme hörte, merkte ich erst, daß sie „von außen" noch höher klang als ich sie hörte. Das deprimierte mich erst recht. Mir blieb nichts anderes übrig, als jedes Wort zu vermeiden, wenn meine Stimme ihren schlechten Tag hatte.
Eine andere unangenehme Tatsache war, daß die Sprechstimme meiner Mutter - obwohl sie im Chor Sopran sang - ziemlich tief klang. Tief genug, um gelegentlich tiefer zu klingen als meine Stimme.
Solch eine Konkurrenz mochte ich nicht. Überhaupt störte mich ihr Verhalten, wenn es in männliche Richtung ging. In einem „Problemgespräch" mit hatte sie mal versucht, mich zu „bekehren", indem sie sagte: „Als ich am Anfang der Pubertät war, wollte ich auch mal ein Junge sein. Ich kann dich schon irgendwie verstehen. Jeder Mensch hat beide Geschlechter in sich. Aber ich habe mich damit abgefunden. Und das mußt du auch tun!"
Ich wollte nicht, daß meine Mutter männlich ist oder sich männlich fühlte. Dieser Gedanke bereitet mir Kopfschmerzen. Meine Mutter sollte meine Mutter sein und nicht mein Vater! Für mich war sie so etwas wie ein Weiblichkeitssymbol. Und wenn eine *so weibliche* Frau wie meine Mutter sagte, daß sie auch viel Männliches hat oder das sogar auslebt, stellt sie dadurch meine eigenen Bemühungen in Frage, nach dem Motto: *Was du da versuchst, kann ich genauso gut oder besser, folglich bist du nicht männlicher als ich.*
Ich reagierte gereizt, wenn sie sich männlich verhielt. Einmal gab es lange Männerunterhosen mit Eingriff im Sonderangebot und ich bettelte darum, daß sie

mir eine kaufte. Sie tat mir den Gefallen. Aber einen Tag später kaufte sie sich auch welche. (Nicht weil sie diese Art Unterhosen mochte, sondern weil sie so billig waren.) Als ich ihr Vorwürfe machte, sagte sie in ihrer leichtfertigen Art: „Den Eingriff sieht ja keiner, und ich kann ihn ja zunähen. Und außerdem trägst du ja auch so welche..."
Was mußte man alles für Demütigungen einstecken, nur damit man so leben konnte, wie man sich fühlte!
Wenig später kam sie auf die Idee, keinen Büstenhalter mehr zu tragen, weil das viel bequemer ist. Vielleicht hatte ich sie auch auf den Gedanken gebracht, weil ich nie in meinem Leben einen angezogen hatte. Wenn ich ein Mädchen gewesen wäre, hätte man darüber diskutieren können, ob ich einen brauchte, aber bei ihr war es wirklich nötig. Jetzt, wo sie ohne herumlief, hingen ihre altersschlaffen Brüste ein Stockwerk zu tief, und das sah einfach lächerlich aus. Sie störte es aber nicht. Nur den Rest der Familie. Ein Grund mehr für sie, gerade jetzt so weiterzumachen. So war halt ihr Charakter.

Die Stimme war nur einer der Knackpunkte.
Daneben störte mich aber auch meine Größe. Früher hatte ich nichts dagegen, klein zu sein - jetzt war Größe ein Zeichen von Männlichkeit. Die Jungen in meinem Alter waren mir schon lange über den Kopf gewachsen. Aber jetzt fingen die Jüngeren zu allem Überfluß auch noch damit an. Bei meinen Altersgenossen konnte ich es noch als Konkurrenz sehen - bei den Jüngeren empfand ich es als Angriff.
Mein Neid näherte sich der Haßgrenze. Ich kam mir wie ein kleines Kind vor, wenn ich mit einem Jüngeren sprechen mußte, der einen Kopf größer war als ich.
Am besten konnte ich die Jungen leiden, die erst spät in den Stimmbruch kamen. Auch wenn ich Jugendbücher las, stellte ich mir die jugendlichen "Helden" mit hoher Stimme vor. Ich vermied Bücher, in denen die Jugendlichen 16 und älter waren. Wenn der Autor dann trotzdem dazuschrieb, daß der Junge im Stimmbruch sei oder schon eine tiefe Stimme hatte, war ich enttäuscht.
In meiner Klasse waren zwei Jungen, die erst in der 10. Klasse in den Stimmbruch kamen. Emil und Bruno. Unser alter Lateinlehrer verwechselte uns mal, hielt mich für einen Jungen und nannte Emil "Charlotte". Das tat mir gut! Es war einer der wenigen Lichtblicke in dem sonstigen Frust.
Es war gut, daß der Lateinlehrer schon ein bißchen zerstreut war.
So kam ich auch mal in eine Situation, wo ich vorlesen sollte. Als ich fertig war, sagte er: "Das hat er ganz richtig vorgelesen, jetzt wollen wir uns die Grammatik in den Satz mal näher anschauen!"
Meine Freude dauerte genau eine Sekunde.
Dann wurde sie von dem schallenden Gelächter getrübt, das in der Klasse ausbrach. Doch ich dachte: „Leckt mich!" und ließ mir die Kränkung, die sie mir beibrachten, nicht anmerken. Ich versuchte weiter das zu genießen, was von der Freude noch übrig war, ich zehrte an dieser seltenen Bestätigung meiner Männlichkeit.

Fridolin bekam eine Brille.
Ziemlich schnell merkte er, daß er jetzt vorsichtiger sein mußte. Wenn er mich in solchem Ausmaß reizte, daß ich ihm eine scheuerte, flog die Brille oft in hohem Bogen davon. Ihm blieb also nichts anderes übrig als mich weniger zu ärgern.
Auf einmal kamen wir prima miteinander aus.

## Ein Hauch von Anerkennung

Mit 15 fragte mich meine Mutter, ob ich im Orchester mitspielen wollte. Herr K. hatte es vorgeschlagen. (Er war nicht nur mein Geigenlehrer, Leiter der Schulchöre und des Schulorchesters und Musiklehrer, sondern leitete auch außerhalb der Schule ein Kammerorchester von Erwachsenen, das meine Eltern regelmäßig besuchten.)
Er schien meine Fähigkeiten für ausreichend zu halten. Ich hatte meine Bedenken. Noch zu gut konnte ich mich an meine kläglichen Anfänge im Schulorchester erinnern. Trotzdem ging ich mal mit, um es auszuprobieren.
Hier war alles ganz anders. Herr K. verhielt sich ungewohnt höflich - schließlich hatte er mit Erwachsenen zu tun. Ich war stolz, dazuzugehören.
Die Literatur, die wir spielten, war nicht einfach, aber ich war inzwischen ja auch besser geworden. Wenn ich etwas wirklich nicht konnte, war ich trotzdem in der Lage, mich einigermaßen durchzumogeln.
Was mir vor allem gefiel, war das neue Klangerlebnis. Im Schulorchester waren wir nur ein paar Geigen und Bratschen gewesen. Hier waren jetzt auch Celli dabei, und außerdem war die Besetzung viel größer. Nicht zuletzt beeindruckte mich auch das Werk. Wir spielten das "Dettinger Te Deum" von Händel. Ich erlebte mit, wie es durch immer vielfältigere Besetzung immer vollkommener wurde. Zuerst nur einzelne Stimmen, dann wurden wir zusammengesetzt. Am beeindruckendsten war es, als dann auch noch der Chor und die eingekauften Bläser dazukamen.
Das Spielen im Orchester machte mir richtig Spaß. So hatte sich das lange Üben, das ätzende Geigen endlich doch gelohnt!

Auch in diesem Jahr fuhren wir wieder - wie gewohnt - auf die Familien-Sing- und Musizierwoche.
Ich war jetzt 15 und hatte genug Selbstbewußtsein, mich in den Tenor zu trauen. Solche Fehler wie bei der Tanzstunde wollte ich nicht mehr machen!
Ich mußte aber vorsichtig vorgehen. Meine Eltern durften nichts davon merken! Sie hätten es mir vielleicht verboten. Also setzte ich mich zusammen mit Diane an die Grenze zwischen Alt und Tenor. Auf diese Weise konnte ich praktisch beide Stimmen singen.
Jetzt ging es darum, bei meinen Eltern den Eindruck zu erwecken, ich sänge Alt, aber allen anderen deutlich zu zeigen, daß ich Tenor singe. Mein Vater saß schräg

hinter mir im Baß und konnte mich kaum sehen, aber bei meiner Mutter war es gefährlicher. Sie saß im Sopran, also ungefähr gegenüber von mir. Wenn nun der Alt alleine sang, bewegte ich meinen Mund, damit es so aussah, als ob ich mitsänge. Wenn der Tenor alleine sang, öffnete ich den Mund möglichst wenig, versuchte aber trotzdem, laut mitzusingen. Zum Glück sangen meistens alle zusammen, so daß ich ungehindert Tenor singen konnte.
Diane saß neben mir und wunderte sich, verpetzte mich aber nicht.
Meine Mutter schien trotzdem Verdacht zu schöpfen. Eines Abends sprach sie mich an: "Kind, du singst doch nicht etwa Tenor? Du verdirbst dir die Stimme!"
Sie hatte insofern recht, daß ich von dem ungewohnten, täglich mehrstündigen Tenorsingen tatsächlich etwas Halsweh bekam, aber dieses Risiko ging ich ein. Das war es mir wert. Es machte so viel Spaß, Tenor zu singen!
*Hier fühlte ich mich zum ersten Mal in meinem Leben als anerkanntes Mitglied einer männlichen Gemeinschaft.* Das war ein tolles Gefühl! Es gab mir Selbstbestätigung. Ich konnte so sein, wie ich mich fühlte, und alle sahen es als selbstverständlich an. Ich war kein Außenseiter mehr!
Nebenbei hatten wir auch noch einen sehr guten Dirigenten, bei dem die Chorarbeit richtig Spaß machte. Er verstand es, die Stücke zu interpretieren, und konnte seine Absichten gut rüberbringen. Zusätzlich hatte er noch die seltene Begabung, daß ihm immer wieder witzige Bemerkungen herausrutschten.
Wir hatten viel zu Lachen.
Dabei amüsierten Diane und ich uns noch über die Lache meines Nachbarn im Tenor. Sie war auffallend hoch, sehr wohlklingend und mitreißend. Der Typ war mir überhaupt sympathisch. Obwohl wir fast nichts miteinander redeten, spürte ich eine Art Freundschaft zu ihm. Er war einer, der mich als Junge anerkannte. Vielleicht spielte da auch meine Sehnsucht nach einer richtigen Freundschaft zwischen zwei Jungen eine Rolle. Er war aber zu alt, um mein Freund zu sein. Er hätte mein Vater sein können.

Meine Lederhose gab ihren Geist auf, nachdem ich sie nun mehrere Jahre fast ständig getragen hatte. Genauer gesagt, der Reißverschluß des Hosenlatzes ging kaputt. Und eine Gürtellasche war schon längere Zeit abgerissen. Ich hatte beim Reineclauden-Pflücken den Eimer mit einem Karabinerhaken darangehängt, weil ich zu faul gewesen war, immer wieder den hohen Baum hinunterzusteigen, um den Eimer auszuleeren.
Eigentlich hätte man von einer Lederhose mehr erwarten können! Frühere Modelle sollen über mehrere Generationen gehalten haben...
Ich war also gezwungen, wieder auf normale Hosen umzusteigen. Es war nicht so einfach, etwas Taugliches zu finden. Ich brauchte nämlich Hosen, die sich von selbst zwischen den Beinen etwas wölbten. Theoretisch hätte ich mir etwas in die Hose stecken können, einen kleinen Ball oder eine Socke. Aber wenn da nun plötzlich eine *so* deutliche Wölbung gewesen wäre, hätte es dumme Fragen gehagelt - nicht nur von meinen Eltern.

Mit ihnen mußte ich vorsichtig sein. Sie könnten mir meine Männlichkeit verbieten, wenn ich es zu weit trieb! Bis jetzt hatten sie mich gewähren lassen und nur „passiven Widerstand“ geleistet, aber man konnte nie wissen...
Welche Hosen kamen als Alternative zur Lederhose in Frage?
Jeans waren an besagter Stelle eindeutig zu eng.
Ich fing mit Kordhosen an, denn die waren bundfaltenähnlich geschnitten und sahen trotzdem nicht wie „Altherrenhosen“ aus. Zum Glück kamen dann auch die Thermohosen in Mode, die etwas lässiger geschnitten waren. Ob ihre Taschen nun wie bei Jeans angeordnet waren oder ob sie Bundfalten hatten - ich fand mehrere Modelle, mit denen ich meine Mängel einigermaßen verbergen konnte.

Das Kleiderkaufen war immer eine lästige Angelegenheit, weil meine Mutter mitging. Ich war noch nicht reif genug, um alleine loszuziehen. Gerade erst vor kurzem hatte ich mir Schuhe gekauft. Mit Schuhgröße 38 ist es ein Problem, vernünftige Herrenschuhe zu finden. Die gibt es meistens erst ab Größe 40. Ich kaufte mir ein Paar Sandalen, die vorne gut paßten, hinten aber viel zu lang waren. Ich dachte mir, ich könnte das mit dem zusätzlich vorhandenen hinteren Riemen regulieren. Eigentlich war ich gar nicht so naiv, daß mir in diesem Alter noch so dumme Sachen passierten, aber hier überkam es mich einfach, weil ich diese Schuhe so schön fand!
Zum Glück nahm das Schuhgeschäft die Schuhe wieder zurück.
Dummerweise hatte meine Mutter es sich zur Gewohnheit gemacht, andere zu korrigieren, die mich für einen Jungen hielten. Ich haßte das, aber was sollte ich dagegen tun? Einen Aufstand machen und riskieren, daß sie auch meine Kleidung "korrigiert"?
So mußte ich also öfter folgende Situation ertragen:

*Wir betreten ein Kleidergeschäft.*
*Eine Verkäuferin kommt auf uns zu.*
*„Kann Ich ihnen helfen?“*
*Mama sagt: „Wir suchen eine Hose.“*
*„Soll es für ihn sein?“*
*„Ja, für sie!“*
*Die Verkäuferin entschuldigt sich lang und breit, sagt eventuell noch: „Ja, ja, heutzutage sehen die Mädchen schon aus wie Jungen!“ Dann führt sie uns in eine Ecke, wo Mädchenhosen hängen, drängt mir eine weibliche Hose nach der anderen auf, und ich muß immer wieder sagen, daß sie mir nicht gefällt. Es dauert lange, bis ich sie wieder unauffällig zu den männlichen Hosen gelotst habe.*
Das einzige, was ich gegen solche Situationen tun konnte, war, alleine einkaufen zu gehen. Aber es dauerte noch einige Zeit, bis ich das durchsetzen konnte.

## Vor dem Spiegel

*Ich habe mal wieder das Bedürfnis nach einer seelischen Streicheleinheit. Heimlich gehe ich in das Schlafzimmer meiner Eltern und öffne das Arzneischränkchen. Darin ist in einem Fach Verbandsmaterial verschiedener Art untergebracht. Ich nehme mir eine Rolle mit breitem, elastischem Stützverband. Dann suche ich mir in meinem Zimmer noch den Rest der Ausrüstung zusammen: ein frisches Unterhemd, ein altes T-Shirt, das mir eigentlich zu klein ist, und ein Pullover.*
*Mit diesem ganzen Zeug schließe ich mich im Badezimmer ein.*
*Ich mache meinen Oberkörper frei. Dann nehme ich den Gummiverband und wickele ihn fest um meine Brust. Ein Blick in den Spiegel: Sieht es gut aus?*
*Nein - es ist nicht fest genug gewickelt. Man sieht noch eine Wölbung.*
*Ich mache den Verband wieder ab und versuche es noch einmal. Fest spannen beim Wickeln! Erst einmal die Mitte abdecken, aber auch für oben und unten muß der Verband noch reichen.*
*So - jetzt sieht es besser aus. Ich stecke das lose Ende am Rand unter dem Verband fest, unter dem Arm, wo man es nicht so sieht.*
*Jetzt habe ich ein Gefühl, als ob ein breiter Panzerring um meine Brust geschmiedet wäre. Ich kann kaum atmen, denn der Verband schränkt die Beweglichkeit des Brustkorbs stark ein. Aber das macht nichts - es ist ja nur für vorübergehend.*
*Nun ziehe ich mir das frische Unterhemd über. Ich habe deshalb ein frisches genommen, weil es vom Tragen nicht ausgeleiert sein soll. Schließlich soll es eng anliegen. Dann betrachte ich mich ausführlich im Spiegel. Es ist nur ein relativ kleiner Spiegel - der vom Spiegelschrank. Um mehr als nur Kopf und Schultern zu sehen, muß ich auf dem Badewannenrand gegenüber herumturnen. Oder mich in die Badewanne stellen. Je nachdem, welchen Körperbereich ich sehen will.*
*Dann genieße ich meinen Anblick. Alles flach. Eine vollkommene Brust.*
*Über dem Verband quatscht seitlich etwas Fett heraus, weil der Verband so eng gewickelt ist.*
*Ich ziehe den Pullover über. Er ist relativ eng und liegt am Körper an. Jetzt sieht man das nicht mehr. Ich sehe nun fehlerlos wie ein Junge aus. Ein tolles Gefühl! Minutenlang genieße ich den Anblick.*
*Ich streiche mir über die Brust und genieße das Gefühl der Flachheit unter den Fingern.*
*Als ich vom Pullover genug habe, ziehe ich das T-Shirt an und betrachte mich damit.*
*Dann packe ich mich wieder aus. Deutlich sind die Abdrücke des Verbandsgewebes auf meiner Haut zu sehen.*
*Jetzt gilt es noch, die Ausrüstungsgegenstände wieder unauffällig an ihre Plätze zurückzubringen, ohne daß mir jemand von der Familie dumme Fragen stellt. Den Pullover konnte ich schließlich unter normalen Bedingungen nicht tragen, weil er dann zu eng war.*

Diese Prozedur führte ich oft durch. Sie beruhigte mich irgendwie, verschaffte mir zeitweise die Illusion, einen männlichen Körper zu haben.
Im Laufe der Jahre erweiterte ich sie noch. Ich fand einen schwarzen Schminkstift von Fasching. Damit konnte ich mir einen Bart anmalen.
Das war nicht so einfach. Der erste Versuch ging schief. Ich hatte zu fest aufgedrückt. Es sollte schließlich nicht wie ein schwarz eingefärbter Teil des Gesichtes aussehen. Ich mußte ganz vorsichtige, dünne Striche machen. Aber auch das wirkte auf der Wange nicht besonders echt. Also beschränkte ich mich auf den Schnurrbartbereich und malte mir dort etwas, was wie ein stärkerer Flaum aussah. Es stand mir nicht schlecht! Dadurch sah ich ein ganzes Stück männlicher aus.
Zum Schluß mußte ich es wieder gründlich abwaschen, damit keiner etwas sehen konnte.

Ich sammelte immer noch Witze. Aber inzwischen viel professioneller.
Altpapiertonnen gab es noch nicht. Aber immerhin wurde das Altpapier schon getrennt eingesammelt. Die Leute bündelten es oder packten es in Pappkartons und stellten es auf die Straße.
Jedesmal, wenn Altpapiersammlung war, also ungefähr einmal im Monat, stellte ich meinen Wecker und stand eine Stunde früher auf als gewöhnlich. Ich nahm mein Fahrrad und befestigte einen großen Wäschekorb auf dem Gepäckträger. Dann fuhr ich los. Meistens war es noch dunkel, und alles war still, weil fast kein Auto unterwegs war.
Ich hatte eine Route gewählt, die durch Straßen der Stadt führte, an denen große Häuser standen. Dort erhoffte ich mir die größte Beute. Erfahrungsgemäß wohnte dort auch eher die Bevölkerungsschicht, die die Zeitschriften las, in denen sich die meisten Witze befanden.
Ich fuhr oder ging von Packen zu Packen und durchsuchte sie nach brauchbaren Zeitschriften. Selbstverständlich hinterließ ich sie so ordentlich, wie ich sie vorgefunden hatte.
Nach einer Stunde hatte ich meistens meinen Wäschekorb gefüllt.
In den folgenden Tagen durchsuchte ich dann die Zeitungen und schnitt jene Witze aus, die mir gefielen. Das waren ungefähr ein Drittel der Witze. Der Rest war nicht besonders witzig, versaut oder albern, oder ich hatte sie schon.
Ich schnitt die Witze sauber knapp am Rand entlang aus, sortierte sie nach Themen und klebte sie dann in mein Witzbuch ein. Das war inzwischen schon stark angewachsen. Ich benutzte jetzt einen dicken Leitz-Ordner, in den ich die Witze Kante an Kante auf DIN A4-Blätter klebte. Es war wie ein Puzzle, da die Witze ja verschiedene Maße hatten.
Eines Tages durchblätterte ich wieder eine Zeitschrift auf der Suche nach Witzen.
Da fiel mein Blick zufällig auf eine Überschrift: *„Ich fühle mich in Mädchenkleidern viel wohler."*
Es handelte sich um eine jener Beratungsecken, wo Leser ihre Probleme schildern können und dann von einer Briefkastentante oder anderen mehr oder weniger

versierten Spezialisten eine Antwort bekamen. Die Überschrift hatte meine Neugier geweckt. War das jemand, der ein ähnliches Problem hatte wie ich - nur in der anderen Richtung? Der Text bestätigte meinen Verdacht:

*Ich habe ein Problem. Da sich meine Eltern immer ein Mädchen gewünscht haben und ich ein Einzelkind bin, haben sie mich wie ein Mädchen behandelt. Früher haben Leute meine Mutter oft gefragt, ob ich ein Mädchen sei. Ich spielte auch lieber mit anderen Mädchen. Am liebsten spielte ich mit Puppen. Wenn meine Eltern ausgehen, ziehe ich oft Kleider meiner Mutter an und schminke mich. Ich fühle mich in Mädchenkleidern viel wohler. Ich habe schon daran gedacht, mich umoperieren zu lassen. Jetzt bin ich fest entschlossen, und bitte raten Sie mir nicht ab. Was ich wissen möchte: Bezahlt diese Operation die Krankenkasse? Zu welchem Arzt muß ich gehen? Bin ich schon zu alt dazu? Ehe ich mich (17) an meine Eltern wende, möchte ich diese Fragen beantwortet haben. (Martin aus B.)*
Antwort: *Sie sind keineswegs zu alt dazu, aber Sie haben einen schwierigen und langwierigen Prozeß vor sich. Transsexualität, wie man Ihr Syndrom nennt, ist nicht selten. Manche Kassen in manchen Orten der Bundesrepublik bezahlen die ersten Stadien einer solchen Geschlechtsumwandlung, in anderen nicht. Wenden Sie sich an die Deutsche Gesellschaft für Sexualforschung (Martinistr. 52, 2000 Hamburg 20).*

Wieder hatte ich ein paar neue Informationen. Ich schnitt den Abschnitt aus und hob ihn auf.
Vielleicht konnte ich ihn noch gebrauchen.
In der folgenden Zeit las ich diesen Zettel immer wieder durch. Ich fühlte mich gestärkt durch diesen „Jungen“, der nicht viel älter war als ich. Ich war nicht mehr ganz so allein mit meinem Problem.

*Gleich bin ich dran.*
*Halb bewußt fange ich an, tiefer zu atmen. Den Sauerstoff werde ich noch gebrauchen können.*
*Mein Vordermann ist fertig. Ich gehe zum Startblock, lasse mir Zeit, versuche mich auf den Vorgang zu konzentrieren, der folgen soll.*
*Dann springe ich. Ich versuche mich mit den Beinen kräftig am Startblock abzustoßen, damit mir ein weiter Sprung gelingt. Nach dem Eintauchen gehe ich sofort tiefer. Kein Körperteil darf die Wasseroberfläche berühren! Mit weit ausgreifenden Zügen treibe ich meinen Körper vorwärts. Mal sehen, wie weit ich heute komme!*
*Die ersten 12 Meter geht alles reibungslos. Ich empfinde nichts. Mein Körper fühlt sich wohl. Es ist wie Schwimmen über Wasser. Der Boden steigt an. Ich nähere mich dem Nichtschwimmerbereich.*
*Dann macht sich langsam der Sauerstoffmangel bemerkbar. Mein Körper signalisiert mir, daß es Zeit ist, mal wieder zu atmen. Darauf kann ich jetzt keine Rücksicht nehmen!*

*Ich passiere das Seil, das das Schwimmerbecken vom Nichschwimmerbecken trennt. Jetzt ist der Boden weniger als ein Meter unter mir. Ich kann deutlich die einzelnen Platten erkennen.*
*Der Atemdrang wird stärker, nähert sich dem Unerträglichen.*
*Ich muß durchhalten!*
*Nach 20 Metern beginne ich zu würgen. Das Wasser fließt in meinem Rachen hin und her. Eine Atemersatzbewegung?*
*Jetzt kommt die Wende. Vorsicht, ich darf die Wasseroberfläche nicht berühren! Das ist schwierig hier, wo es so seicht ist! Langsam, ganz langsam schwimme ich einen Bogen, berühre mit einer Hand die Wand, dann mit dem Fuß, drehe mich langsam und stoße mich ab.*
*25 Meter wären geschafft. So viel gehört zu meiner Ehre.*
*Jetzt wieder los! Zügig schwimmen, die Zeit ist kostbar. Ich versuche ein Tempo zu finden, das mich schnell voranbringt, aber nicht zu sehr erschöpft.*
*Das Würgen wird stärker. Aber es ist noch erträglich. Es war schon schlimmer.*
*Gut - vielleicht schaffe ich dann heute einen neuen Rekord. Mal sehen, wie es weitergeht.*
*Ich schwimme wieder unter dem Seil durch. Ungefähr 33 Meter. Mein alter Rekord.*
*Ich schwimme weiter. Wieder habe ich ein paar Meter geschafft.*
*Ob ich es wagen soll, die 50 Meter anzustreben?*
*Ich versuche es. Noch gute 10 Meter!*
*Mein Würgen wird jetzt gefährlich stark. Fast hätte ich mich verschluckt!*
*Ich muß durchhalten!*
*Noch 7 Meter.*
*Meine Armmuskeln fangen an zu brennen, als hätte ich einen 100 m-Sprint hinter mir.*
*Weiter!*
*Noch ein paar Stöße!*
*Da ist sie, die Wand. Ich schlage am Rand an und tauche gleichzeitig auf.*
*Dann keuche ich für drei.*
*Ich habe es geschafft! Zwei Bahnen! 50 Meter Streckentauchen!*
*Ich habe nicht die Kraft, aus dem Wasser zu klettern. Es reicht gerade, um sich am Beckenrand festzuhalten. Ich bin total fertig. Das mache ich so schnell nicht wieder!*
*Die anderen klatschen. Die besten von ihnen sind gerade mal halb so weit getaucht.*
*Jetzt habe ich den Rekord von meinem Vater auch erreicht, mit Ende 15!*

Wieso konnte ich eigentlich so weit tauchen?
Hatte ich eine überdurchschnittlich große Lunge? Konnte mein Körper besonders lange ohne Sauerstoffversorgung arbeiten? Oder lag es einfach an meinem Durchhaltevermögen, dem eisernen Willen, nicht aufzutauchen?
Was hatte ich auch zu verlieren, wenn ich nicht mehr auftauchen würde?

Drei Tage später starb meine Großtante. Ich hatte sie gern gemocht.
Gut - sie war schon alt, aber sie hätte doch auch noch ein paar Jahre leben können!

Ich erlaubte mir - seit langer Zeit wieder - zu heulen. Das war eine Ausnahmesituation. In Todesfällen darf jeder Mensch weinen. Selbst mein Vater hat ein paar Tränen verdrückt. Sie war schließlich eine seiner wenigen Verwandten gewesen, und sie hatte sich mit um seine Erziehung gekümmert.
Ich erlebte mein erstes Begräbnis. Bei meiner Uroma damals war ich noch zu klein gewesen, um mitzukommen. Es war schon irgendwie beeindruckend.
Nun war unsere Welt leerer. Die Tante war bisher meistens bei unseren Familienfesten dabeigewesen, und wir hatten sie auch oft besucht.
Ihre Wohnung mußte aufgelöst werden. Die Einrichtung wurde - soweit sie noch zu gebrauchen war - an meinen Vater und seine Schwester verteilt.
Ich erbte den Plattenspieler. Wir bekamen einen ganzen Stoß Schallplatten, viel neue Musik, die ich auf diese Weise kennenlernte.
Musik hören wurde mein neues Hobby.
Manche Stücke hörte ich, um sie kennenzulernen, andere hörte ich immer wieder, weil ich sie so toll fand.

*Es ist Abend, und ich habe gerade meine Hausaufgaben beendet. Ich suche mir die alte Schallplatte mit Schuberts „Unvollendeter Sinfonie" heraus und lege sie auf. Dann mache ich das Licht aus und lege mich auf mein Bett - genau gegenüber den Lautsprechern.*
*Die Sinfonie beginnt leise, mit tiefen, traurigen Tönen. Sie ist wunderschön - nicht so schön wie die Zauberflöte, wo ich an manchen Stellen vor Schönheit eine Gänsehaut bekomme - aber doch überdurchschnittlich, und ich mag ihre Stimmung. Gerade diese düstere Stimmung, die meiner Stimmung entspricht.*
*Im Dunkeln bin ich entspannt, und die Dunkelheit schärft meine Sinne. Sie werden nicht von anderen Reizen abgelenkt. Ich kann genauer hinhören, auch die Nebenstimmen der leise spielenden Instrumente wahrnehmen.*
*Es ist wie ein Traum.*
*Immer wieder bewundere ich die Fähigkeit der alten Komponisten, solch etwas Schönes zu erschaffen.*
*Doch früher oder später ist die Musik zu Ende, und ich muß zur Realität zurückkehren.*

In gewissem Sinne konnte man sagen, daß die Musik eine Art Droge für mich war.
Sie entführte mich in eine andere Welt und verdrängte den Frust, den ich im Alltag hatte. Gleichzeitig beruhigte sie mich. Ob ich süchtig nach ihr war, weiß ich nicht, da ich einen Entzug nie ausprobiert hatte.
Fest steht nur, daß sie mir half, die schwierige Zeit durchzustehen.

## Erste Liebe?

Als ich ungefähr 15, 16 Jahre alt war, erlebte ich einen ersten Hauch von Liebe. Damals war es mir nicht bewußt, aber heute würde ich nicht ausschließen, daß es etwas wie Liebe war.

*Ich bin in der Stadt unterwegs.*
*In einer Gasse kommt mir ein Mädchen entgegen.*
*Ich kenne sie. Sie ist zwei Jahre älter als ich und war auch eine zeitlang im Schulorchester. Vor allem ist sie sehr sportlich. Gerade trägt sie einen Trainingsanzug und Turnschuhe. Ich bewundere ihren federnden Gang. Sie soll eine gute Läuferin sein.*
*Alles in allem ist sie unerreichbar für mich: älter, größer, besser, sportlicher.*
*Sie sieht hübsch aus: glatte, halblange - nein, eher kurze - Haare in einer unkompliziert-sportlichen Frisur mit Pony, ein rundes, aber regelmäßig gezeichnetes schönes Gesicht und eine schlanke, knabenhafte Figur. Ein perfekter Körper, den ich selbst gut gebrauchen könnte, weil ich untenrum zu breit bin.*
*Sie kommt näher, erkennt mich und lächelt mir zu.*
*Dieses warme Lächeln in dem hübschen Gesicht... Ich bin fasziniert davon.*
*War mir früher gar nicht so bewußt gewesen - ich sehe sie ja nicht das erste Mal.*

Wenn ich heute in dieser Situation wäre, hätte ich mich vielleicht in sie verliebt. Aber damals lag es mir derart fern...
Abgesehen davon, daß sie unerreichbar war und Leute in ihrem Alter über mich Wurm nur gelächelt hätten - sie selbst vielleicht nicht? - war ich bei meinen Mitmenschen als Junge dermaßen wenig anerkannt, daß ich selbst bestimmte männlichen Eigenschaften in mir unbewußt nicht zulassen konnte. Dazu gehörte auch die Liebe zu einem Mädchen.
Ich hatte noch nicht das Selbstbewußtsein, daß ich in *allen* Situationen männlich handelte. Denn sonst hätte ich mir ja sagen können: „Die Ansicht meiner Mitmenschen kann mir gestohlen bleiben - ich mach′ mich jetzt an sie `ran!“
Aber was hätte ich langfristig auch tun können, wenn es mir wirklich gelungen wäre, mich erfolgreich an sie heranzumachen? Bei meiner Einstellung zu meinem Körper hätten mich auch schon nicht-sexuelle Körperkontakte erschauern lassen. Welche Rolle hätte ich einnehmen sollen?
Eine weibliche?
Eine lesbische?
Eine männliche?
Die beiden ersten Möglickeiten kamen für mich auf keinen Fall in Frage.
Das Dumme war ja auch noch, daß sie mich kannte, daß ich in ihren Augen ein Mädchen war. Sie würde mich nie als Mann betrachten.
Also vergaß ich diese Szene ganz schnell wieder.

# Die Entscheidung

Einige Wochen nach meinem 16. Geburtstag fuhren wir wieder auf die Musikwoche - wie jedes Jahr.
Natürlich sang ich wieder Tenor. Es war eigentlich alles wie im letzten Jahr, nur daß Diane diesmal nicht dabei war. Ich genoß das Tenorsingen wie im letzten Jahr. Es fiel mir dieses Mal schon leichter. Mein Hals tat kaum noch weh - auch wenn ich lange sang.
Aber dann kam der Hammer.

*Es ist der letzte Abend. Wir sitzen noch in fröhlicher Runde zusammen. Alle an einem langen Tisch.*
*Meine Eltern unterhalten sich mit einem Nachbarn. Schließlich kommt das Gespräch zufällig auch auf mich. Der Mann sagt irgend etwas, wobei er mich natürlich mit "er" bezeichnet.*
*Das kann meine Mutter so nicht im Raum stehenlassen: "Das ist eine "sie"!"*
*Ich erstarre.*
*Schon wieder. Kann die das nicht lassen?*
*Der Mann glaubt es nicht und redet weiter mit "er".*
*Aber meine Mutter ist stur: "Das ist meine Tochter!"*
*Mein Gesicht wird immer länger.*
*"Sie machen Scherze!" Zweifelnd schaut er mich an. Er will es immer noch nicht glauben. Meine Mutter muß sich richtig anstrengen. Die anderen Nachbarn werden schon aufmerksam.*
*Nach vielen Beteuerungen haben meine Eltern es endlich geschafft, ihn zu überzeugen.*
*Nur seine Höflichkeit hindert ihn daran, mich anzustarren, mich im Geiste auszuziehen, um versteckte weibliche Merkmale zu finden.*
*Noch schlimmer: alle in der Umgegend scheinen es gehört zu haben. Ein paar lachen schallend.*
*Alles ist im Eimer.*
*Dabei wurmt mich weniger, daß dieser Mann von meiner Weiblichkeit erfahren hat. Er ist mir ziemlich egal, denn er ist ein Baß und zum ersten Mal auf dieser Singwoche.*
*Aber die anderen Nachbarn! Darunter sitzt mindestens ein Tenor, zum Beispiel gerade mein Nachbar im Chor!*
*Kann ich ihm jemals wieder als Junge unter die Augen treten?*
*Die Antwort ist ein klares NEIN.*
*Noch dazu schäme ich mich jetzt. Was soll er von mir denken? Daß ich bewußt falsche Tatsachen vorgespielt hatte? Daß ich mich auf diese Weise vielleicht an die Männer im Chor heranmachen wollte? Oder daß ich irgendwie verrückt bin?*

*Vielleicht ist es ihm auch egal, und er macht sich keine genaueren Gedanken darüber. Jetzt würde ich etwas dafür geben, Gedanken lesen zu können!*
*Jedenfalls wird jetzt nichts mehr so sein wie vorher. Hiermit bin ich aus der Männergemeinschaft ausgeschlossen, wo es mir so gut gefallen hat!*
*Nur weg hier!*
*Ich gehe schnell ins Bett.*
*Vor Frust kann ich lange Zeit nicht einschlafen.*
*In dieser Nacht schwöre ich mir, erst wieder diese Singwoche zu besuchen, wenn mit mir alles in Ordnung ist. Ich muß ihnen durch eindeutige Merkmale beweisen können, daß ich ein Junge bin. Wie kann ich das erreichen?*
*Operation.*
*Ja. Das ist die einzige Möglichkeit.*
*Ich weiß zwar fast nichts darüber - nur daß es irgendwie geht -, aber ab jetzt werde ich dafür kämpfen!*
*Ich stelle mir vor, wie ich in ein oder zwei Jahren, wenn ich es durchgezogen habe, wieder hier auftauchen werde.*
*Einen engen Pullover werde ich tragen, der meine flache Brust betont. Vielleicht noch ein Paar Hosenträger darüber, die den Pullover noch mehr an die Brust pressen. Ich werde mich nach Herzenslust strecken können, wenn ich das Bedürfnis dazu habe, ohne Angst haben zu müssen, daß man etwas sieht. Im Gesicht die ersten Bartstoppeln, noch spärlich, aber doch nicht zu übersehen...*

Ein schöner Traum. Doch die Wirklichkeit überrannte mich schnell wieder. Spätestens am nächsten Morgen, wo sich alle gegenseitig verabschiedeten und dann heimfuhren.
Ich mußte feststellen, daß verdammt viele spitzgekriegt hatten, daß ich ein Mädchen war. Sei es, daß es sich herumgesprochen hatte, oder manche fragten mich auch einfach nach meinem Namen. Sollte ich sie anlügen?
Früher oder später würden sie es sowieso erfahren! Und dann würde es peinlich werden.
Einen männlich klingenden Spitznamen hatte ich ja leider nicht.

***Ich entschied mich zur Operation.***
Ich war gerade 16 Jahre alt.
Immerhin war ich schon vernünftig genug, um mir noch eine Bedenkzeit einzuräumen. Ich setzte einen Zeitraum von ungefähr einem halben Jahr fest. In dieser Zeit wollte ich kritisch überlegen, ob die Operation das Beste für mich war oder ob es noch Alternativen gab.
So wie ich mich im Augenblick fühlte und wie ich behandelt wurde, konnte ich nicht weiterleben.

## Zur Abwechslung mal ein paar positive Erlebnisse

Zwei Jahre war ich jetzt in dieser schrecklichen Klasse mit dem großen Mädchenüberschuß. Dann - gegen Ende der 10. Klasse - hatte ich endlich eine Gelegenheit, dieser Situation auszuweichen.
Da wir ziemlich große Parallelklassen waren, sollte nun doch wieder eine neue Klasse gebildet werden, in die Freiwillige aus anderen Klassen gehen konnten. Natürlich ergriff ich sofort die Gelegenheit und meldete mich für diese Klasse an.
Wer wohl noch in diese Klasse gehen würde?
Auf jeden Fall würde der Mädchenüberschuß wohl nicht so stark sein. Zumindest aus meiner jetzigen Klasse wollte keine weggehen.
Ein paar Tage nach mir zogen die meisten der Jungen nach und meldeten sich für die neue Klasse an. Auch sie schienen sich in der jetzigen Klasse nicht besonders wohl zu fühlen.
Doch bevor es in der neuen Klasse losging, hatten wir erst einmal Ferien.

*Wir machen mit der Familie Ferien in England. Dabei schauen wir uns natürlich auch London an.*
*Mittags gehen wir in ein Burger-Restaurant.*
*Es ist sehr voll hier drin.*
*Ich muß mal.*
*Ich hasse es zwar, auf öffentliche Toiletten zu gehen und damit mein körperliches Geschlecht zu outen, aber die Vernunft sagt mir: Wer weiß, wann ich heute wieder eine Toilette finde?*
*Die Schilder führen mich in einen Seitenflur. Schon von weitem sehe ich die beiden Türen für „Männlein" und „Weiblein". Als ich näherkomme, tritt gerade ein junger Mann aus der Herrentoilette. Er sieht mich und hält mir die Tür auf.*
*Eine kurze Welle von Glück und Stolz durchströmt mich. Mal wieder hat ein Fremder meine Männlichkeit bestätigt. Aber das Glück währt nicht lange, denn ich kann ja nicht in die Herrentoilette gehen!*
*Entschuldigend grinse ich den jungen Mann an und gehe an ihm vorbei zur Damentoilette.*
*Innen steht eine lange Reihe wartender Frauen.*
*Ich erröte. Natürlich ist es mir peinlich, wenn ich mich in so einer Situation indirekt outen muß. Was mögen die Frauen von mir denken?*
*Aber der Betrieb hier übersteigt die Grenzen meiner Belastbarkeit. So lange will ich mich nicht als Mädchen zur Schau stellen!*
*Ich mache auf dem Absatz kehrt und verlasse wieder die Damentoilette. Dabei versuche ich noch ein bißchen mehr zu erröten, damit der Eindruck entsteht, als hätte ich mich in der Tür geirrt.*

*Draußen steht immer noch der junge Mann. Sein freundliches Lächeln ist einem breiten, schadenfrohen Grinsen gewichen. Es ist nicht schwierig, seine Gedanken zu lesen: „Zu dumm, um das richtige Klo zu finden!“*
*Wieder hält er mir die Tür auf, und spontan nehme ich sein Angebot an. Spiele ich das Spiel halt zu Ende! Vielleicht ist es hier drin ja nicht so voll. Das würde mein Verhalten rechtfertigen. Hoffentlich gibt es hier Kabinen! Und hoffentlich schaut keiner ganz genau hin!*
*Aber auch hier steht eine lange Schlange. Unverrichteter Dinge ziehe ich wieder ab und versuche bei dem jungen Mann mit einem Schulterzucken den Eindruck zu erwecken, daß es mir hier zu voll sei.*
*Eigentlich hätte ich gleich in die Herrentoilette gehen können - zumindest in dieser Situation, wo mich keiner kennt und ich sogar die Tür aufgehalten bekomme.*

Meine verdammte Ehrlichkeit!
Sollte ich nicht doch lieber hin und wieder zu Notlügen greifen, einfach um ein konfliktfreieres Leben zu haben?
Konnte man überhaupt von einer Notlüge sprechen, wenn ich mich bis zur letzten Konsequenz als Junge ausgab?
Eigentlich nicht, denn ich zeigte den Leuten ja damit, wie ich wirklich war...

# Sie nannten mich Erich

Der Beginn der Oberstufe brachte viele Veränderungen für mich.
Ich kam nicht nur in eine neue Klasse mit neuen Lehrern und zum Teil neuen Mitschülern, sondern wir waren auch in einem anderen Gebäude untergebracht. Es war moderner, und jeder hatte seinen eigenen, unbeschmierten Tisch.
Wir aus der ehemaligen „b“ bildeten den größten Teil der Klasse, denn alle Jungen waren übergewechselt, auch die letzten Zögerer. Die anderen kamen aus Parallelklassen oder aus anderen Schulen.
Ich setzte mich neben Hendrik. Er hatte zwar mal gesagt, daß er mich nicht leiden könne, als ich früher einmal versucht hatte, mich von Ulrike weg neben ihn zu setzen, aber das war mir heute egal. Außerdem hatte ich den Verdacht, daß er das nur gesagt hatte, weil er in Ruhe allein an seinem Doppeltisch sitzen wollte und ich ihm nicht seinen Platz einschränken sollte. Nun hatte ja jeder seinen eigenen Tisch, und wie erwartet gab es keine Probleme.
Manche Lehrer fingen jetzt an, uns zu siezen, aber ich hatte nicht viel davon, weil sie uns trotzdem weiterhin mit dem Vornamen ansprachen. Ein paar Generationen früher hätte es mir besser gefallen, als die Lehrer die Schüler einfach nur mit dem Nachnamen, selbst ohne „Frau“ oder „Herr“, ansprachen ...

Allmählich fingen die Jungen an, auf mich aufmerksam zu werden und über mich nachzudenken.
Bisher war in unserer Klasse immer eine gewisse Distanz zwischen den Geschlechtern gewesen, und mit geschlechtsübergreifenden Kontakten wurde eher gespart. Wenn mich die Jungen überhaupt wahrgenommen hatten, dann hatten sie mich wohl für komisch befunden und in den Personenkreis eingeordnet, dem man lieber aus dem Weg geht. Jetzt war die Situation anders. Ich saß jetzt mitten unter den Jungen, und sie wurden direkt mit mir konfrontiert. Außerdem waren wir alle reifer geworden - die pubertäre Scheu ließ nach.
Das erste, was ihnen auffiel, war, daß ich als einziges „Mädchen" die Klasse gewechselt hatte. Da sie vergessen hatten, daß ich zuerst, also noch vor ihnen, mich für die neue Klasse angemeldet hatten, interpretierten sie meinen Wechsel als Solidarität zu ihnen oder als Wesensgemeinschaft mit ihnen. Vielleicht erinnerten sich auch manche, daß ich neben Ulrike sitzen mußte - die keiner der Jungen leiden konnte - und konnten mir nachempfinden, daß ich da weg wollte. Da ich nun sozusagen in ihren Club eingetreten war, waren sie gleich ein ganzes Stück freundlicher zu mir. Ich fühlte mich anerkannt, fast wie ein Junge unter Jungen. Aber nur fast, denn eine gewisse Grenze durfte natürlich nicht überschritten werden.
Früher oder später wurde den Jungen auch bewußt, daß ich weder wie ein Mädchen aussah, noch mich wie eines verhielt. Und wenn sie sich recht überlegten, dann ging das ja schon länger so... Wie sollten sie mit meiner Andersartigkeit umgehen?
Bisher hatten sie sie ignoriert, aber irgendwann kam dann doch die Experimentierfreudigkeit durch. Teils um mich zu ärgern und teils aus Neugier, wie ich reagieren würde, fingen manche an, mich „Charlotterich" zu nennen.
Keine Reaktion meinerseits. Ich tat so als hätte ich schon immer so geheißen. Der neue Name zeigte mir nur, daß sie meine Männlichkeit wahrgenommen hatten.
Nicht lange danach gingen sie auf „Erich" über. Vielleicht als nächste Steigerung oder weil „Charlotterich" ihnen zu lang war.
Das war mein erster männlicher Spitzname, und noch dazu hatten sie ihn mir aus eigenem Antrieb gegeben!
Ich vermied es, meine Freude allzu offen zu zeigen, denn vielleicht wollten sie mich ja nur ärgern und würden wieder damit aufhören, wenn sie feststellten, daß ich mich darüber freute. Fast noch mehr freute mich, daß sie mich zusätzlich noch in der 3. Person mit „er" bezeichneten. Das ist ja durchaus nicht selbstverständlich, auch wenn man einen männlichen Spitznamen hat! Es ist ein Zeichen für Anerkennung. Und davon konnte ich ja in den letzten Jahren nur träumen!
Jetzt mußte ich vorsichtig vorgehen, damit ich den Spitznamen auch behielt. Ich zeigte weder Ärger (warum auch?), noch Freude, wenn sie mich so riefen, sondern tat einfach so, als wäre es selbstverständlich. Wenn mich jemand nach meinem Namen fragte (außer natürlich in „offiziellen Situationen"), sagte ich „Erich". Endlich hatte ich einen männlichen Namen, den ich benutzen konnte, weil ich einen Anspruch darauf hatte! Schließlich hatte ich ihn mir verdient, ihn mühsam erworben und ihn von meinen Mitmenschen freiwillig zugeteilt bekommen. Ähnlich wie bei

den Indianern, wenn sie bei der Initiation einen zu ihren persönlichen Eigenschaften passenden Namen bekommen.
Immer mehr von den Jungen nannten mich „Erich“, zuletzt auch die, die es nicht getan hätten, um mich zu ärgern.
(Im Prinzip hätten sie mich auch „Charly“ nennen können. Es war wohl reiner Zufall, daß sie nicht auf diese naheliegendste Möglichkeit gekommen waren. Dafür nannten mich Einzelne aus anderen Klassen „Charly“, ohne aber „er“ zu sagen, besonders später in der 12. und 13. Klasse, in der wir ja nur noch in zusammengewürfelten Kursen unterrichtet wurden. Erich gefiel mir allerdings besser als Charly, weil es männlicher klang. In den englischsprachigen Ländern ist Charly ja sowohl ein männlicher, als auch ein weiblicher Name.)
Natürlich nannten mich die Mädchen in meiner Klasse nicht „Erich“, denn sie konnten meine Gefühle nicht nachvollziehen. Sie wollten mich nicht verletzen und fanden vielleicht das Verhalten der Jungen albern.
Diese gingen noch weiter, als sie mein Verhalten im Alltag beobachteten. Bald hatte ich den Ruf, „cool“ zu sein.*
Kein Wunder, schließlich hatte ich mir ja in all den Jahren, wo ich ständig (unabsichtlich) mit weiblicher Behandlung gepiesackt worden war und nicht reagieren durfte, weil ich sonst für verrückt erklärt worden wäre, ein dickes Fell zugelegt. Nebenbei ließ ich auch hin und wieder eine „coole“ Bemerkung fallen, die von den Jungen begeistert weitergegeben wurde: „Weißt du, was der Erich eben gesagt hat...?“

* Das war noch *vor* jener Zeit, in der von den Kindern und Jugendlichen fast alles als „cool“ bezeichnet wurde, drückte also noch die ursprünglichere Bedeutung des Begriffes („lässig“, „leidenschaftslos“) aus.

## *Der Kampf beginnt*

## Was werden meine Eltern sagen?

Ich hatte bis zur Vorweihnachtszeit gewartet.
Auch nachdem ich nun lange die Vor- und Nachteile und die Risiken abgewägt hatte, hatte sich an meinem Entschluß zur Operation nichts geändert.
Da ich von Tuten und Blasen und medizinischen Angelegenheiten keine Ahnung hatte, war ich leider auf die Hilfe meiner Eltern angewiesen. Und die machten durchaus nicht den Eindruck, daß sie mein Vorhaben unterstützen würden!
Sie hatten mir meine Männlichkeit zwar nicht verboten, aber sie ignorierten mein Verhalten einfach und verdrängten es vermutlich. Sie verhielten sich, als ob mit mir alles in Ordnung wäre.
Das war keine gute Grundlage. Ich hatte Angst.
Wenn ich ihnen mit konkreten Forderungen kommen würde, wie würden sie sich dann verhalten?
Würden sie mir meine männliche Kleidung wegnehmen und mich zur Weiblichkeit zwingen?
Das würde ich nicht aushalten.
Was könnte ich dann tun?
Ausreißen?
Aber wie und wohin?
Alles Scheiße!
Ich mußte es halt riskieren. Mir blieb nichts anderes übrig, wenn ich vorankommen wollte!
Ich nahm mir vor, meinen Eltern meinen Wunsch nach der Operation vorzutragen, wenn sie mich nach meinen Weihnachtswünschen fragten. Damit hätte ich erstens meinen Wunsch geäußert, und zweitens konnte ich mir vorstellen, daß so eine Operation bestimmt viel Geld kosten würde, das dann wohl meine Eltern bezahlen müßten. Ich war natürlich bereit, dafür beliebig lange auf Weihnachts- und Geburtstagsgeschenke zu verzichten!
Ab jetzt lauerte ich darauf, meine Eltern in einer Situation zu erwischen, wo sie beide anwesend waren und mich meine Mutter nach meinen Weihnachtswünschen fragte.
Ein Elternteil allein war mir zu gefährlich. Es würde mich vielleicht nicht ernst nehmen oder auf einseitigen Argumenten bestehen. Wenn beide Eltern vorhanden waren, konnten sie sich aber gegenseitig widersprechen und ihre Argumente damit vielleicht abschwächen...
Schließlich kam die Gelegenheit.

*Es ist kurz nach dem Essen. Mein Vater sitzt am Tisch und liest in der Zeitung, während meine Mutter aufräumt. Dabei stellt sie mir die Frage. "Was wünschst du dir eigentlich zu Weihnachten?"*
*Ich schlucke. Jetzt muß es raus.*

*"Ich wünsche mir, zu einem Jungen umoperiert zu werden."*
*In den nun blassen Gesichtern meiner Eltern kann ich Erschrecken und Ernst erkennen. Diese Antwort hätten sie nicht erwartet!*
*Schweigen. Ich spiele nervös an einem Schraubenzieher herum, der auf dem Fensterbrett liegt.*
*Meine Mutter findet als erste wieder Worte: "Jetzt, wo du es ansprichst, müssen wir wohl mal darüber reden. Wir haben schon länger gemerkt, daß mit dir etwas nicht stimmt. Ich habe immer gedacht, es ist eine vorübergehende Pubertätskrise und geht hoffentlich bald wieder weg. Die Verwandten haben sich auch schon besorgt geäußert, aber ihre Warnungen fand ich doch übertrieben. Ich hielt es für besser, erst einmal nichts zu tun und die Dinge sich entwickeln zu lassen. Kannst du denn wirklich nicht damit leben?"*
*Sie scheint das Ausmaß meines Problems nicht zu begreifen, und vor allem, daß es sich nicht so einfach entfernen läßt.*
*Mein Vater versteht mich schon eher: "Das ist wohl nicht so einfach, wie du denkst."*
*Mama ist verwirrt. "Was sollen wir denn jetzt machen?"*
*Zögernd kommt ein Gespräch in Gang.*
*Ich versuche ihnen klarzumachen, wie ich mich fühle und daß ich daran nichts ändern kann. Sie scheinen es einzusehen, wenigstens teilweise.*
*"Tante Kora hat ja mal vorgeschlagen, daß wir mit dir zum Psychiater gehen sollen..."*
*Sieh an - Tante Kora! Da diskutieren die in der Verwandtschaft solche schwerwiegende Dinge aus, ohne die Hauptperson nach ihrer Meinung zu fragen! Da habe ich ja direkt Glück gehabt, daß ich nicht bei meinen ersten männlichen Anzeichen am Kragen gepackt und in die Psychiatrie geschleift worden bin! Aber ich habe jetzt keine Zeit, mich über solche Dinge aufzuregen, weilich mich konzentrieren muß, in der gegenwärtigen Situation keinen folgenschweren Fehler zu machen.*
*" ...Wenn du wirklich so etwas Ernsthaftes vorhast wie eine Operation, ist es wahrscheinlich am besten, wenn wir das erst einmal so angehen. Bevor du dir deinen Körper verstümmeln läßt, sollten wir wirklich abklären, ob es nicht noch andere Möglichkeiten gibt..."*
*Wir einigen uns auf diesen Kompromiß. Ich finde es zwar irgendwie beleidigend, zum Psychiater gehen zu müssen und somit in gewisser Weise als verrückt eingestuft zu werden, aber das ist besser als gar nichts.*
*Gut ist jedenfalls, daß meine Eltern auf mich eingegangen sind und mir nicht mit verständnislosen Verboten oder Drohungen gekommen sind.*
*Der Psychiater wird schon feststellen, daß ich transsexuell bin und daß man daran nichts ändern kann, und er wird meinen Eltern diese Tatsache wohl auch am besten klarmachen können...*

Obwohl alles ungewiß war, machte ich in der Folgezeit Zukunftspläne.
Ideal wäre es, wenn ich mich in den Sommerferien operieren lassen könnte und dann mit neuer Identität die 12. Klasse beginnen könnte. Da hatten wir ja dann nicht mehr

Unterricht in Klassen, sondern im Kurssystem. Ich würde also mit vielen neuen Mitschülern, die mich hoffentlich nicht kannten, zusammenkommen und kaum noch mit ehemaligen Klassenkameraden. Und die müßten sich dann halt damit abfinden.
Vielleicht könnte ich dann auch als Junge in den Schulchor gehen...
Oder sogar einen Freund finden. Von Junge zu Junge...

Manchmal war ich auch depressiv. Was sollte ich tun, wenn nicht alles so klappte wie geplant?
Wer weiß, was der Psychiater für einer ist? Am Ende blockt er meine Empfindungen ab...
Außerdem ging es auf mein 17. Lebensjahr zu. Bisher konnte ich ja noch vor mir selbst bestehen, indem ich mir sagte: ich kann mit den gleichaltrigen Jungen noch einigermaßen mithalten. Meine Stimme war - soweit ich das beurteilen konnte, denn ich hörte sie ja anders als andere Menschen - etwas tiefer als eine normale Mädchen- oder Kinderstimme, sie klang ungefähr - hoffentlich - so wie bei einem Jungen am Anfang des Stimmbruchs. Das ist natürlich kein Dauerzustand. Welche männliche Stimme bleibt schon über Jahre hinweg auf dieser relativ hohen Lage stehen?
Auch meine Körpergröße ließ zu wünschen übrig. Einszweiundsechzig. Ich schien ausgewachsen zu sein. Jedenfalls war ich seit meinem 15. Lebensjahr nicht mehr gewachsen. Mich deprimierte es, daß mir inzwischen auch die jüngeren Jahrgänge über den Kopf gewachsen waren, oft sogar mindestens einen Kopf größer waren als ich. Wenn ich immer zu ihnen aufschauen mußte, kam ich mir wie ein kleines Kind vor. Minderwertig.
Und in meinem Gesicht wuchs natürlich nichts, was wie Bart aussah. Nur ein paar Pickel.
Ich hatte mir angewöhnt, mich regelmäßig zu rasieren. Heimlich natürlich. Ungefähr alle zwei Wochen, zum Beispiel beim Haareschneiden, wo ich mich sowieso im Nacken rasieren mußte. Damit konnte ich das Geräusch des Rasierapparates notfalls auch rechtfertigen...
Ich rasierte mich in der schwachen Hoffnung, daß vielleicht doch etwas wuchs. Außerdem war ich lieber ganz glatt, als mich durch diesen weiblichen Flaum zu verraten, der durch ganz feine Härchen gebildet wird und ein leichtes Schimmern auf den Wangen erzeugt.
Am Anfang schien es ganz gut zu klappen.
Das Rasieren war eine völlig neue Erfahrung. Danach war alles spiegelglatt, wenn ich mir mit der Zunge über die Oberlippe leckte. Und gleichzeitig hatte ich ein irgendwie taubes Gefühl an den Stellen, wo ich mich rasiert hatte. Die Haare waren wohl auch beim Tastsinn beteiligt. Nach einer knappen Woche kamen die Haare als kleine Stoppeln zum Vorschein. Sie fühlten sich gut an, wenn ich darüberstrich. Sie hätten aber noch ein bißchen härter sein können. Ich schaute mich im Spiegel an. Leider war gar nichts zu sehen.
Mein regelmäßiges Rasieren zeigte nach ein paar Jahren dann doch einen geringen Erfolg. Die Haare wuchsen etwas schneller und fühlten sich nun wirklich borstig an.

Meine Oma strich mir einmal zufällig über die Wange und meinte dann: "Du mußt mal deine Haut ein bißchen besser pflegen!"
Leider *sah* man aber immer noch nicht genug. Die Haare waren zu hell und für richtige Barthaare immer noch zu fein.

Meine wenigen männlichen Merkmale waren zu schwach, um auf die Dauer überzeugend zu wirken.
O.K. - es gab Spätentwickler. Zwei Jungen aus meiner Klasse waren erst in der zehnten Klasse in den Stimmbruch gekommen. Und einer aus der Parallelklasse erst mit 17. Aber diese Fälle waren so selten, daß ich damit nicht spekulieren konnte. Bis ungefähr 16 Jahre konnte man sich mit gutem Willen noch vorstellen, daß die männliche Entwicklung noch nicht so weit war. Aber mit 17...
Das schien mir ein erwachsenes Alter. Ich machte mir Panik. Bald würde ich 17 sein! Dann ist es aus! Dann könnte ich nicht mehr in meiner männlichen Rolle leben! Höchstens noch in Situationen, wo keiner mein Alter kennt.
Dieses Bewußsein machte mich depressiv. War in solch einem Zustand das Leben überhaupt noch lebenswert?
Mir kamen erste, schwache Selbstmordgedanken.
Sie wurden aber schon im Keim erstickt, denn ich machte mir klar, daß ja dann mein weiblicher Name auf dem Grabstein stehen würde. Ein ewiges Aushängeschild für meine Weiblichkeit. Ich würde es zwar nicht mehr erleben, aber schon das vorherige Bewußtsein war genug. Ich - meine wahre Seele - hätte sozusagen nie existiert, weil die anderen Menschen sie nicht in ihr Schema einordnen konnten und sie einfach übersahen.
Das wollte ich nun auch wieder nicht. Dem Grabstein mußte ich entgehen.
Irgendwie mußte ich diesen Zustand aushalten!

Meine Mutter fing an, sich in meine Lage zu versetzen. Das war nicht gut. Meine Lage kann man nur richtig nachvollziehen, wenn man sie erlebt.
Mama überlegte, was sie an meiner Stelle getan hätte.
Sie hätte mit jemandem darüber geredet. Mit einem verständnisvollen Menschen bzw. mit einem, der zuhören kann. Zum Beispiel ein Pfarrer.
Also ging sie zu meinem Religionslehrer, um mit ihm über mich zu sprechen. Hinter meinem Rücken. Erst danach teilte sie es mir mit: „Du, ich habe mal mit deinem Religionslehrer über dein Problem gesprochen. Er ist einverstanden, mit dir ein Gespräch zu führen. Das solltest du wirklich mal tun. Wenn ich an deiner Stelle gewesen wäre, hätte ich es damals auch so gemacht."
„Spinnst du?"
Ich war erst einmal so baff, daß ich keine weiteren Worte fand. Dann schlug meine Stimmung um in Wut, Enttäuschung und Entsetzen. Sie hatte meine intimsten Probleme an einen in dieser Beziehung wildfremden Menschen ausgeplaudert!
Die Wut konnte ich mir sparen - sie hatte es ja nicht getan, um mich zu ärgern, sondern um mir zu helfen. Warum begriff sie nicht, daß sie sich lieber heraushalten

sollte? Sie hatte keine Ahnung von der Sache und machte es nur noch schlimmer, wenn sie ihre Ideen auf eigene Faust umsetzen wollte!
Wie konnte man nur so naiv sein!
Was ich ihr vor allem übel nahm, war, daß sie mich nicht vorher gefragt hatte.
Was sollte ich jetzt tun?
Der Religionslehrer war zwar im Prinzip ein netter Mensch und konnte einen mitreißenden Unterricht halten, aber bei manchen Dingen hatte er seine eigene Meinung, von der er nicht abwich. Dummerweise gerade im Mann-Frau-Bereich. Er hatte sich schon mehrmals herablassend über weibliche Fähigkeiten geäußert und war noch dazu ein Anhänger der Freud-Theorien über die frühkindliche sexuelle Entwicklung. Jene Theorien, die fast alles sexualisieren. Mit so einem Menschen konnte man über bestimmte Themen einfach nicht sprechen. Angenommen, ich hätte wirklich mit ihm reden wollen - und nichts lag mir ferner als mit einem zu reden, den ich peripher kannte und dem ich nicht aus dem Weg gehen konnte, falls etwas schief ging - er hätte mir wahrscheinlich das Wort im Mund herumgedreht, hätte völlig falsche Theorien aufgestellt, und wäre auf *meine* Ansicht gar nicht eingegangen.
Sollte ich so tun, als ob nichts geschehen wäre? Aber wer weiß, ob mein Religionslehrer da mitmachte. Wenn ich Pech hatte, würde er mich darauf ansprechen...
In der nächsten Religionsstunde schämte ich mich in Grund und Boden und traute mich nicht, mich am Unterricht zu beteiligen. Zum Glück erwähnte der Lehrer den Vorfall nicht. Und damit er nicht in Versuchung kam, ging ich ihm in Zukunft aus dem Weg.

Meine Mutter versuchte es noch auf andere Weise.
Eines Tages kam sie mit einem Buch über Androgynie* und meinte: „Lies das mal! Vielleicht findest du darin etwas, was dir hilft, das Männliche in dir zu akzeptieren und trotzdem als Frau zu leben!“
Was sollte der Quatsch? Ich bin ein Junge und will kein Zwitter werden! Außerdem - wenn ein (nicht transsexueller) Mensch auch noch so viele Eigenschaften des anderen Geschlechtes hat, so überwiegen doch deutlich die Eigenschaften des eigenen Geschlechtes. Egal, ob man jetzt sagt: „Ich bin mir meiner gegengeschlechtlichen Eigenschaften bewußt und akzeptiere sie genau wie meine anderen Eigenschaften“ oder nicht.
Es war wohl zwecklos, meiner Mutter das klarzumachen, ohne einen Blick auf das Buch geworfen zu haben.
Um wenigstens ein bißchen guten Willen zu zeigen, überflog ich kurz die Beschreibung des Buches auf der Rückseite, blätterte ein bißchen darin und stellte schnell fest, daß mir das Buch nichts brachte. Schon gar nicht in der Beziehung, worüber sich Mama Hoffnungen machte.
Ich stellte es ungelesen ins Bücherregal.

---

* June Singer: Nur Mann? Nur Frau? Wir sind auf beides angelegt.

# Bin ich verrückt?

Meine Mutter suchte nach einem geeigneten Psychiater und machte dann einen Termin aus. Natürlich dauerte das einige Zeit. Vor allem das Warten bis zum nächsten verfügbaren Termin.
Schließlich - es war inzwischen schon Februar und mein 17. Geburtstag stand vor der Tür - ging es los. Ich mußte zu dieser Gelegenheit sogar die letzte Stunde in der Schule schwänzen. Hoffentlich hatte Mama nichts von "Psychiaterbesuch" auf die Entschuldigung geschrieben!
Wir fuhren zur Kinder- und Jugendpsychiatrie der Uniklinik in Marburg. Natürlich landeten wir erst einmal an der falschen Stelle. Meine Eltern hatten gedacht, die Psychiatrie befände sich bei den anderen neuen Unikliniken oben auf dem Berg, sie war aber in der Stadt.
Wir kamen mit leichter Verspätung an, mußten aber trotzdem noch ein paar Stunden warten. Endlich wurden wir gerufen. Ein freundlicher Psychologe nahm mich mit in ein Nachbargebäude. Ich folgte ihm in ein helles, kleines Zimmer, wo wir uns niederließen. Er stellte sich vor und fragte mich ein bißchen über meine Empfindungen und meinen Lebenslauf aus. Dann erklärte er mir, daß er verschiedene Tests mit mir machen wollte, um herauszufinden, ob meine Entwicklung und meine Intelligenz normal wäre.
Er zeigte mir Bilder, auf denen ich herausfinden sollte, was da faul war oder nicht funktionieren konnte. Danach folgte der Rohrschach-Test: Lauter einzelne Karten mit Tintenklecksen. Solche Bilder hatte ich auch schon produziert. Es können interessante Formen dabei herauskommen. Damit sich die Kleckse besser ausbreiten, waren die Karten in der Mitte gefaltet und zusammengedrückt worden. Dadurch ergab sich im aufgeklappten Zustand eine symmetrische Figur.
Ich sollte nun sagen, an was mich diese einzelnen Kleckse erinnerten.
Ich fragte mich, was die Psychologen daraus interpretieren konnten. Ich sah fast nur Fledermäuse und vielleicht mal einen Schmetterling, in einer Ecke eines mehrfarbigen Kleckses auch mal einen Panther. War das ein Zeugnis für mangelnde Phantasie? Oder für Tierliebe? Oder symbolisierten die Fledermäuse irgend etwas für die Psychologen?
Der Test, den der Psychologe "Intelligenztest" nannte, bestand aus lauter Allgemeinbildungsfragen:
Wie heißt der Bundespräsident?
Wie weit schätzt du die Entfernung zwischen Paris und Berlin?
Und so weiter.
Alles in allem fand ich die Tests ziemlich primitiv. Vielleicht lag es daran, daß mein Alter - 16 Jahre - für die Kinder- und Jugendpsychiatrie schon ziemlich an der Obergrenze lag. Entsprechend gut schnitt ich bei den Tests ab.

Dann durfte ich wieder zurück ins Wartezimmer. Meine Eltern waren nicht da. Prof. Remschmidt, der leitende Psychiater hier, sprach gerade mit ihnen. Danach sollte ich zu ihm.
Die Sekretärin führte mich in sein Zimmer. Es war wohl sein Arbeitszimmer. Ein Schreibtisch stand mit der Seite zur Wand, mit einem Stuhl dahinter und zwei davor. An der Wand waren volle Bücherregale mit Fachbüchern. Der Raum ging noch um die Ecke. Dort lag Kinderspielzeug auf dem Boden herum.
Prof. Remschmidt kam mir entgegen und schüttelte mir die Hand. Er war nicht besonders groß, das machte ihn mir schon einmal sympathisch. Er hatte eine lange, fliehende Stirn und braune Haare mit Seitenscheitel. Sein Alter ließ sich schwer abschätzen, so zwischen 40 und 60.
Er war sehr freundlich zu mir und bat mich, vor dem Schreibtisch Platz zu nehmen. Dann setzte er sich mir gegenüber und fragte mich aus, vor allem über mein bisheriges Leben und die Symptome meiner Transsexualität. Zwischendurch erklärte er ausführlich, was ich nicht wußte oder was hier überhaupt vor sich ging.
Er malte eine Skala auf ein Stück Papier, die zur Hälfte aus „männlich" und zur Hälfte aus „weiblich" bestand, wobei in jedem Geschlecht eine größere Bandbreite an Zuordnungen möglich war - je nach Entfernung zum anderen Geschlecht. Dann fragte er mich, wo ich mich auf dieser Skala eintragen würde.
Ich wußte es nicht recht.
Eigentlich hätte ich mich zweimal eintragen müssen, denn einerseits war ich eindeutig männlich und andererseits eindeutig weiblich. Je nachdem, ob man sich auf das seelische Empfinden oder die Körperlichkeit bezog. Das konnte man nicht mischen, einen Mittelwert bilden und den dann eintragen. Ich ging also von meinem unbefriedigenden, ungewollten derzeitigen Zustand aus und trug mich bei „weiblich", aber nahe der Grenze zum Männlichen ein und versuchte ihm zu erklären, warum es so schwierig für mich war, mich auf dieser Skala eindeutig einzutragen. Ich hoffte, er kapierte es.
Er lächelte und packte die Skala wieder weg, um mir weitere Fragen zu stellen.

Auch als er nach einiger Zeit ziemlich viel von mir wußte, blieb er unverändert freundlich und zeigte für meine Probleme viel Verständnis.
Der erste Mensch, der mich verstehen konnte! Daß es sowas überhaupt gab! Ich fühlte mich richtig glücklich.
Aber ob er mir auch helfen konnte?
Hundertprozentig traute ich ihm nicht. Ich wußte nicht, was ich von ihm halten sollte. Ein Psychiater kann ja immer lächelnd "Ja, ja" sagen, aber dabei etwas ganz anderes denken.
In welchen Aussagen war er ehrlich, wann spielte er mir etwas vor?
Da war zum Beispiel die Situation, wo meine musikalische Ausbildung zur Sprache kam. Ich erzählte, daß ich seit ungefähr zwei Jahren im Orchester mitspielen durfte und daß wir gerade das Requiem von Mozart einstudieren. Seine Reaktion war geradezu begeistert. Übertrieb er jetzt nicht ein bißchen? Es machte keinen glaubhaften Eindruck. Aus Erfahrung wußte ich schließlich, daß die meisten Leute

von klassischer bzw. anspruchsvoller Musik nicht viel halten. Zumindest die in meinem Alter. Manche bewundern zwar, wenn jemand die Energie aufbringt, viel zu üben und wenn das brave Kind sogar in einem Orchester mitspielt, aber im Grunde ihres Herzens lehnen sie es ab, oder es ist ihnen einigermaßen egal.
Erst als er mir später mal erzählte, daß er selbst Bratsche spielt, nahm ich ihm seine Begeisterung ab.
Aber heute machte mich sein Verhalten eher mißtrauisch.
Was hatte er für einen Eindruck von mir?
Wie schätzte er meine Störung ein?
Wie ehrlich war er mir gegenüber?
Falls er meine nicht zu ändernde Zugehörigkeit zum anderen Geschlecht diagnostizierte, wie würde er sich dann verhalten? Würde er es mir sagen, oder würde er gleich versuchen, sie mir wegzutherapieren?
Nachdem wir mehrere Stunden miteinander geredet hatten, und er mich nun ziemlich genau kannte, erklärte er mir, daß ich transsexuell sei.
"Hast du das Wort schon einmal gehört?"
Vielleicht hatte ich es mal gelesen. Jedenfalls hatte ich es wieder vergessen.
"Also, um es jetzt mal vereinfacht auszudrücken: du hast einen weiblichen Körper und eine männliche Seele. Im Prinzip gibt es jetzt zwei Möglichkeiten, wie man dir helfen kann: Wir können die Seele an den Körper angleichen oder den Körper an die Seele.
Ich biete dir die erste Möglichkeit an. Wir können einige Gespräche führen und dabei versuchen, deine Seele wieder weiblich zu machen. Das ist natürlich nicht so einfach, weil das deiner Seele ziemlich fremd ist. Aber vielleicht finden wir ja noch irgendwelche kleinen weiblichen Merkmale, auf die wir aufbauen können.
Wenn wir das machen wollen, mußt du natürlich bereit sein, mitzumachen, und du mußt dir Mühe geben, die Weiblichkeit wieder zu erreichen. Ich kann es verstehen, wenn du das nicht willst. Also sag ganz ehrlich, was du darüber denkst."
Gut - ich war ehrlich: "Ich glaube nicht, daß ich das schaffe. Und außerdem würde ich auch gar kein Mädchen sein wollen, selbst wenn ich könnte."
Sein Gesicht zeigte keine Regung: "Tja, dann bleibt noch die andere Möglichkeit übrig. Man kann deinen Körper mit Hormonen und chirurgischen Maßnahmen dem männlichen Körper angleichen. Die Brust kann abgeschnitten werden. Und unten kann man auch etwas zurechtformen. Das geht natürlich nicht besonders gut. Es wird nur *ungefähr* so aussehen wie richtige männliche Geschlechtsorgane, und es wird natürlich auch nicht so gut funktionieren. Würdest du so etwas Unvollkommenes machen wollen?"
Ich war entschlossen. "Ja." Auch wenn die Lösung nicht perfekt war, war es besser als gar nichts. Die Operation machte mich ja schon ein ganzes Stück männlicher, und vor allem machte sie meine Brust flach!
Er versuchte mir die Operation noch ein bißchen genauer zu erklären, aber es stellte sich heraus, daß er nicht viel dazu wußte.
"Ich habe da noch ein Buch, in dem etwas über die Operation steht. Da sind auch Bilder drin. Wo habe ich es denn..."

Er suchte in seinen vollgestopften Bücherregalen.
Bilder wären nicht schlecht. Da bekommt man schon einmal eine Vorstellung, wie es ungefähr aussehen wird.
"... Ich finde es nicht. Ich muß es woanders haben. Aber ich kann es das nächste Mal mitbringen. Ach - hier ist noch etwas..."
Er nahm irgendein Buch aus dem Regal und blätterte darin, bis er auf ein Bild von einem nackten Mädchen stieß. Er zeigte auf den Schamhügel (vielleicht meinte er auch die großen Schamlippen) und erklärte: "Siehst du, daraus wird dann der Penis geformt."
Ich glaubte es ihm. Von Operationen hatte ich ja damals noch keine Ahnung. Später konnte ich rückblickend nur sagen: Was für ein Quatsch. An der Stelle ist viel zu wenig Material. Und wie soll man es in die gewünschte Form bringen?
"Innen kann man dann noch eine Vorrichtung implantieren, mit der man den Penis zur Versteifung aufpumpen kann." Ich errötete. Schließlich war ich es (noch) nicht gewohnt, so offen über sexuelle Dinge bzw. über Einzelheiten, die noch zu meinem entgegengesetzten Geschlecht gehörten, zu sprechen.
"Also - für heute machen wir mal Schluß. Wenn dir noch Fragen einfallen, kann ich sie dir gerne das nächste Mal beantworten. Ich bringe dann auch das Buch mit. Und hier habe ich noch einen Fragebogen..."
Er reichte mir einen dicken Packen von Zetteln und erklärte mir, wie ich sie ausfüllen sollte. Es waren lauter Fragen, meistens mit den Antworten "ja", "nein" und "weiß nicht". Ich sollte sie alle möglichst wahrheitsgemäß beantworten und das "weiß nicht" vermeiden. Dann sollte ich ihm die Bögen in dem beigefügten Umschlag schicken.
"Und jetzt wollen wir noch ein EEG von dir machen. Damit können wir deine Hirnentwicklung beurteilen und ausschließen, daß du irgendeine Störung im Gehirn hast, z.B. eine Epilepsie."
Er verabschiedete sich von mir.
Dann wurde ich in ein anderes Zimmer geschickt. Dort wurden eine große Zahl von Elektroden an meinem Kopf befestigt, und ich mußte mich auf eine Liege legen. Die Aufzeichnung der Gehirnströme dauerte stundenlang und war stinklangweilig. Ab und zu gab es mal eine Abwechslung, wenn ich zum Beispiel die Anweisung bekam, die Augen zu schließen.
Aber auch das ging vorüber.
In der Zwischenzeit hatte Prof. Remschmidt wahrscheinlich noch einmal mit meinen Eltern gesprochen.
Mittlerweile war es schon später Nachmittag.
Wir fuhren nach Hause.
Auf dem Weg sprachen wir über diesen Arztbesuch. Prof. Remschmidt hatte ihnen wohl erklärt, daß ich transsexuell sei, wie sich das äußert, und daß man daran nicht viel ändern könne. Und wohl auch, daß ich die psychologische Geschlechtsangleichung für zwecklos hielt.
Papa schien das gefressen zu haben. Er stellte mir noch ein paar Fragen, die ihm unklar waren, dann war er "zufrieden".

Er entwickelte langsam ein gewisses Verständnis für meine Situation. Das merkte ich an einer seiner Bemerkungen: „Du könntest dir ja auch einen Tennisball in die Hose stecken.“
Ich glaube, ein Tennisball ist doch ein bißchen zu groß. Eher ein Tischtennisball. Aber man merkte, daß er sich in meine Lage versetzte und sich gleich die wesentlichen Gedanken machte. Vielleicht fiel es ihm als Mann auch leichter, zu verstehen, daß jemand keine Frau sein will. Es könnte sogar sein, daß er mich schon seit Jahren verstanden hatte, aber seine Klappe gehalten hatte, um mich nicht zu beeinflussen.
Mama dagegen wehrte sich noch gegen die Vorstellung, daß sie ihre süße kleine Tochter "verlieren" würde. Sie konnte meine Empfindungen nicht nachvollziehen oder vollzog sie falsch nach und suchte krampfhaft nach anderen Lösungen. Sie ging so weit, daß Papa sie sogar zurechtwies.
Was hatte mir der Psychiaterbesuch jetzt gebracht?
Keine konkrete Hilfe, aber immerhin sind meine Eltern schon einmal aufgeklärt worden. Ihre Hoffnung auf eine vorübergehende Pubertätsspinnerei war kein Thema mehr.

Daheim machte ich mich an die Fragebögen. Es waren sehr viele Fragen, hauptsächlich über persönliche Empfindungen, Hobbys, Charaktermerkmale, soziales Verhalten usw.
Die meisten ließen sich leicht beantworten. Bei anderen mußte ich länger überlegen, und es gab auch welche, wo ich mich nicht entscheiden konnte und "weiß nicht" ankreuzen mußte. Manchmal hätte ich auch gerne eine längere Erklärung als Antwort gegeben.
Insgesamt fand ich aber den Fragebogen ziemlich kindisch. Zum Beispiel die Frage:
*Macht es dir was aus, wenn andere Kinder in der Klasse beliebter sind als du?*
Ich bin aus dem Alter heraus, wo ich danach strebe, bei den Mitschülern möglichst beliebt zu sein. Wenn ich meine Männlichkeit ausleben will, kann ich sowieso keine Rücksicht darauf nehmen, was sie von mir halten.
Oder:
*Hast du Angst vor Gewittern?*
Im Gegenteil: ich fand sie toll. Faszinierend. Ich konnte stundenlang am Fenster stehen und sie beobachten.
Manche Fragen konnte ich auch leicht durchschauen. So arbeiteten zum Beispiel manche darauf hin, ob man lieber viele Leute um sich hat oder eher ein Einzelgänger ist. Ich tat so, als ob ich die Fragen nicht durchschaute und hielt mich nur an die Metaphern.
*Wärst du lieber eine Robbe in einer Robbenkolonie oder ein Adler, der über den Bergen kreist?*
Ich wäre lieber ein Adler. Fliegen fasziniert mich. Sich fast schwerelos im Raum bewegen... Den Wind am Körper zu spüren... Die tolle Aussicht genießen... Die Robben dagegen lagen träge und zusammengequetscht am Strand.

*Wo würdest du lieber wohnen: an einer belebten Straßenkreuzung oder in einer Waldhütte, wo die Vögel singen?*
Ich wohnte an einer belebten Straßenkreuzung, wo die Vögel sangen (dank unseres großen Gartens mit den vielen Büschen). Dort gefiel es mir gut. Wenn ich aber zu wählen hatte, würde ich natürlich den Vogelgesang dem Lärm und dem Gestank der Autos vorziehen.
Zufällig brachte ich mich durch diese Beantwortungstechnik doch auf die Einzelgängerschiene. Aber das war mir egal. Schließlich bin ich ja im Alltag auch ein Einzelgänger. Gezwungenermaßen.

Ich hatte noch zwei Termine beim Psychiater. Aber die brachten nicht viel Neues. Diesmal gab es keine Extrauntersuchungen mehr - ich unterhielt mich nur mit Prof. Remschmidt.
Er fragte mich noch genauer zu Einzelheiten meines Erlebens. Allerdings hatte ich den Eindruck, daß er mir viele Fragen schon einmal gestellt hatte. Hatte er die Antworten wieder vergessen, oder glaubte er mir nicht?
Er fragte zum Beispiel ziemlich oft, ob ich Selbstmordgedanken hätte. Ich verneinte aber immer. Da war ja nur diese eine Nacht, wo ich mal überlegt hatte, ob sich Selbstmord lohnen würde, aber den Gedanken gleich wieder wegen des weiblichen Namens auf dem Grabstein verwarf. Das betrachtete ich nicht als ernsthafte Selbstmordgedanken.
Prof. Remschmidt verbrachte viel Zeit damit, mir Sachen zu erklären. Vieles wußte ich schon, aber es war schwer, ihn zu unterbrechen. Er gehörte zu jenen Leuten - wie auch meine Oma -, die zehn Minuten und länger ununterbrochen reden können, und irgendwann merkt der Zuhörer: das hat er doch vor fünf Minuten schon einmal gesagt, nur mit anderen Worten. Wenn er dann alle Informationen zwei- bis dreimal erwähnt hat, ist er endlich fertig mit seiner Rede.
Ich bekam auch die Gelegenheit, Fragen zu stellen, die er mir teils gut, teils weniger zufriedenstellend beantwortete.
Das Buch mit den Operationsbildern, das er mir mitzubringen versprochen hatte, hatte er vergessen. Bei beiden Terminen. Ich bekam die Bilder also nicht zu sehen.
Schließlich rückte er auch mit einer unangenehmen Tatsache heraus, die alle meine Pläne umwarf: "Für die Operation bist du allerdings noch zu jung. So etwas wird erst bei Erwachsenen gemacht - die körperliche und seelische Reife muß abgeschlossen sein. Es geht also frühestens, wenn du volljährig bist."
Das war ein Hammer.
Ich rechnete. Bis ich 18 war, mußte ich noch fast 2 Jahre warten. Ich konnte meine Pläne also höchstwahrscheinlich erst nach dem Abi verwirklichen. Es kurz davor durchzuziehen, wäre zu umständlich und ließe sich zeitlich auch schlecht durchführen. Also über 2 Jahre. Eine verdammt lange Zeit. Konnte ich so lange durchhalten? Mir blieb wohl nichts anderes übrig.
Prof. Remschmidt schwieg. Vielleicht erriet er meine Gedanken.
"Du kannst natürlich immer mit mir sprechen, wenn du Schwierigkeiten hast..."

Wir redeten noch einige Zeit im Brei herum - auch beim dritten Termin -, aber viel kam dabei nicht mehr heraus. Schließlich sah er wohl ein, daß das unnütze Zeitvergeudung war, vor allem, da ich ja auch keine Psychotherapie wollte. Wir einigten uns darauf, die Sache abzubrechen.
Er legte mir noch einmal nahe, mich an ihn zu wenden, wenn ich Probleme hätte, dann verabschiedeten wir uns.
Ich mußte wieder alleine mit meiner Krankheit klarkommen.
Meine Eltern waren jetzt zwar informiert, sie zogen es aber vor, nicht über mein Problem zu reden.
Trotz des anhaltenden Frustes, dessen Ende kaum abzusehen war, fühlte ich mich im großen und ganzen etwas besser als vorher. Ich hatte jetzt einen Namen für mein Problem und wußte, daß auch andere dieses Problem haben. Prof. Remschmidt erwähnte einmal, daß er schon einmal ein anderes transsexuelles Kind behandelt hätte - im Gegensatz zu den ungenauen Berichten im *Stern* über Transsexualismus, bei denen man nicht wußte, wieviel davon wahr, und welche Angaben aufgebauscht sind, war das eine klare Information. Vor allem aber hatte ich einen Menschen gefunden, der mich verstand!

## Aufschub

Ich war also gezwungen, mir neue Pläne zu machen.

*Jetzt kommt erst einmal der Endspurt in der Schule dran. Möglichst bald nach dem Abi will ich mich dann operieren lassen. Zwischen Abi und Berufsbeginn. Dann kann ich mit "neuem" Geschlecht in den Beruf einsteigen, wo ich ja dann auch mit lauter neuen Leuten zu tun haben werde.*
*Bis zum Abi muß ich weiter mein dickes Fell einsetzen und das Beste aus der Situation machen.*

Meine erste Aktion war, daß ich in den Schulchor ging. Der Chorleiter hatte mich schon vor ein paar Monaten gefragt, ob ich Lust hätte. "Du kannst auch in den Tenor gehen, wenn du willst."
Das war ein gutes Angebot, ich wollte aber damals noch warten, bis ich mit neuem Geschlecht in den Chor einsteigen konnte. Das war aber nun mal nicht drin.
Also ging ich in den Chor - natürlich in den Tenor - auch mit dem Risiko, daß viele neue Leute mich - bzw. mein Geburtsgeschlecht - kennenlernen würden. Daß sich die, die mich bereits kannten, wundern würden, wenn ich Tenor singe, war mir bewußt, aber egal. Da mußten sie durch.
Zum Glück sprachen mich nur wenige darauf an. Zum Beispiel eine aus der Klasse meiner Schwester. Ich sagte, daß es mir halt Spaß machen würde, Tenor zu singen.

Mit meiner Stimme hatte ich allerdings zuerst Schwierigkeiten. Inzwischen hatte sie sich - oder ich sie - so weit entwickelt, daß ein deutlicher Stimmbruch vorhanden war. Wenn ich ein glissando von oben herab bis zu tiefen Tönen sang, gab es in der Mitte einen deutlichen Sprung. Herr K. hatte diesen Effekt mal bei einem Jungen im Kinderchor gezeigt, der gerade im Stimmbruch war.
Ein anderer Effekt war, daß ich zweistimmig singen konnte, wenn ich wollte. Bei bestimmten Tönen klang die untere Oktave mit. Ich konnte auf diese Weise kleinere Tonfolgen zweistimmig singen. Das probierte ich manchmal aus, wenn ich eine Radtour auf freiem Feld machte oder im Haus allein war. Unser Hund schaute mich dabei verzweifelt an und jaulte dann in den höchsten Tönen mit.
Bei Tönen um das eingestrichene e herum kippelte die Stimme so sehr, daß ich in dieser Lage keinen ordentlichen Ton singen konnte. Jedenfalls nicht mit Bruststimme, wie ich es vorher gewohnt war. Ich mußte zur Falsettstimme übergehen, eine neue Technik lernen, um diese Töne zu singen. Bald gehorchte mir die Stimme auch in dieser Lage.
Auch mit den tiefen Tönen hatte ich Schwierigkeiten. Ich kam nur - wenn ich gut drauf war - bis zum kleinen d. Der Tenor sang aber manchmal auch tiefer, zum Glück nicht oft. Aber zum Beispiel beim Einsingen. Da konnte der Dirigent natürlich auf mich keine Rücksicht nehmen - falls er überhaupt wußte, wie tief ich genau kam. Im Notfall mußte ich halt Playback machen.
Obwohl ich meine Stimme stark belastete, bekam ich keine nennenswerten Halsschmerzen mehr. Meine Stimme hatte sich an die tiefe Lage gewöhnt. Ich reizte ihren Umfang in der Tiefe voll aus. Wenn ich heiser war, kam ich nicht tiefer als sonst auch. Vielleicht war ich ja auch immer irgendwie heiser...
Am besten funktionierte meine Stimme, wenn ich ein paar Stunden vorher viel gesungen hatte. Das kam mir dann bei Konzerten zugute, wo wir am Tag oder Morgen davor noch lange Proben hatten.
Die anderen Jungen im Chor akzeptierten mich nach anfänglichen verwunderten Blicken schnell als Tenor. Natürlich aber nicht als Junge - als einer der ihren. Es war nicht dasselbe wie damals auf der Singwoche. Zum Glück kommen Geschlechtsrollen beim Chorsingen nicht so stark zur Wirkung. Die Jungen waren freundlich zu mir, und mein Geschlecht wurde nicht erwähnt. Da ich auch auffallend - für ein Mädchen unnormal - männlich aussah und mich männlich verhielt, waren sie vorsichtig. Sie machten keine Versuche, mich anzumachen oder mich als Mädchen zu necken. Im Zweifelsfall ließen sie mich einfach links liegen.

## Grübeleien

Zwei Fragen, die mir Prof. Remschmidt gestellt hatte, beschäftigten mich noch länger.
Die eine war: "Bist du eigentlich religiös?"

Ich antwortete spontan: "Nicht besonders."
Damit hatte ich zufällig genau meine Situation ausgedrückt. Ich beschäftigte mich nicht viel mit Religion, und hatte noch nicht darüber nachgedacht, wie gläubig ich eigentlich war. Angeregt durch die Frage tat ich es aber jetzt.
In meiner Kindheit hatte ich an den lieben Gott im Himmel und seine Engelein geglaubt. Auch in den Jahren um die Konfirmation hatte ich noch weitgehend den fundamentalen Glauben, nach dem Motto: alles, was in der Bibel steht, ist wahr. Allerdings begann ich an manchen Bibelstellen zu zweifeln. Was ist wahr, und was haben die alten Bibelschreiber zu ihrem Gunsten dazugedichtet? Liefen die Geschichten mit den Wundern wirklich so ab wie in der Bibel beschrieben? Wie läßt sich die Schöpfungsgeschichte mit naturwissenschaftlichen Erkenntnissen vereinbaren?
Ich ging - im Gegensatz zu anderen Konfirmierten - auch nach der Konfirmation noch oft in die Kirche. Meine Zweifel wurden aber stärker. Nun trat jedoch ein Effekt ein, der die Zweifel ausglich.
Als meine Transsexualität zum Problem wurde und ich merkte, daß mir dieser Zustand unangenehm war und nicht besser wurde, fing ich an zu beten. Jeden Abend vor dem Einschlafen betete ich ein "Vater unser", und im Anschluß daran flehte ich:
*"Lieber Gott, laß mich bitte ein Junge werden!"*
Er war der einzige, der mir helfen konnte.
Natürlich änderte Er nichts an meinem Körper. Da könnte ja jeder kommen!
Trotzdem betete ich weiter. Jahrelang. Ich gab die Hoffnung nicht auf. Mir blieb ja nichts anderes übrig.
So hielt ich meinen Fassaden-Glauben aufrecht, obwohl ich im Unbewußten schon längst ungläubig war. Das Schweigen Gottes tat sein übriges, um meinen Glauben auszuhöhlen.
Jetzt, wo Prof. Remschmidt mich gefragt hatte, sah ich ein, daß ich mir mal Gedanken über meine Religiösität machen mußte. So konnte es nicht weitergehen. Ich mußte ehrlich zu mir selbst sein.
Ich stellte fest, daß ich ungläubig war. Ich war nicht in der Lage, an Gott zu glauben. Ich glaubte nur an das, was ich mit meinen Sinnen erfassen konnte, was bewiesen war oder was logisch war. Die Sache mit Gott war zu ungenau.
Ich entwickelte mir eine neue, eigene Religion.
Ich war zwar ungläubig, aber kein Atheist. Ein Atheist sagt: „Es gibt *keinen* Gott“, ein Ungläubiger sagt dagegen: „*Ich* kann nicht an Gott glauben“.
Meine Religion basiert nun auf folgenden Thesen: es *kann sein*, daß es so etwas wie einen Gott oder einen Schöpfer gibt, es ist aber nicht sicher. Keiner kann das eine oder das andere beweisen. Wenn Er existiert, dann bewegt Er sich in Dimensionen, die der Mensch weder mit seinen Sinnen, noch mit seiner Intelligenz erfassen kann. Natürlich hat Er auch keine menschenähnliche Gestalt, höchstens wenn Er will. "Gott" und "Er" sind nur Bezeichnungen. Er ist geschlechtslos. Schließlich hat Er es nicht nötig, sich zu vermehren.
Ob Gott mit den Menschen kommunizieren kann, ist auch unklar.

Wenn überhaupt, dann hat Er die Welt nicht so geschaffen, wie es in der Bibel steht, sondern Er hat den *Ursprung* geschaffen, aus dem dann alles andere entstanden ist. Dabei hat Er entweder schon bei der Konstruktion des Ursprungs eingeplant, wie und in welcher Reihenfolge er sich verändern soll, oder Er steuert pausenlos die Entwicklung. Dann wäre Gott der Zufall und das Schicksal. Er kann entscheiden, wie die Menschen handeln und sich verhalten. Die Seelen der Menschen wären die Marionetten Gottes.

Vielleicht hat Gott aber auch den Ursprung geschaffen und existiert inzwischen gar nicht mehr.

Vielleicht hat Er gar nicht gemerkt, was Er da erschaffen hat.

Vielleicht war die Schöpfung nur ein unwichtiges Spiel Gottes, dessen Ausgang egal ist.

Vielleicht ist Gott eine Art Kind, und das Projekt Universum-Weltall-Erde-Lebewesen war nur eine Übung, die ihm noch nicht so gut gelungen ist, da Er beim Mensch zu viele Fehler gemacht hat. Die Intelligenz des Menschen ist fehlkonstruiert. Der Mensch ist zu intelligent, um sich wie ein Tier von seinem Instinkt leiten zu lassen und sich der Natur unterzuordnen, aber nicht intelligent genug, um einen Überblick über sein Tun zu haben, vor allem über die Folgen seines Handelns. So wird der Mensch bzw. die Menschheit früher oder später untergehen, weil er die Prioritäten, die für sein Überleben notwendig sind, nicht schnell genug einsieht und umsetzt.

Vielleicht ist unser Universum auch ein Bestandteil einer anderen Welt, vielleicht sind wir Bestandteil eines riesigen Stuhlbeins, unser Sonnensystem ist ein Atom, die Sonne ist das Proton, die Planeten die Elektronen...

Mein Nachdenken über Religion und angrenzende Gebiete fing an, sich ins Unüberschaubare zu bewegen. Deshalb gab ich an dieser Stelle das Nachdenken meistens auf.

Meine „religiösen" Thesen enthielten sehr viele „Vielleichts". Fragen, die sich nicht beantworten lassen, und die auch Vertreter anderer Religionen nur dann beantworten können, wenn sie sich anmaßen, die Antwort zu *wissen*. Oder zu glauben. Womit wir wieder beim Glauben als solchen wären.

Sicher ist jedenfalls, daß sich der Mensch nicht die Erde untertan machen soll. Er soll im Frieden mit den anderen Lebewesen leben, damit ein Überleben aller gewährleistet ist. Natürlich im Rahmen der Naturgesetze, die auch Fressen und Gefressenwerden beinhalten.

Voraussetzung für ein ideales Verhalten des Menschen ist, daß er sich einen anständigen Charakter anerzieht oder anerziehen läßt.

Dafür setzte ich mir Ziele, teilweise aus der Bibel, teilweise waren mir diese auch nicht gut genug.

Zum Beispiel Jesus, dieser tolle Mensch, den so viele verehren, war gar nicht immer so perfekt. Er hatte nur eines im Kopf, nämlich seine Mission zu erfüllen. Dazu ließ er halt mal ein paar Wunder geschehen, um die Menschen besser zu überzeugen. Was darüber hinausging, war aber unwichtig. So weigerte er sich zum Beispiel, eine Ausländerin (Nichtisraelitin) zu heilen, die ihn um Hilfe bat. Gott hatte ihn

schließlich beauftragt, sich nur mit den Israeliten zu befassen. Unser Religionslehrer las uns sogar einmal aus einer überlieferten Quelle vor, in der geschrieben wurde, daß Jesus in seiner Kindheit einen Kameraden erschlug, weil dieser ihn beleidigt hatte. Das fand ich nicht gerade nachahmenswert.
Ich nahm mir vor, anständig und friedlich zu sein, Leuten zu helfen, die meiner Hilfe bedürfen, anderes Leben zu achten und niemanden zu quälen.
Trotz meiner Ungläubigkeit ging ich weiterhin manchmal in die Kirche. Schließlich war etwas Vernünftiges dran an dem, was der Pfarrer sagte. Außerdem gefiel mir die Atmosphäre im Gottesdienst: der große, weite Raum, die Musik, das Zugehörigkeitsgefühl und die Zeremonien. Das Glaubensbekenntnis sprach ich allerdings nicht mehr mit.

Eine andere Frage von Prof. Remschmidt war, ob ich Selbstmordgedanken hätte.
Ich sagte "nein", denn die eine Nacht, in der ich mal über Selbstmord nachgedacht hatte und es gleich wieder verwarf, weil mein Name dann auf dem Grabstein stehen würde, zählte für mich nicht. Das betrachtete ich nicht als "Selbstmordgedanken".
Prof. Remschmidt schien mir nicht zu glauben, denn er fragte mich immer wieder. Ich blieb aber bei meiner Aussage.
Nun hatte er mich allerdings auf die Idee gebracht...
Da eine Besserung meines Zustandes in weite Ferne gerückt war, wurde ich immer unglücklicher. Schließlich schien Selbstmord doch nicht mehr so abwegig. Grabstein hin und her. Vielleicht gab es ja auch Methoden, den Grabstein zu umgehen. Sich so umbringen, daß kein definierbarer Rest von meinem Körper übrigbleibt...
Den Selbstmord verbergen, so daß ich als verschollen gelte...
Verbrennen oder im Meer ertrinken...
Diese Todesarten waren allerdings nicht so angenehm. Besser wäre etwas Kurzes, Schmerzloses. Natürlich muß aber gewährleistet sein, daß niemand anderes durch meinen Selbstmord gefährdet wird oder Schaden erleidet. Zum Beispiel sich vor einen Zug zu werfen, fand ich rücksichtslos.
Meine Selbstmordgedanken wurden häufiger. Sie wurden ein fester Bestandteil meines Alltags. Immer wieder grübelte ich herum, welches die beste Lösung war. Konnte ich dieses beschissene Leben weiterleben oder lohnte es sich nicht?
Es mußte doch auch einen Ausweg geben! Sollte ich mich von denen tyrannisieren lassen, die das mit der Volljährigkeit festgelegt hatten? Sollten sie meine Mörder werden?
Trotz aller Gedanken und Spekulationen war ich noch weit vom Selbstmord entfernt. Denn solange ich noch ein Fünkchen Hoffnung auf Besserung hatte, würde ich keinen Selbstmord begehen. Erst wenn alles aussichtslos war, würde ich es tun - wenn ich vergewaltigt würde oder wenn mir die Operation verweigert würde...
In diesem Fall würde ich auch ganz radikal vorgehen, damit mein Tod auch wirklich sicher ist. Alles andere wäre Selbstmitleid und Wehleidigkeit. Selbstmord*versuche* verachtete ich. Damit will der „Selbstmörder" die anderen Menschen doch nur auf seine verzweifelte Situation aufmerksam machen und läßt ein Hintertürchen offen,

wo er noch gerettet werden kann. Das lag mir fern. Entweder Selbstmord oder kein Selbstmord. *Wenn* ich mich dazu entschließe, dann mache ich es auch richtig! Also lebte ich erst einmal weiter.

Da zufällig gerade der 2. Weltkrieg seit 40 Jahren vorbei war, gab es in diesem Jahr einige Jubiläen. So zum Beispiel den 8. Mai. An sich hatten wir damit nicht viel am Hut. Unsere Gemeinschaftskundelehrerin war aber auf die Idee gekommen, einen Reporter zu bestellen, der eine Diskussion unserer Klasse anläßlich des 8. Mai mitschreiben und später in der Zeitung veröffentlichen sollte. So mußten wir also diskutieren.

Wie üblich fingen einige „Laberer“ aus der Klasse an, ihre Meinung zu verkünden. Ich gehörte nicht zu ihnen. Erstens fand ich Diskussionen schon immer blöd, weil es ein ganz normaler Streit oder Meinungsaustausch war, der zu keiner Annäherung oder etwa einem Ergebnis führte. Zumindest nicht in unserer Klasse. Kaum jemand konnte die anderen Sturköpfe von seiner Meinung überzeugen. Selbst bei öffentlichen Diskussionen von Erwachsenen geht es den meisten nur darum, die eigene Meinung kundzutun, ohne den anderen Meinungen richtig zuzuhören. Viel Aufwand für nichts. Da hielt ich mich raus. Zweitens war Reden sowieso nicht meine Stärke. Und drittens war ich schlecht in Gemeinschaftskunde.

Diese Diskussion heute hatte noch einen Haken. Die Lehrerin verkündete immer laut den Namen des oder der Sprechenden. Ich hatte keinen Bock, daß der fremde Reporter meinen Namen erfuhr, und beschloß, gar nichts zu sagen.

Unsere Lehrerin war aber so eine, die unbedingt jeden zu Wort kommen lassen wollte. Sie fragte reihum alle SchülerInnen um ihre Meinung. Ich sagte etwas Belangloses, daß wir eigentlich zu wenig über den 8. Mai 1945 wüßten, um uns ein richtiges Urteil darüber bilden zu können.

Natürlich hatte die Lehrerin laut meinen Namen genannt, als sie mich nach meiner Meinung fragte.

Scheiße! Wenn ich Pech hatte, würde mein Name vielleicht sogar in der Zeitung stehen!

Doch am 8. Mai las ich dann in der Zeitung: *„Ich weiß zu wenig“, stellt einer der Jungen aus der Klasse unverblümt fest, um als Forderung abzuleiten: „Wir müßten viel mehr darüber erfahren.“*

Bei allen anderen Zitaten hatte der Reporter die Vornamen dazugeschrieben. Nur bei mir hatte er wohl seine Zweifel, wen die Lehrerin mit „Charlotte“ gemeint hatte und hatte lieber „einer der Jungen“ geschrieben. Ich fühlte mich geschmeichelt. Endlich kam ich mal zu meinem Recht!

Mein kleiner Bruder Fridolin war zwar inzwischen erträglicher geworden, so daß wir nicht mehr so häufig stritten wie früher, aber er konnte immer noch ganz schön nerven! Vor allem, weil er ständig am reden war oder irgendwelche andere Geräusche machte.

Seine hohe, schrille Stimme ging nicht nur mir auf den Wecker. Einmal sagte mein Vater zu ihm: „Es wird Zeit, daß du in den Stimmbruch kommst, damit dieses Gequietsche aufhört!“
Nur das nicht! Ich hatte schon genug Frust, weil ich mit meiner Männlichkeit mit meinen Altersgenossen und auch mit den nächstjüngeren Jahrgängen nicht mehr mithalten konnte. Wenn Fridolin mich jetzt auch noch übertrumpfte, würde der Frust zum Dauerfrust werden. Er würde mich schon durch seine bloße Erscheinung quälen, bräuchte mich also gar nicht erst zu ärgern. Zum Glück wußte er das nicht!
Es kam, wie es kommen mußte. Auch Fridolin kam in die Pubertät. Leider schon ziemlich früh, mit 13 Jahren. Schon manche anderen Jungen konnte ich schon deswegen nicht leiden, weil sie früher in den Stimmbruch kamen als mir paßte. Obwohl sie natürlich nichts dafür konnten - es war einfach blanker Neid.
Ich mußte einiges ertragen. Als wüßte Fridolin, daß er mich damit quälte, stellte er seine körperlichen Veränderungen bei jeder Gelegenheit zur Schau. Er grölte oft im Baß vor sich hin - auch als er noch kein Baß war. Die Töne, die er noch nicht richtig erreichte, drückte er wie ich. Und er kam schon deutlich tiefer als ich.
Natürlich wuchs er mir auch über den Kopf. Parallel dazu wurde er immer respektloser. Das hatte er sich von Franziska abgeschaut. Die hatte nämlich, als sie meiner Mutter über den Kopf wuchs, einmal gesagt: „Ich lasse mir doch nichts von jemandem sagen, der kleiner ist als ich!“
Zum Glück blieb auch Fridolin relativ klein - kleiner als mein Vater. Es pendelte sich darauf ein, daß meine Mutter die Kleinste in der Familie war, dann folgte ich, Franziska war wieder ein paar Zentimeter größer, eine Handbreit darüber Fridolin, und mit ein paar Zentimetern Vorsprung war mein Vater der Größte. Obwohl es mich wurmte, daß ich so klein war, mußte ich mich damit abfinden. Die Zeiten, in denen ich das „größte Kind“ war, waren endgültig vorbei.
Als wäre das nicht genug, fing Fridolin an, Bodybuilding zu machen, später auch Judo. Nach einiger Zeit hatte er die Grenze überschritten, wo die Muskeln anfangen, häßlich auszusehen. Ein gewisser Muskelansatz - wie zum Beispiel bei den alten griechischen oder römischen Skulpturen - ist ja ganz ästhetisch, aber die Muskeln eines Bodybuilders sehen nicht mehr natürlich aus. Dazu kommt noch diese verkrampft-verzerrte Mundpartie wie man von Arnold Schwarzenegger kennt. Auch kein schöner Anblick. Die einzige Verschönerung, die sich bei Fridolin einstellte, war, daß sich sein Babybauch, den er bis dahin getragen hatte, zurückbildete.
Mit Zunahme der Muskeln stieg auch Fridolins Selbstwertgefühl. Obwohl wir nicht mehr miteinander kämpften, ahnte er, daß er mir jetzt körperlich überlegen war, und behandelte mich entsprechend herablassend. Sein neuestes Hobby war, daß er Franziska, Mama oder mich (bei Papa schien er sich nicht zu trauen) - nur so zum Spaß - von hinten anfiel und würgte. Besonders häufig machte er es bei mir, obwohl - oder vielleicht gerade weil - ich mich wehrte. Nach einiger Zeit wurde ich wachsamer. Gelegentlich flog seine Brille in hohem Bogen davon, weil ich reflexartig nach hinten ausgeschlagen hatte. Das gefiel ihm weniger.
Wie auch Franziska, veränderte sich Fridolin in der Pubertät enorm, was den psychischen Bereich betrifft. Auf einmal war ihm nur noch wichtig, was die

Klassenkameraden von ihm dachten. Er, der den größten Teil seines Lebens in Lederhosen herumgelaufen war, wollte sie von einem Tag auf den anderen nicht mehr anziehen. Ich hatte in diesem Alter erst angefangen, welche zu tragen... Er fing sogar an, Rockmusik zu hören, aus der er sich früher nichts gemacht hatte.
Außerdem wurde er ordentlicher, ernster und stiller - was man ihm kaum zugetraut hätte. Immerhin *ein* positiver Effekt!

Ganz durch Zufall kam ich zu meinen ersten Jeans. Mit 17 Jahren. Das wäre für manche MitschülerInnen nicht auszudenken, die schon seit 10 Jahren nur Jeans trugen!
Meine Schwester hatte sich ein Paar gekauft, aber aus irgendwelchen Gründen gefielen sie ihr dann doch nicht. Da sie geschlechtsneutral aussahen, probierte ich sie - nur so zum Spaß - mal an. Sie paßten, und trotzdem war eine leichte Wölbung zwischen den Beinen. Man mußte schon ziemlich genau dorthin schauen, wenn man Klarheit über den Geschlechtsunterschied haben wollte. Und wenn ich meinen Pullunder (den ich ja immer trug) so weit herunterzog, daß er ungefähr den halben Hosenlatz bedeckte, sah die Stelle noch männlicher aus!
Franziska überließ mir die Hosen gerne.
Allmählich kamen auch Jeans in Mode, die nicht mehr so eng waren. Die nächsten Hosen, die ich mir kaufte, waren Bundfaltenjeans!

Wenn mir im Sportunterricht eine Übung, bei der es vor allem auf Muskelkraft ankam, schwerfiel oder wenn ich deswegen am Tag danach Muskelkater hatte, übernahm ich sie in mein tägliches Gymnastikprogramm. Einige Muskeln hatte ich schon ganz gut in Schuß, weil entsprechende Übungen schon immer in meinem Programm waren. Die Krankengymnastik, die ich früher wegen meines Rundrückens machen mußte, enthielt auch Übungen zur Stärkung der Bauch- und Rückenmuskulatur (zum Beispiel Liegestütze) - denn diese Muskeln werden gebraucht, wenn man sich gerade halten will.
Daß ich mich nicht gerade halten *wollte*, war ein anderes Thema. Immerhin übte ich aber fleißig, damit ich zumindest die *körperlichen* Voraussetzungen für eine bessere Haltung hatte.
Außerdem wollte ich männlicher aussehen. Vielleicht würden ja ein paar Muskeln hervortreten, wenn ich sie lange genug trainierte...? Vielleicht würden meine Schultern sogar etwas breiter aussehen? Ich hoffte auch, meine Beine umformen zu können. Die waren für meinen Geschmack zu dick. Vielleicht könnte ich das Fett durch Muskeln austauschen?! Ich machte eifrig Kniebeugen.
Viel nützten meine Bemühungen nicht. Ich wurde zwar kräftiger und fitter, aber man konnte fast keine Veränderung sehen. Nur der Trapeziusmuskel zwischen Schulter und Hals trat deutlich hervor.
Als wir im Sportunterricht zum ersten Mal in den neu eingerichteten Kraftraum gingen, zeigte ich ganz gute Leistungen. Nur mit einer Art Kleiderbügel, der von der Decke baumelte, kam ich nicht zurecht. Wir sollten Klimmzüge daran machen. Ich stellte fest, daß meine „Klimmzug-Muskeln“ noch zu schwach waren. Es kam wohl

nicht nur auf die Armmuskulatur an, sondern auch auf die Brustmuskeln und die oberen Rückenmuskeln? Später bestätigte sich mein Verdacht.
Ich hatte mich ja immer gescheut, meine Brustmuskeln zu trainieren, weil ich Angst hatte, daß mein Busen dadurch deutlicher hervortreten würde. Trotzdem übte ich jetzt bei jeder Gelegenheit Klimmzüge, denn so schwach wollte ich auch nicht bleiben!

Das 11. Schuljahr ging zu Ende. Wir hatten mehrere Informationsveranstaltungen, in denen uns das System der reformierten Oberstufe erklärt wurde, besonders welche Kurse wir wählen konnten und mußten.
Ich mußte mir Gedanken machen, welche Fächer ich als Leistungskurse wählen wollte. Einerseits wollte ich etwas lernen, andererseits aber auch gute Noten bekommen.
Mein bestes Fach - Musik - konnte ich nicht nehmen, weil es als Leistungsfach wegen zu weniger Interessenten nicht angeboten wurde. Aber ich konnte es als mündliches Prüfungsfach im Abitur nehmen.
Englisch wollte ich auf jeden Fall machen, denn in dieser Sprache wollte ich möglichst viel lernen, und in den letzten Jahren hatte ich mich etwas verbessert, so daß ich auf relativ gute Noten hoffen konnte.
Der sprachlich-künstlerische Bereich war also abgedeckt. Die beiden anderen Prüfungsfächer - von denen eins das zweite Leistungsfach war - mußte ich nun aus dem mathematisch-naturwissenschaftlichen und dem geisteswissenschaftlichen Bereich heraussuchen. Chemie, Geschichte und GK kamen schon einmal nicht in Frage, weil ich da zu schlecht war. Vor Physik hatte ich Angst, weil da zuerst das Thema Elektrizitätslehre, mit dem ich ziemlich auf Kriegsfuß stand, drankam. Erdkunde hätte ich gerne gemacht, aber das ging nicht, weil ich es in der 11 abgegeben hatte. Ich hatte Französisch belegt, das zur gleichen Zeit stattgefunden hatte. Wenn ich das eher gewußt hätte! Mir blieb also nichts anderes übrig, als Religion zum Prüfungsfach zu wählen, obwohl mir das Fach ziemlich zum Hals heraushing.
Was sollte ich nun als 2. Leistungsfach wählen? Es blieb nur noch Mathe und Biologie übrig. Ich wählte Mathe, denn in Biologie war ich zur Zeit nicht besonders gut. Was ich mir dabei gedacht hatte, weiß ich auch nicht. In Mathe war ich nämlich ziemlich langsam. Das konnte leicht schief gehen. Bio dagegen hatte ich immer gerne gemacht, und es interessierte mich. Meine eher schlechten Noten in diesem Jahr lagen hauptsächlich am Lehrer. Als mir das bewußt wurde, war ich in einer blöden Lage. Zum Glück durfte ich noch kurzfristig das Leistungsfach wechseln!
Damit hatte ich gut gehandelt. Der nächste Biolehrer war nämlich wesentlich angenehmer.
Dafür hatte ich in Englisch am Anfang Schwierigkeiten. Da bekam ich einen Lehrer, an den ich mich erst gewöhnen mußte, und er sich an mich. Dann wurden meine Noten auch besser.
Diane kam in den gleichen Biokurs wie ich. Wir setzten uns nebeneinander.

## Welchen Beruf?

Natürlich machte ich mir auch Gedanken über meinen zukünftigen Beruf. Mein Traumberuf war nach wie vor Pilot. Da war aber nichts zu machen. Ich war zu klein. Bei der Lufthansa mußte man mindestens 1,68 groß sein. Bei anderen Luftverkehrsgesellschaften war es bestimmt ähnlich. Außerdem wußte ich nicht, ob diese überhaupt Piloten ausbildeten und wie man bei ihnen eine Ausbildungsstelle bekam.
Ich wäre sogar zum Militär gegangen, nur um fliegen zu können. Obwohl ich gegenüber allem Militärischen im allgemeinen und dem Wehrdienst im besonderen eher kritisch eingestellt war. Diese Idee scheiterte natürlich an meinem Geschlecht.
Es ist schon verrückt, wie ich durch meine Transsexualität das Militär mit Scheuklappen betrachtete!
Es wäre abenteuerlich für mich gewesen. Eine typisch männliche Beschäftigung, und deshalb erstrebenswert. Urtriebe ausleben. Jagen. Krieg spielen. Herumballern. Im Gelände herumschleichen, wie bei den Pfadfindern. Echt bekloppt! Ich wollte es machen, nur weil es so männlich war. Erst knappe 2 Jahre nach meinem theoretisch wehrdienstfähigen Alter war ich reif genug, um diesen Unsinn einzusehen, und mich wirklich kritisch mit der Frage "Wehrdienst - ja oder nein?" auseinanderzusetzen. Gut, daß ich nicht einberufen worden war!
Welche Berufe gab es noch, die wenigstens am Rande mit der Fliegerei zu tun hatten?
Steward(ess)? Das sind ja eigentlich nur Kellner und Serviceleistende, die sich zufällig in einem Flugzeug befinden. Außerdem wurde dafür die fließende Beherrschung einer zweiten Fremdsprache gefordert, was ich nicht drauf hatte.
Luftverkehrskaufmensch? Da lag der Schwerpunkt eher auf dem geschäftlichen Bereich - ein Bereich, der mich überhaupt nicht interessierte.
Flugzeugmechaniker? Das reizte mich nicht besonders, war aber etwas, was ich für den Notfall im Hinterkopf behalten konnte.
Flugdienstberater? Das war gut! Die Beschreibung in den "Blättern zur Berufskunde" fand ich sehr interessant. Die überwiegende Aufgabe eines Flugdienstberaters bestand darin, anhand von Wetterdaten, Treibstoffverbrauch usw. die günstigste Flugstrecke für einen geplanten Flug auszutüfteln und dann die Piloten darüber zu beraten. Ich schrieb an die Lufthansa, um die Bewerbungsbedingungen zu erfragen. Leider antworteten sie mir, daß sie zur Zeit keine Flugdienstberater ausbildeten.
Dann blieb noch Ingenieur für Luft- und Raumfahrttechnik. Bei den vielfältigen Einsatzmöglichkeiten konnte ich mir allerdings nicht genau vorstellen, was nun so ein Ingenieur eigentlich den ganzen Tag macht. Zum Glück hatte einer meiner Onkel einen Bekannten, der als Ingenieur bei MBB in Bremen arbeitete, und vermittelte mir einen Besichtigungstermin. Ich wurde zusammen mit einer Gruppe von Luft- und Raumfahrttechnikstudenten durch das MBB-Gelände geführt, bekam einen Infofilm

zu sehen, außerdem Airbusflügel, die sie dort ausstatteten, einen Windkanal, Triebwerke und die 2. Stufe der Ariane-Rakete. Auch Vorträge wurden gehalten. Da ich mich schon intensiver mit Luftfahrttechnik beschäftigt hatte, konnte ich ihnen einigermaßen folgen, obwohl ihr Niveau eigentlich eher dem der Studentengruppe angepaßt war. Und die hatten alle schon das Vordiplom hinter sich.
Obwohl ich das alles sehr interessant fand, hatte ich meine Skrupel. Es war sicherlich nicht so einfach. Ein Berufsberater in der Schule hatte uns gesagt, daß man, wenn man Ingenieur werden wollte, gut in Mathe und Physik sein sollte und diese Fächer am besten als Leistungsfächer gehabt haben sollte. Ich war aber in den Fächern nur mittelgut. Mathe hatte ich nur als Grundkurs, und Physik hatte ich nach der 11 abgegeben. In der 13 ging ich zwar wieder hin - nur so aus Interesse als Gasthörer -, aber das reichte bestimmt nicht. Vor allem, weil unser Lehrer zu 50 Prozent der Zeit krank war.
Dann las ich noch, daß von den Maschinenbaustudenten (bei Luft- und Raumfahrttechnik muß man vor dem Vordiplom Maschinenbau studieren) sehr viele in den ersten Semestern durchfallen, weil der Stoff sehr schwierig ist. Ich glaube, dieses Studium war doch nichts für mich.

# Infosuche

Für die 12. Klasse wurde bei uns jedes Jahr der sogenannte Abituriententag durchgeführt. Dort konnten die Schüler zur nächstgelegenen Universität fahren, wo verschiedene Studiengänge vorgestellt wurden. Wir bekamen eine Liste, welche Studiengänge angeboten wurden und mußten uns für einen einzigen entscheiden. Ich wählte Psychologie. Das war das kleinste Übel. Die anderen angebotenen Fächer interessierten mich alle nicht besonders.
In dem ausgewählten Fach hörten wir dann eine für Anfänger verständliche Vorlesung in einem richtigen Hörsaal. Im Anschluß daran bekamen wir den Ablauf des Studiums erklärt und durften Fragen stellen. Dann wurden wir noch in kleineren Gruppen durch den Fachbereich geführt und bekamen wissenschaftliche Hilfsmittel gezeigt und Forschungsobjekte vorgestellt. Wir sahen zum Beispiel einen Raum, dessen eine Wand aus Glas war, was man aber von innen nicht sehen konnte. Aus dem Nachbarraum konnten dann die Leute in dem Raum, die sich unbeobachtet glaubten, beobachtet werden. Auf diese Weise konnte man feststellen, wie sie sich im Gespräch oder in anderen Situationen verhielten.
Es gab sogar eine Abteilung über Parapsychologie.
Die Themen, über die sie sich in der Forschung beschäftigten, fand ich interessant. Da hing zum Beispiel ein Zettel an der Wand, auf den in verschiedenen Farben die Worte "gelb, rot, grün, blau" geschrieben waren. Die Farben entsprachen aber nicht immer den Farben, die die Wörter bezeichneten. Wenn jemand das jetzt laut

lesen soll, dann macht er Fehler. Wenn er sich nicht genau konzentriert, sagt er die Farbe des Wortes, anstatt das Wort vorzulesen. Warum?
Mit solchen Forschungen hätte ich mich auch gerne beschäftigt. Durch das, was ich an diesem Tag über das Psychologiestudium erfahren hatte, war es für mich wesentlich attraktiver als vorher geworden. Ich beschloß, Psychologie zu studieren.
In der Mittagspause - nach meinem ersten Mensabesuch - nützte ich es aus, daß ich in einer Großstadt mit Universitätsbibliothek war. Vielleicht konnte man hier etwas über Transsexualismus finden? Ich ging in die Bibliothek. Leider hatte ich nicht viel Ahnung, wie man hier findet, was man sucht. Ich traute mich auch nicht zu fragen: "Hey - können Sie mir sagen, wo ich hier was über Transsexualiät finden kann?"
In der Eingangshalle befand sich eine Riesenkartei. Dort fand ich nichts zu dem Thema. Im Nachbarsaal war noch eine andere Kartei, aber die schien nur ältere Bücher zu enthalten. Blieb nur noch der Lesesaal. Hier standen für jeden Fachbereich Regale mit Lehrbüchern. Ich ging zum Bereich Psychologie. Vielleicht fand ich ja ein Buch über Sexualität oder sowas, in dem unter anderem auch etwas über Transsexualität stand.
Die restliche Zeit der Mittagspause - bis zur letzten Minute - verbrachte ich mit Suchen und Lesen. Ich las viele interessante Sachen, aber über Transsexualismus fand ich nichts. Die Bücher waren einfach zu alt. Oder die brauchbaren waren gerade ausgeliehen. Es ist schon doof, wenn man in der Provinz wohnt und so eine Bibliothek nur an einem Tag und nur ein paar Stunden besuchen kann!

Zufällig entdeckte ich dann in der Schulbibliothek ein Verzeichnis der im Buchhandel erhältlichen Bücher. Spaßeshalber schlug ich mal nach, ob es auch Bücher zum Thema Transsexualismus gab.
Es gab tatsächlich welche. Ganze drei Stück. Ob ich mir eines von ihnen kaufen sollte? Die ersten beiden kosteten um die 100 DM. Das war zu teuer. Aber dann gab es noch ein billiges - ein Report über eine Geschlechtsumwandlung. Obwohl ich davon ausging, daß das eine Operation von Mann zu Frau war, konnte das Buch vielleicht aber doch nützliche Informationen für mich enthalten. Ich schrieb mir den Titel ab.
Dann überwand ich meine Scheu vor der peinlichen Situation und bestellte es beim Buchhändler. Der sah mich komisch an, machte es dann aber kommentarlos. Leider war das Buch vergriffen.

Einmal erwähnte unser Biolehrer im Unterricht etwas von Geschlechtsumwandlungsoperationen.
War das Zufall, wollte er mir einen Tip geben, oder erwartete er eine bestimmte Reaktion von mir? Ich hielt es für das Beste, ein Pokerface aufzusetzen.

## Endlich ein Fachbuch

Wir machten mit dem Bio-Leistungskurs eine Exkursion nach Marburg, um uns dort den Botanischen Garten der Uni anzusehen.
Danach bekamen wir noch ein paar Stunden Zeit, wo wir machen konnten, was wir wollten. Ich nutzte die Gelegenheit, um mich in den Unibuchhandlungen nach psychologischen Büchern über Transsexualismus umzusehen. Ich durchforstete mehrere Buchhandlungen. Als ich schon gar nicht mehr viel Zeit hatte, fand ich etwas. Ein Glückstreffer! Das Buch war nicht besonders dick - nur daumenbreit -, aber es behandelte ausschließlich das Thema Transsexualismus! Genauso lautete sein Titel. Der Autor war Wolf Eicher, ein Gynäkologe, der schon einige Transsexuelle behandelt hatte.
Ich blätterte darin. Es war wirklich informativ! Von der Geschichte des Transsexualismus über Fallbeispiele, verwandte Krankheiten, Behandlungsmethoden bis hin zu rechtlichen Fragen. Sogar die Operationsmethoden waren ausführlich beschrieben. Leider aber in medizinischer Fachsprache, die ich nicht verstand. Zum Glück gab es auch Abbildungen und Fotos von Operationsergebnissen. Die Brüste sahen gar nicht schlecht aus. Die Peniskonstruktionen überzeugten mich weniger. Sie sahen aus wie ein zusammengerolltes und unten angehängtes Stück Fleisch.
Ein Mitschüler betrat den Raum und sprach mich an. Hoffentlich sah er nicht, was für ein Buch ich gerade in den Händen hielt! Dumme Fragen hätte ich jetzt nicht gebrauchen können. Erstens wollte ich möglichst viel lesen - in der knappen Zeit, die ich zur Verfügung hatte. Zweitens hätte ich mein Problem auch schlecht erklären können. Ich wußte ja kaum etwas darüber!
Zum Glück entfernte er sich wieder.
Ich blätterte weiter, las mal hier, mal dort ein Stück. Die Zeit verging.
Ich schaute auf die Uhr. Mist - ich mußte mich langsam auf den Weg zum Bus machen und konnte nicht mehr weiterlesen!
Aber warum sollte ich das Buch nicht einfach kaufen? Es war ja nicht sehr dick. Wenn man von anderen Büchern ausgeht, müßte es 30-40 DM kosten. Ich fragte die Buchhändlerin nach dem Preis.
Es kostete 98 DM! Auch wenn ich so viel Geld bei mir gehabt hätte, hätte ich mir eine solche Ausgabe nicht leisten können. Schade!
Das war meine erste Erfahrung, welche hohen Preise Fachbücher haben können. Später erinnerte ich mich dann auch, daß das wohl eines jener teuren Bücher aus dem Buchverzeichnis war.

Ein paar Monate später erfuhr ich von der Möglichkeit der Fernleihe. In unserer Stadtbücherei konnte man beliebige Bücher bestellen! Die Bücherei fragte dann bei anderen Bibliotheken, ob sie dieses Buch haben. Wenn ja, wurde es verschickt. Und das war gar nicht so teuer. Ich beschloß, den *Eicher* über Fernleihe zu bestellen -

koste es, was es wolle! Auch hierbei bekam ich wieder einen verwunderten Blick der Bibliothekarin ab.

Nach ein paar Wochen hatte ich das Buch dann. Die Bibliothekarin überreichte es mir in einer Plastiktüte verborgen. Nun hielt ich den Schatz in den Händen, durch den ich viel Neues erfahren konnte!

War das jenes Buch, was mir Prof. Remschmidt mitbringen wollte?

Ich machte mich ans Lesen.

Ich erfuhr, daß es Transsexualität wahrscheinlich schon immer gibt, daß das Phänomen schon bei den alten Griechen beschrieben wurde, ich lernte Lebensläufe von anderen Betroffenen kennen, las von verschiedenen Formen der Transsexualität - bei Mann-zu-Frau-Transsexuellen gab es fließende Übergänge zwischen Transvestitismus und Transsexualität - und erfuhr, wie die Behandlung bei einer "Geschlechtsumwandlung" aussieht: Zuerst erfolgt eine ausführliche Anamnese[1] mit Differentialdiagnose[2] sowie eine körperliche Untersuchung zum Ausschluß von Chromosomen- oder Hormonstörungen. Wenn die Transsexualität des Patienten gesichert war, wurde der Alltagstest gemacht. Der Mensch mußte mindestens 1 Jahr in der Rolle des angestrebten Geschlechtes leben.

Das wunderte mich. Ich dachte aufgrund meiner eigenen Erfahrungen, daß jeder Transsexuelle das Bedürfnis haben müßte, schon lange vor dem Arztkontakt in dieser angestrebten Rolle zu leben - jedenfalls so gut es geht.

Andererseits, wenn ich es mir überlegte, schien das aber bei Mann-zu-Frau-Transsexuellen ein größeres Problem als bei Frau-zu-Mann-Transsexuellen zu sein. In unserer Gesellschaft kann ja eine Frau problemlos in Hosen herumlaufen, aber ein Mann noch lange nicht im Rock. Die Männer haben ja meistens einen so männlichen Körperbau, daß sie sich nicht einfach „verkleiden“ können. Sie würden in Frauenkleidern immer noch wie Männer aussehen und natürlich auffallen. Keine Frage, daß sie von ihren Mitmenschen nicht als Frau akzeptiert werden.

Nach dem erfolgreichen Alltagstest gab es dann eine ausführliche körperliche Untersuchung über die Operationsfähigkeit. Dann begann die Hormonbehandlung. Dabei entstanden sekundäre Geschlechtsmerkmale. Ich beneidete die Fälle, die im Buch beschrieben wurden. Ihre Stimme wurde tiefer, ihre Menstruation hörte auf und sie bekamen zunehmende Körperbehaarung inklusive Bartwuchs!

Ich arbeitete mich auch durch die Operationsbeschreibungen. Was ich von der medizinischen Fachsprache nicht verstand, reimte ich mir zusammen, und einiges konnte ich mir auch mit Hilfe der Bilder erklären. So bekam ich einen groben Eindruck vom Operationsablauf.

Bei der Brust gab es - abhängig von der Größe - verschiedene Methoden: Bei kleinen Brüsten wurde ein Schnitt rund um die Brustwarzen gemacht, die Brustwarze verkleinert und ein Teil der umgebenden Haut entfernt, durch das Loch wurde dann das innere Gewebe entfernt, und zum Schluß wurde die verkleinerte Brustwarze

---

[1] Anamnese = Kranken(vor)geschichte

[2] Differentialdiagnose = Abgrenzung, Ausschluß von anderen, ähnlichen Krankheiten

wieder eingesetzt. Die Narben lagen dann nur am Rand der Brustwarzen und waren kaum zu sehen.
Bei größeren Brüsten wurde ein größerer Schnitt am Brustunterrand gemacht. Hier mußte ja viel mehr Haut entfernt werden. Diese Technik schaute ich mir genauer an, weil ich davon ausging, daß bei meiner Brustgröße nur eine solche Operation möglich war. Auf dem Foto von dem Operationsergebnis war die große Narbe zwar sehr auffällig, aber die Form der Brust war wirklich gut! Und die Hauptsache war ja, daß die Form stimmt, daß die Brust flach genug ist, so daß bei der Kleidung nicht immer darauf achten muß, daß sie nicht zu eng ist!
Im Penisbereich waren die Möglichkeiten nicht so gut. Hier hatte Eicher zwei Versionen anzubieten. Einmal ein sogenanntes Rollhautlappenpenoid, das in vielen, aufwendigen Operationen mit langem Krankenhausaufenthalt aus einem zusammengerollten und mehrmals umgeklappten Bauchhautlappen (wobei er immer wieder an der neuen Stelle anwachsen muß) zusammengeschustert wird. Das Ergebnis, ein langes, knorzeliges Würstchen, hing dann traurig zwischen den Beinen des Patienten herum, wobei es ein bißchen vom Körper abstand. An der Ansatzstelle war ein komischer Knick. Und der ganze untere Bauchbereich war mit Narben bedeckt. Diese Technik überzeugte mich nicht.
Die andere Möglichkeit war ein sogenanntes Klitorispenoid. Eigentlich gar kein Penis. Die Harnröhre wurde ganz einfach verlängert und mündete dann in der durch die Hormonbehandlung vergrößerte und durch chirurgische Maßnahmen noch etwas mobilisierten Klitoris nach außen. Ein kleiner Stummelpenis. Aber besser als gar nichts. Angeblich konnte man mit dem Ding sogar im Stehen pinkeln.
Das wäre schon eher etwas für mich. Mir lag vor allem etwas daran, daß die Brust flach gemacht wurde, daß die inneren Geschlechtsorgane entfernt wurden und daß unten alles verschlossen wurde. Wenn ich dann auch noch im Stehen pinkeln konnte, war das gut. Wofür brauchte ich sonst noch einen Penis?
Um etwas in der Hose zu haben. Dafür konnte man sich aber wohl auch irgend etwas konstruieren.
Und für Geschlechtsverkehr. Aber wer weiß, ob ich mich jemals verlieben würde und ob sich dann auch noch dieselbe Frau in mich verlieben würde und noch dazu bereit wäre, mit mir ins Bett zu steigen?
Man kann auch ohne Sex leben.

Meine Mutter wurde bald neugierig, in was für einem Buch ich da so intensiv lese. Zu dumm, daß ich kein eigenes, abschließbares Zimmer hatte!
Zum Glück reagierte sie nicht negativ auf das Buch. Sie fragte nur, ob sie es auch lesen dürfte. Ich gab es ihr.
Nun hatte ich also ein grobes Konzept, wie es weitergehen würde. Jetzt hieß es nur noch warten.
Schließlich kam ich auch auf die Idee, eine Prothese zu basteln. Ich hatte schon längere Zeit getüftelt, welches Material am besten dafür geeignet sein könnte. Es sollte schließlich nicht nur eine optische Imitation sein, sondern sich auch ungefähr so anfühlen.

Holz hätte ich am ehesten in die gewünschte Form bringen können, es kam aber nicht in Frage, weil es zu hart war.
Knete? Die verformt sich ja schon, wenn man nur mal reindrückt.
Einen schmalen Luftballon mit Wasser füllen? Das könnte zu leicht kaputtgehen.
Schließlich beschränkte ich mich auf eine einfache Version: ich nahm zwei Socken, verdrehte die eine zu einem härteren, runden Stab, fixierte die Enden mit Gummi und steckte sie zum Aufhängen - und damit das Ganze noch etwas dicker wird - in die zweite Socke. Dann klemmte ich das Bündchen der Socke unter mein Unterhosengummi, zog noch eine weitere Unterhose darüber - und fertig war der Penis.
Jetzt konnte ich sogar im Spiegel meine männliche Erscheinung zwischen den Beinen bewundern! Sei es in der Unterhose oder in einer anderen engen Hose.
Wenn ich mir in den Schritt griff, konnte ich die Form spüren. Es war ein wundervolles Gefühl in der Hand, diese Rundung abzutasten. Ein Gefühl, das ich jahrelang ersehnt hatte! Endlich war der leere Platz besetzt!
Ich spielte auch die Prozedur des Pinkelns durch, wobei ich das Ding durch den geöffneten Hosenlatz friemelte.
Bei diesen Aktionen blieb es auch nicht aus, daß ich eine weitere Erfahrung machte: die Klitoris war erregbar. Das war mir neu. Ich mit meinen 18 Jahren wußte zwar, daß es erogene Zonen gab, aber ich hatte mich nie genauer dafür interessiert, wo diese lagen. Da ich auch immer vermieden hatte, die Geschlechtsorgane zu berühren, war mir diese Tatsache nie bewußt geworden.
Wie sollte ich damit umgehen?
Die Antwort auf diese Frage ergab sich, als ich zum ersten Mal versuchte zu masturbieren. Natürlich in männlicher Stellung. Ich begattete vollständig angezogen und auf dem Bauch liegend meine Bettdecke. Die Klitoris war mein zu klein geratener Penis. Das Gefühl dabei war nicht schlecht. Aber dann gerieten meine weiblichen Innereien in rhythmische Kontraktionen, was mir gar nicht gefiel. Schnell brach ich die Sache ab. Ich wollte keinen weiblichen Orgasmus!
Es war also nichts, die Klitoris als Penis zu betrachten. Sie löste die falschen Reaktionen aus.
Nun war ich gewarnt, und war besonders vorsichtig, was die Klitoris betraf. Wenn ich die Penisprothese anlegte, achtete ich darauf, daß sie die Klitoris nicht berührte.

Einmal schlug sich die Prothesengeschichte auch in meinen Träumen nieder:

*Ich befinde mich in einer Umkleidekabine und ziehe mich um.*
*Als ich die Unterhose ausziehe und nach unten schaue, entdecke ich etwas Neues.*
*Ich habe einen Penis! Einen richtigen Penis!*
*Eine tiefe Freude durchströmt mich. Sollten meine Wünsche jetzt in Erfüllung gegangen sein, oder wird er so plötzlich, wie er aufgetaucht ist, wieder verschwinden?*
*Ich werde es merken...*
*Jetzt muß ich mich aber weiter umziehen!*

*Geht nicht. Der Penis fängt plötzlich an zu erigieren. Jetzt steht er waagrecht von meinem Körper ab und ist ziemlich groß geworden. Ist es überhaupt noch ein Penis? Die Farbe hat sich verändert, ist zu einem strahlenden Orange geworden. Er sieht jetzt ziemlich unnatürlich aus. Wie ein Stück Plastik in Penisform, vielleicht eine Prothese, die man sich überstülpen kann.*
*Das Ding fällt total auf! So kann ich doch nicht unter die Leute gehen!*
*Zu allem Unglück sind jetzt auch noch meine Kleider verschwunden. Und ich bin auch nicht mehr in einem Umkleideraum, sondern in einer Art Lager. Hier stehen lauter Regale herum, parallel ausgerichtet. Am Ende der Regale ist ein öffentlicher Gang in dem immer wieder Leute vorbeigehen. Sie brauchen nur zufällig zur Seite zu schauen, um mich zu sehen. In meinem komischen Aufzug. Das Penis-Ding steht immer noch wie eine Eins bzw. wie eine Wasserwaage. Ich muß mich verstecken! Aber wo?*
*Ich irre zwischen den Regalen umher...*

War es noch im selben Traum oder in einem anderen Traum? Ich weiß es nicht mehr:
*Ich schaue nach oben. Die Halle, in der ich mich befinde, ist ziemlich hoch, ungefähr 5 Meter. Oben ist eine Galerie, die mit einer Tür endet.*
*Ein Mensch ist durch die Tür getreten. Ich kann ihn kaum sehen, geschweige denn erkennen, weil es dort in der Ecke ziemlich dunkel ist. Er ruft mir zu, daß meine Operation bald stattfinden wird.*
*Dann verschwindet er schon wieder durch die Tür. Ich will ihm hinterher, um ihm genauere Fragen zu stellen. Wer war das überhaupt? Wie komme ich jetzt da hoch? Bis ich die Treppe gefunden habe, hochgehastet bin und die Tür erreicht habe, ist er verschwunden.*

*Was er gesagt hat, ist wahr. Ich weiß es intuitiv, ohne es in logischen Zusammenhang mit meinen Erlebnissen im realen Alltag zu bringen. Er hat es mir mitgeteilt wie ein Postbote, der einen langersehnten Antwortbrief bringt. Wie der Engel, der Maria mitteilt, daß sie Jesus gebären wird.*
*Ich werde bald operiert!*
*Die Freude, die sich in meiner Seele ausbreitet, ist so intensiv, daß sie anhält, bis ich aufgewacht bin und noch ein paar Stunden länger. Ich fühle mich glücklich, gelöst und frei. So gut habe ich mich schon lange nicht mehr gefühlt! Erst jetzt wird mir bewußt, wie angespannt ich die ganzen letzten Jahre gewesen bin.*
*Leider hält der schöne Zustand nicht lange an.*
*Die Realität holt mich wieder ein. Es war halt doch nur ein Traum.*

## Tertiäre Geschlechtsmerkmale

Trotz meiner genauen Beobachtung der Geschlechtsmerkmale entgingen mir auch welche.
Von einem las ich zufällig in einem Lexikon. Es wurde *tertiäres Geschlechtsmerkmal* genannt: Frauen können ihre Gelenke weiter überdehnen als Männer. Das trifft vor allem für das Ellenbogengelenk zu. Das können Frauen weit durchdrücken, so daß der Arm einen richtigen Bogen macht, während Männer es nur ungefähr auf einen geraden Arm bringen.
Natürlich konnte auch ich den Arm weit durchdrücken. Aber ab jetzt achtete ich darauf, daß ich es nicht mehr machte.
In einem anderen Fall hörte ich, wie sich ein paar Mädchen darüber unterhielten, mit welcher Methode sich Frauen und Männer einen Pullover ausziehen. Nach ihrer Aussage ziehen die Frauen den unteren Teil des Pullovers bis unter die Arme, greifen dann um, so daß sie den Pullover mit überkreuzten Armen über Schultern und Kopf ziehen. Männer greifen dagegen von oben den Rückenteil des Pullovers, zerren ihn in einem Rutsch über den Kopf und schlüpfen zuletzt aus den Armen.
Das war mir neu. Peinlich - ich machte es immer nach der „Frauen-Methode“. So hatte ich es als Kind gelernt. Aber zur Sicherheit wollte ich in Zukunft lieber auf die andere Methode umsteigen.
Bald merkte ich, warum die Frauen die „Untenrum-Methode“ bevorzugten: Bei der „Obenrum-Methode“ passierte es oft, daß das Kleidungsstück unter dem Pullover mit nach oben rutscht und den Bauch oder sonstwas freilegt. Das war ein einleuchtender Grund.
Trotzdem hatte ich nie vorher oder nach diesem Tag von den Pulloverausziehmethoden gehört. Machten es wirklich alle Leute so geschlechtsspezifisch, wie die Mädchen behauptet hatten?

## Es ist nicht einfach

Im Englisch-Leistungskurs hatte ich im ersten Halbjahr Schwierigkeiten. Das Thema lag mir nicht. "Arbeiterklasse". Wir lasen ein Buch, in dem einer aus der unteren Bevölkerungsschicht gerne den Aufstieg, was Karriere und soziale Stellung betrifft, machen wollte. Zum Schluß schaffte er es dann auch. Bei einer seiner reichlichen Liebesaffären hatte er die Tochter eines reichen Industriellen geschwängert.
Ich wußte weder besonders viel von der Arbeiterklasse noch zum Thema Liebe. Beides fand ich langweilig, weil es mir zu fremd war.
Einmal kam der Lehrer auf die blöde Idee, uns eine Liebesgeschichte schreiben zu lassen. Mir fiel absolut nichts ein. Ich konnte weder eigene Erfahrungen ins Spiel

bringen, weil ich ganz einfach keine hatte, noch pflegte ich Literatur zu lesen, die von Liebe handelte. Nachdem ich eine Viertelstunde grübelnd, aber unproduktiv herumgesessen war, gab mir der Lehrer schließlich eine andere Aufgabe: ich sollte ein paar Absätze aus dem Buch übersetzen, das wir gerade lasen. Das fiel mir leichter.
Erst eine Woche später, als wir uns längst anderen Themen zugewandt hatten, hatte ich einen guten Einfall. Eine Geschichte, die zu mir paßte:

*He loved her.*
*She was standing in a distance of about 100 yards from him and seemed to wait. He wanted to move nearer towards her, but he was hold back by a railing. So he leaned against it to watch her more precisely.*
*Her slender shape and her long legs gave her a very beautiful and elegant appearance. With her self-willed lines she looked like a bird, an eagle which has just landed and now stands on the ground with outspread wings, tensed up to the smallest muscles of its body, so that it could shoot into the air every moment with all its exploding hidden power. But on the other side she looked gentle and her faultless beauty wasn't dimmed by the bright shining sun, but every detail was emphasized.*
*He glanced at his watch. He knew that she had to go in a short time. And he was right: She began to move slowly and soon she became faster. He was sad to see her leaving, but he couldn't hold her back.*
*She rolled to the runway. After the last curve she stopped, waiting a moment. She seemed to survey the runway a last time. Then she started with all her power. She became faster and faster and he could hear the rising roaring sound of her power-plants. On the zenith of her power she left the ground. He followed her with his eyes watching how she stretched ner nose to a distant point high up in the sky becoming higher and higer until she vanished in the sky.*

Gemeint war die Concorde, ein britisch-französisches Überschall-Verkehrsflugzeug. In meinen Fliegerbüchern gab es natürlich auch Bilder von ihr.

Im Englischkurs war auch ein Mädchen namens Ellen. Wir kannten uns schon länger aus dem Schulorchester, und dann war sie auch in der 9. und 10. Klasse zu meiner Klasse dazugekommen.
Sie stand mehr auf mir als ich auf ihr. Ich wußte nicht, was ich von ihr halten sollte. Einerseits hatten wir einige gemeinsame Interessen, zum Beispiel auf musikalischem Gebiet, aber andererseits hatte sie in bezug auf ihre Kleidung einen komischen bis kitschigen Geschmack, und sie verhielt sich oft eigenartig.
Manchmal, nein, ziemlich oft, wenn sie mich sah, brüllte sie durch den ganzen Schulflur, wo sich etliche Schüler aufhielten: "Charlotte!". Die beste Möglichkeit, den Schülern, die mich nicht kannten, klarzumachen, daß ich ein Mädchen bin. Ich versuchte so zu tun, als ob ich nicht gemeint wäre. Sie brüllte aber so lange meinen Namen, bis ich reagierte.
Ich beschloß, sie nicht leiden zu können und ging ihr aus dem Weg. Das war aber nicht so einfach.

Ein anderes Mädchen fand ich schon besser.
Sie war hübsch - viele Jungen standen auf ihr - und war mir ausgesprochen sympathisch. Ich spürte, daß sie mein Typ war. Sie war klein, hatte braune Haare und ein puppenhaftes Gesicht.
Ob ich mich in sie verliebt hatte?
Ich glaube nicht. Aber es war so eine Andeutung. Vielleicht hätte sich ja eine Liebe entwickelt, wenn da nicht mein blöder Körper wäre, der mich hinderte, als Junge auf sie zuzugehen. Außerdem kannte sie mich und wußte von meinem Geschlecht. Liebe war anscheinend in meinem Zustand nicht drin.
Ich konnte mir aber vorstellen, daß - wenn ich mich verlieben sollte - die Frau meines Herzens ihr ähnlich sehen würde.

Im 13. Schuljahr wählte ich Schwimmen als Sportkurs. Das konnte ich gut, und damit konnte ich Punkte für das Abitur sammeln.
Der Lehrer zog richtige Trainigsprogramme durch. Wir mußten bestimmt jede Stunde ungefähr 1000 Meter schwimmen. Am Anfang war es etwas mühsam, aber bald merkte ich, wie meine Kräfte zunahmen. Ich wurde richtig fit.
Meine Einstellung zum Schwimmen änderte sich. Bisher hatte ich jede Woche 350 Meter geschwommen, weil ich wegen meines Rundrückens schwimmen sollte. Der Orthopäde hatte es gesagt. Und - wie der Arzt nicht wußte - strapazierte ich meinen Rücken zusätzlich durch meine absichtliche schlechte Haltung. Da mußte ich wirklich etwas zum Ausgleich machen. Die Strecke schwamm ich ziemlich lustlos, einerseits, weil beim Schwimmen meine Weiblichkeit bloßgestellt wurde, und andererseits, weil es ganz einfach langweilig war. Eine eintönige Folge von Bahnen.
Das änderte sich jetzt - durch die einfache Erkenntnis, daß man ab und zu den Schwimmstil wechseln muß. Dann ist es nicht so langweilig. Außerdem fühlte ich mich deutlich wohler, wenn ich fitter war, wenn mir auch schnelleres Schwimmen ohne große Anstrengung gelang. Ab jetzt schwamm ich jede Woche 1000 Meter - auch als ich keinen Schwimmunterricht mehr hatte.

Nachdem ich nun etliche Monate Klimmzüge gemacht hatte, bemerkte ich auch eine optische Veränderung im Brustbereich. Meine Brustmuskeln fingen an sich abzuzeichnen. Zum Glück weitgehend oberhalb des Busens, der ein Stockwerk tiefer hing. Die Entwicklung war sogar ein Vorteil für mich: Jetzt war mein Brustumfang oberhalb des Busens größer, so daß der Übergang nicht mehr so auffällig war.
Die Rückenmuskeln, die sich durch die Klimmzüge verstärkt hatten, konnte ich tasten. Wenn ich sie anspannte, bildeten sie seitlich unter den Armen eine richtige, deutliche Kante. Ich konnte dann die Oberarme nicht mehr an den Körper anlegen.

Nach meinem 18. Geburtstag begann ich mit den Fahrstunden. Das Steuern eines Fahrzeuges hatte mir schon immer Spaß gemacht - jetzt wurde es Realität. Es war toll, so über Land zu fahren. Eine Kurve nach der anderen. Zwischendurch auch mal eine gerade Strecke, auf der man Geschwindigkeit entwickeln konnte.

In der Stadt war es nicht so einfach, weil ich Probleme mit dem vorausschauenden Fahren hatte. Es dauerte lange, bis ich das einigermaßen drauf hatte.

Nachdem ich erfahren hatte, daß ich die Geschlechtsangleichung erst nach dem Abi angehen konnte, war ich sehr schlecht drauf. Die Zeit, die ich noch warten mußte, erschien mir ewig. Wie sollte ich das nur so lange aushalten?
Irgendwie wurschtelte ich mich durch. Mit Hilfe meines dicken Fells, das ich mir in den vielen Jahren anzueignen gezwungen war, konnte ich die täglichen Angriffe auf mein Lebensglück überstehen. Ich mußte halt das Beste aus der Situation machen.
Mit der Zeit ging es dann besser. Das Abi rückte näher. Bald würde ich auch volljährig sein. Meine Stimmung schlug um. Ich zermürbte mich nicht mehr so wegen meines jetzigen Zustandes, sondern freute mich allmählich darauf, daß es nun nicht mehr lange bis zur Operation dauern sollte. Die Hoffnung auf eine baldige Besserung machte mich regelrecht glücklich.
Ich lockerte mein Schutzschild, das ich mir gegen die Tücken des Schicksals aufgebaut hatte. Das hätte ich nicht tun sollen. Denn nun nutzte das Schicksal meine Blöße und schlug zu.
Es traf mich an meiner empfindlichsten Stelle.

## Der Schock

Es war Anfang 1987. In ein paar Wochen würde ich 19 werden. Dann noch zwei Monate, und ich hatte das Abi und die Schulzeit hinter mir.
Ich wollte keine Zeit verlieren. Wenn ich gleich nach dem Abi die Geschlechtsangleichung starten wollte, war es ratsam, sich frühzeitig darum zu kümmern. Durch das Buch von Eicher war ich jetzt zwar etwas informiert und hatte die Adresse des Autors, an die ich mich im Notfall wenden konnte. Trotzdem brauchte ich wohl noch die Hilfe meiner Eltern. Vor allem finanziell und in bezug auf den Umgang mit der Krankenkasse, wovon ich gar nichts verstand.
Ich kündigte ihnen also wieder an, daß ich die Operation machen wollte.
Ihre Reaktion wunderte mich.
Mama sagte: "Ich dachte, du kommst jetzt mit deinem Problem klar. Es ging doch in den letzten Jahren so gut!"
War sie blind?
Sah sie nicht, daß ich weiterhin männlich war?
Spürte sie nicht als Mutter, wie schlecht ich mich fühlte? Wie weit mußte ich meine Mundwinkel noch herunterziehen?
Na ja - sie hatte sich schnell wieder gefangen. Kurze Zeit später hatte sie eine Überraschung für mich.

"Du - Onkel Richard wollte mal mit dir über dein Problem sprechen. Er hat auch Kontakt mit Prof. Remschmidt aufgenommen."
Onkel Richard war mein Großonkel, der Bruder meiner Oma. Ich mochte ihn ganz gern. Er war ein netter Onkel und meistens zu Späßen aufgelegt. Außerdem war er Arzt. Vielleicht konnte er mir sogar weiterhelfen? Ich war bereit, mit ihm zu sprechen.

Wir fuhren zu ihm. Es war ein weiter Weg. Ich hatte zwar schon meinen Führerschein, aber wollte lieber erst auf der Rückfahrt ans Steuer.
Ich war erst einmal dort gewesen. Damals war ich noch ganz klein. Deshalb konnte ich mich auch nicht erinnern, wie das Haus aussah.
Wir setzten uns erst einmal alle zusammen ins Wohnzimmer und redeten über Neuigkeiten in der Sippe. Später kamen wir dann auch auf mich zu sprechen. Ich kam dabei kaum zu Wort. Onkel Richard redete hauptsächlich mit meinen Eltern und bezog sich auf Dinge, von denen ich nichts erfahren hatte. Ich verstand nur einen Teil des Gespächs. Einmal fiel auch mal das Wort "Sigusch", ein Name, der mir von meinen Literaturstudien bekannt war. Er war ein Sexualforscher, der sich mit Transsexuellen beschäftigt hatte und unter anderem die Leitsymptome herausgebracht hatte, die die wesentlichen Merkmale der Transsexuellen ziemlich genau beschreiben. Onkel Richard sagte, er wäre ein Homo, und deshalb wäre eine Behandlung bei ihm nicht angeraten. Wer weiß - vielleicht hatte er ein ganz anderes Verhältnis zu Sexualstörungen als "Normale"?
Ich fand solche Vorurteile unbegründet. Ein gebildeter Mensch wird es ja wohl noch schaffen, seine beruflichen Forschungen von seinem Privatleben nicht beeinflussen zu lassen!
Dann schlug Onkel Richard vor, erst einmal mit mir allein zu sprechen. Wir gingen in sein Behandlungszimmer. Seine Praxis war im gleichen Haus.
Nachdem wir uns gesetzt hatten, stellte er mir Fragen zu meiner Transsexualität. Ähnliche Fragen, wie ich schon von Prof. Remschmidt gewohnt war und allgemeine Fragen, wie sich die Transsexualität bei mir äußert. Es ist immer sehr schwierig, einem Menschen, der bisher kaum etwas davon gehört hat, zu beschreiben, wie ich mich fühle. Trotzdem gab er sich Mühe, mich zu verstehen.
Schließlich sagte er: "Ich habe mich mal zu deiner Krankheit umgehorcht. Ich habe auch mit dem Psychiater gesprochen, bei dem du mal warst. Wie hieß er doch gleich?"
"Remschmidt."
"Ach ja... Nun - ich habe einiges erfahren. Natürlich kann ich dir nicht befehlen, daß du die Operation sein lassen sollst, nur weil ich persönlich sie ablehne. Ich verstehe zu wenig von dem Thema, um mir ein Urteil erlauben zu können..."
Das fand ich vernünftig. Wer gibt so etwas schon gerne zu?
"...Etwas muß ich dir allerdings noch sagen: Wenn du die Operation wirklich machen willst, mußt du noch ein paar Jahre warten. Du wirst keinen Arzt finden, der dich operiert, bevor du 25 bist!"
*Was?*

"... Die Seele braucht länger, um sich zu entwickeln, als der Körper. Bei den einen dauert es ziemlich lange, bei den anderen geht es schneller. Erst im Alter von ungefähr 25 Jahren kann man sicher sein, daß die seelische Reifung abgeschlossen ist.
Die Ärzte gehen da kein Risiko ein. Es könnte ja sein, daß du die Operation später bereust und gegen sie klagst, daß sie dich zu früh operiert haben."
Verzweifelt suchte ich einen Ausweg: "Und wenn ich es ihnen vor der Operation schriftlich gebe, daß ich verantwortlich für meine Entscheidung bin und daß ich sie nicht verklagen werde...?"
"Auch dann könnten noch deine Angehörigen klagen. Die Sache ist nicht so einfach."
Das war reichlich gelinde ausgedrückt. Es war eine Riesen-Sauerei!
Ich stand unter Schock. Ich muß noch warten, bis ich 25 bin! Das sind 6 Jahre! So lange halte ich das nicht aus! Schon die letzten 2 Jahre waren eine Qual! Mein Magen krampfte sich zusammen.
Onkel Richard schien meinen Zustand nicht zu bemerken. Er dachte bereits weiter.
"Du bist ja jetzt auch bald fertig mit der Schule. Welchen Beruf willst du dann eigentlich lernen?"
"Darüber habe ich mir noch keine genaueren Gedanken gemacht. Ich wollte ja eigentlich zuerst die Operation durchziehen, und dann erst mit einer Berufsausbildung beginnen."
"Aber das geht ja nicht. Du hast doch wohl nicht vor, die vielen Jahre herumzugammeln, ohne etwas zu tun und nur deinen Eltern auf der Tasche zu liegen?"
"Nein, natürlich nicht. Ich muß halt jetzt schnell was finden."
Wir beendeten das Gespräch und gingen wieder nach oben zu den anderen.

Den Rest des Tages erlebte ich in einer Art Trance. Es war wie ein schlimmer Traum. Ich bewegte mich nur noch mechanisch, schaffte es gerade noch, unauffällig zu reagieren, wenn mich einer ansprach.
Inzwischen war es Mittag geworden. Wir gingen zusammen essen - ich bekam kaum einen Bissen runter - und schauten uns dann noch die Stadt an.
Dann war es auch schon wieder Zeit, nach Hause zu fahren. Obwohl ich ursprünglich bei der Rückfahrt ans Steuer wollte, fühlte ich mich nicht in der Lage, zu fahren. Ich konnte mich nicht konzentrieren.
Statt dessen setzte ich mich nach hinten und überließ mich meinen hilflos kreisenden Gedanken.

In der Nacht schlief ich extrem schlecht. Immer wieder wachte ich auf - endgültig dann um 4 Uhr. Ich stand noch immer unter Schock - eine Mischung aus Fassungslosigkeit und Depression. Meine Gedanken konnte ich kaum von der verzweifelnden Tatsache abbringen. Auch beim Frühstück bekam ich kaum etwas runter.

Die nächsten Tage hing ich depressiv herum. Ich war kaum in der Lage, mich zu bewegen. Meine Mutter versuchte einmal, mit mir zu sprechen, mich zu trösten, aber was verstand sie schon davon?
*Sie* konnte mir nicht helfen.
Nach langer Zeit fing ich an, mich an diesen neuen Zustand zu gewöhnen. Zum Glück lenkte der Alltag mich ab. Das Abi stand bevor, und ich hatte viel zu lernen. Außerdem mußte ich mir Gedanken über einen Beruf machen. Onkel Richard schickte mir auch noch Berufsinformationsmaterialien, wahrscheinlich um meine neuen Ziele zu unterstützen.

Kurz vor Ende des letzten Schulhalbjahres begannen die schriftlichen Abiprüfungen. Wir konnten uns zwar vorher schon ausrechnen, ob wir das Abi bestehen würden - schließlich zählten die Prüfungsnoten nur zu einem Drittel -, aber diese Noten waren wichtig für unsere endgültige Note inklusive der Zehntelstelle.
Am 27.3. hatte ich die erste schriftliche Prüfung. Englisch. Das war ein Freitag. Am Montag danach sollte Religion drankommen und am Dienstag Biologie.
Dummerweise wurde ich am Tag vor der Englischprüfung krank. Eine heftige Erkältung mit Halsentzündung. Am nächsten Morgen war ich zwar noch gehfähig, aber konnte kein Wort sprechen. Nun stand ich vor der schwierigen Entscheidung, ob ich an der Prüfung teilnehmen sollte. Ich wagte es. Das hätte ich nicht tun sollen!

*Wir sitzen voller Spannung in der Klasse. Die Tische sind so weit wie möglich auseinandergerückt. Ich hole meine Taschentücher in greifbare Nähe. Jeder hat weiße, linierte Zettel mit dem Stempel der Schule auf dem Tisch liegen.*
*Der Direktor kommt herein. Er begrüßt uns und fragt, ob wir uns gesundheitlich in der Lage fühlen, an der Prüfung teilzunehmen.*
*Die letzte Chance, aber ich sage nichts.*
*Jetzt muß ich mitmachen.*
*Er öffnet einen Briefumschlag, den er mitgebracht hat. Darin befinden sich unsere Prüfungsfragen. Die Lehrer mußten nämlich jeweils zwei Versionen der Prüfungsarbeit zum Kultusminister schicken, dieser suchte sich dann eine aus und schickte sie zurück.*
*Nun teilt der Lehrer den Prüfungstext und die Fragen aus.*
*Es geht los.*
*Der Text ist verdammt kompliziert. Oder habe ich so große Schwierigkeiten damit, weil ich nicht ganz da bin?*
*Nach 2 Stunden - der Hälfte der Zeit - habe ich den Text so weit durchgearbeitet, daß ich ihn verstehe und die Fragen beantworten kann. Dazu habe ich viel zu viel Zeit gebraucht! Das kann nicht mehr gutgehen!*
*Trotzdem mache ich weiter. Mir bleibt ja nichts anderes übrig.*

Am Anfang der nächsten Woche hatte ich die nächsten Prüfungen. Zum Glück war ich da wieder gesund, so daß sie mir keine größere Mühe machten.

Natürlich hatte ich die Englischprüfung verhauen. Auch die Noten der anderen Prüfungen waren unter meinem sonstigen Niveau. Sie waren halt schwieriger als die Klassenarbeiten, und in Biologie hatte der Zweitkorrektor noch die Note heruntergedrückt.

Nach den Prüfungen ging der Unterricht weiter, als wäre nichts geschehen. Wir mußten sogar noch Klausuren schreiben. Zwischendurch hatten wir Osterferien.
Schließlich - ganz zum Schluß - kam die mündliche Prüfung dran. Ich wollte mich in Musik prüfen lassen.
Der letzte Schultag war schon ein paar Wochen vor der Prüfung gewesen, so daß ich Zeit hatte, mich vorzubereiten. Ich lernte viel zu viel. Ich hätte mich lieber darauf konzentrieren sollen, wie ich in den zwanzig Prüfungsminuten möglichst viel sagen kann.
Komischerweise war ich vor den Prüfungen gar nicht aufgeregt gewesen. Während die anderen alle schon Wochen vorher schlotterten und sich gegenseitig Angst machten, war ich ganz ruhig. Auch bei den Prüfungsklausuren war ich nur ein bißchen aufgeregt. Aber bei der mündlichen Prüfung ging es dann los. Auch diesmal war ich vorher nicht aufgeregt gewesen, also nicht auf diesen Zustand vorbereitet.
Kurz vor der Prüfung wurde ich dann nervös. Der Stoff wirbelte in meinem Kopf herum. Ich hatte den Eindruck, alles nur ein bißchen und nichts genau zu wissen.
Dann wurde ich in den Prüfungsraum gerufen.
Drei Lehrer saßen dort, Herr K., der Musiklehrer, und zwei andere als Beisitzer und Protokollant, die nur im Ausnahmefall Musik unterrichteten.
Ich sollte mich auf einen Stuhl setzen, und schon ging es los mit den Fragen.
Plötzlich überfiel mich die Aufregung wie ein Hammerschlag. Ich wußte nichts mehr. Dabei war die erste Frage ganz einfach gewesen. Ich stammelte einen halben Satz, und dann war alles schwarz im Gehirn.
Ein ähnlicher Effekt, wie wenn ich in Fächern, in denen ich nicht gut war, die Wiederholung von der letzten Stunde machen mußte. Da suchte der Lehrer in seinem Notizbuch herum, entdeckte meinen Namen, rief mich auf, und ich bekam erst einmal einen Schock mit Blackout.
Alles vergessen. Aber nach ein bis zwei Sekunden lichtete sich das Dunkel wieder, und meine Wissen kam langsam wieder zum Vorschein.
Das ließ sich ja noch vertreten, weil ich in diesem Fach nicht gut war.
Aber warum sollte ich heute aufgeregt sein? Musik war mein bestes Fach. Ich kannte den Lehrer seit vielen Jahren. Nicht nur aus dem Unterricht, sondern auch vom Chor, vom Orchester und privat vom Geigenunterricht. Also kein Grund zur Aufregung.
Ich zitterte.
Heute war es aber anders. Heftiger. Mir wollte einfach nichts einfallen. Ich griff mir an den Kopf und stöhnte. Die Lehrer hatten Verständnis und ließen mich erst einmal das Fenster öffnen. Erst nach 5 Minuten war ich wieder einigermaßen da. Zu dumm, ich hatte kostbare Zeit verschenkt! In der verbleibenden Zeit konnte ich wenigstens noch meine Ehre retten, meine Leistung war aber auch unter meinem sonstigen Niveau.

Am Nachmittag rief Herr K. meine Eltern an und erzählte, daß ich von allen Prüflingen am aufgeregtesten gewesen war. Ein trauriger Rekord!
11 Punkte hatte ich erreicht. Schade.
Diane hatte locker ihre 15 Punkte gemacht. So viel kann Aufregung ausmachen. Das ganze Abi ist ungerecht!
Na ja - mit den Prüfungen hatte ich also nicht besonders viel Glück. Meine Endnote war 550 Punkte, was einer Durchschnittsnote von 2,6 entsprach. Drei Punkte mehr, und ich hätte 2,5 bekommen! Ich hätte nur ein bißchen mehr Glück haben müssen: einen anderen Mathelehrer oder Gesundheit bei der Englischprüfung oder weniger Aufregung bei der mündlichen Prüfung.
Das hätte für die drei Punkte gereicht - die Prüfungen zählten ja dreifach.
Hoffentlich war ich bei meiner Berufs- und Studienfachwahl nicht so sehr auf die Note angewiesen! In Numerus-clausus-Studiengängen hätte ich bestimmt wenig Chancen.

Bei dem Besäufnis der Abiturienten konnte ich nicht mitmachen, weil wir zur selben Zeit eine wichtige Konzertprobe hatten.
Dann kam der endgültige Abschluß: die offizielle Abiturfeier.
Hier stellte sich wieder die Kleiderfrage. Selbst meine Eltern waren inzwischen einsichtig genug, daß ich nichts Weibliches anziehen würde. Aber ich besaß auch keinen Anzug. Wir einigten uns darauf, daß ich ein weißes Hemd und eine schwarze Jacke anziehen würde. Uns schwebte so eine Jacke vor, wie mein Vater hatte: aus schwarzem, gestrickten Stoff mit Lederbesatz, so daß sie etwas eleganter aussah. Leider war mir die Jacke von meinem Vater etwas zu groß. Also fuhren wir nach Marburg und kämmten etliche Kleiderläden durch.
Ohne Erfolg. In meiner Größe gab es nichts Ordentliches.
Ich mußte also doch die Jacke von meinem Vater anziehen.

# Bewerbungsfrust

Jetzt hatte ich die Schule hinter mir. Die Berufsfrage wurde aktueller denn je.
Inzwischen hatte ich noch eine neue Idee: Geigenbauer.
Schließlich war ich handwerklich geschickt und konnte auch Geige spielen. Schon einige Monate vorher hatte ich mich mit meinem Zeugnis der 12. Klasse an der einzigen Geigenbauschule Deutschlands, in Mittenwald, beworben. Sie wollten zusätzlich zur Bewerbung Zeichnungen der Geigenschnecke in drei verschiedenen Ansichten von mir haben.
Eine ungenaue Beschreibung. Sollten es Bleistift- oder Tuschezeichnungen sein? Sollten sie nur die Umrisse darstellen, und das möglichst maßstabsgerecht, oder sollten es künstlerisch schattierte Gemälde sein?

Ich entschied mich für maßstabsgetreue Zeichnungen, die ich mit Tusche nachzog. Sie sahen ganz ordentlich aus.
Trotzdem schrieb mir die Geigenbauschule zurück, daß sie nicht gut genug waren. Was ihnen daran nicht gefallen hatte, schrieben sie allerdings nicht. Auch meine Zeugnisnote - ich hatte einen Durchschnitt von 2,5 - war nicht gut genug, um gegen die Konkurrenz der anderen Bewerber zu bestehen.
Aber es gab ja noch die Möglichkeit, bei irgendeinem niedergelassenen Geigenbauer in die Lehre zu gehen.
Da wir auch gerade etwas an einer Geige zu reparieren hatten, fuhren wir zu einem Geigenbauer in der Nähe und sprachen mit ihm.
Er war ein fähiger Geigenbauer, lebte aber unter ärmlichen Verhältnissen. Er war bereit, mich als Lehrling zu nehmen, allerdings konnte er es sich nicht leisten, mir Lehrgeld zu zahlen. Er zweifelte auch daran, ob ich in der Lage sei, schwere Bretter zu schleppen. Da hatte ich aber keine Bedenken.
Wenn dieser Besuch bei im nicht stattgefunden hätte, hätte ich wahrscheinlich weiterhin von dem Beruf "Geigenbauer" geträumt. Er machte mir aber die Realität klar: "Sie sollten lieber Schreiner lernen. Damit läßt sich noch Geld verdienen. Aber als Geigenbauer können Sie nur über die Runden kommen, wenn Sie bei den Künstlern - den festen Kunden - bekannt sind. Ansonsten reicht das, was man verdient, gerade so für´s Leben. Ich habe mit Schreiner angefangen und bin dann auf Geigenbauer umgestiegen. Mich interessierte das. Aber man muß eine Menge Begeisterung für die Geige und ihren Klang aufbringen, wenn man dafür unter diesen Bedingungen leben will. Ich kann das, aber können Sie das auch?"
Ich druckste herum, denn ich wußte es nicht.
"Sie reden wohl selbst dann nichts, wenn Ihnen jemand auf den Füßen steht?"
Was sollte ich sagen? "Ich glaube, ich muß mir das noch mal überlegen..."
Wir verabschiedeten uns und fuhren wieder heim.
War der Beruf wirklich etwas für mich?
Der Klang der Geige faszinierte mich nicht. Den Unterricht hatte ich meistens gehaßt. Das Geigenspielen würde mir in schlechten Zeiten keinen seelischen Auftrieb geben.
Was hatte mich an dem Beruf eigentlich gereizt?
Die Verbindung zwischen Handwerk und Musik. Aber wenn man damit kein Geld verdienen konnte...
Im Prinzip war es mir ja egal, wieviel ich verdiente. Mir war wichtiger, daß mir der Beruf Spaß machte. Aber ich wollte doch wenigstens so viel verdienen, daß ich keine Geldprobleme haben würde.
Dieser Beruf war also auch nichts.

Was gab es sonst noch für Möglichkeiten?
Ich hätte gerne Psychologie studiert, aber der Numerus clausus lag so hoch, daß ich auch mit viel Glück keinen Studienplatz bekommen würde. Da blieb nur noch die Möglichkeit, es mit Wartesemestern zu versuchen. Ich mußte zwischendurch etwas anderes machen und Zeit sammeln.

Aber was?
Tierpfleger in einem Zoo interessierte mich. Denn Tiere mochte ich gerne, und es machte mir auch nichts aus, Ställe auszumisten oder ähnliche Dreckarbeit zu verrichten. Die Tätigkeit war wahrscheinlich zu primitiv, um es das ganze Leben lang zu machen, aber für vorübergehend war es doch ideal!
Ich bewarb mich bei mehreren Zoos.
Sie schienen den Braten zu riechen. Überall, wo ich mich bewarb, bekam ich Absagen. Der Hamburger Zoo schrieb mir ganz offen, daß sie grundsätzlich keine Abiturienten nehmen.
So ist es also, wenn man überqualifiziert ist...
Dann kam mir der Zufall zu Hilfe. Mein Onkel kannte einen Flugingenieur und war über ihn an Prospekte von der Flugsicherung gekommen. Bei der Flugsicherung gab es nicht nur Fluglotsen, sondern auch Flugdatenbearbeiter, wie ich las. Von diesem Beruf hatte ich bisher noch nie etwas gehört oder gelesen. Als ich die Prospekte las, merkte ich schnell, daß das ein Beruf für mich wäre.
Die Tätigkeit ähnelte der des Flugdienstberaters, schien aber noch vielseitiger zu sein. Man konnte an ganz verschiedenen Arbeitsplätzen eingesetzt werden: in der Flugberatung, im Flugfernmeldedienst und im Flugverkehrskontrolldienst. Die Flugdatenbearbeiter waren Beamte. Es gab einen mittleren Dienst mit mittlerer Reife als Voraussetzung und den gehobenen Dienst mit Abitur als Voraussetzung.
Ich bewarb mich für den gehobenen Dienst. Da hätte ich dann eine Fachhochschulausbildung von 3 Jahren und würde danach in einer Vorgesetztenstellung an einem Flughafen eingesetzt.
Nach ein paar Wochen bekam ich die Antwort auf meine Bewerbung. Eine Absage.
Sie würden zur Zeit keine gehobenen Flugdatenbearbeiter ausbilden.
Schade! Alles, was mich interessierte, wurde zur Zeit nicht ausgebildet, oder ich war aus anderen Gründen nicht dafür geeignet!
Aber der Brief ging noch weiter. Sie fragten mich, ob ich statt dessen nicht Lust hätte, Fluglotse zu werden. Das wunderte mich. Heutzutage, wo man in fast allen Berufen eine Riesenkonkurrenz an Mitbewerbern hat, fragen sie einen, ob man sich nicht bewerben will...
Eigentlich wollte ich nicht so gerne Fluglotse werden. Ich hatte Schlechtes darüber gelesen. Ein Beruf mit viel Streß und schlechten Arbeitsbedingungen. Auch lag mir nicht viel daran, den ganzen Tag vor einem Bildschirm zu sitzen und auf vorbeiziehende Punkte zu starren.
Nach längerem Nachdenken wurde mir der Beruf dann doch schmackhafter. Es war immerhin eine interessante Tätigkeit, man bekam den Flugbetrieb mit, hatte direkten Kontakt zu den Flugzeugen bzw. den Piloten und bekam vom Tower aus viel zu sehen. Vielleicht sollte ich es doch einmal versuchen?
Falls ich den Anforderungen gewachsen wäre, hätte ich im Berufsalltag hoffentlich nicht so viel Streß, und wenn ich den Anforderungen nicht gewachsen sein sollte, würde ich schon bei der Aufnahmeprüfung durchfallen...
Ich bewarb mich.

Für das Jahr zwischen Bewerbung und Ausbildungsbeginn mußte ich irgend eine Überbrückungsmöglichkeit finden.
Viel Auswahl hatte ich nicht. Jobben oder so etwas.
Ideal hätte ich gefunden, ein Freiwilliges Ökologisches Jahr zu machen. Davon hatte ich in der Zeitung gelesen. In dessen Rahmen konnten junge Leute gegen Unterkunft, Verpflegung und ein kleines Taschengeld ein Jahr lang im Umweltschutzbereich arbeiten.
Leider gab es so etwas zu dieser Zeit nur in Berlin und Niedersachsen. Und die hatten so viele Bewerber, daß sie es sich leisten konnten, die Bewerber aus ihrem eigenen Land zu bevorzugen.
Schade. Die Politiker müßten das mehr unterstützen und es überall einrichten. Wo finden sie denn noch so eine billige Möglichkeit, ihre Umweltsünden wenigstens zum Teil bereinigen zu lassen?
Jetzt blieb mir nur noch das Freiwillige Soziale Jahr.
Ich erkundigte mich beim Arbeitsamt, bei welcher Organisation in meiner Nähe ich es machen könnte. Sie gaben mir reichlich Informationsmaterial mit. Ich entschied mich für die Evangelische Kirche von Kurhessen-Waldeck.
Schnell bewarb ich mich. Hoffentlich lag ich nicht zu spät in der Zeit!
Sie nahmen meine Bewerbung an und luden mich zu einem Informationstermin in Bad Hersfeld ein.
Dort saßen schon ein paar andere Bewerber. Ein netter Mann in der Verwaltungsstelle - seines Zeichens Sozialarbeiter - erzählte uns von verschiedenen Einrichtungen, zwischen denen wir wählen konnten.
Da gab es die Möglichkeit, in einer kleinen Gemeinde unter der Anleitung des Pfarrers die älteren Leute zu betreuen, das heißt Aufgaben zu verrichten, zu denen Altenpfleger keine Zeit haben, zum Beispiel Vorlesen, Spaziergänge machen, eventuell auch mal füttern oder einfach Gesprächspartner sein.
Oder man begleitete einen Behindertenbus auf dem Schulweg, der jeden Schüler zu Hause abholte, und war dann auch beim Unterricht dabei.
Oder man half in einen anthroposophischen Sozialzentrum mit. Allerdings ernährten die sich dort nur vegetarisch und hatten noch andere Eigenarten.
Oder Jugendarbeit mit einer Kindergruppe aus schlechteren sozialen Verhältnissen.
Oder Behindertenarbeit in einem größeren Behindertenzentrum.
Ich entschied mich für das letzte, denn es lag örtlich am nächsten.
Die Verwaltung in Bad Hersfeld leitete meinen Wunsch weiter, und schon bald bekam ich eine Einladung zu einem unverbindlichen Informationstermin in dem Behindertenzentrum. Neugierig fuhr ich zu der angegebenen Adresse.

# Freiwilliges Soziales Jahr

Ich sollte mich bei einem Herrn M. im "Brüderhaus" melden. An der Pforte des Behindertenzentrums fragte ich nach dem Weg. Ich mußte ein Stück durch das Gelände gehen.
Es war schön hier. Viele Häuser verschiedener Größe und verschiedenen Alters, in denen die Behinderten anscheinend wohnten, sogar eine Kirche. Und zwischen den Häusern waren Grünanlagen und Straßen. Ich begegnete mehreren Behinderten die spazieren gingen. Auffallend war, daß sie mich fast alle freundlich grüßten, obwohl sie mich gar nicht kannten. Daran wäre bei "normalen" Menschen nicht zu denken gewesen...
Ich war spät dran. Als ich am Ziel erschien, fand ich schon eine Gruppe von Leuten meines Alters vor, die von einem Herrn mittleren Alters etwas erklärt bekamen. Er unterbrach seine Rede: "Na, junger Mann, sind Sie auch einer von denen, die hier ein Freiwilliges Soziales Jahr machen wollen?"
Das ging mir runter wie Öl. Der Mann war mir sympathisch. Er nahm das Wesentliche wahr!
Leider mußte ich dem schönen Zustand ein Ende bereiten und mich identifizieren. Der Mann - es war Herr M. - nahm es kommentarlos zur Kenntnis und schien mich so zu akzeptieren wie ich war. Auch das fand ich gut.
Dann fuhr er mit seiner Erklärung fort. Er erzählte uns ein bißchen über diese Behinderteneinrichtung, wie lange sie schon bestand, was den Behinderten hier für Lebens- und Arbeitsmöglichkeiten geboten wurden und natürlich, in welchen Bereichen wir hier arbeiten konnten. Anschließend führte er uns durch das Gelände, damit wir noch einen besseren Eindruck bekamen.
Zum Schluß beriet er mit uns, wo wir arbeiten wollten. Dazu fragte er uns auch nach unseren Berufswünschen für später. Ich wollte Psychologie studieren. Wenn ich nicht noch etwas Interessanteres finden würde. Herr M. hatte vorhin am Rande eine neu eingerichtete Reha-Werkstatt für psychisch Kranke erwähnt. Das interessierte mich! Vielleicht konnte ich dort schon Erfahrungen für mein späteres Studium sammeln. Ich fragte ihn, ob ich dort arbeiten könnte. Er hatte nichts dagegen einzuwenden.
Zum Schluß entließ er uns mit dem Hinweis, daß wir nun noch einmal an Bad Hersfeld schreiben sollten und mitteilen sollten, ob wir hier arbeiten wollten. "Ich hoffe natürlich, daß ich viele von Ihnen demnächst hier wiedersehen werde!"
Ich schrieb gleich an Bad Hersfeld und meldete mich für die Reha-Werkstatt an. Nun hatte ich zumindest für ein Jahr eine Beschäftigung.

# Ein neuer Lebensabschnitt beginnt

Heute war mein erster Tag im Freiwilligen Sozialen Jahr. Ich hatte eine Einladung bekommen, morgens im Behindertenzentrum im Brüderhaus zu erscheinen. Das war jenes Haus, in dem ich schon zur Vorbesprechung gewesen war. Im Flur traf ich auf einige andere junge Menschen, die zu dem gleichen Zweck hier waren. Überwiegend Mädchen, aber auch ein paar Jungs. Sie machten einen netten Eindruck - was ja auch zu erwarten ist, wenn sie sich freiwillig sozial betätigen. Dann erschien auch Herr M., den ich schon von der Vorbesprechung kannte. Er war Diakon und hatte unter anderem die Aufgabe, uns das ganze Jahr über zu betreuen.
Heute bekamen wir vor allem Organisatorisches erklärt - natürlich erst, nachdem wir uns in Form eines Spieles untereinander näher kennengelernt hatten. Eine Liste mit Fachbereichen und Anleitern wurde verteilt.
Jetzt erfuhr ich auch, in welchen Fachbereichen die anderen arbeiten sollten. Einige gingen in Behindertengruppen, die in betreuten WGs zusammen wohnten, einer zu den ganz schwer Behinderten, die nur herumliegen und sabbeln konnten und regelrechte Pflegefälle waren, eine, die Kinderkrankenschwester werden wollte, hatte sich hauptamtlich um ein Baby von zwei Behinderten zu kümmern, andere waren im Fachbereich "Heilerziehung und Pflege", wo nichtbehinderte Kinder und Jugendliche aus schwierigen sozialen Verhältnissen zusammen wohnten. Und ich sollte in die Sozialpsychiatrie, was ich ja schon wußte.
Da wir hauptsächlich in unserem Fachbereich zu tun haben würden, sollten wir uns nur selten so wie heute alle zusammen treffen. Nur an den Studientagen unter der Leitung von Herrn M., die einmal im Monat stattfinden sollten. Da würden wir dann das notwendige Basiswissen für unsere soziale Arbeit, ein bißchen Hintergrundtheorie, erlernen.
Wie sich herausstellte, machte ein großer Teil von uns FSJ'lern hier am Ort das Freiwillige Soziale Jahr im Rahmen ihrer Ausbildung zu Erziehern oder Sozialpädagogen. Hier gab es nämlich eine sozialpädagogische Fachschule, und die verlangte, daß ihre zukünftigen Fachschüler ein FSJ vorwiesen.
Heute bekamen wir eine Einführung in unsere zukünftige Arbeit.
Wir hatten Gelegenheit, über unsere Erwartungen und Ängste zu sprechen. Außerdem lernten wir die Funktion und die Topographie des Behindertenzentrums, das sozusagen eine Stadt in der Stadt war, kennen. Später am Tag machten wir auch einen Rundgang durch die ganze Stadt. Herr M. war nett und kameradschaftlich zu uns. Er konnte mit Menschen umgehen!
Schließlich bezogen wir unsere Zimmer. Als FSJ'ler hatten wir Anspruch auf kostenlose Unterkunft und Verpflegung. In diesem Ort gab es zwei Wohnheime - eins für die Mädchen und eins für die Jungen.
Das gefiel mir gar nicht. Wir waren doch schließlich alt genug, daß wir nicht mehr nach Geschlechtern getrennt werden mußten, solange jeder sein eigenes Zimmer hatte.

Ich mußte also zu den Mädchen. Das Wohnheim war ein großes Haus, ein ehemaliges Schwesternwohnheim. Ich konnte nur hoffen, daß entweder die Leute, die mich dort aus- und eingehen sahen, nicht wußten, daß es ein rein weibliches Haus war oder daß dort auch hin und wieder Männer aus- und eingingen, so daß mich die Leute nicht gleich als Frau einordnen würden.
Ansonsten war die Unterbringung gar nicht schlecht. Ich bekam ein möbliertes Zimmer - zum Glück waren die Möbel und Tapeten neutral und nicht so feminin wie in manchen anderen Zimmern - mit Waschbecken und Balkon. Nachdem ich 17 Jahre lang mein Zimmer mit meiner Schwester teilen mußte, war es ein tolles Gefühl, endlich ein Zimmer für sich alleine zu haben!
Die anderen weiblichen FSJ'ler wohnten in Nachbarzimmern auf demselben Gang. Zusätzlich wohnten hier noch Krankenpflegehelferschülerinnen. Toiletten, Duschen und eine Küche mit Kühlschränken wurden gemeinsam benutzt.
Wir konnten hier also völlig selbständig leben. Und so war es ja auch gedacht. Das FSJ wurde von dessen Organisatoren als erster Schritt der Trennung vom Elternhaus betrachtet.

Am nächsten Tag wurde es ernst. Arbeitsantritt.
Herr M. brachte mich in die Werkstatt, weil es in der Kommunikation mit meinem Anleiter Schwierigkeiten gab. Die Werkstatt lag am Rand des Behindertenzentrums, eigentlich schon außerhalb, denn eine größere Ausfallstraße der Stadt trennte sie vom übrigen Gelände. Das Gebäude sah so aus, als ob es mal eine andere Funktion gehabt hätte, vielleicht eine kleine Fabrik oder ähnliches. Ein breiter roter Steifen an der Außenwand war wohl ein Überrest einer ehemaligen Leuchtreklame. Wir durchschritten eine größere Glastür und gingen in den Bürotrakt des Gebäudes.
Herr M. schien sich nicht besonders gut hier auszukennen. Er probierte eine Tür auf's Geratewohl und hatte Glück. Es war ein kleines Büro, gerade mal so groß, daß zwei aneinandergestellte Schreibtische hineinpaßten.
Hinter einem der Schreibtische saß ein großer Mann mit kurzem Vollbart und rotblonden Haaren und rauchte Pfeife. Die beiden schienen sich zu kennen - nach der Art, wie sie sich begrüßten. Aber mein Anleiter schien der Mann doch nicht zu sein, denn Herr M. fragte: "Ist Herr R. denn nicht hier? Wir hatten doch ausgemacht, daß er herkommen würde."
"Ja, er hat auch gesagt, daß er kommen würde. Ich wundere mich selbst, daß er noch nicht hier ist."
"Na ja, ich habe jetzt keine Zeit, auf ihn zu warten." Er schob mich nach vorne. "Das ist Frau Fink, eine Helferin im Freiwilligen Sozialen Jahr, die in diesem Jahr in der Sozialpsychiatrie arbeiten will."
Falls der Fremde noch Zweifel gehabt haben sollte - jetzt wußte er, daß ich eine Frau bin.
Aber er hätte es sowieso früher oder später erfahren, und es werden in der nächsten Zeit hier bestimmt noch viele andere tun...

Er begrüßte mich freundlich, aber distanziert. So, als wäre ich nur irrtümlich hier gelandet. Wo genau sollte ich nun eigentlich arbeiten?
"Setzen Sie sich erst mal hier hin." Er bot mir den Stuhl am anderen Schreibtisch an. "Es ist alles noch ein bißchen provisorisch hier. Die Sozialpsychiatrie ist nämlich erst letztes Jahr eingerichtet worden und erst vor kurzem hier eingezogen. Das Büro hier ist zum Beispiel zu klein, wie Sie sehen. Vielleicht sollten wir in den Nachbarraum umziehen. Aber der wird zur Zeit als Aufenthaltsraum benutzt..."
Er fing an zu erzählen. Ich erfuhr, wieviele Leute hier arbeiten und lernte den Unterschied zwischen "Mitarbeitern" und "Beschäftigten": Mitarbeiter waren diejenigen, die beruflich hier tätig waren - Herr S., mein Gesprächspartner, war zum Beispiel Arbeitserzieher, und er hatte noch eine Kollegin, die Beschäftigungstherapeutin war. Der Rest der Besatzung waren die Beschäftigten, also die Behinderten, die hier in der Werkstatt arbeiteten. Sie sollten rehabilitiert, das heißt wieder an das normale Arbeitsleben gewöhnt werden.
Ich erfuhr auch, daß vor mir bisher nur eine FSJ'lerin hier gearbeitet hatte - und auch nur ein halbes Jahr lang. Sie hatte praktisch beim Aufbau dieser Einrichtung mitgeholfen.
"Sie hieß Dagmar. Kennen Sie sie?"
Ich kannte sie nicht. Es kam nicht oft vor, daß ehemalige FSJ'ler noch da waren, um die Neuen einzuführen.
Da Herr R. vorerst nicht auftauchte, hatte Herr S. Zeit, mit mir zu reden. Er schien ganz nett zu sein.
Endlich kam mein Anleiter dann doch. Es war ein lockerer Typ mit Jeans und Turnschuhen, ein Psychologe, freundlich, aber ein bißchen eigenartig. Sobald er erfahren hatte, wer ich war, streckte er seine Hand mit 5 gespreizten Fingern in die Luft.
Meinen verwunderten, verständnislosen Blick hatte er erwartet.
"Das ist unser Zeichen. Es bedeutet "5 Jahre". So lange brauchen die Leute hier nämlich mindestens, bis sie wieder einigermaßen fit sind. Und bei manchen scheint es auch aussichtslos zu sein. Aber wir versuchen es eben."
So langsam erfuhr ich dann auch Genaueres. Herr R. war Fachbereichsleiter des "Fachbereiches Sozialpsychiatrie" und kümmerte sich sowohl um die Werkstatt als auch um die WG, in der sechs der Beschäftigten wohnten. Außerdem hatte er noch im Büro zu tun, die einzige Komponente der Sozialpsychiatrie, die innerhalb der "Mauern" - richtige Mauern waren eigentlich nicht vorhanden - des Behindertenzentrums lag.
Auch wenn er Fachbereichsleiter war - er schien keinen Plan zu haben, was er mit mir anfangen sollte.
"Wo wollen Sie denn arbeiten? Mit Ihrer Vorgängerin haben wir es so gemacht, daß sie vormittags in die Werkstatt ging und nachmittags in die WG. Dort werden verschiedene Sachen gemacht, je nachdem, welcher Tag es ist.
Montags und freitags wird ein bißchen Ordnung gemacht und geputzt, danach kann man sich dann gemütlich zusammensetzen oder sonstwas machen, wozu die Leute

Lust haben. Dienstag ist zur freien Verfügung und Mittwochs wird gemeinsam etwas unternommen, Kegeln gehen oder so. Sie können sich ja dann mal was ausdenken... Donnerstag nachmittag ist immer Teambesprechung, danach treffen sich alle in der WG, sowohl die Bewohner als auch ihre Betreuer, und besprechen Probleme, die anliegen. Dabei kann jeder der Bewohner sagen, was ihm auf dem Herzen liegt. Aber das werden Sie alles noch kennenlernen...
Am besten, wir machen es mit Ihnen auch so wie mit Ihrer Vorgängerin."
Ich war einverstanden.
Am nächsten Morgen sollte ich also in der Werkstatt antreten.

Eines der ersten Dinge, die Herr S. tat, war, mich durch die Werkstatt zu führen. Sie bestand aus 6 Arbeitsräumen, einem Büro, (das ich ja schon kannte), einem Aufenthaltsraum für die Pausen und einer Küche. Alles befand sich in dem Bürotrakt der Fabrik, die größere Halle nebenan wurde zur Zeit nicht genutzt.
In der Werkstatt wurden die verschiedensten Arbeiten verrichtet. Grob ließen sie sich einteilen in Arbeiten, die Geld bringen und kreative Arbeiten.
Erstere waren kleinere oder größere Montageaufträge. Zum Beispiel gleich im ersten Raum, in den ich geführt wurde. Ein junger Mann mit Milchgesicht und ein älterer waren damit beschäftigt, ein Set von verschiedenen Schraubenziehern in dafür vorgesehene Plastiktaschen zu stecken. Die Sets würden dann später in einem Baumarkt verkauft. Die beiden Beschäftigten nahmen nach einem gemurmelten Gruß weiter keine Notiz von mir. Sie waren genauso schüchtern wie ich.
Im Raum daneben wurden Korbwaren aus Pettichrohr geflochten.
Dann gab es noch einen Holzraum, in dem aber gerade keiner arbeitete. Im anderen Flügel der Werkstatt war eine ältere Frau mit Näharbeiten beschäftigt, und nebenan befand sich ein größerer Raum, in dem mit Ton gearbeitet wurde.
Hier lernte ich auch Frau M., die Beschäftigungstherapeutin kennen. Sie war gerade damit zugange, ein riesiges Rharbarberblatt auf einer kuchenteigähnlichen, weichen Tonplatte auszurollen.
Hier wurden also mehr die kreativen Arbeiten verrichtet.
Herr S. erklärte mir die Funktion der Werkstatt. Die psychisch Kranken sollten hier lernen, (wieder) kontinuierlich zu arbeiten und regelmäßig am Arbeitsplatz zu erscheinen. Das waren die Grundvoraussetzungen, wenn sie wieder ins normale Arbeitsleben eintreten wollten. Die Produkte, die die Behinderten in der Werkstatt erzeugten, auch die der "kreativen Arbeiten" - sofern sie gut gelungen waren -, wurden in dem Laden des Behindertenzentrums verkauft. Natürlich brachten sie nicht so viel Geld, daß man damit die Werkstatt finanzieren konnte.
Die Beschäftigten konnten im Prinzip arbeiten, wo sie wollten, denn bei vielen mußte man froh sein, wenn sie überhaupt arbeiteten. Langfristig wurde aber angestrebt, daß sie produktiv in der Montage arbeiteten, weil das der normalen Arbeitswelt am nächsten kam.

Als ich alles gesehen hatte, schlug mir Herr S. vor, ein bißchen in der Montage mitzuarbeiten. Einer der Beschäftigten erklärte mir, wie es gemacht wurde, dann machte ich mit.
Das war die erste "Fließbandarbeit" in meinem Leben!
Zum Glück fand sie nicht, wie in einer Fabrik, unter Zeitdruck statt, wo man für den Akkordlohn das Arbeitsleben zu einer langen, eintönigen Hast machte (wie ich es aus Gedichten im Deutschunterricht kannte)! So wie wir es hier machten, machte es sogar ein bißchen Spaß. Wenn man es nicht ständig, tagaus, tagein machen mußte.
Mit der Zeit wurden die immer wiederkehrenden Handgriffe zur Routine, ich lernte, die Aufgaben effektiv auf beide Hände zu verteilen, so daß ich zügiger arbeiten konnte. Die anderen beiden arbeiteten genauso konzentriert wie ich. Wir sprachen fast kein Wort. Ob das nun so im Sinne meiner sozialen Arbeit war...?
Aber wir kannten uns ja auch noch nicht so gut.

Heute war Donnerstag. Ich erlebte also gleich am Anfang die Teambesprechung. Sie fand im Büro der Sozialpsychiatrie statt. Herr S. nahm mich in seinem Auto mit. Das Team bestand aus meinem Anleiter als leitenden Psychologen, den beiden aus der Werkstatt, und aus der WG kamen noch eine Erzieherin, ein Sozialpädagoge und eine Hauswirtschaftlerin, die aber nicht jeden Tag in der WG war. Zusätzlich erschien noch der betreuende Arzt, der Nervenarzt und Psychiater war und bei dem viele der Bewohner in Behandlung waren. Er war sehr dick, vielleicht versuchte er den Frust seiner Arbeit mit Essen zu verdrängen. Ich beneidete ihn nicht - ich würde mir nicht tagaus, tagein die Probleme anderer Menschen anhören wollen.
Die wöchentliche Teambesprechung war dazu da, besondere Vorkommnisse zu besprechen, anfallende Probleme auszudiskutieren und nach Lösungsmöglichkeiten zu suchen und Planungen zu machen, sofern sie den gesamten Fachbereich betrafen.
Beim ersten Mal verstand ich noch nicht viel. Ich kannte die Namen der Leute nicht, über die gesprochen wurde, und erst recht nicht ihre besonderen Eigenheiten. Deshalb fand ich es ziemlich langweilig.
Immerhin wurde ich aber, nachdem ich vorgestellt worden war, gleich in das Team integriert und durfte auch mitreden. Von der Möglichkeit machte ich aber vorerst keinen Gebrauch. Ich wußte ja fast nicht über Psychiatrie.
Nach der Besprechung gingen wir dann - genauer gesagt, die Erzieherin, der Sozialpädagoge, die Hauswirtschaftlerin und ich - hinüber in die WG. Auf dem Weg stellten sie sich vor und boten mir gleich das "Du" an.
Das fand ich gut. Unkompliziert. So konnten wir besser zusammenarbeiten.
In der Werkstatt siezten sie mich...
Die WG war in einem ganz normalen Doppelhaus außerhalb des Behindertenzentrums untergebracht. Es gab sogar einen Garten.
Als wir in das Haus eintraten, schlug uns gleich ein unangenehmer, muffiger Geruch entgegen, eine Mischung aus Kettenraucherhöhle und Schweiß. Ich haßte Rauchermief.

Hinter der Tür war ein dunkler Flur, von da ging es ab zu einem großen Wohnzimmer, einer Küche und einer Treppe nach oben, wo die Bewohner ihre Einzelzimmer hatten. Zwei Leute saßen im Wohnzimmer, sie wurden nach oben geschickt, um die anderen zu holen, damit dann alle zusammen die Versammlung am Abend vorbereiten konnten.
Es dauerte einige Zeit, bis die Fehlenden eintrudelten. Wir setzten uns zu denen an den Tisch, die schon da waren, und unterhielten uns. Tobias, der Sozialpädagoge, legte gleich los und machte den Leuten in seiner scherzenden, aufmunternden Art klar, daß sie nicht so trübselig aus der Wäsche schauen sollten und machte dann eine Aufstellung, was heute getan werden mußte.
Man merkte den Leuten ihre Behinderung nicht an. Nur, wenn man sie besser kannte, wurden bei manchen Verhaltensauffälligkeiten deutlich.
Der Begriff "behindert" war in diesem Fall auch sehr weit gefächert. Theoretisch, das heißt mit ihren körperlichen und geistigen Voraussetzungen, waren sie durchaus in der Lage, ein normales Leben zu führen. Aber ihre Krankheit lenkte sie davon ab. Ob sie nun Wahrnehmungsstörungen, Depressionen oder sonstwas hatten - sie lebten teilweise in einer anderen Welt. Wenn man sie auf sich selbst gestellt lassen würde, würden sie verwahrlosen.
Tobias erklärte mir das, und bald merkte ich es auch selbst. Wenn man sie nicht regelmäßig dazu antrieb, aufzuräumen und sauber zu machen, würden sie in ihrem eigenen Dreck ersticken. Manche hatten überdies Schwierigkeiten, sich selbst sauber zu halten. Einer hatte sogar - vor meiner Zeit - noch in die Hosen gemacht.
Als alle da waren, wurden die Aufgaben verteilt. Saugen, Staub wischen, Blumen gießen usw..
Nachdem wir damit fertig waren, schmierten wir belegte Brote für das Abendessen. Dann kamen auch schon mein Anleiter und der Arzt. Alle setzten sich in eine große Runde in das Wohnzimmer.
Reihum mußte jeder erzählen, wie es ihm ging, was er gerade arbeitete und was er in der Woche erlebt hatte. Bei manchen ging das schnell, andere rutschten gleich in einen verwirrten, klagenden Monolog über ihre Probleme hinein. Das war vor allem bei den Schizophrenen der Fall.
So lernte ich "meine" Leute schon einmal ein bißchen kennen.

Am nächsten Tag hatte ich einen unauffälligen Vormittag in der Werkstatt, wo ich nicht viel Neues erlebte. Aber am Nachmittag in der WG, dem ersten richtigen WG-Tag, gab es für mich gleich eine Extremsituation zu bewältigen: Herrmann, einer der beiden Depressiven, hatte einen Selbstmordversuch gemacht. Er hatte eine Überdosis eines seiner Medikamente genommen. Zum Glück nicht genug!
Jetzt hing er im Wohnzimmer herum, war von dem Medikament einigermaßen bematscht und natürlich in einer schweren seelischen Krise. Die Mitarbeiter kümmerten sich um ihn, redeten mit ihm, versuchten ihn aufzumuntern und die Ursachen der Krise herauszufinden. Ich war froh, daß sie mich nicht mit einbezogen,

daß ich mich vorerst im Hintergrund halten konnte. Ich hatte genug damit zu tun, das erst einmal zu verdauen.
Die Situation dieses jungen Mannes erfüllte mich mit Mitleid. Wahrscheinlich war dieses Erlebnis mit die Ursache, daß er einer von jenen Leuten war, die mir am sympathischsten wurden.
Ansonsten mußte ich mir das Mitleid abgewöhnen. (Ähnlich erging es auch meinen FSJ-Kollegen in den anderen Fachbereichen.)
Mitleid war keine gute Arbeitsgrundlage. Es belastete einen zu sehr. Die Arbeit durfte einen schließlich nicht kaputtmachen, man mußte nach Feierabend auch abschalten können.
Doch das lernte ich nach kurzer Zeit. Schon dadurch, daß mir nicht alle Leute sympathisch waren.

In der nächsten Zeit lernte ich viel dazu.
Erst einmal ging es darum, die Beschäftigten kennenzulernen und mit ihrer Krankheit umzugehen - falls es damit Probleme gab. In der Werkstatt arbeiteten Leute mit ganz verschiedenem Krankheitsgrad. Die leichtesten Fälle waren wegen eines Nervenzusammenbruchs oder einer anderen, plötzlich auftretenden psychischen Krankheit kurzfristig in der benachbarten Nervenklinik und kamen danach für ein paar Wochen in die Werkstatt, damit man feststellen konnte, ob sie die Belastungen des geregelten Berufslebens wieder aushalten konnten.
Sie waren zuverlässige, gute Arbeiter und eine angenehme Abwechslung zwischen den anderen, die mehr Streß machten.
Das andere Extrem waren diejenigen, die chronisch krank waren, immer wieder neue "Schübe" bekamen und deren allgemeiner Zustand sich auch langfristig nicht besserte. Zu ihnen zählten auch die Leute aus der WG. Wenn sie mal längere Zeit besser drauf waren, waren die Mitarbeiter schon in Bereitschaft, daß danach eine um so schlimmerer Schub folgen würde. An eine eventuelle Besserung der Krankheit wurde gar nicht gedacht.
Außerdem gab es noch mehrere, die eher unauffällig waren und bei denen ich gar nicht wußte, an welcher psychischen Krankheit sie litten.
Und dann gab es noch Markus. Bei ihm war die Verhaltensauffälligkeit deutlicher als seine psychische Krankheit - ich fragte mich lange Zeit, ob er überhaupt krank war.
Er war frecher Kerl. Meistens schwang er große Reden, er konnte aber auch gut anpacken. Er war der Libero der Werkstatt, arbeitete mal hier, mal dort oder trieb die anderen zur Arbeit an - was er sehr gerne tat. Ich kam ihm sehr gelegen. Einer mehr, den er ärgern konnte und noch dazu einer, der ihm etwas entgegensetzen konnte! Manchmal schlug er mir mit einer Rolle Packpapier auf den Kopf, um mich zu provozieren. Natürlich versuchte ich zurückzuschlagen, aber er war ganz schön schnell! Auf einen richtigen Kampf ließ ich es nicht ankommen, denn er war viel stärker als ich. Außerdem war es ja nur ein Spiel.

Die psychischen Krankheiten interessierten mich. Ich wollte mehr darüber erfahren.

Eigentlich hätte mir mein Anleiter ein bißchen erklären können, aber den bekam ich kaum zu sehen. Er hatte nur eine halbe Stelle und anscheinend so viel Organisatorisches und Papierkram zu erledigen, daß er kaum Zeit hatte, mich anzuleiten. Zum Glück wurde Herr S. eine Art Ersatz-Anleiter für mich. Ihn konnte man alles fragen, wenn er nicht gerade am Telefonieren oder unterwegs war. Er zeigte sich auch bemüht, daß ich viel mitbekam und etwas von meiner Arbeit in der Werkstatt hatte.

Im Büro standen ein paar medizinische Fachbücher, die ich mir ausleihen konnte. Es war nicht einfach, sie zu lesen, weil sie viele Fachausdrücke enthielten. Diese schlug ich im Lexikon nach und schrieb sie in ein Vokabelheft. So hatte ich etwas zu lernen für meine Freizeit am Abend.

Ich kann zwar nicht behaupten, daß ich die Schule vermißte, aber es war doch eine Umstellung, auf einmal eine geregelte Arbeitszeit zu haben und an Feierabend *nichts* tun zu müssen! Am Anfang fand ich das toll, aber da der Feierabend sehr lang war, wurde es mir bald langweilig. Da war ich direkt froh, wieder ein bißchen lernen zu können.

In einem der Bücher - es war schon eine ältere Auflage - entdeckte ich auch ein Kapitel über Transsexualität. Ich war zwar keine Spezialist, aber wußte doch genug über das Thema, um festzustellen, daß dort teilweise ein ganz schöner Humbug geschrieben stand! Die Erkenntnisse waren total veraltet! Angesichts der Menge der Fehler verzichtete ich aber, sie alle zu verbessern, sondern beschränkte mich darauf, unter den Text zu schreiben, daß er veraltet sei. Falls das jemand lesen und mit mir in Verbindung bringen sollte, war es mir auch egal. Immerhin hatte er oder sie dann schon einen wissenschaftlichen Ansatz, auf den wir (in einem eventuellen ausführlicheren Gespräch) aufbauen könnten.

Auch in dem medizinischen Lexikon namens *Pschyrembel* (auch eine ältere Auflage), das sie dort stehen hatten, stand nur Unbefriedigendes. Hier waren die Angaben zwar aktueller, aber dafür ziemlich ungenau.

Mit der Zeit entwickelte ich Vorlieben und Abneigungen. In die WG ging ich zum Beispiel nicht gerne, vor allem, weil dort so viel geraucht wurde und ich dem Gestank schutzlos ausgeliefert war. Außerdem war es ziemlich langweilig. Die Leute hingen meistens lustlos herum oder lagen im Bett. Und ich war nicht der Typ, der immer ein Gesprächsthema zur Ablenkung bereit hat. Manchmal hielt Oskar, der schizophren war, seine endlosen Monologe und nervte damit sowohl uns Betreuer als auch seine Mitbewohner. Seine Themen waren immer wieder dieselben. Wir bekamen sie regelmäßig zu hören.

Ich konnte ihn nicht leiden, nicht nur, weil er mir auf den Wecker ging. Es war Abneigung auf den ersten Blick. Er war schon vom Aussehen her nicht mein Typ: Rockermähne, Bart, Bierbauch. Dazu kam sein schleimiges und aufdringliches Verhalten. Manchmal redete er und machte Wortspiele wie ein kleines Kind. Auch seine Intelligenz schien oft auf diesem Niveau zu liegen. Andererseits war er ein erwachsener Mann, gab mit seinem regen Sexleben an - das gar nicht existierte, wie ich von meinen Kollegen erfuhr - aber in seiner Vorstellung machte er es zur Wirklichkeit. Gelegentlich dachte er auch, ich wäre eine Frau, an die er sich ranmachen könnte, aber zum Glück sprangen seine Gedanken nach einiger Zeit wieder zu anderen Themen über. Er bemerkte nämlich gar nicht die Abneigung in meinem Gesicht (oder in den Gesichtern seiner anderen Gespächspartner, die ähnlich empfanden wie ich), sondern redete einfach immer weiter. Nachts war er meistens bis in die frühen Morgenstunden in der Disco. Seine Eltern hatten es schließlich nicht mehr mit ihm ausgehalten und waren nach unbekannt verzogen. Denn er war in der Lage, mitten in der Nacht mit einem Taxi bei ihnen aufzutauchen, natürlich ohne Geld, und sie durften dann die enorme Taxirechnung bezahlen und sehen, wie sie Oskar wieder loswurden...

Tim, der andere Schizophrene, war ganz anders. Er war ein lieber Kerl, auch wenn er schlecht drauf war. Dann konnte er kaum still sitzen, sondern wurde zappelig, fahrig und lief meistens verzweifelt auf und ab. Oft hielt er sich für andere Person, z.B. Elvis. Man konnte ihm dann auch nicht mit logischen Argumenten kommen - für ihn stand es fest. Er litt deutlich unter seinen Zuständen. Nebenbei bildete er sich noch ein, nach einem bestimmten Medikament süchtig zu sein. Seine Sucht und seine Krankheit schaukelten sich gegenseitig hoch. Er war eigentlich eine Nummer zu schwierig für diese Einrichtung und hätte eher in eine Spezialklinik gehört. Aber wir hofften noch...

Die Depressiven, Hermann und Simon und noch einen anderen aus der Werkstatt, konnte ich noch am besten leiden, weil ich mich in ihren Zustand am besten hineinversetzen konnte. Schließlich war ich auch depressiv, wenn auch ein bißchen anders. Exogen statt endogen. Ich hatte einen Grund, depressiv zu sein. Meinen Zustand hatte ich noch unter Kontrolle und konnte ihn weitgehend vor anderen verbergen.

Aber bei solchen typischen Depressiven sah man schon von weitem, was los war. Bei ihnen hing alles: Nicht nur die Mundwinkel, sondern das ganze Gesicht, der Kopf, die Schultern, die Arme, sogar die Hose.

Susi, die Nr. 5 in der WG, war manisch-depressiv. Ich konnte aber weder depressive Zeichen an ihr erkennen, noch das, was die Bücher als manisch beschrieben. Vielleicht wurde sie von ihren Medikamenten in Schach gehalten. Auf mich machte sie ganz einfach einen bequemen und faulen Eindruck.

Kuno, der sechste WG-Bewohner hielt sich meist unauffällig im Hintergrund. Ihn sollte ich erst später genauer kennenlernen.

Unsere Aufgabe war es nun, diese grundverschiedenen Leute zu einem geregelten Zusammenleben zu bringen. Das Schwierigste war, sie morgens aus dem Bett zu bekommen. Einmal erlebte ich eine solche Aktion mit. Man steht vor der von innen abgeschlossenen Tür des Betreffenden. Er liegt noch im Bett, ist aber wach. Man bittet ihn, aufzustehen. Er sagt "Ja", um einen loszuwerden. Wenn man dann einige Zeit später wieder hochgeht, liegt er immer noch im Bett und sagt, er habe keinen Bock, aufzustehen. Man versucht es mit Bitten, Drohungen, allen möglichen Tricks,

aber der Erfolg stellt sich - wenn überhaupt - erst nach längerer Zeit ein. Das ist Knochenarbeit! Anstrengender als ein Grab zu schaufeln.
An den Putztagen war klar, was getan werden mußte. Meistens war der Dreck deutlich zu sehen - schon allein die vielen Tabakkrümel von den Rauchern, die sich ihre Zigaretten selbst drehten. Vorübergehend hatten wir auch eine junge Katze, die aber nicht stubenrein war. Sie gab dem Gestank noch eine besondere Note.
Ich putzte eifrig mit, obwohl ich eigentlich nicht dazu verpflichtet war - die Leute sollten lernen, ihre Wohnung selbständig in Ordnung zu halten. Aber es gab auch immer wieder Putzarbeiten außer der Reihe, z.B. die Fenster. Und mit dem Putzen hatte ich eine Beschäftigung. Das Herumhängen war einfach ätzend!
Manchmal hatte ich Glück und durfte mir einen grabschen und mit ihm Einkaufen gehen. Dadurch kam ich mal raus aus dem Loch und hatte eine willkommene Abwechslung. Selbst wenn Oskar mitkam, machte es noch Spaß. Ich mußte meine Ohren nur auf Durchzug stellen...
Mittwochs wurde offiziell etwas zusammen unternommen. Wir gingen ins Café und schlossen einen Spaziergang an oder ähnliches. Einmal gingen wir auch ins Schwimmbad, aber das war eine Ausnahme. In der Regel konnte man den trägen Haufen nicht zu sportlichen Aktivitäten überreden.
Meiner Meinung nach wurden sie ziemlich verwöhnt. In meiner Familie waren Café- oder Kinobesuche eine Ausnahme für besondere Anlässe, die man sich im Alltag nicht leisten konnte. Und hier wurde es jede Woche gemacht. Es war auch keine Seltenheit, daß sie zwei aufwendige, warme Mahlzeiten am Tag bekamen. Und mit ihrem Schwerbehindertenausweis konnten sie kostenlos Zug fahren.
Das Besondere an diesen Dingen war nur, daß es ihnen egal war. Sie machten die Aktivitäten halt mit, weil sie dazu verpflichtet waren, aber viel Spaß schien es ihnen nicht zu machen.
Hier hätte ich als FSJ'ler ansetzen und mir ganz kreativ etwas einfallen lassen können. Aber was?
Das einzige, was mir einfallen wollte, waren Aktivitäten, die mit Sport zusammenhingen oder halt ein bißchen anstrengend waren. Und dazu konnte man hier keinen motivieren.
Ich fragte mich, wofür ich in der WG eigentlich gut war.

Allmählich hing ich genauso herum wie die Bewohner.
Dann kam mir die rettende Idee, Holger, meinen Anleiter - wir duzten uns inzwischen auch -, zu fragen, ob ich nicht den ganzen Tag in der Werkstatt arbeiten könnte. Mit Ausnahme von Montag, dem Putztag, und Donnerstag, wo die Versammlungen stattfanden.
Holger war einverstanden, und ich war glücklich. Allerdings mußte mein Zeitplan etwas umgestellt werden, damit ich auf meine täglichen 8 Arbeitsstunden kam. Ich sollte schon morgens um halb 8 in der Werkstatt antreten, aber das war kein Problem für mich.
Nun wurde die Arbeit etwas angenehmer.

# In der Werkstatt

*Am frühen Morgen stehe ich auf.*
*Draußen ist noch alles still.*
*Ich gehe auf's Klo und mache dort gleich noch ein paar Klimmzüge am Türrahmen, einer Eisenstange mit viereckigem Querschnitt. Dann hole ich meine Milch aus dem abschließbaren Kühlschrank in der Küche und gehe wieder in mein Zimmer.*
*Nach dem Anziehen löffele ich ein Schälchen Müsli. Eigentlich habe ich noch mehr Hunger, weil ich abends nur ein halbes Schälchen Müsli oder eine Stulle esse. Aber in der Kantine bekomme ich immer ein reichhaltiges Mittagessen, und ich will ein bißchen schlanker werden, jetzt, wo ich endlich aus dem Elternhaus raus bin und kontrollieren kann, was und wieviel ich esse. Ich bin zwar nicht dick, aber mein Gesicht ist zu rund. Vielleicht kann man da etwas machen...*
*Dann putze ich meine Zähne und gehe zur Arbeit. Der Weg ist nicht weit - weniger als ein Kilometer.*
*In der Werkstatt ist noch alles ruhig.*
*Manchmal ist Herr S. schon vor mir da, oft bin ich zuerst hier. Für diese Fälle habe ich einen Schlüssel bekommen.*

Wenn ich zuerst da war, tauchte in der Regel auch kurz nach mir Herr S. auf. Frau M. kam meistens ein paar Minuten später, weil ziemlich weit weg wohnte. Die Beschäftigten kamen frühestens um 8 Uhr. So hatten wir noch Zeit, Planungen zu machen oder einfach nur zu klönen.
Hier lernte ich auch die komische Angewohnheit der Berufstätigen kennen: den Zwang, in jeder pausenähnlichen Situation Kaffee zu trinken. Ich machte mir nichts aus heißen Getränken, schon gar nichts aus Kaffee. Immerhin brachte mich Herr S. soweit, daß ich morgens eine Tasse Tee mittrank.
Wenn die Beschäftigten dann da waren, arbeitete ich meistens mit ihnen in einem der Räume.
Eine Montagearbeit zum Beispiel, die wir über längere Zeit hatten, war, große Packpapierbögen mehrmals zu falten, in Plastiktüten zu stecken, die Tüten zuzuschweißen, in Kisten zu verpacken und die Kisten zuzukleben. Dabei konnte man bis zu 6 Leute beschäftigen, wobei jeder eine andere Aufgabe bekam. Natürlich mußten die Leute gut aufeinander eingespielt sein.
Wenn Oskar mitmachte, herrschte meistens das Chaos. Ich arbeitete auf der Position hinter ihm, um kontrollieren zu können, was er machte. Er redete, wie üblich, wie ein Wasserfall und nutzte aus, daß ich neben ihm stand und ihm zuhören mußte. Er erzählte von seinem Discobesuch am Abend vorher. Mindestens jeden zweiten Satz fing er an mit: "Weißt du, Charlottchen,..." Bei ihm war die Angewohnheit, seinen Gesprächspartner immer wieder mit dessen Namen anzureden, obwohl dieser doch eindeutig als Gesprächspartner feststand - eine Angewohnheit, die ich auch bei anderen Menschen für völlig unnötig hielt -, ganz extrem ausgeprägt. Egal, mit wem

er sprach. Für mich waren es immer wiederkehrende seelische Peitschenhiebe, die ich aber ertragen mußte.
Dabei ist es gar nicht so schwer - zumindest für psychisch gesunde Menschen -, sich eine neutrale Sprechweise anzugewöhnen. In vielen Situationen braucht man nur ein anderes Wort zu verwenden und kann so geschlechtsspezifische Ausdrücke vermeiden. Ich hatte es selbst ausprobiert.
Das andere Problem war, daß er beim Reden zwar arbeitete, aber nicht darauf achtete, was er machte. Er sollte die Packpapierbögen falten, wozu ein gewisser Krafteinsatz der Finger notwendig war, streichelte aber regelrecht über die Bögen, so daß man im günstigsten Fall die Andeutung eines Knickes erkennen konnte. Ich gab ihm die miserable Arbeit immer wieder zurück, was aber nicht viel daran änderte. Bei ihm bildete sich ein Stau. Die anderen in der Reihe wurden ungeduldig, weil es nicht weiterging.
Aber irgendwo mußte Oskar ja schließlich arbeiten.
In solchen Situationen dachte ich oft, daß die Beschäftigten ja unter einer Doppelbelastung stehen. Sie müssen nicht nur mit ihrer eigenen Krankheit klarkommen, sondern auch mit anderen psychisch Kranken zusammenarbeiten oder gar zusammenwohnen, deren Gesellschaft schon für Gesunde anstrengend ist...

Inzwischen hatte ich von der Flugsicherung eine Antwort auf meine Bewerbung bekommen. Es war *keine* Absage! Ich konnte es kaum fassen.
Eine endgültige Zusage war es allerdings auch nicht. Sie schrieben, daß sie im nächsten Frühjahr Aufnahmeprüfungen machen würden, zu denen sie mich zu gegebener Zeit einladen würden.

Im Prinzip war ich relativ stark. Aber manchmal überschätzte ich auch meine Kräfte. Zum Beispiel als ich versuchte, einen genauso großen Berg von Packpapierkästen wie Markus mit der Schubkarre zu transportieren. Es ging zwar gerade noch, aber ich hatte deutliche Schwierigkeiten, das Gleichgewicht zu halten und zu steuern. Beim nächsten Mal packte ich die Karre nicht mehr so voll.
Meine Kräfte nahmen bei der körperlichen Arbeit zu. Das merkte ich beim Zukleben der Kartons mit den fertigen Packpapiertüten. Dazu mußten sie zugeklappt und zusammengedrückt werden, damit es oben keinen Spalt gab. Gleichzeitig mußte der breite Tesafilm mit dem Handappliziergerät längs über die Deckel gezogen und angedrückt werden. Meistens machten das zwei Leute gemeinsam. Einer drückte und einer klebte. Aber nicht immer waren genug Leute da. Markus machte das locker alleine. Mich packte der Ehrgeiz, und ich versuchte es auch. Am Anfang klappte es nicht immer, und ich wurde auch schnell müde. Dann gab es trotz Mühe einen Spalt, und die Kiste wurde etwas zu breit. Aber mit der Zeit wurde ich kräftiger, und dann gelang es mir auch problemlos.

Die Arbeit mit den psychisch Kranken war nervenaufreibend, wenn es mir auch nicht immer bewußt war. Am Wochenende brauchte ich Abstand davon. Meistens fuhr ich

dann heim zu meinen Eltern. Die Alternative wäre gewesen, allein in meinem Zimmer herumzuhängen. Die anderen FSJ'ler hatten nämlich entweder am Wochenende Dienst, oder sie waren auch weg.
Ich ging weiterhin jede Woche ins Schwimmbad. Dort schwamm ich zügig meine 1000 Meter. Vor allem beim Delphin-Schwimmen legte ich mich so richtig ins Zeug. Mama meinte, ich würde mir damit den Frust abreagieren.
Vielleicht hatte sie recht.

Manchmal nahm mich Herr S. mit, wenn er unterwegs war, um etwas zu besorgen oder innerhalb des Behindertenzentrums zu erledigen. Einerseits, damit ich die Örtlichkeiten kennenlerne und eventuell auch mal alleine losgeschickt werden kann, andererseits, um Gesellschaft zu haben und mich besser kennenzulernen.
So bekam ich auch hin und wieder die geistig Behinderten zu sehen.
Die Fitteren von ihnen - und das waren gar nicht so wenige - machten gegenüber in der WfB* ganz ähnliche Arbeiten wie unsere Beschäftigten. Nur mit dem Unterschied, daß die geistig Behinderten zuverlässig waren und täglich zur Arbeit kamen. Sie gingen entweder zu Fuß dorthin oder wurden mit kleinen Bussen transportiert.
Auch unter ihnen gab es die verschiedensten Typen. Manchen sah man ihre Behinderung gar nicht an, man merkte es erst, wenn sie anfingen zu sprechen. Oder sie waren einfach nur weniger intelligent als Otto Normalverbraucher. Andere sah man es an - sie bewegten sich auffällig oder zuckten gelegentlich. Natürlich gab es auch einige, die ein mongoloides oder "blödes" Gesicht hatten. Manche trugen Sturzhelme, damit sie sich beim "Kollern" (so nannten wir im Fachjargon ihre immer wieder vorkommenden „Anfälle" - regelmäßige, teils heftige Bewegungsäußerungen unter Begleitung von unartikulierten Lauten) nicht verletzten. Vereinzelt sah ich auch mal Behinderte im Rollstuhl, die aber meistens ganz gut und ohne fremde Hilfe mit dem (nicht motorisierten!) Ding vorankam. Einer benutzte den Rolli wie ein Laufrad.

Einmal nahm mich Herr S. auf eine längere Tour mit.
Der Aufenthaltsraum in der Werkstatt sollte in die größere Eingangs"halle" verlegt werden. Wir wollten in Kassel Möbel kaufen, um das Ganze etwas wohnlicher zu gestalten. Vor allem brauchten wir Regale, in denen wir Werkstücke aus Ton ausstellen konnten.
Auf der Fahrt fing er plötzlich mit einem Gesprächsthema an, das ich nicht erwartet hatte: "Haben Sie etwas dagegen, wenn wir uns duzen?"
"Nein. In der WG haben mich die anderen von Anfang an geduzt."
"Wissen Sie, äh weißt du, ich wollte dich erst mal besser kennenlernen. Es kann ja immer mal passieren, daß man an Leute gerät, mit denen man nicht so kann. Und die

---

* WfB = Werkstatt für Behinderte

soll man dann duzen. Das wollte ich vermeiden und erst mal abwarten, was du für ein Mensch bist."
Deshalb war er also am Anfang so reserviert gewesen!
Ich hatte die Prüfung also bestanden. Jetzt durfte ich mich wohl geehrt fühlen?!
Aber ich war froh, daß das nun geklärt war. Immerhin hatten wir uns in der letzten Zeit schon besser kennengelernt und uns viel übereinander erzählt. Da kam es mir immer etwas komisch vor, ihn trotzdem so förmlich anzureden.
"Ich heiße Michael."
"Und ich heiße Charlotte."
Zu dumm, daß ich keinen vernünftigen Spitznamen hatte! Ich hätte natürlich "Erich" sagen können, aber dann konnte ich mir sicher sein, daß es eine Menge neugierige Fragen gehagelt hätte. So gut kannte ich Michael schon, um zu wissen, daß er mehr als andere Leute fragt...
Natürlich machte ich jetzt noch öfter den Fehler, daß ich ihn aus alter Gewohnheit siezte, worauf er beleidigt reagierte. Aber daran war er eigentlich selber schuld, wenn er mich so lange an einen Zustand gewöhnt hatte und dann plötzlich eine Umstellung herbeiführte.
Mit Sigrid, ich meine Frau M., dauerte es noch ein paar Tage, bis ich es einfach mal wagte, sie zu dem Thema anzusprechen. Daraufhin duzten wir uns dann auch.
Unser Arbeitsklima wurde noch etwas besser. Dadurch, daß ich mir das duzen erst "verdienen" mußte, war es zu etwas Besonderem geworden. Jetzt hatte ich eigentlich eine viel engere Beziehung zu den Mitarbeitern der Werkstatt als zu denen in der WG.
Ich fing an, sie in mein Herz zu schließen. Eine gewisse Hemmschwelle war überwunden. Wir machten sogar schon Witze und neckten uns gegenseitig - so, wie sie es bisher nur mit Holger getan hatten.
Zum Beispiel bekam ich eins auf den Deckel, weil ich Psychologie studieren wollte: "Psychologie studieren nur die, die selbst eine Macke haben - in der Hoffnung, daß sie sich vielleicht selber kurieren können!"
War das der Grund, warum ich Psychologie studieren wollte? Eigentlich wollte ich mich mehr mit der nichtklinischen Psychologie befassen. Aber die Transsexuellenforschung wäre vielleicht auch interessant...

## Seminar

Schon bald hatten wir unser erstes Seminar. Das wurde von Hersfeld aus organisiert, und die Teilnahme war Pflicht. Es fand in einem Jugendgästehaus am Rande eines kleinen Dorfes im hohen Vogelsberg statt. Hier kamen wieder alle zusammen, die bei der Evangelischen Kirche von Kurhessen-Waldeck ihr FSJ machten, genauer gesagt die Hälfte. Die andere Hälfte bildete die zweite Gruppe und hatte andere

Seminartermine. Manche Gesichter hatte ich schon beim Vorgespräch gesehen, aber viele Leute kannte ich noch gar nicht. Wir waren allein in dem Gebäude und verpflegten uns auch selbst.
Das Thema des Seminars war „Helfen". Es war erstaunlich, wie viele verschiedene Betrachtungsmöglichkeiten den Seminarleitern dazu einfielen. Nach verschiedenen Kennenlernspielen gingen wir mit Gruppenarbeit ins Eingemachte. Schwerpunkt war natürlich der Austausch und die Diskussion unserer eigenen Erfahrungen, die wir bis jetzt bei unserer Arbeit gemacht hatten, und unsere weiteren Arbeitsziele.
Ich hielt mich mehr an die Leute, die am gleichen Ort wie ich arbeiteten. Aber an einem Abend fanden sich zufällig vier von uns zusammen, um Doppelkopf zu spielen. Da waren auch zwei „Fremde" dabei.
Eine war besonders nett. Sie hieß Birte. Als wir alle zusammen waren, war sie mir gar nicht so aufgefallen, aber jetzt, wo ich sie besser kennenlernte, konnte ich sie sofort gut leiden. Sie war mein Typ: braunhaarig, etwa meine Größe, genauer gesagt ein paar Zentimeter größer als ich, hübsches Gesicht und natürliche Schönheit, ohne geschminkt oder sonstwie aufgedonnert zu sein.
Auch ihr Verhalten war natürlich und unkompliziert. Auffällig war, daß sie gerne vor sich hin pfiff.
Ich behielt sie im Auge.

Gegen Ende der Seminarwoche fuhren wir nach Fulda und machten die Stadt unsicher - auf unsere spezielle Art. Ziel war es, die Situation der Behinderten einmal selbst zu erleben.
Wir bildeten zwei Gruppen. Die einen bekamen Rollstühle und fuhren damit in Zweiergruppen - ein Behinderter und ein Schieber - durch die Fußgängerzonen.
Die andere Gruppe waren Blinde mit ihren Führern. Dort wollte ich gerne mitmachen. Ich hatte ja schon ein bißchen Erfahrung durch mein Umziehen im Dunkeln - mal „sehen", wie es war, wenn man in allen Situationen blind war...
Sie verbanden mir die Augen, bis ich nichts mehr sehen konnte und verkleideten mich mit dunkler Brille und gelber Armbinde. Dann gingen wir los.

*Langsam und vorsichtig!*
*Es ist ein ständiges Tasten.*
*Meine Sinne sind geschärft.*
*Ich habe völlig die Orientierung verloren. Wichtig ist nur noch, was in den nächsten Metern auf mich zukommt.*
*Wenn ich nicht geführt würde - das sichere Vertrauen genießen könnte - könnte ich mich nur ganz langsam fortbewegen. Jetzt gehe ich wahrscheinlich auf Pflastersteinen.*
*Meine Führerin kündigt immer an, wenn ein Bordstein kommt. Sonst würde ich schnell stolpern.*

*Allmählich öffnen sich meine Ohren weiter. Ich höre bewußter. Ich höre den Verkehr, andere Menschen, die in der Nähe gehen, reden, lachen, Vögel singen, Maschinen arbeiten, Ampeln piepen, Stadtgeräusche.*
*Zu meinem Erstaunen hat sich nicht nur mein Gehör erweitert - auch mit der Nase nehme ich manches wahr, was mir sonst gar nicht bewußt wird.*
*„Ist hier ein Schuhgeschäft?"*
*"Ja."*
*„Ich habe das Leder gerochen!"*
*Nun gehen wir eine Treppe hinunter.*
*Eigentlich kann ich, auch wenn ich nichts sehe, so eine Treppe zügig hinuntergehen, sobald ich gemerkt habe, wie lang und hoch die Stufen sind. Nur am Schluß der Treppe erlebt man dann eine Überraschung. Heute gehe ich vorsichtig, setze immer beide Füße auf eine Stufe.*
*Es geht wieder geradeaus.*
*Eine kleine Treppe nach oben.*
*Jetzt wird der Boden glatter. Und es wird kühler. Die Geräusche sind anders. Haben wir ein Gebäude betreten? Ich bin mir nicht ganz sicher. Meine Führerin hält an und läßt mich etwas tasten. Holz.*
*Und hier. Eine Art Stoff.*
*Sie fragt mich: „Weißt du, wo wir hier sind?"*
*„Nein."*
*„Im Dom."*
*Komisch, daß ich das nicht gemerkt habe. Ich bin halt doch noch ein Anfänger-Blinder.*

Als wir wieder im Seminarheim waren, besprachen wir, was wir erlebt hatten.
Die Rolli-Gruppe erzählte von den verschiedensten Reaktionen bei den Passanten: Manche guckten weg, andere zeigten Mitleid oder sogar offene Hilfsbereitschaft. Es gab aber auch welche, die in gespielten Situationen, wo der Behinderte Hilfe brauchte, z.B. an der Treppe, nicht zum Helfen bereit waren. Sie taten so, als würden sie es nicht sehen und machten sich aus dem Staub.
Es gab auch lustige Situationen.
Vor allem überlegten wir uns amüsiert, wie sich die Fuldaer Bürger wundern würden, weil plötzlich so viele Blinde und Rollstuhlfahrer in der Stadt waren...

Sobald ich mich an den Arbeitsalltag gewöhnt hatte und meine Arbeitszeiten feststanden, ging ich in den örtlichen Chor, von dem ich schon gehört hatte. Das Behindertenzentrum hatte eine eigene Kirche, und der dort beschäftigte Kantor hatte es geschafft, eine kleine Kantorei aufzubauen.
Im Probensaal waren schon einige Leute versammelt.
Meine Aufnahme verlief ganz unkompliziert. Der Kantor sah mich - ein neues Gesicht - und ging auf mich zu.
"Kann ich hier mitsingen?"

"Natürlich. Singen Sie Tenor oder Baß?"
"Tenor."
Ich war stolz, daß meine Stimme anscheinend so tief klang, daß er mir auch zugetraut hätte, Baß zu singen. Aber das hätte ich natürlich nicht geschafft!
Ich setzte mich zu den Tenören. Es waren nicht viele, und sie waren froh, Verstärkung zu bekommen.
Dann ging die Probe los.
Der Chor war nicht überragend, aber gut genug, daß er sich zutraute, auch anspruchsvollere Werke zu singen. Das bedeutete aber, daß meine Nachbarn viele Fehler machten und ich mit meinen besseren Blattsingfähigkeiten, aber der nicht so kräftigen Stimme oft gegen sie ansingen mußte. Der Dirigent schien die Fehler meistens nicht zu bemerken, oder er vertraute darauf, daß sich das mit der Zeit regeln würde.
Schon bald hatte ich wieder das Gefühl wie damals auf der Singwoche: ein anerkanntes Mitglied einer männlichen Gemeinschaft zu sein. Hier kannte mich ja auch keiner, die Nachbarn waren freundlich zu mir und behandelten mich wie einen normalen jungen Mann.
Das tat mir so richtig gut - nach all den Jahren, in denen ich ohne Hoffnung auf Besserung mit meinem Problem kämpfen mußte! Der Chor war eine wohltuende Abwechslung von dem psychisch anstrengenden Alltag. Und eine gute Ablenkung. Ich konnte dort vergessen, wie ich den Rest des Tages als Frau behandelt worden war...

Nachdem die Arbeit in der Sozialpsychiatrie für mich zur Routine geworden war und die Zeit vorbei war, in der mich die vielen neuen Eindrücke abgelenkt hatten, kamen meine alten Probleme wieder hoch.
Nach Feierabend - am späten Nachmittag und den gesamten Abend - hatte ich eine Menge Zeit zum Grübeln. Und das machte die Sache natürlich immer schlimmer. Ich steigerte mich in meine Probleme hinein.
Immer wieder ging ich im Gedanken meine hoffnungslose Situation durch, suchte nach Lösungsmöglichkeiten und fand keine. Die 6 Jahre, die ich bis zur Operation warten mußte, waren einfach zu lang.
*Eine Ewigkeit.*
*Was würde ich in diesen 6 Jahren alles erleben? Und was würde ich in dieser langen Zeit alles ertragen müssen?*
*Würde ich die Belastungen aushalten oder langsam mürbe werden?*
*Aber was gab es für Alternativen?*
*Selbstmord?*
*Die Möglichkeit hatte ich doch schon vor Jahren verworfen...*
*Aber wenn ich es trotzdem machen würde, wie würde ich es dann machen?*
*Das wichtigste ist, daß die Methode sicher ist. Wenn ich mich entschließe zu sterben, dann sterbe ich auch! Selbstmord**versuche** sind albern - eine Zweckentfremdung des Selbstmordaktes, nur um den Mitmenschen zu zeigen, in welch mieser Lage man ist.*

*Außerdem möchte ich möglichst kurz und schmerzlos sterben. Säure trinken oder als lebende Fackel zu verrecken, ist nicht mein Fall.*
*Irgendwo runterspringen wäre gut.*
*Eine Pistole habe ich nicht, diese Möglichkeit fällt schon einmal weg.*
*Am einfachsten ist es wohl, sich ein Messer ins Herz zu rammen.*
*Muß man dazu genau zielen, damit es nicht an einer Rippe abgleitet?*
*Gut wäre es auch noch, wenn man meine Leiche nie finden oder identifizieren könnte... damit die Existenz meines widerlichen Körpers wirklich ausgelöscht wird und vergessen werden kann.*
*Aber da werden mir meine Eltern bestimmt einen Strich durch die Rechnung machen. Die vergessen mich nicht!*
*Ich werde immer ihr liebes Töchterchen bleiben!*
*Entweder leben oder sterben - aber dieser Zwischenzustand ist schrecklich!*

## Am Rande des Abgrundes

*Wer sein Geld verliert,*
*hat viel verloren.*
*Wer seinen Freund verliert,*
*hat mehr verloren.*
*Wer seine Hoffnung verliert,*
*hat alles verloren.*

An dieser Lebensweisheit, die mir ein Freund in Kindertagen ins Poesiealbum geschrieben hatte, war verdammt viel Wahres dran!
Worauf konnte ich hoffen?
Auf die Operation viele, viele Jahre später, nachdem wieder ein großer Teil meines Lebens vergangen sein wird?
Nein - dieser Zeitraum war wie ein unüberwindbarer Fluß, dessen anderes Ufer man im Nebel gar nicht sehen konnte.
Würde ich ihn durchschwimmen können? Oder würde die Strömung mich fortreißen, die mich schon so weit abgetrieben hatte?
Wie lange konnte ich noch kämpfen?
Würde ich durchhalten?

Ich wurde immer niedergeschlagener.
Besonders schlimm war es, wenn so richtig schönes Wetter war. Wenn die Sonne in gleißender Helligkeit vom Himmel strahlte und mich zwang, die Augen zuzukneifen, damit ich nicht geblendet wurde, und somit schon eine Mimik einzunehmen, als wäre

ich schlechter Laune. Und dazu noch der Gedanke, daß andere Menschen bei diesem Wetter glücklich werden, während es mir so schlecht geht...
Fange ich langsam an, Selbstmitleid zu entwickeln?
Das darf ich nicht! Selbstmitleid ist ein Zeichen von Schwäche, und Schwäche ist weiblich!
Ich durfte nicht einmal mürbe werden, damit meine KollegInnen nichts von meinem Zustand merkten.
Gar nicht auszudenken, wenn sie erkennen würden, daß ich depressiv bin!
Ich traute ihnen nicht zu, daß sie etwas von Transsexualität verstehen und erst recht nicht, daß sie mir helfen könnten. Im Gegenteil: sie konnten zur Gefahr für mich werden, mein ganzes Leben zerstören.

Schließlich kam der Tag, an dem ich merkte, wie dünn das Eis war, auf dem ich mich bewegte.

*Ich sitze in der wöchentlichen Teambesprechung.*
*Die Probleme, über die diskutiert wird, sind nicht neu, und wie immer ist es schwierig, praktikable Lösungen zu finden. Als ungelernte Hilfskraft kann ich nicht viel beisteuern. Das Gespräch plätschert eintönig vor sich hin.*
*Meine Gedanken schweifen ab.*
*Noch 6 Jahre.*
*Aha. Da kommt es wieder.*
*Die altbekannte Sache, die mich in der letzten Zeit immer häufiger, immer stärker quält.*
*Jedesmal, wenn ich Zeit zum Nachdenken habe. Und dazu habe ich viel Zeit.*
*Scheiß Altersgrenze! Reine Schikane von denen, die sich das ausgedacht haben. Mit 18 oder 19 ist man doch genauso erwachsen wie mit 25!*
*6 Jahre. 6 lange Jahre. Eine Ewigkeit.*
*Wie soll ich das nur aushalten?*
*Schon die letzten zwei Jahre waren kaum durchzuhalten. Nur die Hoffnung hält mich noch aufrecht. Und auch die wird immer schwächer unter der großen Last.*
*Schwarze Gedanken ziehen auf, kreisen mich ein. Wie die Schwaden in einer Gaskammer. Es gibt kein Entrinnen. Sie kleben sich an mir fest und drücken mein Innerstes nach unten.*
*Immer tiefer.*
*Ich will hier raus!*
*Nicht aus dem Raum - ich bin überall gefangen. Ich will aus dem Körper raus! Frei sein...*
*Ich kann nicht an der Tür meines Gefängnisses rütteln, weil die Wände hauteng anliegen.*
*Außerdem gibt es keine Tür.*
*6 ewige Jahre allein mit der Qual.*
*Keiner kann mir helfen.*
*Keiner kann mich verstehen.*

*Meine Gedanken rotieren im Teufelskreis. Ich komme nicht los davon. Sie steigern sich zu immer größerer Verzweiflung.*
*Mein Zustand läßt sich kaum beschreiben und schwer nachzuvollziehen, wenn man nicht Ähnliches erlebt hat. Es ist wie größte Traurigkeit. Traurigkeit hoch 3.*
*6 Jahre....*
*Wozu das Ganze? Einfach fallen lassen... fallen...*
*Ruhe. Frieden.*
*Doch was denke ich da? Ich zucke zusammen. Schlagartig wird mir bewußt: Ich hatte die Kontrolle über mich selbst verloren. Wenn ich die Gelegenheit gehabt hätte, hätte ich eben Selbstmord gemacht. Zum Beispiel zum Fenster rausgesprungen. Im Affekt. Ohne es eigentlich zu wollen.*
*Ich bekomme Angst.*
*Ich zittere innerlich. Ganz zappelig bin ich, aber ohne daß etwas nach außen dringt. Ich sitze bewegungslos auf meinem Stuhl. Nur meine Hände krampfen sich um die Armlehnen.*
*Die schwarzen Gedanken sind noch da, zusammen mit der Angst. Ich weiß, daß sie bei nächster Gelegenheit wiederkommen. Daß sie immer stärker werden.*
*Sie zermürben mich, meinen Selbsterhaltungstrieb. Was soll ich tun, wenn wieder so etwas passiert wie eben - mit noch stärkeren, depressiveren Gefühlen?*
*Selbstmord aus dem Affekt...*
*Die Angst hält mich gepackt.*
*Ich will leben! Nicht aufgeben! Jedenfalls nicht, solange noch ein Fünkchen Hoffnung besteht.*
*Was soll ich nur tun? 6 Jahre lang?*
*Zum Glück werde ich abgelenkt. Die Besprechung ist zu Ende. Allgemeiner Aufbruch.**

Eine Viertelstunde später war ich wieder so ruhig und nüchtern, daß ich die Lage analysieren konnte.
Ein typischer Fall von Kontrollverlust. Ich war fast so weit gewesen, daß ich nicht mehr wußte, was ich tat.
Der Gedanke, die Kontrolle über mich zu verlieren, war mir immer unheimlich gewesen. Deshalb hatte ich mich auch noch nie richtig betrunken.
Ich hatte mich in etwas hineingesteigert, und das machte sich jetzt selbständig. Die erste Warnung hatte ich erhalten. Jetzt mußte ich vorsichtig sein! Auf keinen Fall durfte ich weiterhin die Depressionen gutheißen, die ich bisher mehr oder weniger unbewußt anerkannt hatte! Auch wenn sie die einzige Bestätigung waren, ich welch mieser Lage ich war.

Es wäre gar nicht unwahrscheinlich, daß sie mich in die Psychiatrie steckten, mit Psychopharmaka vollpumpten, bis ich ein ähnliches Wrack wäre wie unsere

* Diese Szene hatte ich zwar schon beschrieben, hier ist sie aber noch einmal an chronologisch richtiger Stelle.

Schützlinge in der WG. Und dann wäre ich voll im Teufelskreis drin - abhängig von den Psychopharmaka, und wenn ich sie absetzen will, werden meine Depressionen noch schlimmer, und wenn ich versuche, die anderen davon zu überzeugen, daß ich nicht krank bin, sagen sie „Ja, ja" und betrachten meine Aussage als Symptom meiner Krankheit...
Ich mußte wirklich sehr vorsichtig sein!

Aber hundertprozentig schaffte ich es nicht.
Oder *wollte* ich es nicht schaffen? Wollte ich den anderen wenigstens durch meinen Gesichtsausdruck zeigen, daß ich litt?
Ihnen entging mein Zustand nicht.
Michael fragte mich immer häufiger: „Wie geht es dir?"
Aber damit kam er nicht weit.
Auf diese Frage geben die wenigsten Menschen eine korrekte Antwort - schon deshalb, weil die Frage meistens nur aus Höflichkeit gestellt wird -, und ich war bereit, das Blaue vom Himmel herunterzulügen, ehe ich vor diesen Psychospezialisten zugab, wie es um mich stand.
Doch Michael war mit Standardantworten nicht zufrieden. Er konnte manchmal ganz schön nerven, wenn er etwas wissen wollte! Aber meine Sturheit war zäher.
Selbst die psychisch Kranken, die ja eigentlich genug mit sich selbst beschäftigt waren, waren bessere Beobachter als ich erwartet hatte.
Simon sagte einmal zu mir: „Du guckst so, als wärst du auch depressiv!" und lachte.
Er machte gerne Witze mit Realitätsbezug, wenn er gut drauf war.
Aus Erfahrung wußte ich, daß ich den trüben Gedanken am ehesten verfiel, wenn ich Zeit hatte und nicht abgelenkt wurde. Zum Beispiel an den langen Abenden, wo ich nichts zu tun hatte. Als Hermann mal wieder im Wohnzimmer herumhing und vor sich hin brütete, sagte ich ihm, daß er sich eine Beschäftigung suchen sollte, die ihn von seinen Gedanken ablenkt.
Erstaunt erwiderte er: „Man könnte meinen, du wärst auch depressiv...!"
Ich zog es vor, nicht zu antworten.

Zwischendurch bekam ich für mehrere Tage einen roten Hautausschlag unbekannter Ursache. Ich sah aus wie ein Indianer, hatte aber eine weiße Nase.
Zuerst war ich erschreckt, aber da er weder meine Leistungsfähigkeit herabsetzte, noch ansteckend war, konnte ich problemlos weiterarbeiten.
Natürlich wurde ich wegen meines Aussehens geneckt. Sigrid sagte zum Beispiel: „Du bist wohl gegen die Werkstatt allergisch?"
Die Hautärztin hatte mir eine Salbe verschrieben, die den Ausschlag schnell beseitigte.
Später las ich, daß Hautkrankheiten, vor allem Ekzeme wie mein Ausschlag, psychosomatisch bedingt sein konnten...

# Knapp den Klauen der Psychiatrie entronnen

*So kann das nicht weitergehen. Es muß doch einen Ausweg geben!*
*Ich darf mich nicht meinem Schicksal fügen und langsam ein seelisches Wrack werden! Ich muß kämpfen!*
Aber was gab es für Möglichkeiten?
Da fiel mir etwas ein. Der letzte Strohhalm, an den ich mich klammern konnte.
Jetzt kam mir meine Witzesammlerei zugute, genauer gesagt die Adresse, die ich dabei gefunden hatte. Am Wochenende, als ich daheim war, kramte ich sie heraus. Meine Skrupel, an die „Deutsche Gesellschaft für Sexualforschung“ zu schreiben, waren weg. Ich hatte nichts mehr zu verlieren.
In einer ruhigen Stunde fing ich an, den Brief zu tippen, mit der entscheidenden Frage: "Verweigern die Ärzte die geschlechtskorrigierende Operation, wenn der Patient jünger als 25 Jahre ist?" Zusätzlich stellte ich noch ein paar andere Fragen, die mich interessierten.
Hoffentlich kam Mama jetzt nicht neugierig ins Zimmer, um zu fragen, was ich da auf der Schreibmaschine schrieb!
Wie lange würde es dauern, bis ich eine Antwort bekommen würde? Würde ich überhaupt eine Antwort bekommen?
Jedesmal, wenn ich in den folgenden Tagen an den Briefkasten ging, bekam ich Herzklopfen. Dabei konnte es doch gar nicht sein, daß sich so schnell etwas tun würde! Der Brief war doch erst am Montag auf die Reise gegangen. Ich mußte mich schon noch ein bißchen gedulden!

Am Freitag fand ich einen Brief in meinem Briefkasten.
Absender: Deutsche Gesellschaft für Sexualforschung, Martinistr. 52, Hamburg.
So schnell schon eine Antwort - das konnte nichts Gutes bedeuten!
Oder?
Ich konnte mich nicht gedulden, den Brief mit in mein Zimmer zu nehmen, sondern öffnete ihn gleich am Briefkasten.
Meine Hände zitterten.
Der Antwortbrief war länger als eine Seite und eng geschrieben. Der Schreiber - ein gewisser Dr. Pfäfflin - war auf jede meiner Fragen eingegangen.

*"Sehr geehrtes Fräulein Fink!"*

Das fing nicht gut an. Andererseits - wie sollte er mich sonst anreden?
Schnell weiter!

*Vielen Dank für Ihren Brief. Ihre Fragen in Kürze zu beantworten, ist nicht ganz einfach, weil sich darüber sehr viel sagen läßt.*
*Ich will es trotzdem versuchen:*
*1. Fragen Sie nach dem Alter, in dem man sich einer Geschlechtsumwandlung unterziehen kann. Es gibt darüber kein gesetzlich geregeltes Mindestalter. Es ist aber richtig, daß man prüfen muß, wie weit die körperliche und seelische Entwicklung fortgeschritten ist und inwieweit jemand in der Lage ist, die Konsequenzen einer solchen Entscheidung zu übersehen.*
*2. Fragen Sie danach, wann man sich am besten mit den „betreffenden Instanzen" in Verbindung setzt ...*

Die Antwort war positiv! *Positiv!*
Die enorme Erleichterung und Freude haute mich fast um. Für einen Augenblick bekam ich weiche Knie, hatte mich aber schnell wieder gefangen. Jetzt durchströmte eine Energie meinen Körper, die mich auf dem Weg in mein Zimmer einen Riesenluftsprung machen ließ. Fast hätte ich dazu noch einen Urschrei ausgestoßen!
Im Zimmer las ich den Brief noch einmal gründlich durch.
Ich war diesem Dr. Pfäfflin unbeschreiblich dankbar für seine zuverlässige, schnelle Antwort! Und natürlich für die Tatsache, daß die Antwort positiv war!
Vermutlich hat mir dieser Antwortbrief das Leben gerettet...
Wenn man längere Zeit einen schweren Koffer getragen hat und ihn dann abstellt, fühlt sich der Arm so leicht an, als würde er schweben. Genauso erging es mir. Nachdem die Zentnerlast von meiner Seele genommen war, schwebte ich seelisch bestimmt einen Meter über dem Boden. Ich war richtig high vor Freude, befand mich in einem regelrechten Rauschzustand.
Den ganzen Tag war ich noch ausgelassen und leichtsinnig, weil ich kaum einen klaren Gedanken fassen konnte. Als ich Stunden später wieder einigermaßen nüchtern war, plante ich mein weiteres Vorgehen.

Am Abend fuhr ich heim. Ich erzählte meinen Eltern nicht von dem Brief - ich wollte mich nicht von meiner guten Laune ablenken, um nach den geeigneten Worten zu suchen -, sondern legte ihn einfach demonstrativ auf den Wohnzimmerschrank.
Natürlich fand ihn meine Mutter schnell, und nachdem sie ihn einigermaßen verdaut hatte, fing sie ein ernstes Gespräch mit mir an.
Leider hatte sie mal wieder gedacht, ich hätte diese Pubertätsspinnerei endlich überwunden, aber nun waren wir doch gezwungen, Pläne für die Zukunft zu machen.
Wir einigten uns darauf, noch einmal zu Prof. Remschmidt zu gehen und ihn um Hilfe zu bitten.
Natürlich dauerte es wieder einige Zeit, einen Termin zu bekommen. Aber dadurch, daß ich jetzt wieder Hoffnung hatte, ließ sich die Wartezeit viel besser ertragen.
Ein paar Tage nach unserem Gespräch gab mir meine Mutter einen Zeitungsausschnitt aus der Frankfurter Rundschau, den sie vor längerer Zeit von Verwandten bekommen hatte. Es war ein ganzseitiger Bericht über Transsexualität.

Und nicht schlecht recherchiert, wie mir schien. Am Anfang wurden kurz ein Beispielfall geschildert. Dann ging der Bericht über auf eine allgemeine Erklärung, was Transsexualität überhaupt ist. Weitere Beispielfälle folgten, und zwar nicht nur Mann-zu-Frau-Transsexuelle, sondern auch ein Frau-zu-Mann-Transsexueller (meistens findet man in den Zeitschriften nur eines der beiden Geschlechter). Zwei berühmte Transsexuelle wurden sogar mit Foto erwähnt: Christine Sörensen, eine der ersten TS, die operiert worden waren und zugleich die erste, die mit ihrer Operation weltweites Aufsehen erregte und Renée Richards, die als Mann ein guter Tennisspieler gewesen war und nach ihrer Operation unter anderem Trainerin von Martina Navratilova wurde. Im Bericht fehlte auch nicht ein kurzer Ratgeberteil, in dem die rechtlichen Möglichkeiten behandelt wurden. Zum Schluß wurde noch erwähnt, daß sich in einigen Städten Selbsthilfegruppen gebildet hätten, die bei Kleidungsproblemen und Rechtsfragen Auskunft geben würden, und daß die Transsexuellen eine eigene Zeitschrift herausgegeben hätte. Auch die Redaktionsadresse war angegeben.
Ich fragte mich nur, warum Mama den Artikel so lange aufgehoben hatte, wo sie doch dachte, daß ich inzwischen über das Problem weggekommen wäre...
Natürlich versuchte ich, an diese Transsexuellenzeitschrift zu kommen.
Aber ich fand sie weder unter den allgemeinen Zeitschriften, die in Geschäften verkauft wurden, noch bekam ich eine Reaktion, als ich an die angegebene Adresse schrieb, um die Zeitschrift zu bestellen.

Mein Alltag in der Sozialpsychiatrie ging weiter, mit dem kleinen, aber wichtigen Unterschied, daß ich jetzt besser drauf war.
Als ich von meinen sportlichen Ambitionen beim Schwimmen und Radfahren erzählte, kam irgendeiner von den Mitarbeitern in einer Teambesprechung auf die Idee, daß ich täglich mit den Leuten Gymnastik machen sollte. Sie neigten alle dazu, träge herumzuhocken und die meisten waren übergewichtig - nur Tim nicht, weil er nicht stillsitzen konnte, wenn er schlecht drauf war. Ihnen konnte ein bißchen Bewegung nicht schaden.
Außerdem wurde mir Kuno zugeteilt, der bisher eher vernachlässigt worden war, weil er mit seiner Krankheit total unauffällig war. Vielleicht lag das auch an seiner Schüchternheit. Bei ihm gab es keine theatralischen Ausbrüche wie bei den anderen, er stritt nicht, machte meistens, was ihm gesagt wurde und schien mit seinem Leben zufrieden zu sein.
Am besten gefiel mir an ihm, daß er nicht rauchte. Dadurch hatte er auch keine finanziellen Sorgen wie seine Mitbewohner, die ständig neuen Tabak brauchten. Er verbrachte den größten Teil seiner Freizeit vor dem Fernseher, und einmal am Tag machte er einen Spaziergang zur nächsten Würstchenbude. Bratwurst mochte er gerne. Dafür verzichtete auf jede Art von vitaminreicher Rohkost, z.B. Salat. Ich wunderte mich, daß er keinen Skorbut bekam.

Das Auffälligste an Kuno war seine Langsamkeit. Wahrscheinlich kam das von seinen Medikamenten. Die anderen nutzten das aus und ärgerten ihn. Markus gab ihm oft einen Klaps auf seine runden Wangen.
Am Anfang war Kuno so schüchtern, daß es schon verklemmt wirkte. Wenn ihn jemand ansprach, hakte er seine Finger ineinander, als wolle er jede Hand mit der anderen festhalten, verkrampfte am ganzen Körper und verzog das Gesicht zu einem angespannten Grinsen. So auch, als Holger ihm bei einer Donnerstag-Abend-Versammlung vorschlug, mit mir Gymnastik zu machen. „...Hast du Lust?“
Kuno druckste herum. Ganz angenehm schien ihm die Sache nicht zu sein. Er traute sich aber auch nicht zu widersprechen.
In der nächsten Zeit arbeitete ich mit Kuno im Holzraum. Wir sollten Meditationsbänkchen herstellen. Das waren kleine Schemel mit schräger Sitzfläche, auf die man sich setzen konnte, wenn man auf dem Boden kniete.
Michael war begeistert von den Dingern, ich dagegen fragte mich, ob sie überhaupt verkauft würden. Es war wohl gerade ein Modetick.
Kuno brachte im Holzraum nicht viel zustande, das meiste mußte ich machen, besonders wenn es ordentlich aussehen sollte. Aber er war immerhin beschäftigt.
Manchmal kam Markus herein, in bester Vorarbeiter-Manier, schaute nach, ob wir auch alles richtig machten und ärgerte Kuno ein bißchen. Natürlich war er nicht so ein toller Held wie er tat, aber ich mußte zugeben, daß er im Handwerklichen mehr Erfahrung hatte als ich. Von ihm konnte ich einiges lernen, vor allem den Umgang mit Maschinen, die wir daheim nicht hatten. Bisher hatte ich Papas Bohrmaschine nur heimlich und selten benutzt, da er ja noch eine gute Handbohrmaschine hatte.
In der Pause machte ich täglich ungefähr 10 Minuten Gymnastik mit Kuno. Das gefiel ihm gar nicht, weil es anstrengend war und weil er lieber am Tisch gesessen und Kaffee getrunken hätte. Aber er konnte sich nicht wehren. Ich scheuchte ich ihn ein paar Runden um dem Hof, ließ ihn rückwärts laufen, im Entengang watscheln, Seilspringen, Armkreisen und andere Lockerungsübungen usw. Natürlich machte ich selbst bei den Übungen mit. Das tat auch mir gut. Auf den kurzen Wegen zwischen Wohnung, Kantine und Werkstatt bekam ich nicht genug Bewegung für meinen Bedarf.
Beim Seilspringen bemerkte ich einen seltsamen Effekt: Es machte mir auf einmal keine Mühe mehr! In der Schule war ich immer viel zu verkrampft und zu hoch gesprungen, so daß es wahnsinnig anstrengend war und ich viel zu langsam sprang. Aber kaum ging ich nicht mehr zur Schule, hatte ich den Trick raus! Ich sprang ganz locker und steigerte regelmäßig meine Sprungzahl.
Mit der Zeit veränderte sich Kuno. Die Gymnastik fing an zu wirken. Er schien fitter zu werden.
Gleichzeitig steigerte sich sein Selbstbewußtsein. Man konnte ihn nicht mehr so leicht ärgern, er reagierte schneller. Und er fing an, frech zu werden und zu widersprechen, wenn er etwas tun sollte. Dadurch wurde es wiederum für mich schwerer.

Seine Art von Kommunikation war, den „Gesprächspartner“ freundschaftlich an den Arm zu boxen. Vielleicht hatte er sich das von Markus abgeschaut. Manchmal kam er mitten in der Arbeit herüber an meinen Tisch und boxte mich. Wir lieferten uns einen kleinen Boxkampf und machten dann wieder mit der Arbeit weiter.
Im Prinzip war er stärker als ich, wenn man von seinen körperlichen Voraussetzungen ausgeht. Immerhin war er fast einen Kopf größer. Aber er konnte nicht fest zuschlagen, und ich war schneller. Er schaffte es nicht einmal, mich in den Schwitzkasten zu nehmen.
Als Michael das sah, fing auch er an, mit mir Boxkämpfe zu machen. Natürlich auf freundschaftlicher Basis. Er war mir selbstverständlich überlegen, aber ich ließ mich nicht unterkriegen! So wurde ich nicht nur von den Behinderten, sondern auch von meinem Kollegen geprügelt.

Einmal verletzte ich mich. Meine Hand, mit der ich ein Stück Holz auf den Bandschleifer gedrückt hatte, rutschte aus und geriet in die Schleifmaschine. Dabei wurde meine Handkante aufgeschürft.
Michael fuhr mit mir zur Krankenstation des Behindertenzentrums, um meine Wunde fachgerecht versorgen zu lassen. Da mein Tetanusschutz abgelaufen war, bekam ich auch gleich eine Tetanusspritze.
Genauer gesagt, Michael bekam zuerst eine, denn ihm war eingefallen, daß auch er mal wieder eine nötig hatte. Er ließ sie sich im Stehen verpassen. Hinten rein, seitlich, da wo der Hintern in den Rücken übergeht. Das hatte ich noch nicht gesehen. Als kleines Kind hatte ich die Spritzen immer im Liegen bekommen.
Aber warum nicht.
Ich ließ mir meine Spritze auch im Stehen geben.
Damals wußte ich noch nicht, daß ich in meinem Leben noch viele Spritzen auf diese Art bekommen würde.

Als Kuno mal ein paar Tage Urlaub hatte, machte ich einen „Korbflechter-Lehrgang“. Die beiden im Korbflechterraum waren relativ fit, und Willi, der Ältere, brachte mir bei, wie es geht. Es war gar nicht so einfach. Man mußte wissen, wann man welche Stärken von Pettichrohr nahm und mußte aufpassen, daß das Ganze nicht schief wurde.
Wenn Willi regelmäßig kontrollierte und verbesserte, ging es ganz gut, aber der erste Korb, den ich alleine machte, wurde ziemlich schief.

Unser 2. Seminar fand in einer einsamen Blockhütte in der Rhön statt. Das Thema war „Die Rolle von Mann und Frau“. Das interessierte mich mehr als das Thema vom letzten Seminar.
In Arbeitsgruppen befaßten wir uns mit den Geschlechtsrollen in der Werbung. Dort ist die traditionelle Rollenverteilung noch ganz deutlich. Die Frauen sind die braven Hausmütterchen, deren ganzes Bestreben darin liegt, die Familie zu verwöhnen, die Fußböden blitzblank zu scheuern und die Wäsche gnadenlos weiß oder weich zu

waschen. Oder die Frauen als ganzes spielen gar keine Rolle, sondern nur ihre erotischen Reize. Die Männer reiten währenddessen als Marlboro-Cowboys durch die Gegend oder springen heldenhaft ins kalte Meer, um sich das gräßliche Parfüm wieder abzuwaschen.

Wir sahen auch ein Video über die Frauenrolle in der Werbung und diskutierten darüber. Später stellten wir selbst ein Video her, bastelten Collagen aus Reklamefotos und suchten Rollenklischees in anderen Lebensbereichen.

Die Seminarleiter hatten jede Menge Arbeitsmaterial mitgebracht, vor allem Bücher. Eines hatte einen besonders interessanten Titel: „*Wir werden nicht als Mädchen geboren, wir werden dazu gemacht*".

Nach dieser Behauptung müßte die Ausbildung der Geschlechtsidentität davon abhängen, wie wir von unseren Eltern erzogen und geprägt werden. Hatten meine Eltern bei meiner Erziehung etwas falsch gemacht?

Ich schnappte mir das Buch und las es abends in der Freizeit.

Die Autorin berichtete von Untersuchungsergebnissen, nach denen die Kinder schon im zartesten Alter geschlechtsspezifisch behandelt wurden, und zwar oft unbewußt. Deshalb ist die geschlechtsspezifische Erziehung auch in unserer heutigen „emanzipierten Gesellschaft" noch nicht abgeschafft.

Manche Mütter lassen (unbewußt?) ihre männlichen Säuglinge länger schreien als die kleinen Mädchen, damit sie ihre Durchsetzungsfähigkeit trainieren können.

Kleine Mädchen bekommen frühzeitig eine Puppe in die Hand gedrückt, und ihnen wird auch gleich gezeigt, wie sie damit umgehen sollen. Den kleinen Jungen hingegen zeigt man das nicht. Wenig später, wenn die Mädchen die mütterlichen Verhaltensweisen dann eingeübt haben, bis sie fast reflexartig ablaufen, werden ihre „*instinktiven*" weiblichen Fähigkeiten bestaunt.

Selbst das Spielzeug ist geschlechtsspezifischer als viele denken. Ein Forscher namens *Belotti* hat herausgefunden, daß auf den Kästen mit technisch interessantem Spielzeug meistens nur Jungen abgebildet waren, Mädchen waren höchstens gemeinsam mit Jungen auf Kästen mit simplerem Inhalt oder auf kleineren Kästen abgebildet.

Darüber hinaus neigen Eltern dazu, ihren Söhnen und Töchtern zwar die selbe Anzahl von Geschenken zu machen, für die Geschenke der Söhne aber mehr Geld auszugeben und sie mit mehr Zeitaufwand auszusuchen. Mädchen bekommen auch mehr „nützliche Sachen" geschenkt, während Jungen mehr Spielsachen bekommen.

Am deutlichsten wird es aber bei den Faschingskostümen: Typische Jungenkostüme verkörpern aktive, wissende und mächtige Personen (z.B. Indianerhäuptling, Astronaut, Superman, Arzt usw.). Die Rollenkostüme der Mädchen stellen typisch weibliche, d.h. dekorative, machtlose und dienende Eigenschaften in den Vordergrund (wie bei Prinzessin, Ballerina, Krankenschwester usw.)

Ich brauchte gar nicht zu lesen, daß letztere Fakten aus einer Studie* stammten, um dem Inhalt Glauben zu schenken. Das war doch ganz eindeutig nachvollziehbar! Ähnliches hatte ich auch schon beobachtet.

An einem Nachmittag wanderten wir zur Milseburg. Da wir unterschiedlich fit waren, zog sich unsere Gruppe bald weit auseinander. Ich war bei den ersten, die am Ziel ankamen.
Auf dem Rückweg kam ich zufällig in die Nähe von Birte, die gerade mit einem der Leiter ein Gespräch führte. Es ging um Musik. Ich spitzte die Ohren, da das ja auch mein Hobby war.
Ich hörte, daß beide regelmäßig im Chor sangen. Birte erzählte außerdem, daß sie Querflöte spielt.
Das machte sie mir noch sympathischer.
Wann findet man schon einmal jemand in seinem Alter, der sich noch mit anspruchsvoller Musik beschäftigt, aber trotzdem kein streberhafter Künstler ist?

Auch diesmal fuhren wir wieder nach Fulda und machten „lebendiges Theater". Das funktioniert folgendermaßen: Ein paar von uns spielen irgendwo, wo viele Leute sind, eine Szene, die dort jederzeit passieren könnte. Eine auffällige Szene. Die anderen mischen unter die Leute, beobachten sie und versuchen sie in ein Gespräch über diese Szene zu verwickeln.
Wir teilten uns in mehrere Gruppen ein. Eine Gruppe ging ins McDonald's und spielte ein lesbisches Pärchen, das dort ganz öffentlich herumknutscht. Eine andere Gruppe setzte sich in ein Kaufhausrestaurant und spielte, wie ein Mädchen ihren Vater in Begleitung einer Liebhaberin in ihrem Alter überrascht. Dabei spielte einer unserer Seminarleiter den Vater. Die dritte Gruppe ging in einen ALDI-Laden, einer von ihnen drängelte sich vor, und ein anderer pöbelte ihn deswegen an.
Ich war in der zweiten Gruppe. Die Leute, die in der Nähe saßen, reagierten kaum auf die Szene oder versuchten sie zu übersehen. Es war nicht einfach, sie in ein Gespräch zu verwickeln.

Nachdem ich nun mehrere Monate in der Werkstatt gearbeitet hatte, wurde es manchen Beschäftigten klar, daß ich für eine Frau ungewöhnlich männlich war und daß sich daran nichts zu ändern schien. Vielleicht machten sich auch die Mitarbeiter Gedanken, aber wenn, dann schafften sie es perfekt, sich nichts anmerken zu lassen.
Die Aufgeweckteren unter den Beschäftigten fingen an, Bemerkungen zu machen. Ich betrachtete diese Bemerkungen als Anerkennung. Schließlich wollte ich ein Junge sein. Sonst würde ich mich anders benehmen. Daß dieses Benehmen völlig ignoriert wird, ist nur ein Zeichen unserer hochentwickelten Gesellschaft, in der Klischees eine wichtigere Rolle spielen als die Persönlichkeit des Einzelnen.

---

* von Goodman und Lever

Markus machte es Spaß, mich „Zwitter" zu nennen. Weniger Spaß machte es ihm, daß ich mich nicht darüber ärgerte.
War ich nicht so etwas wie ein Zwitter - gezwungenermaßen, weil ich mein körperliches Geschlecht nicht an mein seelisches Geschlecht anpassen durfte?
Ich war jedenfalls lieber ein Zwitter als ein Mädchen.
Simon packte mich gelegentlich vollständig in die männliche Schublade. Einmal sagte er aus heiterem Himmel: „Du mußt dich mal wieder rasieren!"
Meinte er das jetzt ernst? Waren durch meine Rasierbemühungen wirklich ein paar kleine Stoppeln sichtbar geworden?
Nein, das war unwahrscheinlich. Es war wohl eher so ein Simon-Witz.
Am besten aber gefiel mir, daß Herrmann dazu überging, mich „Karl-Otto" zu nennen. Ein männlicher Name ist immer noch die beste Form der Anerkennung!
Nur Oskar blieb bei seinem „Charlottchen". Nahm er mich überhaupt als ganzes wahr, oder existierte ich in seiner fremden Welt nur als gezwungenermaßen dazugehörende (wie die anderen Erzieher), aber unwichtige Randfigur?
Für meine KollegInnen blieb ich selbstverständlich weiterhin weiblich.

Einmal saßen wir im Aufenthaltsraum und machten Pause. Sigrid unterhielt sich mit Sandra über Büstenhalter oder ähnliches, jedenfalls ein typisch weibliches Thema, das mir wegen seiner Intimität ziemlich auf den Wecker ging. Mich wunderte, daß sie so etwas überhaupt „in der Öffentlichkeit" besprachen.
Da rutschte mir eine Bemerkung heraus, mit der ich lieber hätte vorsichtig sein sollen: „Und wenn man auf die Brustwarze drückt, dann quietscht es."
Sigrid schaute mich für einen Augenblick ganz entgeistert an, dann hatte sie sich wieder gefangen und sagte: „Vergiß nicht, daß du eine Frau bist, und immer bleiben wirst!"
Das saß.

Kurz vor Weihnachten hatten wir ein Konzert mit der Kantorei. Ich lud meine Kollegen dazu ein. Michael hatte keine Zeit, aber Holger kam. Er saß sogar in einer der ersten Reihen, ich konnte ihn sehen.
Was er wohl dachte, als er mich Tenor singen sah?
Ein paar Tage später hatte ich Gewißheit, daß er sich Gedanken gemacht hatte. Er fragte mich nämlich, als wir allein waren: „Macht es dir Spaß, Tenor zu singen?"
Wahrheitsgemäß antwortete ich: „Ja."
Mehr nicht.
Erwartete er jetzt, daß ich mit großen Erklärungen herausrücken würde?
Das konnte ich nicht.
Holger war ein netter Mensch, mit dem man auch über seine Probleme sprechen konnte. Aber wenn meine Zukunft auf dem Spiel stand, durfte ich keinem trauen!
Außerdem hätte ich ihm dazu meine ganze Lebensgeschichte erzählen müssen. Und so eine ausführliche Antwort hätte er wohl doch nicht erwartet!

Auf die Dauer wurde es mir in meiner Freizeit langweilig. Meistens hatte ich spätestens um 5 Uhr Feierabend und hatte die restlichen Stunden bis zum Schlafengehen zu meiner freien Verfügung.
Ich hatte jetzt nicht mehr so viel zu grübeln, und über die Zukunft nachzudenken, brachte nicht viel, es war sogar ungünstig, weil man sich dann leicht falsche Hoffnungen machen konnte. Und noch war ja alles unsicher.
Meine Zukunft war von anderen abhängig.
Was konnte ich in meiner Freizeit tun?
Meine FSJ'ler-Kollegen sah ich fast nie, weil sie ganz andere Dienstzeiten hatten. Einige hatten sogar Schichtdienst.
Und ich hatte keine Lust, in die WG zu gehen, nachdem ich mich den ganzen Tag von den Leuten nerven gelassen hatte.
Ich wollte meine Allgemeinbildung etwas auffrischen und las deshalb den Fremdwörterduden. Die Wörter, die ich nicht kannte, aber oft hörte und deshalb eigentlich kennen sollte, schrieb ich mir in mein Vokabelheft und lernte sie.
Es war ziemlich anstrengend, den Duden zu lesen, denn die Handlung war gleich Null. Aber ich zog es durch. Das war wieder mal Training für mein Durchhaltevermögen.
Zur Abwechslung nahm ich mir meinen Gartenschlauch mit. Er war eines der billigsten Musikinstrumente. Die Idee hatte ich von meinem Vater, der auch so einen hatte. Man nehme ca. 1,5 m sauberen Gartenschlauch, der mindestens daumendick ist, rolle ihn kreisförmig zusammen und blase hinein wie in eine Trompete. Auf diese Weise bekommt man ein Naturhorn. Zugegeben, es ist etwas unsauber. Zur Klangverbesserung kann man noch an einem Ende einen Trichter und am anderen Ende ein richtiges Trompetenmundstück hineinstecken. Aber es geht auch ohne.
Je mehr ich übte, desto mehr Töne bekam ich zustande.
Doch schließlich hatte ich es satt. Ein richtiges Musikinstrument ist doch etwas ganz anderes!
Zum Geigen hatte ich keine Lust.
Da hörte ich, daß einer meiner Onkels in seiner Jugend mal Oboe gespielt hatte. Oboenklang gefiel mir gut. Er hatte einen Hauch Schalmeiromantik und fast die Klarheit einer Trompete, ohne aber so blechern zu klingen.
Wäre das nicht etwas für mich? Ich fragte meinen Onkel, und er war gerne bereit, mir sein Instrument zu überlassen, denn er selbst hatte keine Zeit mehr zu Musizieren.
Bei einem meiner ersten Krächzer auf der Oboe klopfte es an der Tür. Es war der Hausmeister.
„Was machen Sie denn da?"
„Ich übe Oboe."
„Ach so. Ihre Nachbarinnen haben sich beschwert und haben behauptet, sie tuten rücksichtslos auf einem Gartenschlauch herum..."
Ich zog es vor, mich dazu nicht zu äußern.

„...aber wenn Sie üben wollen, geht das hier natürlich nicht. Warten Sie mal, da ist noch ein Zimmer im Erdgeschoß, das Sie benutzen können. Kommen Sie mal mit!"
Da hatte ich noch mal Glück gehabt. Nicht alle Hausmeister sind so verständnisvoll!

Da man beim Erlernen eines Blasintrumentes viel falsch machen kann, wenn man es autodidaktisch versucht, suchte ich mir ein paar Wochen später eine Lehrerin.
Einmal in der Woche fuhr ich zum Unterricht. Sigrid nahm mich meistens in ihrem Auto mit, zurück fuhr ich dann mit der Bahn. So hatten wir auch nach Feierabend Gelegenheit, miteinander zu klönen.

Der Termin bei Prof. Remschmidt rückte näher.
Was würde er mir diesmal sagen? Würde er mich in meinem Operationswunsch unterstützen?
Ich wußte, daß er zu diesen irreversiblen Maßnahmen kritisch eingestellt war, daß er es vermied, die Verantwortung dafür zu übernehmen.
Aber jetzt war ich volljährig, die Ausrede mit der Altersgrenze zog nicht mehr!
Würde er versuchen mich hinzuhalten? Was würde er mir erzählen? Irgendwie wußte ich immer noch nicht, ob ich ihm hundertprozentig trauen konnte.
Ich versuchte mich noch besser über ihn zu informieren.
Als ich mal wieder in einem Großstadt-Buchgeschäft war, entdeckte ich ein Buch, auf dem sein Name stand. Es war ein medizinisches Fachbuch über Kinder- und Jugendpsychiatrie, und er hatte es herausgegeben.
Neugierig schaute ich im Index nach, ob ich etwas über Transsexualität finden würde.
Tatsächlich!
Die Beschreibung dieses Phänomens befand sich in einem Kapitel mit ähnlichen Störungen, z.B. Transvestitismus, und war immerhin länger als eine halbe Seite. Einer der letzten Sätze sprang mir besonders ins Auge. Er lautete ungefähr so: „Da die Ursachen des Transsexualismus weiterhin unbekannt sind, sind wir dazu übergegangen, den Patienten nach ausreichender Beobachtungszeit ihren Operationswunsch zu gewähren, wenn die Diagnose sichergestellt ist und die körperliche Entwicklung abgeschlossen ist." Dieser Satz ließ mich hoffen. Prof. Remschmidt hatte dieses Kapitel zwar nicht selbst geschrieben, aber da er das Buch herausgegeben hatte, ging ich davon aus, daß er auch bei den „Fremd"kapiteln eine ähnliche Meinung hatte wie die Verfasser.

# Sackgassen

In Prof. Remschmidts Praxis kam mir alles sehr bekannt vor. Obwohl seit meinem letzten Besuch drei Jahre vergangen waren, schien es mir, als wäre es gestern gewesen.
Diesmal sprach er gleich mit mir. Wie üblich an seinem Schreibtisch.
Er erkundigte sich, wie es mir inzwischen ergangen war und stellte prüfende Fragen, um herauszufinden, ob sich an meiner Transsexualität etwas geändert hatte.
Schließlich kamen wir auf die Zukunft zu sprechen. Wie sollte meine Behandlung jetzt aussehen?
Er schlug vor, mich für ungefähr 1 Jahr in regelmäßigen Gesprächen zu beobachten, und wenn sich danach nichts an meinem Operationswunsch geändert hätte, würde er die notwendigen Einwilligungen dazu geben.
Ich stimmte zu. Was blieb mir auch anderes übrig? Besonders begeistert war ich nicht, noch ein Jahr labern und warten zu müssen, aber da mußte ich wohl durch, wenn ich an mein Ziel kommen wollte.
Als wir dann meiner Mutter mitteilten, worauf wir uns geeinigt hatten, ergab sich ein weiteres Problem.
Jetzt in meinem Freiwilligen Sozialen Jahr war ich über meinen Arbeitgeber gesetzlich versichert und nicht mehr bei meinen Eltern privat mitversichert. Prof. Remschmidt behandelte als Professor nur Privatpatienten.
Aber er wußte einen Ausweg. Er würde mich an die Psychiatrische Poliklinik überweisen. Deren Leiter kannte er, er wollte mit ihm sprechen und dafür sorgen, daß ich an der Poliklinik dieselbe Behandlung bekam, die er eben mit mir geplant hatte.
Im großen und ganzen schien dieser Besuch in Marburg also einen Erfolg gebracht zu haben.

Unser drittes Seminar war ganz anders als die anderen Seminare. Erstens fand es nicht irgendwo in der Einöde, sondern in einer Art Jugendherberge mitten in Hersfeld statt und zweitens waren wir fast doppelt so viele, weil noch ein Haufen Zivis an dem Seminar teilnahm. Einem begegnete ich schon auf dem Weg vom Bahnhof zum Veranstaltungsort. Er fragte mich, ob ich auch zu der „Rüstzeit" für die Zivis wollte. Komische Ausdrücke hatten die!
Das Thema des Seminars war AIDS. Ich wußte darüber zwar schon alles, was ich wissen mußte, weil wir es in der Schule intensiv durchgekaut hatten, aber manche Themen sind halt besonders beliebt. Und man konnte ja auch noch Einzelheiten dazulernen.
Wir arbeiteten hauptsächlich in kleinen Gruppen mit je ungefähr 10 Teilnehmern. Weil wir sehr viele waren, kamen einige_Arbeitsgruppen zustande. Ich sah kaum noch Bekannte aus dem FSJ, dafür um so mehr Zivis. Davon gab es die verschiedensten Typen: Der brave Zögling einer Waldorfschule. Der Kleine mit dem

Bürstenhaarschnitt und der großen Klappe, der ständig am Stricken war. Der langhaarige Wehrdiensthasser. Der kirchlich Angehauchte, der wahrscheinlich später Pfarrer werden würde. Der Öko-Typ. Und natürlich auch der Normalverbraucher ohne besondere Auffälligkeiten.
Die Themen, die wir durchkauten, rissen mich nicht sonderlich vom Hocker, deshalb hielt ich mich in den Diskussionen zurück. Vor allem, wenn sich die Diskussionen dank gewisser Sturköpfe, die nicht auf die Meinungen anderer eingehen konnten, ständig im Kreise drehten. Solche unangenehmen Zeitgenossen gab es natürlich auch unter den Zivis.
Ich lernte nicht viel Neues über AIDS, dafür aber grundlegende Dinge über das Leben.
Vor allem in sachen Sexualität bekam ich einige Tatsachen vor den Latz geknallt, die ich bisher verdrängt hatte. Da erzählte doch einer ganz locker in der Arbeitsgruppe, daß er schon mit vielen Frauen geschlafen hätte!
Ihn nicht leiden zu können, war keine Lösung. Ich mußte endlich begreifen, daß ich nicht von meinem Fall ausgehen konnte! In meinem Alter war es normal, daß mensch schon den ersten Sex hinter sich hatte oder es sogar regelmäßig trieb! Und ich fand es immer noch so ekelhaft wie zu Kinderzeiten.
Ob ich Gefallen daran finden könnte, wenn ich mit meinem Körper im Reinen wäre? Ich konnte es mir nicht so recht vorstellen, denn ich kannte die Triebkraft der *Lust* noch nicht.
Eines war mir auf jeden Fall klar: Ich bin nicht der Typ, der alle paar Wochen mit einer Neuen ins Bett springt! Lieber heiraten, damit alles seine Ordnung hat, oder zumindest eine langfristige Beziehung anstreben. Außerdem würde ich niemals mit einem Menschen schlafen wollen, den ich nicht liebe!
Diese Gedanken dachte ich im Stillen, und das war gut so. Hätte ich meine Meinung so kampflustig zur Diskussion gestellt wie es manche andere taten, wäre ich wohl ziemlich schnell niedergemacht worden und wäre danach endgültig als weltfremd oder völlig verschroben abgestempelt dagestanden. Dann behält man doch lieber seinen Ruf, still und emotionslos zu sein!
Aber ich mußte noch andere Erkenntnisse verarbeiten. Zum Beispiel über die Funktion der Prostituierten. Bisher hatte ich sie immer verachtet und gemeint, daß es gut wäre, wenn es sie nicht gäbe. Doch eine Bemerkung in der Arbeitsgruppe zwang mich zum Nachdenken: „Prostituierte haben eine wichtige Funktion in der Gesellschaft. Sie fangen die Triebtäter ab." Das stimmte ja!
Prostituierte bieten einen „Genuß" an, auf den Menschen mit Charakter auch verzichten können. Zumindest können sie sich beschränken. Aber haben wirklich alle so viel Charakter?
Was wäre, wenn es keine Prostituierten gäbe? Wo würden dann jene Humanoiden ihre Triebe ausleben?
Mir wurde klar, daß dann die Zahl der Vergewaltigungen um ein Vielfaches steigen würde, und plötzlich bekam ich eine gewisse Hochachtung vor den Prostituierten.

Natürlich hatten wir auch Pausen. Nach dem langen Herumsitzen in den Arbeitsgruppen hatte ich meistens einen großen Bewegungsdrang. So ging ich auch mit, als Birte mich fragte, ob ich ein bißchen Volkstanz mitmachen würde. Einer der Zivis hätte etwas vorbereitet. Nun ja - nachschauen konnte man ja mal. Außerdem wollte ich mit Birte zusammensein, sie noch besser kennenlernen.
Der Zivi hatte eine Kassette mit Musik dabei und legte die Schrittfolgen fest, die getanzt werden sollten. Zum Glück standen wir alle in einem großen Kreis und mußten keinen geschlechtstrennenden Paartanz machen!
Aber der kam dann leider doch noch. Jetzt plötzlich abzuhauen, ging nicht.
Aber keiner konnte mich zwingen, hier die Frauenrolle zu spielen!
Ich weigerte mich ganz einfach. Da wir zufällig gleich viele Frauen wie Männer waren, mußte halt einer der Männer in die Frauenrolle schlüpfen. Einer war auch bereit dazu. Es war sowieso ein eher femininer Typ mit zierlichem Körperbau und langen Haaren. Der würde es schon aushalten.
So viel Selbstbewußtsein hatte ich inzwischen, daß ich nicht mehr in der Frauenrolle tanzte. Auch wenn mich dann alle komisch anschauen würden! Im Endeffekt taten das nur ein paar, und diese auch nur vorübergehend.
Und ich genoß es, auf der Seite der Männer zu tanzen!

Michael hatte in einer Zeitung einen Bericht über die sogenannte „innere Kündigung“ gelesen. Er gab ihn auch mir zu lesen. Es ging darin um das Problem, daß Menschen, denen aus welchen Gründen auch immer der Beruf keinen Spaß mehr machte, nur noch zur Arbeit gingen, weil sie mußten, und die Arbeit ohne Motivation erledigten. Eine Tatsache, die für einen Betrieb schlecht war, wenn er auf dynamische, flexible Mitarbeiter mit guten Einfällen angewiesen war. Und welcher Betrieb ist das nicht?
Ab jetzt suchte Michael mit Argusaugen, ob irgend jemand Anzeichen von innerer Kündigung zeigte. Wenn ich hin und wieder einen weniger motivierten Eindruck machte, fing er gleich damit an, und ich mußte ihm immer wieder beteuern, daß das bei mir nicht der Fall sei.
Aber einige Zeit später, im Frühjahr, bekam ich wirklich einen Durchhänger.
Nachdem wir auf einem der Seminare gebatikt hatten und ich davon erzählt hatte, kam Sigrid auf die Idee, daß ich in der Werkstatt ja auch mal batiken könnte. Und zwar zusammen mit Susi.
Zuerst dachte ich: warum nicht? und machte mich an die Arbeit.
Aber diese Arbeit war auf die Dauer ziemlich ätzend.
Susi saß meistens in der Ecke und hatte keinen Bock. Nur mit größter Mühe konnte man sie dazu überreden, aufzustehen, zum Arbeitstisch hinüberzugehen und diesen oder jenen Handgriff zu machen. Alles einzeln natürlich. Sie blieb einfach stehen und starrte in die Gegend. Sie konnte furchtbar zäh sein und sich immer irgendwie herauswinden.
Die meiste Arbeit blieb an mir hängen. Und beim Batiken mußte man hauptsächlich Farbe auswaschen. Xmal, weil immer noch etwas drin war.

Ich haßte das alles. Von Motivation konnte man wirklich nicht mehr reden.
Um so besser war ich drauf, als diese Zeit vorbei war und ich wieder etwas anderes tun durfte.

Es dauerte nicht lange, bis ich einen Termin in der Psychiatrischen Poliklinik bekam. Ich war einer Psychologin namens Frau M. zugeteilt worden. Anscheinend sollte ich zuerst mit ihr sprechen und dann mit dem Kollegen von Prof. Remschmidt.
Die Klinik befand sich in einem unscheinbaren Haus im Zentrum von Marburg, nicht weit vom Bahnhof entfernt. Es war ein älteres Haus. Man hätte es durchaus für ein Wohnhaus halten können, es unterschied sich kaum von den Nachbarhäusern. Wahrscheinlich war es umfunktioniert worden.
Nachdem ich mehrere Treppen hinaufgestiegen war und die richtige Tür gefunden hatte, mußte ich noch eine Weile warten. Dann ging die Tür auf, und eine Frau erschien.
„Fräulein Fink?“
Es war eine auffallend häßliche Frau. Eine von der Sorte, die sich häßlicher machen als sie sind. Sie konnte nichts dafür, daß sie ein Vollmondgesicht und keine besonders schönen Gesichtszüge hatte. Vielleicht konnte sie auch nichts dafür, daß sie ziemlich fett war. Aber warum zog sie Kleider an, die ihre Figur noch betonten - einen Minirock und darunter hautenge, schwarze Nylonstrumpfhosen?
Ich beschloß, mich von ihrem Aussehen nicht zu beeinflussen zu lassen und sie ausschließlich nach ihren fachlichen Fähigkeiten zu beurteilen. Freundlich schien sie ja zu sein.
Sie bat mich in das Zimmer.
Wir setzten uns in zwei bereitstehende Sessel.
„Warum sind Sie hier?“
Wußte sie das nicht? Oder wollte sie es noch einmal aus meinem Munde hören?
Ich fing an zu erklären, und sie machte den Eindruck, als ob sie von meinem Fall noch nichts gehört hatte. Hatte ihr Chef ihr denn nicht erklärt, um was es bei mir ging? Eigentlich hätte ich ja zuerst ein Gespräch mit ihm haben sollen, wenn ich davon ausging, was Prof. Remschmidt mir versprochen hatte. Oder war das auch so ein Professor, der nicht mit gesetzlich Versicherten sprechen konnte? Vielleicht fand das Gespräch ja bald statt. Aber Frau M. erwähnte nichts davon. Für sie schien es selbstverständlich zu sein, mich alleine zu behandeln. Ich mußte ihr also klarmachen, daß ich transsexuell bin und von ihr ein Gutachten für die Operation brauchte.
Ich erzählte ihr, wie Prof. Remschmidt die Behandlung geplant hatte. Kein Anzeichen von Erinnerung in ihrem Gesicht! Ihr Chef hatte wirklich nicht mit ihr gesprochen.
Ich mußte bei Adam und Eva anfangen. Später wurde mir klar, daß sie weniger von Transsexualität verstand als ich - und ich wußte damals noch nicht besonders viel, zumindest was das rechtliche Verfahren und den genauen Ablauf der ärztlichen Behandlungen bei der Geschlechtsangleichung anging.

Die erste Sitzung verbrachten wir mit einem groben Umriß meines Lebenslaufes und der Abklärung, wie die Behandlung ablaufen sollte. Frau M. schien damit einverstanden zu sein, eine ähnliche Behandlung zu machen wie Prof. Remschmidt vorgeschlagen hatte, aber wenn ich anfing, von Operationen und Gutachten zu sprechen, setzte sie ein Pokerface auf, wurde ungenau und legte sich auf nichts fest.
Ob ihr klar war, daß sie wegen mangelnder Erfahrung gar nicht von den Amtsgerichten als Transsexuellen-Gutachterin anerkannt werden würde? Ich wußte das damals noch nicht, sonst wäre ich gar nicht zu ihr gegangen. Naiv, wie ich war, konnte sie mir alles über ihre Kompetenz und über die Verfahren bei der Geschlechtsangleichung erzählen (was sie aber kaum tat) - ich konnte es nicht kontrollieren.
„So - ich glaube das reicht für heute. Wann können Sie das nächste Mal kommen?"
Wir machten einen Termin aus.
„Wollen sie auch mit meiner Mutter sprechen?"
Aus alter Gewohnheit von der Kinder- und Jugendpsychiatrie hatte ich meine Mutter zur ersten Sitzung mitgenommen. Man konnte ja nie wissen, ob die Psychologin auch mit ihr reden wollte. Bei Prof. Remschmidt war das gang und gäbe.
Aber damit hatte ich wohl einen Fehler gemacht. Jetzt war ich in einer Erwachsenen-Klinik, und Frau M. äußerte sich verwundert. Ich schien den Eindruck eines unselbständigen Mamakindes auf sie zu machen und hatte Schwierigkeiten, mich da wieder herauszureden. Hoffentlich war das kein Umstand, den sie später bei meiner Beurteilung gegen mich verwandte. Ganz ausschließen will ich es nicht, nach den Erfahrungen, als ich sie besser kannte und merkte, welche unwichtigen Sachen sie von weit herholte.
Wir verabschiedeten uns, und ich erwartete mit gemischten Gefühlen den nächsten Termin. Diese erste Sitzung war nicht zu meiner Zufriedenheit verlaufen. Ich hätte mehr Hilfe und Ratschläge von ihrer Seite erwartet.
Diese Beobachtungstherapie schien zu einer reinen Pflichtübung zu werden.

# Ausgeliefert

Meine Termine waren relativ selten, wenn man davon ausging, daß bei einer richtigen Psychotherapie mindestens einmal in der Woche eine Sitzung stattfindet. Ich ging nur ungefähr einmal im Monat nach Marburg. Trotzdem war es schwierig, das Ganze vor meinen Kollegen geheimzuhalten - es fand ja vormittags statt. Auf die Dauer schaute Michael etwas mißtrauisch, als ich immer wieder sagte, ich müßte zum Arzt nach Marburg.
Nachdem ich Frau M. alles aus meinem Lebenslauf erzählt hatte, was mir einfiel, verliefen die Sitzungen fast alle gleich. Frau M. stellte mir wahllos irgendwelche Fragen, die verrieten, wie wenig sie von dem Thema verstand. Sie hatte schon

Schwierigkeiten, überhaupt die Grundlagen des psychischen Phänomens Transsexualismus nachzuvollziehen. Immer wieder mußte ich ihr erklären, wie ich mich fühlte und wie ich bestimmte Situationen erlebte. Immer wieder dasselbe.
Bald fiel mir auf, daß sie keinen Plan hatte, was sie mit mir machen sollte. Sie fragte irgend etwas, was ihr gerade einfiel oder stellte mit ihrem Teilverständnis die verrücktesten Theorien auf.
Einmal hatte ich beim Haarschneiden eine neue Klinge benutzt und mir durch ihre ungewohnte Schärfe eine kleine Glatze geschnitten. Diese Blöße konnte ich nur bedecken, indem ich meine Haare mit Hilfe eines Seitenscheitels darüber kämmte. Frau M. fing gleich an zu interpretieren, als sie mich sah, und fragte, ob ich mit dieser neuen Frisur quasi ein neues Leben anfangen wollte?!
Was änderte ein Seitenscheitel am Leben?
Ein anderes Mal machte sie angesichts meines dicken Schlüsselbundes, den ich mit einem Karabinerhaken an der Hosenschlaufe über meinem rechten Bein befestigt hatte, die Bemerkung, daß ich ihn wohl als meinen Ersatzpenis betrachten würde?!
Ich war baff.
Dachte sie allen Ernstes, ich würde nur nach einem baumelnden Ding vor meinem Bauch streben?
Abgesehen davon ist das Baumeln doch wirklich *die* unwichtigste Peniseigenschaft. Vielleicht sogar eine lästige Eigenschaft. Ähnlich wie das Schwabbeln der weiblichen Brüste.
Als Frau konnte sie anscheinend nicht nachvollziehen, wie praktisch die Befestigung am Karabinerhaken ist: Man verlegt und verliert die Schlüssel nicht, und man hat sie mit einem Griff zur Hand. Und was konnte ich dafür, daß der Schlüsselbund so auffällig groß war? Ich war nun einmal zur Zeit mit sehr vielen Schlüsseln zugange und konnte auf keinen verzichten.
Was denkt eine Freud-geprägte Psychologin angesichts eines Transsexuellen? Ein Musterbeispiel für Penisneid. Die PsychologInnen denken nur an das eine. Die Möglichkeit, daß ein geschlechtsreifer Mensch mehr oder weniger freiwillig in völliger Asexualität lebt, scheint für solche PsychologInnen unvorstellbar zu sein.
Man hätte direkt Psychologenwitze über Frau M. machen können, wenn die Sache nicht so ernst gewesen wäre. Aber wer konnte schon darüber lachen? Ich mußte darunter leiden, und sie war das Objekt, über das der Witz gemacht worden wäre.
Oft schien sie auch zu erwarten, daß ich von mir aus etwas erzählte. Aber was sollte ich erzählen? Ich hatte ihr doch schon alles erklärt!
Manchmal saßen wir minutenlang da und schwiegen uns an.
Eine unangenehme Situation - fast wie in einer Prüfung, wenn man nichts weiß! Man sitzt und grübelt, im Gehirn ist die totale Leere, und die Lage wird immer peinlicher.
In diesen Stunden wurde meine Abneigung gegen jede Art von Psychotherapie geprägt. Hatte ich davor schon eine Minderbegabung, auf die Dauer über ein Thema zu reden, zu dem mir nur eine beschränkte Menge einfiel, so waren die Sitzungen jetzt - bewußt oder unbewußt - ein einziges Trauma. Soll in einer Psychotherapie nicht eigentlich eine entspannte Atmosphäre herrschen...?

Die einzige Methode, wie ich dem entgehen konnte, war, den nächsten Termin immer möglichst weit herauszuzögern.
Auch Frau M. hatte ihre Schwierigkeiten. Das merkte ich daran, wie sie, wenn es an das Verabschieden am Ende der Sitzung ging, immer auffallend freundlich, ja direkt glücklich wurde. Oder war sie so freundlich, damit ich auch wiederkäme?

Im Frühjahr bekam ich dann wieder einen Brief von der Flugsicherung. Ich wurde aufgrund meiner Bewerbung für die Fluglotsenausbildung zu einer Vorauswahlprüfung nach Frankfurt eingeladen.
Ich überlegte, wie ich mich vorbereiten sollte, denn ich wollte die Prüfung auf jeden Fall bestehen. Also arbeitete ich ein allgemeines Testtrainingsbuch durch. Ob in der Vorauswahlprüfung auch solche Aufgaben gestellt wurden wie in diesem Buch? Manche fand ich ziemlich ungerecht und gar nicht berufsbezogen. Ideal geeignet zum Sieben. Wieviele Bewerber kamen wohl bei den Fluglotsen auf einen Ausbildungsplatz?
Als der Prüfungstag gekommen war, reiste ich nach Frankfurt. Die Zentralstelle der Bundesanstalt für Flugsicherung, in der die Prüfung stattfinden sollte, war ein Hochhaus mitten in Frankfurt. Verglichen mit den Wolkenkratzern wirkte es aber eher unauffällig.
Der Eingang wurde streng bewacht, und ich mußte meinen Ausweis und den Einladungsbrief vorzeigen, ehe ich das Drehkreuz passieren durfte. Der Pförtner gab mir Anweisungen, in welches Stockwerk ich fahren sollte.
Oben standen schon einige Prüflinge im Flur.
Nach kurzer Zeit wurden wir in den Prüfungsraum gebeten. Es war ein großer Saal, in dem viele einzelne Tische standen. Vorne war eine Art Tribüne, auf der saßen die aufsichtsführenden Beamten.
Nachdem wir alle einen Platz gefunden hatten, erklärte uns einer der Herren, wie die Prüfung ablief. Wir erfuhren, daß wir nicht die einzige Prüfungsgruppe waren. Damit alles ganz gerecht abläuft, wurde deshalb die Zeit genau eingehalten, und die aufgabenbezogenen Erklärungen wurden uns mit einem Tonband vorgespielt.
Wir mußten ganz verschiedene Aufgaben bearbeiten, aber bei allen konnte man einen Bezug zum späteren Arbeitsgebiet feststellen. Das fand ich gut. Es gab verschiedene Kopfrechenaufgaben, wo man ein bißchen um die Ecke denken mußte, z.B. mußten wir bei einer Gruppe von Würfeln die Vorderseitenpunktzahl zusammenrechnen, die Rückseiten zusammenrechnen, die kleinere von der größeren Zahl abziehen und die Ergebnisrückseite auf anderen Würfeln ankreuzen. In einem Englischtest mußten wir Wörter mit ähnlicher Bedeutung finden und in Sätzen fehlende Wörter einsetzen. Es gab auch einen Test zum räumlichen Vorstellungsvermögen. Dabei mußten wir auf Zickzacklinien die Rechts- und Linkskurven zählen. Weiterhin gab es Fragen zum technischen Verständnis, einen akustischen Konzentrationstest und natürlich auch einen jener Konzentrationstests, die fast überall gemacht wurden, nämlich wo man auf einer Seite voller Buchstaben

möglichst schnell bestimmte Buchstaben durchstreichen mußte. Zwischendurch durften wir zur Entspannung einen psychologischen Fragebogen ausfüllen.
Nach etwa der Hälfte der Tests war Mittagspause, und wir durften in die Kantine im obersten Stockwerk gehen.
Danach ging es zügig weiter. Am Schluß des Tages war mein Kopf ziemlich leer.
Wir wurden mit der Ankündigung entlassen, daß wir demnächst das Ergebnis mitgeteilt bekommen würden. Diejenigen, die die Vorauswahlprüfung bestanden hätten, würden dann zu der mehrtägigen Hauptauswahlprüfung nach Hamburg eingeladen.
Ob ich gut genug war?
Die meisten Aufgaben waren mir nicht schwergefallen, aber ich wußte ja nicht, wo die Meßlatte angesetzt wurde.

Jeden Monat hatten wir einen Studientag, der für alle FSJ'ler hier im Behindertenzentrum Pflicht war. Wir wurden für diesen Tag von unseren anderen Arbeiten freigestellt.
Jeder Studientag hatte ein bestimmtes Thema. Nachdem wir bei den vergangenen Studientagen die Themen „Besonderheiten der Behinderten", „Wahrnehmung", „Kommunikation", „Rolle des FSJ'lers" und „Sucht" durchgekaut hatten, war heute „Sexualität und Liebe" dran.
Das war nicht gerade ein Thema, das mich vom Hocker riß. Ich hatte keine Erfahrung auf diesem Gebiet und würde auch keine bekommen, wenn mein Zustand so bliebe. Da mich das Thema also nichts anging, interessierte es mich auch nicht sonderlich.
Immerhin lernte ich mal wieder etwas dazu.
In meiner Gruppe wurde Sexualität nicht so deutlich, bei dieser Art der Behinderung konnte sie weitgehend tabuisiert werden wie im „normalen Leben".
Aber bei den geistig Behinderten war das anders. Die anderen FSJ'ler konnten einiges davon berichten. Die geistig Behinderten waren ja allgemein viel offener. Und wenn sie einmal ihre Geschlechtsorgane entdeckt hatten, hatten sie auch nicht das Schamgefühl der Nichtbehinderten. Es kam vor, daß einer onanierend am Fenster stand und mit der anderen Hand den Passanten freundlich zuwinkte.
Andererseits - was konnte man hier auch machen? Selbst wenn die Behinderten „schamhafter" gewesen wären, hatten sie in den Gruppen ja kaum eine Privatsphäre.
Die Zivis hatten auf dem AIDS-Seminar die Situation ganz treffend geschildert. Sie hatten mal bei einer anderen Gelegenheit ein satirisches Theaterstück aufgeführt:

*Zwei Zivis schieben einen Rollstuhlfahrer in einen Raum.*
*Dann treten sie einen Schritt zurück und drehen sich um.*
*Eine Stimme ertönt: „Bitte onanieren Sie... jetzt!"*

Nachdem wir unsere Erfahrungen aus den Gruppen ausgetauscht hatten, arbeiteten wir Bibeltexte zu dem Thema durch, füllten Fragebögen aus, lasen Geschichten und sprachen über Tabus, Regeln und Gesetze.
Gegen Ende des Tages malte Herr M. eine Skala an die Tafel.
Auf der einen Seite stand: „Sexualität spielt für mich eine sehr wichtige Rolle", auf der anderen Seite: „Sexualität spielt für mich eine weniger wichtige Rolle."
Jeder von uns sollte in „geheimer Wahl" für sich einen Punkt auf die Skala malen, je nachdem, wo er sich ansiedeln würde. Ich überlegte, wo ich meinen Punkt hinmalen sollte. Wie war die Aussage gemeint? Ging es um die Geschlechtlichkeit im sozialen Alltag? Die spielte für mich eine wichtige Rolle, weil ich stets unter der Situation im Umgang mit den Mitmenschen leiden mußte. Oder ging es um den Geschlechtsverkehr und das unmittelbare Drumherum? Das spielte für mich keine Rolle. Mein Schicksal schloß Geschlechtsverkehr für mich bis auf weiteres aus. In meinem jetzigen Körper war es mir psychisch nicht möglich, es hätte mich zu sehr an meine Weiblichkeit erinnert. Und einen anderen Körper hatte ich nicht, ich würde vielleicht auch nie einen sexuell brauchbaren Körper bekommen. Ich mußte mich auf ein asexuelles Leben einstellen. Also machte ich meinen Punkt im Bereich der Skala, wo „Sexualität spielt für mich eine weniger wichtige Rolle" stand. Nicht ganz am Ende, aber in der Nähe.
Als alle fertig waren, schauten wir uns das Ergebnis an. Eine Anhäufung von Punkten war in dem Drittel der Skala, das dem „Sexualität spielt für mich eine sehr wichtige Rolle" am nächsten war. Und dann war noch mein einsamer Punkt am anderen Ende der Skala. Herr M. war mit dem Ergebnis zufrieden, äußerte aber sein Bedauern über die Einstellung desjenigen, der diesen deplazierten Punkt gemacht hatte. Das fand ich nicht gerechtfertigt. Was ging ihn die Sexualität anderer an? Und wie konnte er sich anmaßen, darüber zu urteilen? War Asexualität eine Sünde?
Natürlich sprach ich das nicht laut aus, denn damit hätte ich ja bekanntgegeben, daß ich diesen Punkt gemacht hatte. Und das Thema war es mir nicht wert, einen Aufstand zu machen und Herrn M. zurechtweisen zu wollen.

Einer fehlte auf dem Studientag. Christian. Er hatte ganz plötzlich einen Zwölffingerdarmgeschwürdurchbruch bekommen, ein gefährlicher Zustand, wo sofort operiert werden muß. Nach Gerüchten zu urteilen, hatte Christian Schwierigkeiten auf seiner Arbeitsstelle, woraus man schließen konnte, daß sie Ursache oder Mitursache für diese vielleicht psychosomatische Krankheit sein konnten. Er hatte die Arbeit nicht verkraftet. Was genau dahintersteckte, wußte keiner, denn Christian hatte nie eine Andeutung in dieser Richtung gemacht. Es hätte ihm auch niemand zugetraut. Es hieß nur, daß er sich durch die körperlichen Annäherungen, zum Beispiel häufige Umarmungen, einer weiblichen Behinderten aus seiner Gruppe sehr belastet fühlte.
Christian schien sehr sensibel zu sein. Oder er hatte ein Problem. Vielleicht war er schwul oder hatte sogar transsexuelle Neigungen. Immerhin war er der einzige, der ein bißchen Mitgefühl für meine Situation aufbrachte. Denn er hatte mal „er" zu mir

gesagt, zu einen Zeitpunkt, wo wir FSJ'ler uns schon sehr gut kannten und solche Verwechslungen eigentlich ausgeschlossen waren.
Warum hatte er das getan? War es Zerstreutheit, wollte er meine Reaktion testen, wollte er mir einen Gefallen tun, oder wollte er mir einfach zeigen, daß er mich verstand?
Die Frage blieb offen, denn ich sah ihn nie wieder.

# Prüfungen

Ich hatte Glück und kam bei der Fluglotsen-Aufnahmeprüfung in die engere Wahl. Die Hauptprüfung sollte in Hamburg stattfinden und drei Tage lang dauern. Dafür nahm ich mir Urlaub. Diesmal waren wir nicht mehr so viele Prüflinge wie bei der Vorauswahlprüfung. Anscheinend war kräftig gesiebt worden. Es hieß aber, daß an anderen Terminen noch andere Gruppen geprüft würden.
Als die Formalitäten wie Ausweiskontrolle und Reisekostenerstattung erledigt waren, ging es gleich los. Die Prüfungen waren so ähnlich wie bei der Vorauswahl, aber ein bißchen spezieller und schwieriger. Die Zeit wurde wieder genau mit dem Kassettenrecorder vorgegeben.
Im Englisch-Test bekamen wir sechsstellige Zahlen diktiert, mußten gehörte engliche Worte übersetzen und Gegenteile davon auswählen. In Mathe kamen Textaufgaben und Kopfrechenübungen dran. Beim Test zum räumlichen Vorstellungsvermögen mußten wir gedrehte Figuren vervollständigen und Richtungspfeile zeichnen, bei der akustischen Merkfähigkeit mußten wir uns vorgelesene lange Zahlenreihen merken (auch mit Ablenkung zwischendurch), und bei der optischen Merkfähigkeit wurden Dias an die Wand geworfen. Darauf waren verschiedene Symbole abgebildet, und wir mußten Anzahl und Veränderungen erkennen. Die Schwierigkeit dabei war, daß die Dias nur für Sekundenbruchteile zu sehen waren - und die Zeiten wurden immer kürzer, bis ich gar nicht mehr alles erkennen konnte.
Einen Test nach dem anderen. Die Anspannung machte sich bemerkbar. Mit der Zeit taten meine Ellenbogen weh - vom Aufstützen auf den Tisch. Zwischendurch gab es zur Entspannung mal einen leichteren Test, einen sogenannten „Interessenstest für die Luftfahrt", wo nach luftfahrtkundlichen Einzelheiten, z.B. Flugzeugtypen, Grundlagen des Auftriebs usw. gefragt wurde.
Zum Schluß kam das härteste: ein eintöniger Dauerkonzentrationstest, den wir bestimmt nicht so gut abgelegt hätten, wenn wir vorher gewußt hätten, was auf uns zukam.
Eins mußte man den Fluglotsen-Aufnahmeprüfungen lassen: Sie waren gerecht und bezogen sich eindeutig auf den späteren Beruf. Hier wurden keine windigen Kenntnisse abgefragt, die man sich vielleicht noch kurz vor der Prüfung aneignen konnte, auch keine politischen Meinungen oder zweifelhaft zu beurteilende Aufsätze

über das aktuelle Tagesgeschehen. Hier wurden Fähigkeiten getestet, kein kurzfristig angeeignetes Wissen. So nützte es auch nicht viel, sich für die Prüfung vorzubereiten - höchstens für den Englischtest und den Luftfahrtkundetest. Letzterer war auch kein Problem, wenn man sich - wie ich - seit vielen Jahren für die Luftfahrt interessierte und entsprechende Fachbücher las.

Am Ende dieses Tages durften sich schon wieder einige Prüflinge verabschieden, die nicht gut genug waren.

Der nächste Tag war nicht so anstrengend, weil die Prüfungen länger dauerten, und weil einzeln geprüft wurde.

Eine mündliche Englischprüfung, in der ich einen vorher gelesenen englischen Text über die Mondlandung auf Englisch nacherzählen mußte und dann ein Bild vorgelegt bekam, wobei ich erklären mußte, was ich darauf sah.

Dann kamen die sogenannten Gerätetests dran. Ich mußte mich vor einen Apparat setzen, der meine Reaktionsschnelligkeit prüfte und anscheinend auch mitschrieb, wann ich auf welche Taste drückte.

Als alle Tests beendet waren, mußten wir warten. Die Prüfungskommission zog sich zurück, schaute sich die Ergebnisse vom heutigen Tag an und beriet, welche Teilnehmer für die letzten beiden Prüfungen - die psychologische Prüfung und die fliegerärztliche Untersuchung - zugelassen werden sollten.

Wir warteten im Aufenthaltsraum. Es herrschte eine nervöse Stille.

Nach einiger Zeit kam einer und rief drei Namen von Leuten, die mit ihm kommen sollten, auf.

Mein Name war dabei. Das konnte nichts gutes bedeuten - wahrscheinlich waren wir drei diejenigen, die durchgefallen waren. Mit mir ging noch eine Frau und ein Mann. Wir wurden in einen Raum geführt, in dem uns die Männer von der Prüfungskommission mit teils ausdruckslosen, teils mißgelaunten Gesichtern empfingen.

Einer von den Pokerfaces fing an zu reden: „Tja, wir müssen Ihnen leider mitteilen, daß Sie die Prüfung nicht bestanden haben. Ich will damit nicht sagen, daß Sie schlecht sind, aber bei diesem Beruf ist es nun leider so, daß die Bewerber in allen Fähigkeiten, die verlangt werden, mindestens durchschnittlich gut sind. Man kann nicht - wie woanders - schlechte Leistungen auf einem Gebiet mit besonders guten auf einem anderen Gebiet ausgleichen. In diesem Beruf ist es lebenswichtig, daß alle Fähigkeiten vorhanden sind. Es tut uns leid, Sie durchfallen lassen zu müssen, denn es gibt nur wenige Bewerber, die alle diese Fähigkeiten aufbringen. Die Prüfung bestehen weniger Bewerber als wir brauchen!“

Dann erklärte er uns einzeln, woran es bei uns gelegen hatte. Bei mir waren es die Gerätetests - der Mehrfachbelastungstest, wo ich 4 Dinge gleichzeitig tun mußte und der Reaktionstest. Auch bei der optischen Merkfähigkeit am Vortag hatte ich schon ziemlich schlecht abgeschnitten, aber das lag gerade noch so an der Grenze, daß sie mich noch zu den Prüfungen heute zulassen konnten.

Wir drei saßen da wie begossene Pudel. Bis jetzt war alles so gut gelaufen, und dann fällt man so kurz vor dem Ende der Prüfung durch. Die beiden Prüfungen, die übrig

blieben, waren ein Klacks, den bestimmt alle bestehen würden, die noch draußen saßen.
„Haben Sie noch Fragen?"
Da fiel mir noch etwas ein. Ich hatte mich ja damals für den *gehobenen* Flugdatenbearbeitungsdienst beworben, weil die Voraussetzungen meinem Schulabschluß entsprachen. Theoretisch könnte ich mich doch auch für den *mittleren* Dienst bewerben - da wurde nur mittlere Reife als Voraussetzung verlangt. Vielleicht wurden solche Leute eher gebraucht als für den gehobenen Dienst.
Da ich nichts mehr zu verlieren hatte, aber einen Ausbildungsplatz brauchte, konnte es nichts schaden, wenn ich mal nachfragte.
Der Prüfer konnte mir nichts Endgültiges sagen, meinte aber, daß es eigentlich klappen müßte. Er schrieb sich meinen Namen auf, um ihn weiterzuleiten. Ich würde dann benachrichtigt, falls sich etwas ergeben sollte.
Eine kleine Chance hatte ich also noch.
Diese Gerätetests mußten bestimmt auch die Piloten bei ihren Aufnahmeprüfungen machen. Oder ähnliche Tests. Insofern war es gut, daß ich schon wegen meiner Körpergröße gescheitert war - wenn ich bei den Aufnahmeprüfungen durchgefallen wäre, wäre ich viel stärker frustriert gewesen!

Da das Thema Fluglotse für mich gestorben war, mußte ich dringend etwas anderes finden. Für alle Fälle hatte ich mich auch für eine Tontechnikerausbildung beworben, als ich noch nicht wußte, ob ich zur Fluglotsen-Hauptauswahlprüfung zugelassen würde. Auch hier wurde ich zu einer Aufnahmeprüfung eingeladen. Aber wer weiß, wie die verlaufen würde?
Zur Sicherheit bewarb ich mich auch noch bei der ZVS für einen Studienplatz in Psychologie. Das tat ich etwas halbherzig - die ursprüngliche Begeisterung für das Fach war nicht mehr da. Nach meinen Erfahrungen in der Sozialpsychiatrie wußte ich schon einmal, daß ich im *klinischen* Bereich der Psychologie nicht arbeiten wollte. Das war nichts für mich - zumindest nicht für die Dauer. Ich hatte auch erkannt, daß ich im Umgang mit Menschen nicht besonders geschickt war. Auch das war ungünstig für diesen Beruf. Aber ich hatte sowieso keine großen Hoffnungen, daß ich den Numerus clausus schaffen würde. Nach den Statistiken der letzten Jahre hätte ich keine Chancen.
Meine Vorahnungen bestätigten sich ein paar Wochen später, als ich den Ablehnungsbescheid von der ZVS bekam. Immerhin hatte ich mal das Bewerbungsverfahren bei der ZVS kennengelernt. Da mußte man zwar viele Formulare ausfüllen und Bescheinigungen einreichen, aber wenigstens keine Bewerbungen formulieren und Aufnahmeprüfungen machen!

Die Tontechniker-Aufnahmeprüfung überschnitt sich mit dem nächsten Seminar. Sie dauerte zwar nur einen Tag, aber dieser Tag war der erste des Seminars! Zum Glück machten mir die Seminarleiter deswegen keine Schwierigkeiten. Das hätte ich ihnen

auch übelgenommen - schließlich war mein zukünftiger Beruf wichtiger als das FSJ! Ich mußte halt nachreisen.
Aber zuerst mußte ich nach Köln, wo die Prüfung stattfand.
Das Funkhaus lag dicht am Kölner Dom, und wir Prüflinge mußten ganz nach oben. Dort war ein großer Saal, noch ganz neu eingerichtet - eigentlich viel zu fein für die Massenabfertigung von Bewerbern. Wahrscheinlich wurde er normalerweise für Konferenzen und repräsentative Veranstaltungen benutzt. Er war oval, und in seiner Mitte befand sich eine große, ebenfalls ovale Tischreihe, an der wir 50-60 Leute alle Platz fanden.
Wir bekamen jeder einen Zettel und mußten die üblichen Tests machen - ein bißchen Kopfrechnen, Konzentrationstest, Fragen zur Allgemeinbildung in Musik, Physik und Radio und Fernsehen. Ich hatte keine großen Schwierigkeiten, selbst was die Allgemeinbildung im Funk- und Fernsehwesen betraf - ein Thema, auf das ich mich gar nicht vorbereitet hatte.
Nach ein paar Stunden waren wir fertig. Unsere Bögen wurden ausgewertet, danach wurde kräftig gesiebt. Die meisten wurden nach Hause entlassen. Ich war wieder in die engere Wahl gekommen.
Bevor es weiterging, wurden wir in die Mittagspause geschickt.

Ich hatte mehr als eine Stunde Zeit. Die konnte ich nutzen, um die Adresse aufzusuchen, die mal in der Frankfurter Rundschau gestanden hatte - in diesem Bericht über Transsexualismus. Vielleicht konnte ich dort weitere Informationen oder eine Ausgabe der Transsexuellenzeitschrift bekommen. Laut Stadtplan war die Adresse nicht schwer zu finden. Es ging fast immer geradeaus.
Nach einem längeren Fußmarsch war ich am Ziel. Ein unscheinbares, heruntergekommenes Stadthaus, das sich kaum von den Nachbarhäusern unterschied. Nichts deutete darauf hin, daß hier ein Transsexuellentreffpunkt, ein Beratungsbüro oder eine kleine Zeitungsredaktion sein könnte.
War ich etwa bei der falschen Adresse gelandet? Nein - das Straßenschild und die Hausnummer stimmten eindeutig überein.
Ich schaute mir das Haus ganz genau an. Ein paar Stufen führten zur verschlossenen Haustür, seitlich an der Wand befanden sich ein paar Klingeln mit nichtssagenden Namensschildern.
Sollte ich aufs Geratewohl irgendwo klingeln?
Ich traute mich nicht. Was hätte ich sagen sollen?
Wahrscheinlich waren sie umgezogen, und diese Adresse existierte nicht mehr.
Jetzt mußte ich mich auch schleunigst wieder auf den Rückweg machen, sonst würde ich zu spät kommen!

Der Nachmittag begann mit einem medizinischen Hörtest, der längere Zeit in Anspruch nahm. Danach wurden wir einzeln zu einer mündlichen Prüfung abkommandiert.

*Wir, die noch nicht dran waren, stehen auf dem Gang und warten.*
*Ich halte mich wie gewohnt abseits, damit die anderen mich nicht nach meinem Namen fragen oder auf andere Weise meine Identität herausfinden. Erst laufe ich ein bißchen auf dem Gang hin und her, dann stelle ich mich ans Fenster und schaue hinaus. Von hier oben hat man eine interessante Aussicht!*
*Nach einiger Zeit kommen doch ein paar Leute vorbei und fangen mit mir ein Gespräch an.*
*Besonders ein blonder junger Mann redet sehr viel. Freimütig erzählt er, daß er gerade bei der Bundeswehr ist und sich für die Prüfung Urlaub genommen hat. Aber er ist auch neugierig, was ich so mache.*
*„Kommst du auch von der Bundeswehr?"*
*„Nein, ich mache ein freiwilliges soziales Jahr."*
*„Warst du davor bei der Bundeswehr?"*
*„Nein."*
*„Dann gehst du wohl danach zur Bundeswehr?" Der Typ hat anscheinend nur Bundeswehr im Kopf?!*
*„Nein, die wollen mich nicht." Hoffentlich reicht ihm das. Das klingt ja so wie ausgemustert sein.*
*Er mustert mich von oben bis unten, kann aber keinen Makel entdecken.*
*„Warum wollen sie dich nicht?"*
*Er hat mich in die Enge getrieben. Mir fällt nichts anderes ein, als die „Wahrheit" zu sagen:*
*„Weil ich ein Mädchen bin."*
*Ich hasse solche Situationen!*
*Er schaut überrascht, hat sich aber schnell wieder gefangen.*
*„Ach so - dann ist es natürlich etwas anderes!"*
*Ich glaube, für solche Situationen muß ich mir allmählich eine Notlüge zurechtlegen!*

Dann wurde ich zur mündlichen Prüfung gerufen. Zwei ältere Herren unterhielten sich mit mir über verschiedene Themen. Vor allem ging es um physikalisch-technische Probleme, aber sie wollten auch wissen, was ich mir unter dem Beruf des Tontechnikers vorstellte.
Zum Schluß fragten sie mich noch, ob ich Verwandte hätte, die Tontechniker seien. Ich antwortete: „Nein". Ich hatte zwar zwei Onkels zweiten Grades, die Tonmeister waren, aber das war ja nicht die Frage gewesen.
Außerdem - was sollte die Frage? Wollten sie etwa Leute bevorzugen, die „Beziehungen" hatten? Das fand ich ungerecht.
Nach dieser Prüfung wurden wir nach Hause geschickt. Das Ergebnis würden wir dann schriftlich erfahren.

Ich fuhr weiter zum Seminar und übernachtete auf dem Weg in Hamburg bei Verwandten.

Das Seminar fand in Fresendelf statt. Wieder so ein kleiner Ort irgendwo in der Einöde. Diesmal in Schleswig-Holstein. Die nächstgrößere Stadt war Husum. Hoffentlich gab es überhaupt eine öffentliche Verkehrsverbindung zu dem Ort!
Vor dem Bahnhof in Husum fand ich Busstationen. Es gab eine Verbindung nach Fresendelf, aber der nächste Bus fuhr erst in zwei Stunden. So lange mußte ich mich noch hier beschäftigen.
Es regnete. Bei dem Wetter hatte ich keine Lust, bis in die Innenstadt zu laufen. Zum Glück entdeckte ich in Bahnhofsnähe die Stadtbücherei! In Büchereien hielt ich mich gerne auf. Da verging die Zeit schnell.
Auch hier ging ich wieder vor, wie ich es mir in letzter Zeit in größeren fremden Büchereien oder Buchhandlungen angewöhnt hatte. Ich ging systematisch die Bücher im Bereich „Psychologie" durch, in der Hoffnung, vielleicht etwas über Transsexualismus zu finden.
Und hier hatte ich tatsächlich Glück! Es war ein schmales, unscheinbares Buch, das ich fast übersehen hätte. Der Titel *Grenzübertritt* hatte mich stutzig gemacht. Neugierig zog ich es heraus und entdeckte auf dem Einband ein „männlich"-Symbol (diesen Kreis mit dem Pfeil dran), das verblaßt und in ein „weiblich"-Symbol übergeht. Nun hatte ich die Gewißheit, daß es etwas zum Thema war! Ich zog mich mit dem Buch in eine Ecke am Fenster zurück und las darin.
Es war die Autobiografie einer Mann-zu-Frau-Transsexuellen namens Renate Anders. Auffällig war, daß sie nicht nur erzählte, was sie erlebte und welche Gefühle sie dabei hatte, sondern sie dachte auch kritisch darüber nach, suchte nach Ursachen. Obwohl sie sich schon in früher Kindheit wie ein Mädchen gefühlt hatte, versuchte sie erst einmal wie ein Mann zu leben. Sie hatte sogar Frau und Kinder. Erst als sie merkte, daß es so nicht ging, entschied sie sich, die Geschlechtsangleichung zu machen. Der späte Geschlechtswechsel brachte natürlich im Alltag auf der Straße, an der Arbeitsstelle und in der Familie zusätzliche Schwierigkeiten mit sich, die die Autorin aber allmählich zu meistern lernte.
Es war zwar genau die andere Richtung wie bei mir, aber trotzdem konnte ich schon beim Lesen der ersten Kapitel viele Gemeinsamkeiten mit meinen Erfahrungen feststellen. Oder eben das genaue Gegenteil, wenn es um geschlechtstypische Angelegenheiten ging.
Die Zeit ging unheimlich schnell vorüber, und ich mußte mich beeilen, damit ich den Bus noch erwischte. Natürlich schrieb ich mir noch schnell Autorin und Titel des Buches auf, damit ich es mir später über Fernleihe besorgen konnte.

Fresendelf war noch kleiner als ich erwartet hatte. Höchstens sieben Häuser, soweit ich es überblickte.
Unser Seminarhaus hatte ein richtiges Reetdach. Die Türen waren alle verschlossen, keiner war da. Ich mußte mal wieder warten. Diesmal hatte ich keine Bücherei, wo ich mir die Zeit vertreiben konnte.
Langsam bekam ich Hunger. Es war schon halb drei, und ich hatte mir nirgendwo etwas zum Mittagessen besorgt, weil ich gedacht hatte, ich würde früher ankommen.

Die einzige Möglichkeit, in diesem Kaff etwas Nahrhaftes zu bekommen, war ein Kaugummiautomat.
Nach längerer Zeit tauchten dann auch die anderen auf.
Auf diesem Seminar hatten wir kein besonderes Thema. Es war unser letztes Seminar. Wir blickten auf unser Jahr zurück und machten uns Gedanken darüber. Außerdem stellten wir eine Zeitung zusammen, mit kritischen und lustigen Beiträgen.
Diesmal versuchte ich Birte besser kennenzulernen. Schließlich konnte ich mir außer Diane ja auch mal eine andere Freundin suchen! Und Birte hatte die besten Voraussetzungen: Sie war mir vom Aussehen und Verhalten her sympathisch, ein offenes, ungekünsteltes Mädchen, und sie schien ähnliche Interessen zu haben wie ich.
An einem warmen Nachmittag gingen einige von uns in dem kleinen Fluß am Ortsrand schwimmen. Auf dem Rückweg kam ich mit Birte ins Gespräch. Über das Chorsingen.
Bald stellte sie die unvermeidliche Frage:„Welche Stimme singst du?“
„Tenor.“
Ich hatte keine Scheu, ihr das zu sagen, denn ich vertraute ihr. Sie war nicht der Typ, der meine männlichen Ambitionen ins Lächerliche ziehen würde. Ich traute ihr sogar zu, daß sie mein Problem verstehen würde, wenn ich es ihr erzählte. Aber damit wollte ich noch warten, bis wir uns besser kannten.
Sie lachte. „Das hätte ich mir eigentlich denken können!“
Sie wurde mir immer sympathischer. Ich glaube, ich verliebte mich ein bißchen in sie. So wie sie sollte meine spätere Frau sein!
Aber konnte ich mich überhaupt in sie verlieben, wenn ich in ihren Augen ein Mädchen war? Würde sie mich nicht früher oder später total weiblich behandeln wie alle anderen auch?
Komischerweise kam es nicht dazu. Vielleicht war es Zufall, vielleicht hatte sie eine gewisse Sensibilität, wie sie sich mir gegenüber verhalten mußte. Sie behandelte mich weitgehend geschlechtslos. An ihrer Seite konnte ich mich männlich, wie ihr Kavalier fühlen.

Am letzten Tag legten unsere Leiter einige große Tonpapierbögen auf die Tische im Arbeitsraum, für jede(n) von uns einen. Unsere Namen standen am Kopf der Bögen. Nun bekamen wir die Aufgabe, herumzugehen und bei den Leuten, bei denen wir das Bedürfnis hatten, zum Abschied ein paar Zeilen mit persönlichen Wünschen auf ihren Bogen zu schreiben.
Ich nutzte die Gelegenheit und schrieb auf Birtes Bogen, was ich ihr so direkt vielleicht nicht zu sagen getraut hätte:

*Es hat Spaß gemacht, mit Dir auf den Seminaren zusammenzusein. Schade, daß wir uns so selten sahen und uns erst so spät genauer kennengelernt hatten. Denn mir scheint, wir haben einige gemeinsame Interessen, z. B. die Musik. Vielleicht können wir uns später ja mal schreiben...*

Wie sie wohl darauf reagierte? Würde sie mir antworten, oder war ich ihr eher unsympathisch und ging ihr mit meiner Aufdringlichkeit auf den Wecker? Ich würde es merken.
In der Zwischenzeit ging ich noch zu anderen Bögen und schrieb hier und dort etwas darauf.
Als wir fertig waren und unsere Bögen an uns nahmen, stellte ich fest, daß einige etwas auf meinen Bogen geschrieben hatten. Viele wünschten mir alles Gute für meinen Job, aber es gab auch persönlichere Mitteilungen:

*Ich finde es schade, nicht mehr von Dir zu wissen, dich nicht ein bißchen besser kennengelernt zu haben; es gibt viele Wege, von sich zu erzählen.*

*Ich finde Dein Wesen faszinierend und bin davon überzeugt, daß Du auf Deine Art glücklich wirst.*

*Der ruhende Pol im Durcheinander ist die Rettung vor dem Chaos!*

*Schade, daß Du immer so verschlossen warst. Ich hätte Dich gerne besser kennengelernt. Ich wünsche Dir alles Glück der Welt für die Zukunft.*

Einer der Leiter schrieb mir:
*Obwohl Du für mich wenig ans Dir herausgegangen bist, habe ich Dich immer als sehr präsent erlebt. Ich konnte Deine Art deshalb gut akzeptieren: Du warst da - mancher hat Dich sicher auch bewegt - Du machst einfach vieles mit Dir selbst aus. Ich wünsche Dir, daß Du auf dem Weg bleibst bzw. den Weg findest, der für Dich gut ist. Alles Gute!*

Auch Birte hatte mir geschrieben:
*Das Gefühl für einige Gemeinsamkeiten beruht wohl auf Gegenseitigkeit. Es ist zwar schwer, auf Dich zugehen zu müssen, aber es hat sich gelohnt. Schade, daß wir keine Zeit hatten, unser gemeinsames Musikinteresse weiter auszubauen. Ich wünsche Dir viel Spaß in Deinem Beruf, welcher es auch sein wird.*

Über ihre Zeilen freute ich mich ganz besonders, weil sie mir bestätigten, daß sie mich auch sympathisch fand. Ich nahm mir vor, mit ihr in Kontakt zu bleiben, sofern sie auch weiterhin mitmachte.
Als wir uns dann schließlich alle voneinander verabschiedeten, das große Händeschütteln und Umarmen losging, verabschiedete sie sich besonders herzlich von mir.

Ich war glücklich und versuchte ihre Herzlichkeit zu erwidern, was mir aber bei meiner mangelnden expressiven Begabung sicher nicht so gut gelang wie ihr.

Ein paar Wochen später bekam ich die Nachricht vom Rundfunk. Ich hatte nicht bestanden.
Eine Begründung nannten sie nicht. Vielleicht hatte ich in der mündlichen Prüfung keinen guten Eindruck gemacht - vor allem bei den physikalischen Fragen -, oder sie hatten sich einfach die besten unter den noch übrigen Bewerbern herausgesucht.
Doch kurze Zeit danach gab es wieder einen Lichtblick: Die Flugsicherung schickte mir einen Brief, in dem sie sich für meine Bewerbung für den mittleren Flugdatenbearbeitungsdienst bedankte und mich zur Aufnahmeprüfung einlud. Wenn ich sie bestehen würde, könnte ich bereits im Oktober mit der Ausbildung anfangen!

Auf dem Seminar hatte ich Fotos gemacht. Ein paar Abzüge schickte ich an Birte und legte damit den Grundstein für eine lang anhaltende Brieffreundschaft.

# Ehrlichkeit ist gefährlich

Meine Zeit in der Sozialpsychiatrie näherte sich ihrem Ende. Ich hatte mit Urlaub gespart, um ihn am Ende meines Jahres nehmen zu können und dadurch früher fertig zu sein.
Da viele FSJ'ler im Sommer Urlaub nahmen, hatte das letzte Seminar schon relativ früh stattgefunden. Und jetzt näherte sich auch schon der letzte Studientag.
Eines wunderte mich doch: Michael war ein offener Typ, und bei Themen, die ihm wichtig waren, zögerte er nicht nur, sie auszusprechen, sondern er gab auch, wenn er etwas von anderen hören wollte, keine Ruhe, bis sie es erzählten. Aber er hatte in der ganzen Zeit nie eine Bemerkung über meine Männlichkeit gemacht - abgesehen von ein paar Frotzeleien, daß ich mir doch mal meine Haare länger wachsen lassen sollte - oder eine Frage dazu gestellt. Mir konnte es nur recht sein, denn ich hatte bisher bei kaum einem Menschen eine verständnisvolle Reaktion auf mein Problem erlebt.
Doch eines Tages, als wir gerade von einer geschäftlichen Autotour zurückkamen und schon wieder in das Werkstattgelände einfuhren, fing er ganz unvermittelt an: "Wärst du eigentlich lieber ein Junge geworden?"
Fast hätte ich geantwortet: "Nein, ich wäre lieber *kein* Junge geworden! Das hätte mir eine Menge Probleme erspart!", aber ich verkniff es mir. Die Bemerkung hätte er auf keinen Fall verstanden. Sie hätte unvermeidlich nach sich gezogen, daß wir im Auto sitzengeblieben wären und ich ihm meine ganze Lebensgeschichte erzählt hätte. Und das traute ich mich nach wie vor nicht. Zugegeben - Michael wäre einer gewesen, mit dem ich gerne darüber gesprochen hätte. Er war so etwas wie ein Freund, wenn auch eine gewisse Distanz zwischen uns bestand, die sich aus dem

Altersunterschied und aus dem vermeintlichen Geschlechtsunterschied ergab, der in seiner Sicht real war und den ich spielen mußte. Michael war so, wie ich mir einen guten Freund - von Mann zu Mann, versteht sich - vorstellte und wünschte: offen und freundlich.
Aber wie immer hinderte mich mein Körper und die gesellschaftliche Stellung, in die mich mein geburtsurkundliches Geschlecht hineinmanövriert hatte, daran, so zu leben, wie ich bin.
Der Hauptgrund, warum ich nichts sagte, war aber Michaels berufliche Verbundenheit zur Psychiatrie. Auch wenn meine Depressionen inzwischen stark nachgelassen hatten und eher einer abwartenden Pokerface-Stimmung gewichen waren, konnte meine Transsexualität falsch interpretiert werden. Für Psychologen, die weniger von dem Thema verstehen als Prof. Remschmidt, konnte ich immer noch ein ganz normaler Verrückter sein bzw. eine ganz normale Verrückte. Und ich wollte nicht riskieren, hier als Patient in der Psychiatrie hängenzubleiben, nur weil ich nicht auf meine Worte geachtet hatte.

Auch der Abschluß-Studientag fand schon frühzeitig, Ende Juli, statt. Wie auch im letzten Seminar beschäftigten wir uns mit Rückblicken auf das Jahr und Reflexion über unsere Erfahrungen. Außerdem verglichen wir unsere beruflichen Perspektiven. Die meisten wollten weiterhin denselben Beruf ergreifen wie sie am Anfang des Jahres vorgehabt hatten, manche hatten sich auch erst im Laufe des Jahres zu einem bestimmten Beruf entschieden. Viele würden hier am Ort bleiben und sich an der Fachschule zu Erziehern, Sozialpädagogen oder Diakonen ausbilden lassen.
Wir hatten noch einmal einen fröhlichen Tag zusammen, dann ging es ans Abschiednehmen.

Dann kam mein letzter Tag in der Werkstatt. Ich wurde gefeiert, ähnlich wie es bei den Geburtstagen stattfand, und bekam ein paar großzügige Abschiedsgeschenke - Stücke, die in der Werkstatt hergestellt worden waren.
Die anderen meinten, daß ich ganz erträglich gewesen wäre und daß sie mich vermissen werden.
Auch ich war in etwas wehmütiger Stimmung. Mir hatte es hier Spaß gemacht - wenn es auch Zeiten gab, in denen ich es ziemlich ätzend fand. Ich hatte viel dazugelernt, über psychische Krankheiten, über das Arbeitsleben, über handwerkliche Kenntnisse, über das Sozialwesen, über Menschlichkeit und nicht zuletzt über mich, meine Fähigkeiten und Grenzen, meine Empfindungen, Vorlieben, Abneigungen und Ziele. Ich hatte Freunde oder zumindest Kumpel gefunden, die ich nun verlassen mußte. Gleichzeitig war ich froh, daß es nun vorbei war, denn ich hatte gemerkt, daß es auf die Dauer doch nichts für mich war. 1 Jahr war genau die richtige Länge, damit man es kennenzulernen konnte, es einem aber andererseits nicht zum Halse heraushing.
Ich bereute nicht, das Freiwillige Soziale Jahr gemacht zu haben, denn es hat mir viel an Lebenserfahrung gebracht.

In der WG, wo ich mich auch verabschiedete, gab es noch eine Überraschung: Kuno verließ gleichzeitig mit mir die Sozialpsychiatrie. Er hatte keinen Bock mehr auf die WG und auf das Arbeiten in der Werkstatt. Als Schwerbehinderter bekam er genug Rente, um seine relativ bescheidenen täglichen Bedürfnisse zu stillen. Warum sollte er dann noch arbeiten?
Er zog wieder zu seiner Mutter und setzte sich *dort* vor den Fernseher.

Die Aufnahmeprüfung für den mittleren Flugdatenbearbeitungsdienst fand wieder in Frankfurt statt. Mir war hier alles schon vertraut, und es lief auch ungefähr wie bei der Fluglotsen-Vorauswahlprüfung ab. Nur die Aufgaben waren insgesamt einfacher - teilweise direkt primitiv. Zum Beispiel ein Puzzle aus größeren Pappteilen, die wir zu einer bestimmten Form zusammenlegen mußten. Natürlich gab es auch wieder einen Konzentrationstest, einen Test des technischen Verständnisses und ein paar Englischaufgaben. Diese hatten das Niveau der 6. Klasse.
Die Tests fielen mir alle nicht schwer, und ich war guter Dinge, daß ich die Prüfung bestanden hätte. Schließlich war ich auch durch die viel schwerere Lotsen-Vorauswahlprüfung durchgekommen! Die Frage war nur, wie gut die vielen anderen Prüflinge abschneiden würden, und ob dann vielleicht die Besten herausgesucht würden...

Im September bekam ich einen dicken Brief von der Flugsicherung. Ich hatte die Aufnahmeprüfung bestanden, sie wollten mich nehmen! Jetzt würde ich also Flugdatenbearbeiter werden...
Ich war glücklich. Ich hatte einen Ausbildungsplatz, und noch dazu einen im Luftfahrtbereich! Wenn es auch nicht der gehobene Dienst war - aber das äußerte sich dann wohl hauptsächlich nur in der Höhe des Gehaltes. Und da hatte ich nicht so große Ansprüche.

Ein paar Wochen nach meinem letzten Tag in der Sozialpsychiatrie hatte ich meinen letzten Termin bei Frau M.. In Zukunft würde ich in der Frankfurter Gegend wohnen. Es wäre zu aufwendig, regelmäßig den weiten Weg nach Marburg fahren zu müssen. Frankfurt ist so eine große Stadt, da müßte es doch kompetente Psychologen geben, die mich weiterbeobachten könnten... Zum Beispiel Sigusch, dessen Name so oft in der Literatur erwähnt wurde.
Würde Frau M. meine Entschuldigung verstehen?
Bevor ich Gelegenheit bekam, ihr das zu erklären, fing sie selbst an:
„Ja, äh, das hier ist unsere letzte Sitzung zusammen. Ich verlasse demnächst die Klinik und mache mich selbständig. Sie werden dann zu einem Kollegen von mir kommen. Vielleicht ist das ganz gut - ich muß zugeben, daß ich mit Ihnen Schwierigkeiten hatte. Vielleicht klappt es mit einem männlichen Therapeuten ja besser? Wenn Sie wollen, können Sie auch mal mit Prof. X, dem Leiter dieser Poliklinik, sprechen, wie es mit Ihrer Therapie weitergehen soll..."

Ach - jetzt endlich wird mir dieses klärende Vorgespräch angeboten, jetzt, nachdem ich bereits ein halbes Jahr mit einer planlosen Therapie vertrödelt hatte? Nein - nun war es zu spät. Ich hatte keinen Bedarf mehr.
Ich erklärte ihr, daß ich umziehen und woanders mein Glück versuchen würde.
Wir brachten den Rest der Stunde hinter uns und verabschiedeten uns - beide glücklich, daß wir jetzt nichts mehr miteinander zu tun haben würden.
Ich konnte nur hoffen - sowohl für sie, vor allem aber auch für ihre zukünftigen Patienten -, daß kein Transsexueller mehr in ihre Praxis geraten würde!

## Die Ausbildung beginnt

Kurz vor Beginn meiner Ausbildung bekam ich einen Brief, wann und bei welcher Adresse ich mich zum Ausbildungsantritt zu melden hätte. Die Flugsicherungsschule befand sich in Langen, einer Kleinstadt in der Nähe von Frankfurt.
Nach einem längeren Fußmarsch mit Gepäck - ich lief vom Bahnhof aus mangels Stadtplan erst einmal in die falsche Richtung - kam ich bei der gesuchten Adresse an.
Die Lage stimmte, und auf dem Dach des Gebäudes sah ich eine Art Tower aus Glas.
Was sollte das sonst sein, wenn nicht die Flugsicherung?
Wozu der Tower wohl benutzt wurde? Für eine Verzierung war er jedenfalls zu groß.
Die Schule war ein weitläufiges Backsteingebäude, das noch ziemlich neu aussah.
Ein gepflasterter Weg führte zwischen Massen von Lupinen hindurch, die hier alles außerhalb des Weges bedeckten.
In der Eingangshalle war eine Art Rezeption, an der ich mich anmeldete. Ich bekam einen Zimmerschlüssel, schriftliche Unterlagen mit Hausordnung, Ort und Beginn des Lehrganges und ein grünes Schild, auf dem dick mein Name stand, ausgehändigt.
Das Schild sollte ich immer deutlich sichtbar an meiner Kleidung befestigen. Das gefiel mir gar nicht. Da konnte ja jeder meinen Namen lesen!
Ich befestigte es seitlich an meiner Hosentasche. So konnte man es zwar noch sehen - vor allem die Farbe schien wichtig zu sein -, aber mit dem Lesen war es schon schwieriger.
Danach machte ich mich auf die Suche nach meinem Zimmer. Der Mensch an der Rezeption hatte mir eine ungefähre Wegbeschreibung gegeben, aber die Architektur des Gebäudes war so verwirrend, daß ich nach kurzer Zeit zweifelte, ob ich noch richtig ging. Ich durchquerte den Kantinenbereich, ging am Audimax vorbei und gelangte in einen längeren Flur. Ich wunderte mich, daß keine flugsicherungsspezifischen Bilder an den Wänden hingen wie in der Zentralstelle. Vielleicht lag es daran, daß das Gebäude noch so neu war. Ab und zu mußte ich durch eine Glastür.

Plötzlich stand ich in einem großen Saal, der anscheinend ein Freizeit-Aufenthaltsraum war. Beide Längswände bestanden zum größten Teil aus Fenstern. In der Mitte des Saales war der Boden zu einer hügeligen Landschaft aufgewölbt, durch die ein sanft ansteigender Weg in die hintere, höhergelegene Ebene des Saales führte. Alles war von einem grasgrünen Rauhfaserteppich bedeckt. Zwischen den Hügeln waren Hydrokulturen eingestreut, wie Gewächse, die zur Landschaft gehören. In einer ebenen Ecke des Saales stand ein Billiardtisch.
Der Weg gabelte sich. Wo ging es jetzt weiter?
Ich behielt die Richtung bei, aus der ich gekommen war und durchquerte die grüne Landschaft. An der nächsten Glastüre merkte ich, daß ich falsch war. Also kehrte ich um und ging zur anderen Ecke des Saales.
Hier war ich richtig! Nun war es auch nicht mehr schwierig, die richtige Zimmernummer zu finden, denn alles war gut ausgeschildert.
Voller Spannung schloß ich die Türe auf und trat ein.
Das Zimmer sah gut aus. Es wirkte zwar etwas schmal, aber war breit genug, daß ich neben dem Bett noch seilspringen konnte. Einen größeren Platzbedarf hatte ich nicht. Und es enthielt alles, was ich brauchte: einen großen Einbauschrank, ein Bett, einen riesengroßen Schreibtisch vor dem Fenster, dessen Fläche mit der des Bettes konkurrieren konnte, ein Bücherregal mit enormem Fassungsvermögen und sogar ein eigenes Bad mit Waschbecken, Dusche und Toilette.
Leider war es laut Hausordnung verboten, Bilder an die Wand zu nageln. Nur an der Wand über dem Bett war ganz oben eine Leiste mit Haken, von der ich ein paar steifere Poster abseilen konnte. Aber die andere Wand sollte mich monatelang nackt anstarren.
Ich packte aus und räumte meine Sachen in die Schränke. Dann gönnte ich mir eine kalte Dusche, denn von dem langen Taschenschleppen war ich gut geschwitzt. Ich studierte auch die schriftlichen Unterlagen, die ich bekommen hatte.
Mit meinem grünen Anhängeschild war ich berechtigt, in der Kantine zu essen. Ich mußte nicht einmal bar dafür bezahlen. Das Geld wurde wie meine Zimmermiete von meinem Anwärtergehalt abgezogen.
Als ich zum Abendessen in die Kantine ging, waren nur wenige der Tische besetzt. Wo waren die vielen anderen Schüler?

Zeitig am nächsten Morgen ging es los.
Ich sollte mich in einem bestimmten Kursraum einfinden. Da der Unterrichtstrakt des Gebäudekomplexes aus konzentrischen Halbkreisen bestand, irrte ich wieder eine zeitlang umher, bis ich mein Ziel gefunden hatte. Anderen, denen ich auf den Gängen begegnete, erging es ähnlich.
Der Raum war eine Art Klassenraum, speziell für unseren Kurs. Dort sollten wir in der nächsten Zeit hauptsächlich unterrichtet werden.
Die anderen waren schon fast alle da. Ich setzte mich auf einen freien Platz und schaute neugierig in die Runde.

Wir waren 19 Leute, genauer gesagt 6 Frauen, 12 Männer und dann noch ich, im Alter zwischen 16 und 32, wie sich später herausstellte. Die meisten waren aber wie ich Anfang 20.
Jeder hatte einen Einzeltisch. Sie waren zu einem großen U gestellt, und in der Mitte war nichts. So viel Platz hatten wir früher in der Schule nicht! Vorne hing eine weiße Metallfläche als Tafel an der Wand. Darauf konnten die Lehrer mit speziellen abwischbaren *Eddings* schreiben. Auf dem ersten Blick wirkte das sehr modern, aber mit der Zeit stellte sich heraus, daß die *Eddings* beim Schreiben genauso quietschten wie Kreide und daß die Tafel genauso blendete wie die herkömmliche, wenn man gegenüber vom Fenster saß. Die einzigen Vorteile waren die overheadprojektorkompatible Farbe und daß es beim Wischen nicht so staubte. Allerdings waren dafür spezielle Schwämme notwendig, in die auswechselbare Tücher eingespannt wurden.
In diesem Zusammenhang gab es auch einmal eine lustige Situation: die Englischlehrerin - die immer am meisten auf die Tafel schrieb - hatte auf welchem Wege auch immer einen falschen *Edding* erwischt, der nicht abwischbar war. Der Schwamm erwies sich als wirkungslos, und die Putzfrau hatte an diesem Tag viel zu tun...
Zwei Herren in Anzug und Krawatte traten in den Raum. Der eine war einer unserer zukünftigen Lehrer, der uns mit ein paar Worten begrüßte, der andere war ein Verwaltungsbeamter, der ein paar formelle Dinge mit uns erledigen sollte. Eine seiner ersten Aktionen war unsere Vereidigung. Schließlich waren wir ab heute Beamte - wenn auch während unserer Ausbildung nur Beamtenanwärter.
Nach einer kurzen Predigt über unseren Status und unsere Pflichten als Beamte las uns der Verwaltungsbeamte den Eid vor, und wir sprachen ihn gemeinsam nach. Die Formel „so wahr mir Gott helfe“, konnten wir anhängen, wir konnten es aber auch lassen. Ich verzichtete auf sie. Der Beamte erklärte uns noch ein paar verwaltungstechnische Angelegenheiten. Dann verschwand er wieder.
Nun war der Lehrer an der Reihe. Er war ein bißchen freundlicher und lockerer und erklärte uns ausführlich, was uns in der nächsten Zeit hier erwarten würde.
Wir sollten auch einen Klassensprecher wählen. Als Vermittler zwischen Klasse und Lehrern und zum Organisieren zum Beispiel der Verteilung von Lehrmaterial. Ich beschloß zu kandidieren. Früher, in der Schule hatte ich dieses Amt immer abgelehnt, weil man dann auch verpflichtet war, zu den ganzen Versammlungen der Schülervertretung zu gehen, wo zwar viel langweiliges Zeug geredet wurde, aber wenig herauskam. Aber hier waren ja die Aufgaben auf das rein Schulische beschränkt. Mit diesem Amt hätte ich die Möglichkeit, etwas aus meiner Außenseiterrolle herauszukommen - jetzt, wo ich einen neuen Anfang machte.
Aber es sollte anders kommen. Kandidaten wurden gar nicht aufgestellt, und es fand auch keine richtige Wahl statt. Der Lehrer fragte, ob wir einen geeigneten Menschen aus unseren Reihen wüßten, und einer wurde vorgeschlagen, der schon in der Pause dadurch aufgefallen war, daß er ständig das große Wort geführt hatte. Da er nichts

gegen eine Kandidatur hatte, wurde nur noch abgeklärt, ob ihn jemand ablehnte. Das tat natürlich keiner, auch ich nicht.
Später wurden wir auch durch das Gebäude geführt. Es bestand aus drei großen Teilen, die sich auch architektonisch voneinander unterschieden. Nicht nur die Flugdatenbearbeiter wurden hier ausgebildet, sondern auch die Fluglotsen, die Flugsicherungstechniker und die Wetterdienstbeamten.
Der Wetterdiensttrakt - in dem wir nichts zu suchen hatten - befand sich in dem quaderförmigen Teil, auf dessen Dach der „Tower" thronte. Aus diesem Aufbau beobachteten sie die Wolken, wie wir später von unserem Wetterkundelehrer erfuhren. Die „Wetterfrösche" mochten es nicht, wenn wir das Ding "Tower" nannten...
Nebenan befand sich unser Unterrichtstrakt, zwischen dem Verwaltungtrakt und einem kleineren Flügel, in dem sich die Technikerräume und die Simulatoren für die Fluglotsen befanden. Auch in diese durften wir hineinschauen.
In einem Raum waren einfache Flugsimulatoren - die zukünftigen Fluglotsen mußten ja auch einen Flugzeugführerschein, den *Private Pilote License*, machen. Dann gab es noch einen großen Raum mit den typischen Radarbildschirmen, die die Lotsen den größten Teil des Tages anstarren mußten. Am faszinierendsten war aber der Towersimulator. In diesem Raum war ein richtiger Flugplatz nachgebildet - natürlich im verkleinerten Maßstab: die Flugzeuge waren ungefähr 20 Zentimeter lang. Sie bewegten sich auf Rollbahnen und auf dem Vorfeld, konnten aber auch richtig starten und landen, das heißt „in die Luft gehen". Sie waren nämlich mit langen hydraulischen Stangen an der Decke befestigt und konnten sich dadurch dreidimensional im Raum bewegen. Sie wurden von speziell ausgebildeten Piloten - sie hießen wirklich so - ferngesteuert, deren einzige Aufgabe es war, die Flugbewegungen genau nach den Anweisungen der LotsenanwärterInnen zu simulieren. Das lief ab wie in einem richtigen Tower - sie sprachen sogar die ganze Zeit über Funk -, nur war es nicht so schlimm, wenn mal zwei Flugzeuge zusammenstießen.
Als wir den Raum besichtigten, stand leider alles still.
Vor dem Unterrichts- und Verwaltungstrakt war noch die Kantine und darüber die Bibliothek, in der es neben Luftfahrtbüchern und -zeitschriften auch normale Unterhaltungsliteratur gab. Am anderen Ende des Gebäudes befand sich der Wohn- und Freizeittrakt. Die Teile des Internatsbereiches streckten sich wie gekrümmte Finger in die Umgegend. Neben der großen Halle mit der „Landschaft" gab es sogar eine richtige Turnhalle! Draußen waren noch weitere Sportanlagen, zum Beispiel Tennisplätze, geplant, deren Bau begann aber erst am Ende meiner Ausbildung.
Eigentlich hieß die Anstalt *„Fachhochschule des Bundes für öffentliche Verwaltung - Abteilung Flugsicherung und Wetterdienst"*. So kamen wir mittleren Beamten, die wir in die integrierte Flugsicherungsschule gingen, in die „Ehre", in gewisser Weise auch die Fachhochschule zu besuchen. Denn wir nutzten dieselben Einrichtungen, dieselbe Bibliothek und hatten zum Teil dieselben Lehrer. Diese waren weder als Pädagogen ausgebildet, noch hatten sie eine andere spezielle Ausbildung. Manche

von ihnen durften sich „Professor“ nennen, da sie ja schließlich an einer Fachhochschule unterrichteten. Obwohl sie sich gar nicht habilitiert hatten, bildeten sich manche einiges auf diesen Titel ein. Zum Glück hatten wir keine von diesen Angebern, die meisten unterrichteten ausschließlich die zukünftigen Fluglotsen.
Der Prof, den wir in Luftrecht hatten, war ein netter älterer Herr und unterrichtete locker im Plauderstil. Aber Luftrecht war nur ein Nebenfach. Als Hauptfächer hatten wir im ersten Ausbildungsabschnitt Flugberatung und Flugfernmeldedienst, weitere Nebenfächer waren Luftfahrtkunde, Navigation, Dienstrecht und Luftfahrtenglisch.
Alle Fächer fand ich interessant, außer Dienstrecht. Das war eine Mischung aus Staatsbürgerkunde und speziellen Beamtengesetzen. So etwas hatte ich schon in der Schule nicht gemocht. Wenn ich Fluglotse geworden wäre, hätte ich mich im ersten Halbjahr ausschließlich mit solchen Fächern beschäftigen müssen. Zu diesem Zweck gab es in Köln eine zentrale Fachhochschule, die alle gehobenen Bundesbeamten am Anfang ihrer Ausbildung besuchen mußten.
Luftfahrtenglisch bestand hauptsächlich in Lernen und Anwenden spezieller Vokabeln aus dem Luftfahrtbereich. Nebenbei versuchte die Lehrerin, uns auch etwas Grammatik zu vermitteln, denn die Vorbildung in unserem Kurs war sehr unterschiedlich. Manche hatten Probleme, weil der Unterricht auf weit höherem Niveau lag als der Englischtest in der Aufnahmeprüfung, aber bei mir lief es ganz gut, denn in der Schule hatte ich ja Englisch als Leistungskurs gehabt.
Wir bekamen fast jede Woche einen neuen Stundenplan, weil die Fächer, vor allem die Nebenfächer, eher blockweise abgehandelt wurden. Viel Mühe hatten sich die Organisatoren mit dem Stundenplan nicht gegeben. Es war keine Seltenheit, daß wir ein Fach 4-6 Stunden hintereinander hatten. Auf diese Weise konnte das interessanteste Fach langweilig werden.
Während manche Fächer noch an die Schule erinnerten, waren die Hauptfächer Vorlesungen im wahrsten Sinn des Wortes. Die Lehrer legten eine Seite auf den Overheadprojektor und lasen sie vor. Wenn es notwendig war, erklärten sie zwischendurch manche Einzelheiten genauer. So ging das mit einer Seite nach der anderen. Zum Glück mußten wir nicht alles mitschreiben, wir bekamen Kopien oder manchmal auch eine Art Lehrbuch. Im Laufe des Tages sammelte sich auf diese Weise eine Menge Stoff an. Die Zeit nach dem Unterricht reichte oft kaum aus, um ihn dann auch zu lernen.

Trotzdem mußte auch ein bißchen Freizeit sein. Ich brauchte Bewegung. Nicht nur als Ausgleich. Wenn ich den ganzen Tag nur saß, bekam ich Verdauungsstörungen. Früher hatte ich ja noch den Schulweg gehabt, aber jetzt mußte ich nur höchstens 5 Minuten durch das Gebäude laufen. Ich gewöhnte mir an, zweimal wöchentlich im Wald zu joggen. Er fing ja direkt hinter dem Internat an - ein ideales Gelände.
Ich war nicht der einzige, der auf diese Idee kam. Hoffentlich sahen die anderen Jogger nicht den wippenden Busen oder andere weibliche Merkmale! Vorsichtshalber zog ich bei jedem Wetter noch ein weites Sweatshirt über meine

restlichen Kleider. Dadurch kam ich natürlich erst recht ins Schwitzen, aber zum Glück hatte ich ja die Dusche!

Freitags zappelten alle in den Startlöchern, um gleich nach dem Unterricht nach Hause zu fahren. Bei mir konnte man es noch verstehen, weil ich es nicht weit hatte. Aber da die Schule die einzige in Deutschland war, gab es Schüler aus allen Ecken Deutschlands, und selbst die Ostfriesen und Oberbayern fuhren möglichst jedes Wochenende nach Hause. Wenn ich mal in Langen blieb, war dort die totale Leere. Ich machte das nur, wenn ich sehr viel zu Lernen hatte. Denn sonst wäre es mir zu öde gewesen.

Natürlich mußten wir viel lernen, vor allem etliche Abkürzungen. Deutsche, englische, meldungsspezifische, betriebsinterne... Ich glaube, es gab bei keiner Behörde so viele Abkürzungen wie in der Flugsicherung!
Weniger sah ich den Sinn ein, warum wir die Definitionen unserer Aufgaben auf den verschiedenen Arbeitsplätzen bis ins kleinste Detail auswendig lernen mußten. Dabei kam es den Lehrern auf ganz bestimmte Worte an. Wir mußten zum Beispiel Meldungen weiterleiten, die für die „*sichere, geordnete und flüssige* Durchführung des Luftverkehrs" wichtig waren. Die Annahme von Meldungen für die *leistunsfähige und wirtschaftliche* Durchführung der Flüge hatten wir abzulehnen - diese waren Sache der Luftverkehrsgesellschaften und wurden über ein anderes Fernmeldenetz verbreitet.
Als wir genügend Grundkenntnisse hatten, machten wir auch Übungen. Wir beschäftigten uns zum Beispiel mit ausländischen Luftfahrthandbüchern, mußten dort bestimmte Sachen nachschlagen. Jedes Land hatte eines. Darin standen Teile aus der Luftverkehrsordnung des Landes, Karten und Besonderheiten der einzelnen Flugplätze, Standard-Flugstrecken, Landegebührenregelungen, Angaben zum Such- und Rettungsdienst und vieles andere. Einer von uns, der russisch konnte, stellte bei den Übungen fest, daß im russischen Luftfahrthandbuch Übersetzungsfehler waren.

Sobald ich hier in einem gewissen Alltagstrott war, versuchte ich meinen Horizont zu erweitern.
Was hatte ich hier für Möglichkeiten?
Ich wollte mit Oboe weitermachen. Mit etwas Glück fand ich in Frankfurt schnell einen Lehrer. So fuhr ich nun einmal in der Woche zum Unterricht. Ich machte schnelle Fortschritte, weil ich schon Grundkenntnisse durch das Blockflötenspielen in meiner Kindheit hatte und weil ich konsequent erst einmal sämtliche Tonleitern durchackerte. In Dur und Moll und in allen Tonarten - auch die, die beim Musizieren fast nie vorkamen. Dadurch hatte ich eine solide technische Grundlage. Ich übte fleißig jeden Tag mindestens eine Stunde. Um meine Nachbarn möglichst wenig zu stören, übte ich zu der Zeit, wo die meisten beim Abendessen waren. Andererseits kamen dann aber auch viele Passanten an meiner Tür vorbei, die sich lustig machten

oder an die Tür hämmerten. Da muß man durch, wenn man ein lautes Instrument spielt!

## Immer wieder Wartezeiten

Jetzt, wo ich so nah an Frankfurt wohnte, versuchte ich natürlich die Gelegenheit zu nutzen, mich weiter an die Operation heranzuarbeiten. In Frankfurt saß Prof. Sigusch, dessen Namen ich schon so oft in der Fachliteratur gelesen hatte. Zu dem wollte ich gehen. Er würde mir bestimmt helfen können.
Anhand des Telefonbuches fand ich schnell seine Adresse und Telefonnummer heraus. Er war Leiter der Sexualmedizinischen Abteilung in der Psychiatrischen Uniklinik. Bei nächster Gelegenheit fuhr ich nach Frankfurt, um die Adresse aufzusuchen. Ich hätte natürlich auch anrufen können, aber telefonisch kann man leichter abgewimmelt werden.
Die Frankfurter Uniklinik befand sich auf einem größeren Gelände, und für jede Fachklinik gab es mindestens ein Gebäude. Am Eingang des Geländes war ein Plan, so daß es mir nicht schwerfiel, die Psychiatrische Klinik zu finden. Sie stand direkt neben meiner Eisenbahnstrecke nach Langen. Ich hatte sie schon oft gesehen, ohne zu wissen, was dieses gelbe, vielstöckige Gebäude beherbergte.
Ich trat ein und fand schon im Erdgeschoß, was ich suchte. Ein Schild wies darauf hin, daß Siguschs Abteilung in diesem Stockwerk war.
Weiter kam ich aber auch nicht. Eine Tür ohne Klinke aus abweisendem Milchglas versperrte mir den Weg. Daneben eine kleine Klingel und ein Schild: "Angemeldete Besucher bitte klingeln!" oder so ähnlich. Wenn ich hier jetzt klingeln würde, bekäme ich einen Anschiß, würde entweder sofort wieder rausgeschmissen oder müßte einem schlecht gelaunten Menschen unter Zeitdruck verklickern, warum ich hier war. Und der wäre unter diesen Umständen wohl kaum ausreichend hilfsbereit. Ich glaube, es war doch besser, sich telefonisch anzumelden.
Unverrichteter Dinge fuhr ich wieder nach Hause. Aber immerhin kannte ich schon einmal den Weg zur Sexualmedizinischen Klinik.

Am nächsten Tag rief ich in der Klinik an. Leider hatte ich nur die Nullnummer, so daß ich mich durchstellen lassen mußte. Es war mir peinlich, nach der Sexualmedizinischen Abteilung fragen zu müssen. Als ich dann durchgestellt war, bat ich um einen Termin. Die Frau am anderen Ende erklärte mir, daß die nächste Möglichkeit, einen Termin auszumachen, der 19. Dezember zwischen 9 und 13 Uhr sei. Erst in 2 Monaten! Wenn ein hilfesuchender Mensch dringend zum Arzt will...
Ich versuchte es mit Trick 17, schrieb an die Klinik und bat darum, eher einen Termin zu bekommen. Der Trick funktionierte nicht. Ich bekam zwar einen Antwortbrief von einem Dr. E., aber er konnte mir auch zu keinem früheren Termin

verhelfen. Immerhin gab er mir den Tip, zur Überbrückung der Zeit in eine Selbsthilfegruppe zu gehen. Er hatte auch gleich die Adresse einer Gruppe in Frankfurt dazugeschrieben. Sie hieß *Transidentitas*.
Da wollte ich aber nicht hin.
Selbsthilfegruppe... mit so etwas hatte ich keine Erfahrung. Darunter stellte ich mir eine Handvoll Leute vor, die dieselbe, nicht gut heilbare Krankheit haben, und die sich dann zusammensetzen, über ihre Krankheit sprechen und versuchen, das Beste daraus zu machen. Das würde bei Transsexuellen also bedeuten: keine OP, dafür eine Art Gruppentherapie, um zum körperlichen Geschlecht zurückzufinden.
Darauf konnte ich verzichten.
Ich versuchte mich in der Wartezeit bis zum 19. Dezember mit meinem Beruf abzulenken, schaffte es aber nicht immer.

Wenigstens wollte ich mich in der Zwischenzeit noch ein bißchen informieren, Literatur über Transsexualismus suchen und lesen. Davon müßte es in den Frankfurter Bibliotheken doch eigentlich etwas geben. Wo sonst, wenn nicht dort? Soviel ich mich erinnerte, hatte in dem Buch von Eicher, das ich mir über Fernleihe ausgeliehen hatte, dringestanden, daß es Eigentum der Frankfurter Unibibliothek sei. Ich fuhr also nach Frankfurt, ging in die Unibibliothek und stürzte mich auf die Karteikästen. Obwohl ich mit der Literatursuche an Unibibliotheken fast keine Erfahrung hatte, kam ich so an mein Ziel. Ich fand etwas zum Thema Transsexualismus. Viel gab es allerdings nicht. Das Buch von *Eicher* und eine mir unbekannte, sogenannte Diss. - vielleicht sollte das Dissertation heißen (meine Vermutung stellte sich später als richtig heraus) - mit dem Thema „Behandlungsverlauf und Katamnese von operierten weiblichen Transsexuellen“ (von Astrid Junge). Das sagte mir jetzt nicht viel, ich wollte lieber nach dem Eicher suchen. Ausleihen durfte ich ihn mir leider nicht - ich hatte ja keinerlei Berechtigungsausweis für die Nutzung der Bibliothek -, aber wenigstens konnte ich ihn mir in den Lesesaal bestellen und dort darin lesen.
Wieder schaute ich mir voller Neugier die Operationsfotos an - an ihnen konnte ich mich nicht satt sehen!
Dann blätterte ich weiter.
Im Kapitel „Vorbedingungen zur Operation“ merkte ich, wie dumm, wie unaufmerksam ich gewesen war. Hier standen doch verschiedene Operateure aufgelistet und welches Mindestalter sie bei ihren Patienten für die Operation verlangten! Zugegeben - manche verlangten 21 Jahre, aber keiner 25 Jahre!
Hätte ich mich mit 19 Jahren nur daran erinnert - ich hatte es schließlich ja mal gelesen -, dann hätte ich mir viel Frust ersparen können!
In Frankfurt gab es auch eine Stadtbücherei, in die ich natürlich auch ging. Dort fand ich in der Kartei nichts zum Thema „Transsexualismus“. Also ging ich einfach mal zu den Regalen mit den Psychologiebüchern. Hier stieß ich durch Zufall auf ein dünnes Buch namens „Die transsexuelle Frau“ von Karin Désirat.

Komisch - schon bei Eicher hatte ich festgestellt, daß die Frau-zu-Mann-Transsexuellen viel seltener erwähnt, daß über sie viel weniger geschrieben wurde als über die Mann-zu-Frau-TS. Gab es wirklich so viel weniger Frau-zu-Mann-TS? Oder war das ein Effekt mangelnder Gleichberechtigung - daß die FzM-TS gegenüber den MzF-TS ähnlich benachteiligt wurden wie die Frauen gegenüber den Männern?
Das Buch würde mir wahrscheinlich nicht viel nützen, weil es darin mal wieder nur um die transsexuelle Frau, also um Frauen mit transsexueller Vergangenheit bzw. Mann-zu-Frau-TS ging. Aber es kann nichts schaden, das Buch trotzdem zu lesen!
Schnell stellte ich fest, daß der Buchtitel irreführend war. Es ging hier ausschließlich um die Frau-zu-Mann-TS!
Die Autorin schien die betroffenen „Frauen" also nicht als eigentliche Männer anzuerkennen...!
Mein Verdacht bestätigte sich. Nach einer allgemeinen Einführung, in der Transsexualität definiert und erklärt wurde - und zwar gar nicht schlecht - legte die Autorin ihren persönlichen Standpunkt dar. Sie war der Meinung, man könne (und sollte) Transsexualität wegtherapieren. Wenn der Patient bereit ist, sich einer ausreichend langen Psychotherapie zu unterziehen, könnte er wieder zu seinem biologischen Geschlecht zurückgeführt werden. Als Beweis für ihre Ansicht beschrieb sie ausführlich drei ihrer Fälle, die sie heilen konnte. Zumindest hatte es den Anschein.*
Ich wußte nicht, was ich von dem Buch halten sollte.

Neben dem Joggen entdeckte ich noch eine andere interessante Sportart.
Wir hatten ein neues Fach bekommen. Flugverkehrskontrolldienst. Der Lehrer, Herr P., erzählte uns in einer Pause, daß er Aikido machen würde. Das kannte niemand von uns. Er erklärte es genauer: Aikido ist eine fernöstliche Kampfsportart, die vor allem auf Verteidigung ausgerichtet ist. Man läßt den Angreifer erst gar nicht so nah herankommen, daß er einen treten oder würgen kann, sondern nutzt seinen Schwung aus, um ihn zu Fall zu bringen. Herr P. hatte es bis zum *Dan* gebracht, was so ziemlich der höchste Titel war. Er bot den Interessierten unter uns einen kostenlosen Kurs in der Turnhalle an.
Ich war interessiert. So eine Kampfsportart wollte ich schon immer gerne machen. Weniger um zu kämpfen, sondern weil mich faszinierte, wie jemand einen viel stärkeren Menschen problemlos zu Boden werfen konnte. Aber zwei Gründe hatten mich in meiner Schulzeit gehindert, Judo zu machen: Erstens dachte ich, damit

* Inzwischen habe ich einen der beschriebenen Fälle kennengelernt, der trotz angeblicher Heilung (er ging auf sie ein, weil ihm zu diesem Zeitpunkt nichts anderes übrig blieb) später zu anderen Ärzten gegangen ist, die mehr Verständnis für ihn zeigten. Er ist nun operiert, lebt als glücklicher Mann und hat sogar seit mehreren Jahren eine Partnerin mit Kindern aus erster Ehe. Auch die anderen Fälle sind einige Jahre später in einem anderen Buch korrigiert worden.

könnte man nur als Kind anfangen und ich wäre schon zu alt, so daß ich dann bei meinen Altersgenossen nicht mehr mithalten könnte.
Zweitens wollte ich mit meinem Körper nicht kämpfen. Das Risiko, unbeabsichtigt an Körperteilen, die ich selbst aus Ekel fast nie anfaßte, angegrapscht zu werden, war zu groß. Und das ließ sich ja bei einer solchen Sportart nicht vermeiden. Außerdem hätte ich wahrscheinlich auch nur mit Mädchen kämpfen gedurft. Und wer weiß, wie zimperlich die sich anstellten?
Aber nun, wo es einen zwanglosen Anfängerkurs für Erwachsene gab, den ich notfalls jederzeit abbrechen konnte, nutzte ich die Chance. Natürlich zog ich mich in meinem Zimmer um - in den Damen-Umkleideraum in der Turnhalle wollte ich nicht. Was sollte ich anziehen? Auch wenn die anderen aus meiner Klasse wußten, daß ich ein Mädchen war, lehnte ich es trotzdem ab, mich vor ihnen quasi zu entblößen, weil bzw. indem sich die Brust unter dem T-Shirt abzeichnete oder so. Bei Sportkleidung war es gar nicht so einfach, etwas Geeignetes zu finden. Ich entschied mich für meine lange Jogginghose und eine Art Polo-Shirt, das ich von meinem Onkel geerbt hatte. Das Ding war gut: Es war weit, aber auch ein bißchen steif, so daß man kaum etwas darunter sah. Würde es seinen Zweck erfüllen, daß auch keiner, dem ich auf dem Weg zur Turnhalle begegnete, etwas sah? Ich konnte es nicht sagen - es hing davon ab, wie aufmerksam oder genau mich die Leute anschauten.
Über die Hälfte unserer Klasse war neugierig und kam in die Turnhalle. Dazu noch ein paar Fremde - Herr P. hatte anscheinend noch woanders Werbung gemacht.
Er trug eine weiße Jacke, wie man sie von den Judokas kannte, und untenrum ein schwarzes Gewand, das auf den ersten Blick wie ein Rock aussah. Konnte er sich darin überhaupt frei genug bewegen?
Er konnte.
Zuerst ließ er uns ein paar Aufwärmübungen machen und unsere Hände und Füße durchkneten, damit sie locker und geschmeidig würden. Dann zeigte er uns das richtige Fallen. Nach vorne, nach hinten, er konnte es sogar mit Anlauf!
Nachdem wir das eine zeitlang geübt hatten, ging es an die ersten Übungen zur Abwehr eines Angreifers. Ein paar fast schlurfende Schritte auf den Gegner zu - beide Füße mußten immer gleichzeitig Bodenkontakt haben, damit ein sicherer Stand gewährleistet war -, dabei die Unterarme senkrecht vor das Gesicht anheben - und alles in fließend ineinander übergehenden Bewegungen. Wenn der Lehrer es vormachte, sah es aus wie ein Tanz. Aber es war nicht so einfach, wie es aussah.
In den nächsten Übungsstunden ging es dann an einige Hebelgriffe. Herr P. suchte sich eine freiwillige Versuchsperson, ließ sich von ihr angreifen und warf sie kunstgerecht zu Boden. Immer wieder, langsam und schnell, damit auch alle sehen konnten, wie er es machte. Schnell hatten wir heraus, daß es gar nicht so angenehm war, Versuchsperson zu sein. Wenn man ihm nur ein bißchen Widerstand entgegensetzte, verbog einem der Hebel die Gelenke, so daß es höllisch schmerzte. Es blieb gar keine andere Möglichkeit als nachzugeben, und der Hebel lenkte einen dabei in den Fall hinein. Weitere Schmerzen kamen durch das immer wieder fest

Angepackt- und Hin- und Hergerissenwerden am Handgelenk. Schon bald hatte Herr P. Schwierigkeiten, *freiwillige* Versuchspersonen zu finden. Ich stellte mich relativ oft zur Verfügung. Ein Mann kennt keinen Schmerz!
Aber hier im Aikidotraining beobachtete ich wieder typisch weibliche Verhaltensweisen. Die anwesenden Damen waren zimperlich, wehleidig und viel zu ungeschickt-vorsichtig in ihren Bewegungen. Ihnen fehlte der Angriffsinstinkt, auch mal kräftig zuzupacken. Vermutlich hatten sie sich noch nie richtig geprügelt. Entsprechend fruchtlos war es, mit ihnen zu arbeiten. Sie drückten sich nicht nur davor, Versuchsperson zu sein, sondern gingen auch beim paarweisen Üben jeder Andeutung von Schmerz aus dem Weg. Sie wichen schon aus und gingen zu Boden, bevor man überhaupt den Hebel richtig angesetzt hatte. Als Übungspartnerinnen waren sie wertlos. Ich hatte mal wieder einen Grund, die Frauen zu verachten.
Wie konnte man wissen, ob man die Griffe richtig angesetzt hatte, wenn sie gar keinen Widerstand entgegensetzten? Herr P. stand, wenn man mit ihm üben sollte, da wie ein Felsblock. Gewalt nützte bei ihm nichts, es klappte nur, wenn man die Technik bis ins kleinste Detail richtig anwandte. Dann konnte keine Mensch Widerstand leisten - es sei denn, er wollte sich die Knochen brechen lassen.
Es war also immer Glückssache, welchen Partner man beim Training erwischte. Eine Zeitlang trainierte ich mit Frank, einem Lotsenschüler, der ungefähr meine Kragenweite hatte. Er betrachtete mich als Jungen und packte mich entsprechend hart an. Leider mußte es wieder so kommen, daß er mich vor Herrn P. „er" nannte, und Herr P. dann amüsiert meine gesetzliche Identität verpetzte. Das war und blieb mein Schicksal!
Trotzdem konnte ich mit Frank weiterhin gut trainieren. Aber bald kam er nicht mehr. Das muß nicht an mir gelegen haben, vielleicht war er zu einem Praktikum abgeordnet worden oder mußte für eine Prüfung lernen.
Allmählich lichteten sich die Reihen der Kursteilnehmer. Das anfängliche Interesse hatte abgenommen. Nach einem guten halben Jahr brach Herr P. mangels Teilnehmer den Kurs ab.

Im Laufe meiner Ausbildung merkte ich, daß es gut war, die Fluglotsen-Aufnahmeprüfung nicht bestanden zu haben. Die Lotsen hatten einen streßreichen Job und mußten immer hellwach sein. Natürlich mußten sie auch die Anforderungen beherrschen, die an sie gestellt wurden. Wie ich ja schon in der Aufnahmeprüfung erfahren hatte, mußten sie alle erforderlichen Fähigkeiten mindestens durchschnittlicher gut drauf haben. Sie konnten ihre Mängel nicht durch bessere Leistungen in einem anderen Gebiet ausgleichen. Deshalb schafften ja auch so wenige die Anforderungen.
Durch Gerüchte, die auch bis zu uns vordrangen, erfuhr ich, daß es gar nicht wenige gab, die im Laufe ihrer Ausbildung erkannten, daß sie für diesen Beruf doch nicht geeignet waren. Auch diese konnte man noch glücklich nennen. Denn dann gab es ja auch noch welche, die die Prüfungen gerade so schafften und erst im Berufsleben scheiterten. Das mußte besonders unangenehm sein!

Aber schon diejenigen, die ihre Ausbildung abbrechen mußten, weil sie eine Zwischenprüfung nicht geschafft hatten, waren verständlicherweise tief frustriert. Mir war das zum Glück erspart geblieben, weil ich schon bei der Aufnahmeprüfung durchgefallen war!
Durch diese Umstände war es den (angehenden) Lotsen, die noch übrig blieben, natürlich klar, daß sie etwas Besonderes waren. Und denen, den es nicht klar war, wurde es von gewissen Lehrern eingeredet - zufällig stand zum Beispiel einer der Profs in dem Ruf, dies besonders intensiv zu betreiben. Dadurch gab es nicht wenige Lotsen, die unsereinen herablassend behandelten oder einfach übersahen. Später im Beruf, aber auch schon jetzt in der Ausbildung. Zum Glück blieben aber noch welche, die nicht so hochnäsig durch die Gegend liefen.

Wenn ich viel Zeit hatte, zum Beispiel am Wochenende, machte ich einen richtigen, langen Spaziergang, oder ich fuhr mit dem Rad an den Zaun des Frankfurter Flughafens, um die - je nach Windrichtung - startenden oder landenden Flugzeuge zu beobachten und zu fotografieren. Daran konnte ich mich nicht satt sehen! Ich fand es einfach beeindruckend, wie diese Riesenklötze die Schwerkraft überwinden konnten!

# Im Schwimmbad

An solchen Wochenenden ging ich auch Schwimmen. Ich mußte ja weiterhin etwas Gesundes für meinen Rücken tun, um den Belastungen durch meine schlechte Haltung entgegenzuwirken.
In Langen gab es ein sehr schönes Schwimmbad. Ein 50m-Becken in der Halle! So etwas hatte ich noch nie vorher gesehen!
Natürlich gab es die üblichen Probleme mit den Umkleidekabinen. Wenn ich angezogen zu den Damen-Kabinen ging, schauten mich die Leute komisch an, wenn ich im Badeanzug zu den Herren-Kabinen gegangen wäre, hätten sie mich erst recht komisch angesehen. Daheim hatte ich weniger Probleme damit, einerseits, weil mich dort viele Leute zu kennen schienen und andererseits, weil ich nur zu solchen Zeiten ins Schwimmbad ging, wenn es ziemlich leer war.
In Langen bekam man an der Kasse eine Münze, wobei die Münzen je nach Geschlecht verschiedene Formen hatten. Mit diesen Münzen konnte man sich wiederum in Kästen an der Wand seinen Spindschlüssel einlösen, der farblich gekennzeichnet war. Rot für die Weiblein und Blau für die Männlein.
Meistens schaffte ich es, ohne großes Aufsehen zu erregen eine weibliche Münze zu verlangen und mich aus dem Staub zu machen, ehe die Kassiererin mißtrauisch wurde.
Einmal erwischte ich aber doch eine männliche Münze. Die Kassiererin dachte wohl, sie hätte sich verhört.

Was sollte ich tun? Laut und deutlich der Kassiererin klarmachen, daß ich ein Mädchen war?
Das wäre wie sich selbst unter die Gürtellinie zu schlagen, zumal heute an der Kasse ziemlich viele Leute standen und sowohl unnötig warten als auch mithören mußten. Ich ging weiter und versuchte die Münze in den Schlüsselschlitz im „weiblichen Kasten“ zu stecken. Aber das funktionierte natürlich nicht. Eine Putzfrau kam vorbei, und mit zum Himmel rollenden Augen über so viel Dummheit grapschte sie mir die männliche Münze aus der Hand, ging zum männlichen Kasten und steckte sie dort in den Schlitz. Funktionierte einwandfrei. Nun hatte ich den männlichen Schlüssel in der Hand.
Was soll´s? Das Schicksal hatte gesprochen! Dann ging ich halt in die Männerkabine.

*Zum ersten Mal in der Männer-Kabine...*
*Es sieht genauso aus wie bei den Damen. Die Männer und Jungen würdigen mich keines Blickes, schließlich sehe ich aus wie einer von ihnen. In Kleidern.*
*Obwohl das Schwimmbad in Langen so modern ist, gibt es kaum Einzelkabinen. Pro Umkleideeinheit mit ihren ca. 40 Spinden gerade mal 2 Stück! Die anderen müssen sich vor ihren Spinden wie in einer Sammelkabine für Schüler umziehen.*
*Auf dem Hinweg habe ich Glück. Eine Kabine ist frei!*
*Ich ziehe mich um.*
*Jetzt kommt der Schocker-Teil! Ich muß meine Kleider zum Spind bringen, sie einschließen und dann schnell abhauen, bevor irgend jemand anfängt mich zurechtzuweisen! Ich hänge mein Handtuch so um die Schultern, daß es den Badeanzug etwas verdeckt. Dann hole ich tief Luft und marschiere los.*
*Es klappt reibungslos. Zur Zeit sind auch nur zwei Leute hier.*
*In der Damendusche befestige ich mein blaues Schlüsselband am Handgelenk und tue so, als ob das ganz normal wäre. Vielleicht sieht es auch niemand. Ansonsten trage ich es mit einem gewissen Stolz. Es ist wie ein Ausweis für Männlichkeit. Schade, daß ich den Badeanzug anhabe. In normalen Kleidern wäre die Sache perfekt gewesen!*
*Ich steige ins Wasser und schwimme meine Strecke. Mein Arm mit dem blauen Schlüsselband bewegt sich vor meinen Augen. Es ist dort wie selbstverständlich. Eine Vorschau auf kommende Zeiten?*
*Ich genieße das Schwimmen.*
*Doch früher oder später muß ich in den sauren Apfel beißen und wieder in die Kabine gehen.*
*Jetzt ist sie voller als vorhin. Und keine Einzelkabine ist frei!*
*So ein Mist!*
*Da bleibt mir nichts anderes übrig als mich vor meinem Spind umzuziehen. Ob ich nun im nassen Badeanzug in der falschen Kabine stehe oder mich dort umziehe - es kommt auf's selbe raus.*

*Jetzt kommt mir meine Stranderfahrung zugute. Dort habe ich es gelernt, mir einen Badeanzug auszuziehen, ohne daß es etwas zu sehen gibt. Ich streife mir die Träger über die Schultern, ohne den Badeanzug hinunterzuziehen, ziehe mein Unterhemd an, greife darunter und ziehe den Badeanzug bis zur Gürtellinie hinunter, hänge mir mein Handtuch um die Hüften und wechsle darunter die Hosen.*
*Dabei starre ich stur geradeaus.*
*Wahrscheinlich werfen meine Nachbarn einige verwunderte Blicke in meine Richtung, aber die will ich lieber nicht erwidern, denn damit könnte ich Fragen provozieren.*
*Die Männer sind anscheinend so baff, daß sie sich nicht trauen, etwas zu sagen. Oder es ist ihnen egal. Im umgekehrten Fall - wenn ich mich mit männlichem Körper in der Damenkabine umgezogen hätte - hätte es bestimmt ein Riesengezeter gegeben!*
*So - und jetzt raus hier!*
*Mit der zuklappenden Kabinentür im Rücken kann ich mein Tempo getrost verlangsamen. Hier draußen hat mich niemand im Badeanzug gesehen. Hier bin ich der Mann, komme aus der Männerkabine heraus und tausche meinen selbstverständlich blauen Schlüssel wieder gegen die Münze ein.*
*Die Putzfrau nickt wohlgefällig mit dem Kopf. Auch die dümmsten Jungs sind lernfähig!*
*Ich genieße diese Sekunden.*

# Die Zeit macht Wunden

Endlich war der 19. Dezember da. Der Tag, an dem ich den Termin bei Sigusch ausmachen konnte. Nun wurde es schwierig. Ich mußte zwischen 9 und 13 Uhr in der Klinik anrufen, hatte aber Unterricht. Es kamen also nur die Pausen in Frage.
Die Zahl der Telefone war begrenzt. Ich war nicht der einzige, der in der Pause telefonieren wollte. Und noch dazu waren es offene „Kabinen“ auf dem Gang oder in der großen Eingangshalle, wo jeder mithören konnte, was man sagte. Wie sollte ich da meinen Satz "Können sie mich bitte zur Sexualmedizinischen Abteilung durchstellen?" aussprechen, ohne Aufsehen zu erregen?
Ich versuchte es mit der Durchwahl, die ich beim letzten Mal bekommen hatte. Besetzt.
In der nächsten Pause wieder.
Und auch in der Fünfminutenpause, als ich mal schnell runterrannte.
Riefen da so viele Leute an? Ich konnte es nicht so lange versuchen, bis die Leitung frei war, weil ich wieder zum Unterricht mußte. Das war die letzte Pause.
Scheiße! Die Zeit war um, die zum Terminausmachen vorgesehen war. Aber was konnte ich dafür, wenn immer besetzt war?

Ich rief noch einmal an. Nachdem ich gewartet hatte, bis keiner in der Nähe war, versuchte ich es noch mal mit der Durchstellmethode. Endlich kam ich durch!
Die Frau am anderen Ende war sehr ungehalten, aber gab mir dann doch einen Termin. Den 13. März im nächsten Jahr.
Ich glaubte, ich hörte nicht recht! Hatten die Hunderte von Patienten, oder arbeiteten sie nur einmal in der Woche? Und dann mußte ich auch noch dankbar sein, überhaupt einen Termin bekommen zu haben und nicht bis zum nächsten "12. Dezember" warten zu müssen!.
Hatte die Warterei denn gar kein Ende?

Sie zermürbte mich.
Mein Magen fing an zu spinnen. Ständig hatte ich ein Hungergefühl. Besonders stark wurde es, nachdem ich gegessen hatte. Und gelegentlich stach es in der Magengegend.
Waren das Magengeschwüre? Hätte mich nicht gewundert. Schließlich bekommen das auch andere Leute, die Frust oder Streß haben.
Um mir sicherzugehen, ging ich zum Arzt. Den Symptomen nach wäre es ein Zwölffingerdarmgeschwür gewesen. Zur Absicherung machte er mehrere Untersuchungen: Er betastete meinen Bauch, machte eine Ultraschalluntersuchung und zu guter letzt mußte ich ein Kontrastmittel, eine zähe weiße Pampe mit süßlichem Geschmack, trinken, mit einer Bleischürze meine Geschlechtsorgane bedecken (wozu, wenn ich sie doch sowieso loswerden wollte?) und wurde dann stundenlang geröntgt.
Der Arzt fand aber nichts.
Er fragte mich, ob ich beruflich im Streß wäre. Ich sagte wahrheitsgemäß: "Nein."
Beruflich nicht.
Die wirkliche Ursache meines "Stresses" verschwieg ich ihm, denn er kannte meine Eltern gut. Ärztliche Schweigepflicht hin und her - wer weiß, ob sie sich auch auf psychische Angelegenheiten mit folgenschwerer Prognose bezieht? Außerdem ging ich davon aus, daß er von dem Thema keine Ahnung hatte - denn bisher war ich ja kaum jemandem begegnet, der etwas von Transsexualismus verstand -, und daß er mir deshalb sowieso nicht helfen konnte.
Schließlich stellte er die Notdiagnose "Reizmagen" und verordnete mir Tabletten, die die Symptome zum größten Teil beseitigten.

## Männlich sein ist nicht schwer - Mann sein dürfen dagegen sehr

Je näher der 13. März rückte, desto erwartungsvoller starrte ich auf die Klinik, wenn ich an ihr vorbeifuhr.

Das Gebäude meiner Zukunft.
Was würde mich dort erwarten?
Wie würde die Gutachtenerstellung und präoperative Behandlung bei Sigusch vor sich gehen? Genauso, wie ich es bei Eicher gelesen hatte?
Ich war gespannt.
Am 13. März ließ ich mich für einem Arztbesuch beurlauben. Dann machte ich mich auf den Weg.
Diesmal gehörte ich zu den Berechtigten, die die Klingel drücken durften. Nach einigen Sekunden öffnete sich die Tür, und ich konnte hineingehen. Ich stand auf einem längeren Flur, von dem viele Türen abgingen. Gleich gegenüber war die Anmeldung. Hier stand die Tür offen. Die Anmeldungsprozedur lief ab wie bei anderen Ärzten auch: Name, Alter, Krankenkasse usw.
Nach kurzem Warten holte mich eine Psychologin ab, die mir anscheinend zugeteilt worden war. Es war eine Frau mittleren Alters, etwas größer als ich, mit langen, glatten, braunen Haaren. Sie war weder auffallend freundlich, noch besonders unfreundlich. Noch nicht.
Wir gingen in ihr Zimmer - ihr Name stand neben der Tür, ich konnte ihn mir aber nicht merken. Mein Blick war mehr von dem Wort "Psychologin" gefangen. Sie war also keine Ärztin.
Wir setzten uns, und sie fragte mich nach dem Grund meines Besuches.
"Ich bin transsexuell und möchte eine geschlechtsumwandelnde Operation machen bzw. die Behandlungen, die davor notwendig sind..."
Gespannt darauf, endlich Antwort und Ratschläge zu bekommen, stellte ich Fragen, wurde aber schnell von ihr abgewürgt.
Sie fing an, *mir* Fragen zu meiner Kindheit und meiner Entwicklung zu stellen.
Konnte sie nicht beim Thema bleiben? Widerwillig antwortete ich ihr kurz und versuchte weitere Fragen zu stellen. Aber sie reagierte gar nicht darauf.
Wir redeten die ganze Zeit aneinander vorbei. Ich wollte wissen, was ich tun muß, um operiert werden zu können, wie die Behandlung abläuft und ob ich irgendwelche Gutachten brauchte. Erst dann wollte ich entscheiden, ob ich der Behandlung zustimmen konnte. Sie dagegen fing gleich mit der Behandlung an und versuchte, eine richtige Anamnese* aufzustellen.
So ging das mindestens eine halbe Stunde hin und her.
Als ihr schließlich klar war, daß ich transsexuell bin, wurde sie deutlich abweisender.
Jetzt ging es daran, auf meine Fragen einzugehen. Oder?
Sie bot mir eine Behandlung an, eine psychotherapeutische Behandlung, die meine Seele wieder meinem Körper angleichen sollte. Das Angebot kannte ich doch schon! Das hätte ich schon mit 16 machen können, wenn ich es gewollt hätte. Trotzdem mußte ich vorsichtig sein, denn ich war ja von der Frau und ihrem guten Willen abhängig. Ohne ihr Gutachten käme ich nicht weiter. Vielleicht gehörte da eine

* Krankengeschichte

psychotherapeutische Behandlung zu den Voraussetzungen. Ich legte mich also erst einmal nicht fest.
„Und wenn die Behandlung nicht klappt?“
„Wenn die Behandlung nicht klappt, stellen wir Ihnen allerdings kein Gutachten aus.“
Das war wohl ein blöder Witz?
Nein - sie schien es ernst gemeint zu haben. Erwartete sie wirklich von einem echten Transsexuellen, daß er auf so etwas eingeht?
Ich machte ihr ziemlich deutlich klar, daß ich nicht vorhatte, meine kostbare Zeit mit einer nutzlosen Behandlung zu verschleudern. Auch unter günstigeren Bedingungen hätte ich jede psychotherapeutische Behandlung abgelehnt, die nicht zwingend für weitere Maßnahmen vorausgesetzt wurde, die frustrierenden Sitzungen bei Frau M. in Marburg hatte mir gereicht!
Als sie das hörte, wurde die Frankfurter Psychologin noch abweisender und lehnte jede weitere Hilfe, jeden Ratschlag ab. Sie sagte wörtlich: "Wenn Sie das (die Geschlechtsangleichung) wirklich wollen, dann werden Sie schon selbst Leute finden, die Ihnen helfen. Sie können ja zu einer Selbsthilfegruppe gehen."
Erstaunt über eine solche Unverschämtheit hätte ich sie fast mit offenem Mund angestarrt, aber ich hatte mich schnell wieder gefangen.
War ihr, die ja wenigstens ein bißchen über Transsexualismus Bescheid wissen mußte (denn sonst hätte sie ja eine andere Diagnose bei mir gestellt), war ihr denn gar nicht bewußt, daß sie mit dieser offenen Hilfeverweigerung labilere Transsexuelle in den Selbstmord treiben konnte?
Oder war ihr das egal?
Das Geschäft ist wichtiger als der Patient... Wäre sie Ärztin, wäre das ein glatter Kunstfehler gewesen!
Zum Glück mußte ich sie nicht nach einer Selbsthilfegruppenadresse fragen - die hatte ich ja schon aus dem Brief von ihrem Kollegen -, denn ich glaube kaum, daß sie sie mir gegeben hätte.
Ich verabschiedete mich genauso frostig von ihr, wie sie mich die ganze Zeit behandelt hatte, was sie aber nicht weiter störte. Hoffentlich würde ich nie wieder mit ihr zu tun haben!

So war es also mit Sigusch bestellt, den ich für meinen großen Retter gehalten hatte! Eine glatte Fehlanzeige! Hatte er nur ein paar Transsexuelle benutzt, um seine Forschungen an ihnen zu betreiben, und den Rest, den er nicht mehr gebrauchen kann, läßt er sich selbst überlassen sitzen?
Wütend und verzweifelt verließ ich die Klinik.
Meine Hoffnung näherte sich wieder der Nullgrenze. Aber Selbstmord kam für mich nicht in Frage, solange ich noch irgendeinen Strohhalm zum Dranklammern fand.
Dieser Strohhalm war *Transidentitas*, die Frankfurter Selbsthilfegruppe.
Würden sie mir helfen können, oder würden sie mir auch nur eine Psychotherapie anbieten, diesmal zur Abwechslung eine Selfmade-Therapie?

Ohne große Hoffnung suchte ich die in dem Brief genannte Adresse auf.

Eine eher kleine Seitenstraße mit mehrstöckigen Wohnhäusern. Das gesuchte Haus sah auch nicht anders aus. Es hatte eine Durchfahrt, durch die man anscheinend hindurchgehen mußte, um zu Wohnungen oder anderen Räumen zu gelangen. War nicht gut beschildert hier.
Dahinter lag ein Hof, der wiederum von einem weiteren Haus begrenzt wurde. Es hatte zwei Türen.
Ich ging näher heran.
An der einen Tür hingen mehrere Schilder, allerdings kein Hinweis auf *Transidentitas*. Ich wagte den Versuch, ging durch die größere Tür und lief innen die Treppen hoch, wobei ich die vorhandenen Schilder an den Türen las, aber immer noch nichts fand. Erst ganz oben begegnete ich ein paar Leuten.
Es blieb mir wohl nichts anderes übrig, als sie nach *Transidentitas* zu fragen, auch wenn ich mich dabei outen mußte. Sie reagierten gar nicht erstaunt, eher freundlich, und schickten mich wieder ganz nach unten. Dort war noch ein kleiner Seitengang nach links, der zu weiteren Räumen führte. Er endete an der anderen Tür nach draußen.
Hier hätte ich also gleich reingehen müssen. Auf dem Flur stand ein Regal mit verschiedenen Druckschriften, im untersten Fach fand ich dann auch endlich einen Handzettel über *Transidentitas*:

## *Information der Selbsthilfegruppe für Transsexuelle und Transvestiten*

Das Phänomen Transsexualismus / Transvestitismus ist in der Öffentlichkeit noch weitgehend unbekannt. Bisher waren Informationen darüber nur in sensationslüsternen Illustriertenberichten nachzulesen. Eine sachliche Information war darin selten gegeben.
Als eine der kleinsten Randgruppen der Gesellschaft bringt frau / man uns häufig mit unmoralischem Lebenswandel und / oder Abartigkeit in Verbindung.
Unsere Veranlagung wird uns zu einem Zeitpunkt bewußt, in dem wir die Tragweite der Folgen noch nicht abschätzen können. Unsere Empfindung des "Andersseins" widerspricht den gängigen Wertvorstellungen der Gesellschaft. Aus Angst und Schamgefühl geraten die Betroffenen fast zwangsläufig in die Isolation.
In dieser Situation stellt sich die Frage:
"Warum kann ich eigentlich nicht einfach so leben, wie ich mich empfinde?"
Es entsteht der Wunsch, andere Betroffene kennenzulernen, um über gemeinsame Sorgen und Nöte zu sprechen.
So finden seit Oktober 1985 ganzjährig regelmäßige Treffen in der Uhlandstraße 50 in Frankfurt/Main statt. Im Laufe unserer gemeinsamen Gruppenabende haben sich durch Gespräche und Diskussionen folgende Schwerpunkte herausgebildet:

Die Gruppe soll offen sein
- für Transsexuelle, Transvestiten und ähnlich Betroffene beiderlei Geschlechts, da zumindest ein Teil der Entwicklung ähnlich verläuft.
Dies wollen wir durch gegenseitige Hilfestellung (auch Kritik) in allen Lebensfragen erreichen.
- Austausch von Informationen bzgl. Literatur, Ärzten, Therapeuten etc. (Eine Vereinszeitschrift wird vierteljährlich herausgegeben.)
- Wir wollen mit anderen gleichgesinnten Gruppen im In- und Ausland zusammenarbeiten.
- Wir wollen die Öffentlichkeit sachlich über unsere Situation informieren und für Toleranz werben. Dies erfolgt durch einzelne Gruppenmitglieder auf freiwilliger Basis.
Anschließend läßt sich feststellen, daß nach zweijähriger Arbeit in der Gruppe für alle Beteiligten positive Entwicklungen zu erkennen sind. Allein das Zusammengehörigkeitsgefühl hat uns alle, so wie wir es uns erhofft hatten, gestärkt und uns ein neues Selbstwertgefühl gegeben, viele Ängste und Selbstzweifel sind kleiner geworden oder überwunden. Einige aus der Gruppe haben inzwischen die Kraft, sich auch alleine in der Öffentlichkeit zu bewegen, endlich "ja" zu sich zu sagen und sich zu dem zu bekennen, was sie innerlich schon immer waren.
Für die Zukunft hoffen wir im Interesse aller Betroffenen, daß diese den Mut für den ersten Schritt aufbringen werden und sich zur Gemeinsamkeit entschließen können. Für viele hat sich dies bereits gelohnt. Denn nur die Gemeinsamkeit macht stark.

Das klang ja besser als ich jemals erwartet hätte! Hier konnte ich also doch konkrete Informationen bekommen!
Auf dem Blatt standen auch die Zeiten, wann sich die Gruppe treffen würde, teils mit allgemeinen Treffen, teils mit Treffen speziell für TS (Transsexuelle) oder TV (Transvestiten).
Ich beschloß, auf das nächste Treffen für TS zu gehen.

Schon kurze Zeit nach meinem Termin in der Sigusch-Hölle bekam ich die Rechnung. *Das* schafften sie schnell.
Auf der Rechnung stand "Erhebung einer ausführlichen Anamnese", und ich sollte dafür 120 DM zahlen!
120 DM für ihre Verweigerung ärztlicher Hilfe, statt dessen Anamnese gegen meinen Willen, die vollkommen unnötig war, da ich ja nur ein paar grundsätzliche Fragen stellen wollte!
Dummerweise mußte ich das Geld auch noch aus eigener Kasse bezahlen, denn die Krankenkassenangelegenheiten erledigten meine Eltern. Und denen wollte ich meine neuen Aktivitäten noch nicht offenbaren. Ich hatte schon genug Klötze am Bein.

## *Die Geschlechtsangleichung*

# Transidentitas

*Leicht aufgeregt betrete ich wieder das Haus, in dem die Gruppentreffen von Transidentitas stattfinden - diesmal weiß ich gleich, wo ich hin muß. In dem Raum stehen viele kleine Tische mit Stühlen, ein paar Tische sind zu einer Reihe zusammengestellt, so daß sich auch eine größere Anzahl von Leuten zusammensetzen kann, in einer Ecke des Raumes ist ein Tresen. Sonst nichts Auffälliges.*

*Ein Gewirr von Männerstimmen erfüllt den Raum. An dem großen Tisch sitzen etwa zur Hälfte Männer, zur Hälfte "Männer in Frauenkleidern" - wie ich, der ich noch nie Kontakt zu Transsexuellen oder Transvestiten hatte, sagen würde. Natürlich weiß ich, daß die in den Frauenkleidern keine richtigen Männer sind, die transsexuelle Problematik ist mir ja aus Büchern bekannt, und ich kann sie auch, "dank" eigener Erfahrung, nachvollziehen. Da macht es keinen großen Unterschied, ob jemand Mann-zu-Frau-TS oder Frau-zu-Mann-TS ist. Trotzdem weiß ich nicht recht, wie ich mich verhalten soll und bleibe erst einmal schüchtern in der Nähe der Tür stehen.*

*Zuerst bemerkt mich keiner. Doch dann kommt einer auf mich zu, genauer gesagt: ein Frauenkörper in Männerkleidung. Es ist also doch jemand von meiner Sorte anwesend!*

*Er ist schon älter, hat graue, kurze Haare und wirkt auf den ersten Blick sehr männlich. Doch meine geschulten Augen (durch langjährige Erfahrung, wie man am besten die weiblichen Geschlechtsmerkmale verbirgt, studiert man zwangsläufig auch bei anderen die Ausprägung und Wirkung der Geschlechtsmerkmale) fallen schnell die Busen und die für einen Mann zu weichen, nur von einem Flaum bedeckten Wangen auf. Außerdem hat er eine weibliche Stimme.*

*"Hallo, ich bin Gay!"*

*Der Name paßt zu seinem englischen Akzent.*

*"Willst du hier zu uns?"*

*"Ja."*

*Ich bin immer noch etwas schüchtern und wortkarg, obwohl Gay sehr freundlich ist.*

*"Wie heißt du denn?"*

*"Ähm ja... Charlotte."*

*"Quatsch, ich meine deinen männlichen Namen. Oder willst du Charlotte genannt werden? Hast du dir noch keinen Namen ausgesucht? Dann nenne ich dich Karl!"*

*Das muß dann doch nicht sein!*

*"Nein, nenn' mich lieber... Felix!"*

*Ich hatte mich zwar noch nicht endgültig für einen bestimmten männlichen Namen entschieden, weil ich nicht erwartete, daß jemand in absehbarer Zeit bereit war, mich so zu nennen. Aber unter den Namen, die in die engere Wahl kamen, war Felix derjenige, der mir zur Zeit am besten gefiel.*

*"Setzt du dich mit zu uns an den Tisch?"*

*Ich folge Gay.*
*"Das ist Felix."*
*Die anderen am Tisch erwidern kurz meinen Gruß und fahren mit ihren Gesprächen fort. Gay setzt sich neben mich und fragt mich gefühlvoll, aber gezielt aus.*
*Schnell hat er heraus - schon mein Aussehen erregt ja den Verdacht -, daß ich eindeutig und irreversibel transsexuell bin.*
*Täusche ich mich, oder wird er eine Spur freundlicher, offener?*
*Nachdem er nun einiges aus meiner Lebensgeschichte gehört hat, erzählt er auch von sich. Er bezeichnet sich als sekundären TS. Lange Zeit hat er als Frau gelebt, ist verheiratet und hat mehrere Kinder geboren, später prägte sich seine Transsexualität aus, und zur Zeit überlegt er, ob und wann er geschlechtsangleichende Maßnahmen in Angriff nehmen soll. Nebenbei gehört er zum harten Kern und zur Leitung von Transidentitas und ist dort als Kassenwart tätig. Er beantwortet mir auch bereitwillig meine Fragen und gibt mir Tips, wie ich die Sache angehen muß, zum Beispiel daß ich als erstes einen Antrag beim Amtsgericht für die sogenannte „kleine Lösung" stellen muß. Denn die Gutachter müssen vom Amtsgericht anerkannt sein. Ich könnte dem Amtsgericht Gutachter vorschlagen, wenn ich welche kenne, die es im günstigsten Fall auch akzeptiert, oder das Amtsgericht legt selbst welche fest. Erst wenn die Gutachten durchgezogen sind, könnte ich mit der Hormonbehandlung beginnen, und wenn die dann einigermaßen angeschlagen hat, die Operationen machen.*
*Später stellt er mir auch Cornelia vor, die Leiterin von Transidentitas. Sie ist nett und sehr herzlich. Alles ist groß an ihr: der Körper, die Hände, der Kopf, aber auch die Armreifen, Ohrringe und die Handtasche. Sie erzählt mit tiefer Stimme und breitem Offenbacher? Akzent, daß sie die Operation gerade hinter sich hat und manchmal, z.B. beim Tapezieren, noch Schmerzen hat.*
*Ich muß zugeben, daß ich sie nicht hundertprozentig als Frau akzeptieren kann, genauer gesagt: noch nicht. Immer wieder ertappe ich mich dabei, wie ich sie im Gedanken als "er" benenne. Ihre männlichen Merkmale sind zu deutlich, und ich bin es noch nicht gewohnt. Aber bei den anderen am Tisch ergeht es mir auch nicht besser. Sie sind ja schon alle im mittleren Alter, in meinem Alter (21) ist niemand dabei. Doch - ein TV. Davon sitzen auch mehrere am Tisch, wie ich im Laufe der Zeit anhand ihrer Aussagen feststelle, vor allem sind es die normal angezogenen Männer.*
*Gay scheint meine Gedanken zu lesen: "Schade, daß keiner in deinem Alter da ist! Davon gibt es nämlich auch ein paar hier. Aber die kommen nicht jedes Mal. Vielleicht kommt Vinzent heute abend noch."*
*Vinzent... Ein Betroffener in meinem Alter... Der die gleichen Probleme hat wie ich...*
*Wann würde ich ihn sehen?*
*Da er heute nicht zu kommen scheint, höre ich also erst einmal einiges über TV-Probleme, ohne sie aber richtig zu verstehen.*

*Sie haben ja im Gegensatz zu den Transsexuellen nichts gegen ihren Körper, verspüren nur gelegentlich den Drang, Frauenkleider anzuziehen und sich mit Schmuck und viel Make-up aufzutakeln. Doch das reicht ihnen nicht. Irgendwie sind sie doch unzufrieden, wissen aber anscheinend selbst nicht, warum. Vielleicht, weil sie in unserer Gesellschaft dazu gezwungen sind, ihre Neigungen im stillen Kämmerlein auszuleben. Wenn sie in ihrer Aufmachung auf die Straße gehen, bekommen sie schnell eins auf den Deckel.*
*Später am Abend kommt plötzlich ein Junge zur Tür herein. Und ist schon wieder weg, weil er noch mal eben aufs Klo muß. Vinzent!*
*Nach kurzer Zeit ist er wieder da, setzt sich dazu und unterhält sich mit uns.*
*Meine Gefühle erleben einen Höhepunkt: nach 9 Jahren des Alleinseins mit meinen Problemen bekomme ich plötzlich so viel Verständnis und so viel Hilfe auf einen Schlag - und dann treffe ich auch noch den ersten primären FzM-TS, der mir noch dazu erstaunlich ähnlich ist: ungefähr die gleiche Größe, die gleiche heruntergedrückte Stimme, die gleiche Haarfarbe und Frisur (bei ihm sind allerdings noch die Geheimratsecken ausrasiert) und fast der gleiche Körperbau. Er ist etwas schlanker als ich und hat eine auffallend geringe Oberweite.*
*Oder er kennt einen Trick, sie zu verbergen.*
*Obwohl er freundlich ist, ist er sehr von sich eingenommen und führt gleich das große Wort über die Sachen, die er schon gemacht hat und seine Pläne für die Zukunft.*
*Gebannt hänge ich an seinen Lippen, bewundere und beneide ihn, weil er, obwohl er 2 Jahre jünger ist, doch schon so viel weiter ist als ich.*
*Er hat gerade die erste Hormonspritze bekommen und steht unmittelbar vor der Brust-OP. Natürlich ist mit seinem neuen Namen auch schon alles klar, bis auf ein paar verklemmte Behörden, die in Briefen immer noch vor seinen Männernamen das "Frau" setzen.* * *Später will er nach Amerika gehen, wo sein Vater wohnt, und dort sich einen Penis nach einer neuen amerikanischen Methode machen lassen, der mit einer Pumpe im Hoden versteift werden kann.*
*Ich bezweifle, ob das alles so klappt, wie er es sich vorstellt. Er scheint in manchen Dingen recht naiv zu sein.*
*Hoffentlich verkraftet er die Enttäuschungen, die er noch erleben wird, gut!*
*Er erzählt, daß er früher, zu Beginn der Pubertät, wo sich die weiblichen Geschlechtsmerkmale zu entwickeln begannen, die Magersucht bekam. Er war auch bei der gleichen Psychologin wie ich an der Frankfurter Uniklinik gewesen, hatte ihr sogar etwas vorgeheult, aber letztendlich genausowenig Erfolg gehabt.*

Der Abend wurde lang. Es gab ja so viel zu erzählen und zu erfragen! Zum Glück war ich mit dem Fahrrad da, so daß ich mich nicht bemühen mußte, den letzten Zug noch zu erwischen.

---

* Wie ich später erfahren habe, ist dieses Verhalten der Behörden nicht rechtsgemäß. Die Betroffenen können dagegen Beschwerde einlegen oder ggf. auch klagen.

Schließlich machte ich mich doch auf den Heimweg. Ich mußte ja morgen, genauer gesagt heute, schon wieder um 7 aufstehen.
Als ich durch die nun viel stilleren Straßen des nächtlichen Frankfurt radelte, konnte ich es immer noch nicht fassen.
Vinzent... die Ähnlichkeit mit mir... die Verkörperung des Transsexuellen, der Glück hatte und zügig auf seinem Weg vorankam. Er machte mir Mut.
Und mit den Informationen, die ich heute bekommen hatte, und denen, die ich mir demnächst auf den TS-Treffen noch erfragen werde, würde ich auch bald alles in die Wege leiten können, damit es möglichst schnell losgehen konnte!

Als ich zum zweiten Mal zur Gruppe kam, war mir alles schon viel vertrauter. Manche grüßten mich schon wie einen alten Bekannten.
Ich hatte jede Menge Fragen im Kopf, die ich Gay stellen wollte. Aber heute kam ich kaum zum Fragenstellen, weil an diesem Abend eine vorbildliche Gruppenarbeit durchexerziert wurde. Cornelia kommandierte alle Anwesenden, sich in einen großen Kreis zu setzen, und dann sollte reihum jeder etwas von sich erzählen. Wer er war, wie weit er auf seinem Weg war und welche Probleme er zur Zeit hatte. Dann wurde gemeinsam nach Lösungsmöglichkeiten für die Probleme gesucht. So erfuhr ich zwar nichts zu meinen Fragen, aber ich lernte die anderen Leute in der Gruppe besser kennen. Bei Vinzent, der auch da war, war ich mal wieder über die große Ähnlichkeit unserer Lebenserfahrungen und Probleme erstaunt.
Da die Gruppe groß war und auf jeden eingegangen wurde, ging der Abend schnell herum.

Nach längerer Zeit mit trockener Theorie hatten wir einen Unterrichtsblock, in dem wir Schreibmaschineschreiben lernten. Den ganzen Tag. Jeder wurde an einen Computer gesetzt und mußte ein spezielles Schreibprogramm durcharbeiten. In der ersten Lektion waren es nur Übungen mit 2 Buchstaben, in jeder weiteren Lektion kamen dann neue hinzu. Jedesmal, wenn einer von uns eine Lektion erfolgreich beendet hatte, fiepte sein Computer die Badinerie aus der h-moll-Suite von J.S.Bach. Eigentlich ist das ein schönes Stück, aber bald konnten wir es nicht mehr hören.
Nachdem wir alle Lektionen durchgearbeitet hatten, bekamen wir englische Texte und mußten Schnellschreiben üben. Ziel war es, daß wir später im Flugfernmeldedienst die anfallenden Meldungen in rasender Geschwindigkeit eingeben und absenden konnten, was nicht einfach war, denn sie waren voll mit Zahlen und Buchstaben wie q, x und y.
Das Schreibmaschineschreiben galt als Praktikum. Gegen Ende des Ausbildungsabschnittes hatten wir aber auch ein "richtiges" Praktikum - so wie man es sich vorstellt. In der Schule gab es ein Labor, das genauso - wenn nicht sogar besser - mit Geräten und Arbeitsmaterial ausgestattet war wie die Arbeitsstellen auf den Flughäfen. Die Fernmeldegeräte waren sogar an das normale Flugfernmeldenetz angeschlossen!

Hier konnten wir nach Herzenslust üben, Flugpläne erstellen, eingeben und absenden und überprüfen, was dann im System damit passierte. Natürlich nur besonders gekennzeichnete Testflugpläne, damit sie an den Außenstellen, wo sie ankamen, gleich verworfen werden konnten. Oder Flugberatungen für eine bestimmte Strecke abrufen, die dann auch gleich ausgedruckt wurden.

Unser Praktikum in den Außenstellen rückte näher. Wir sollten für 6 Monate auf den Flughäfen arbeiten und unser Wissen in die Praxis umsetzen.
Einer unserer Lehrer, der auch in der Zentralstelle arbeitete, legte uns eine Liste vor, wieviele Leute an welchem Flughafen eingeplant waren.
Nun mußten wir uns untereinander einigen, wer in welchen Ort ging.
Viele von uns wollten nach Frankfurt. Ich auch. Denn hier war ich „am Ort", hier kannte Transidentitas Gutachter und Ärzte, zu denen ich gehen konnte. Und wenn ich somit die Region nicht wechselte, müßte sich die Geschlechtsangleichung zügig durchziehen lassen...
Leider gab es nur 2 Praktikumsplätze in Frankfurt. Und diese bekamen zwei Mitschüler, die nachweisen konnten, daß sie dort ihren Wohnsitz hatten. Ich mußte also woanders hin.
Hamburg wäre gut. Da sitzt die Deutsche Gesellschaft für Sexualforschung beziehungsweise jener Arzt, der mir damals durch seinen Brief wieder Hoffnung gegeben hatte. Es würde mich wundern, wenn es sich bei dem nicht auch machen ließe. Immerhin würde er mir bestimmt weiterhelfen, wie er es ja schon einmal getan hatte. Ein Verhalten wie das von der Sigusch-Psychologin traute ich ihm nicht zu.
Außerdem wohnten in Hamburg Verwandte von mir, bei denen ich wohnen könnte, bis ich eine eigene Wohnung gefunden hätte.
Zum Glück hatte niemand etwas dagegen, daß ich nach Hamburg gehen wollte.

Ich ging fast regelmäßig zur Gruppe, soweit es meine Zeit erlaubte.
Cornelia und Gay waren immer da, kamen eventuell aber mal später, wenn sie aufgehalten worden waren. Die anderen kamen mehr oder weniger regelmäßig. Besonders FzM-TS kamen nur selten. Von denen sollten angeblich mehr an den Treffen am ersten Samstag im Monat erscheinen, weil da mehr Leute von außerhalb anreisen konnten. Aber samstags paßte es mir zeitlich sehr schlecht.
*Einen* FzM-TS lernte ich wenigstens neben Vinzent und Gay noch kennen.
Kevin.
Eines Abends hockte er am Tisch, als ich im Gruppentreff auftauchte. Er sah ganz anders aus als Vinzent und ich, hatte andere Gesichtszüge und war vor allem dicker. Oder erschien er nur so dick, weil ihm die Natur eine ziemlich große Oberweite beschert hatte?
Ich war froh, daß ich nicht in seiner Haut bzw. seinem Körper steckte. Diese Oberweite konnte man nicht mehr allein mit Kleidern verstecken. Als Gegenzug hatte er ein viel männlicheres Kinn als ich.

Er erwies sich als freundlich, war aber im Gegensatz zu Vinzent ein eher stiller Typ. Wie ich auch.
Eigentlich war er mir noch sympathischer als Vinzent. Vinzent hatte etwas von einem Angeber. Er hörte sich am liebsten selbst reden. Manchmal fragte ich mich, ob das wirklich alles stimmte, was er erzählte, und was davon eher Wunschdenken war. Mit Kevin dagegen konnte man vernünftige und realistische Gespräche führen.
Er war zur Zeit etwas depressiv. Vor kurzem wollte er mit der Hormonbehandlung anfangen und war zu einem Endokrinologen gegangen. Der hatte in der Voruntersuchung bei ihm einen Hirsutismus* festgestellt. Nun wurde Kevin erst einmal ein paar Wochen mit weiblichen Hormonen - mit der Pille - behandelt. Der Arzt wollte sichergehen, daß die transsexuellen Neigungen nicht von dem Hirsutismus kamen.

Im Gegensatz zu uns Jungs waren die Frauen schon alle im mittleren Alter. Mindestens 30 oder 40. Und die meisten schienen erst kürzlich auf die Idee gekommen zu sein, daß sie transsexuell sind. Oder sie hatten bisher versucht, ein normales männliches Leben zu führen - ungeachtet ihrer Neigungen. Sie fingen also jetzt erst langsam an, nach außen hin weiblich zu werden. Ein schwieriges Unterfangen - wenn sich bereits Bierbauch, Doppelkinn, Stiernacken usw. gebildet hatten. Ganz zu schweigen von der Größe und dem gesamten Körperbau. Eine sah - ohne Scherz! - aus wie Franz Josef Strauß, wenn er sich eine blonde Perücke aufgezogen hätte. Die Arme! Ihre kräftige, tiefe Stimme schlug noch in die gleiche Kerbe.
Viele Frauen waren übertrieben geschminkt und aufgetakelt. Das war ein ganz normaler Effekt, wie Cornelia später einmal erklärte. Genau wie junge Mädchen, die anfangen sich zu schminken, müssen sie erst das richtige Maß lernen.
Doch eines Abends tauchte Sylvia auf. Sie war ganz anders.
Jung und weiblich. So ungefähr in meinem Alter. Als primäre Transsexuelle hatte sie schon in ihrer Kindheit und Jugend versucht, möglichst weiblich zu leben. Ihre Bewegungen wirkten in einer natürlichen Weise weiblich-graziös. Die Haare hatte sie frühzeitig lang wachsen lassen. Selbst die Stimme klang weiblich. Sie war zwar tief, aber ich merkte, daß es auch auf die *Art*, *wie* eine Frau spricht, ankommt. Sylvias Stimme klang trotz der Tiefe weiblich.
Obwohl ich immer zu jenen Treffen ging, die als speziell für TS angekündigt worden waren, waren hier auch sehr viele TVs anwesend. Es wurde mit der Trennung wohl nicht so eng gesehen.
Ich habe zwar nichts gegen TVs, aber es lief darauf hinaus, daß ich hauptsächlich ihre Probleme zu hören bekam. Und ich gebe zu, daß mich diese auf die Dauer nicht sonderlich interessierten.

---

* Hirsutismus = Überschuß an männlichen Hormonen bei Frauen, so daß sie z.B. einen Damenbart oder relativ stark behaarte Beine haben

Trotzdem konnte ich mir im Laufe der Zeit die Infos sammeln, die ich für meinen weiteren Weg brauchte. Vor allem Gay horchte ich aus, denn der war immer da. Wenn er etwas nicht wußte, zogen wir Cornelia zu Rat, genauer gesagt, wir versuchten es.
Cornelia war immer sehr beschäftigt, sie wurde von allen beansprucht. Sie hatte Transidentitas vor Jahren auf die Beine gestellt. Es schien kaum etwas zu geben, was sie nicht wußte, wenn es um das Thema Transsexualismus ging. Und das war keine Besserwisserei, sondern Fakten. Obwohl sie arg im Streß sein mußte, verlor sie nie die Geduld und blieb immer freundlich.
Mich erstaunte, wie gut sie selbst bei FzM-Transsexualismus auskannte. Und sie wußte sogar etwas über die Situation in Hamburg.
Das war nämlich das nächste Problem bei mir: Ich würde ja in Kürze zu einem sechsmonatigen Praktikum nach Hamburg gehen. Da lohnte es sich nicht mehr, sich in Frankfurt Gutachter zu suchen. Ich sollte lieber dann gleich nach der Ankunft in Hamburg den Antrag beim Amtsgericht stellen.
Ich überlegte, ob ich bei der Gelegenheit den Arzt, der mir den Brief geschrieben hatte, als Gutachter anstreben sollte. Wie hieß er doch gleich?
Cornelia bestärkte mich in diesem Gedanken. Sie kannte einen anerkannten Gutachter in Hamburg: Dr. Pfäfflin. Es sei ein kompetenter und netter Mann.
Das war doch der aus dem Brief! Ich erinnerte mich. Das gab ja Anlaß zu neuen Hoffnungen...
Ich bekam auch Empfehlungen und Kritiken über Gutachter und Chirurgen. In der Gruppe gab es sogar eine Zeitschrift, die regelmäßig erschien, und die ich lesen durfte, außerdem Dokumentationen, Sammlungen von Zeitungsberichten usw.. Hier entdeckte ich jenen alten *Stern*-Artikel wieder, in dem ich zum ersten Mal in meinem Leben etwas von Transsexualismus erfahren hatte.

Natürlich bekam ich auch das Transsexuellengesetz zu lesen, das alle wichtigen gesetzlichen Bestimmungen im Zusammenhang mit der Änderung von Vornamen und Geschlechtszugehörigkeit festlegte:
(Ich zitiere im folgenden das TSG - für jene, die es interessiert. Die anderen können dahinter weiterlesen.)

## Gesetz über die Änderung der Vornamen und die Feststellung der Geschlechtszugehörigkeit in besonderen Fällen (Transsexuellengesetz - TSG)

Vom 10. September 1980

Der Bundestag hat mit Zustimmung des Bundesrates das folgende Gesetz beschlossen:

## Erster Abschnitt
## Änderung der Vornamen

### & 1
### Voraussetzungen

(1) Die Vornamen einer Person, die sich auf Grund ihrer transsexuellen Prägung nicht mehr dem in ihrem Geburtseintrag angegebenen, sondern dem anderen Geschlecht als zugehörig empfindet und seit mindestens 3 Jahren unter dem Zwang steht, ihren Vorstellungen entsprechend zu leben, sind auf ihren Antrag vom Gericht zu ändern, wenn

1. sie Deutscher im Sinne des Grundgesetzes ist oder wenn sie als Staatenloser oder heimatloser Ausländer ihren gewöhnlichen Aufenthalt oder als Asylberechtigter oder ausländischer Flüchtling ihren Wohnsitz im Geltungsbereich dieses Gesetzes hat,
2. mit hoher Wahrscheinlichkeit anzunehmen ist, daß sich ihr Zugehörigkeitsempfinden zum anderen Geschlecht nicht mehr ändern wird, und
3. sie mindestens 25 Jahre alt ist.

(2) In dem Antrag sind die Vornamen anzugeben, die der Antragsteller künftig führen wird.

### § 2
### Zuständigkeit

(1) Für die Entscheidung über Anträge nach §1 sind ausschließlich die Amtsgerichte zuständig, die ihren Sitz am Ort eines Landgerichts haben. Ihr Bezirk umfaßt insoweit den Bezirk des Landgerichts. Haben am Orte des Landgerichts mehrere Amtsgerichte ihren Sitz, so bestimmt die Landesregierung durch Rechtsverordnung das zuständige Amtsgericht, soweit nicht das zuständige Amtsgericht am Sitz des Landgerichts schon allgemein durch Landesrecht bestimmt ist. Die Landesregierung kann auch bestimmen, daß ein Amtsgericht für die Bezirke mehrerer Landgerichte zuständig ist. Sie kann die Ermächtigungen nach Satz 3 und 4 durch Rechtsverordnung auf die Landesjustizverwaltung übertragen.

(2) Örtlich zuständig ist das Gericht, in dessen Bezirk der Antragsteller seinen Wohnsitz oder, falls ein solcher im Geltungsbereich dieses Gesetzes fehlt, seinen gewöhnlichen Aufenthalt hat; maßgebend ist der Zeitpunkt, in dem der Antrag eingereicht wird. Ist der Antragsteller Deutscher und hat er im Geltungsbereich dieses Gesetzes weder Wohnsitz noch gewöhnlichen Aufenthalt, so ist das Amtsgericht Schöneberg in Berlin zuständig; es kann die Sache aus wichtigen Gründen an ein anderes Gericht abgeben; die Abgabeverfügung ist für dieses Gericht bindend.

## § 3
## Verfahrensfähigkeit, Beteiligte

(1) In Verfahren nach diesem Gesetz ist eine in der Geschäftsfähigkeit beschränkte Person zur Vornahme von Verfahrenshandlungen fähig. Für eine geschäftsunfähige Person wird das Verfahren durch den gesetzlichen Vertreter geführt. Der gesetzliche Vertreter bedarf für einen Antrag nach §1 der Genehmigung des Vormundschaftsgerichts.
(2) Beteiligte des Verfahrens sind nur
1. der Antragsteller,
2. der Vertreter des öffentlichen Interesses.
(3) Der Vertreter des öffentlichen Interesses in Verfahren nach diesem Gesetz wird von der Landesregierung durch Rechtsverordnung bestimmt.

## § 4
## Gerichtliches Verfahren

(1) Auf das gerichtliche Verfahren sind die Vorschriften des Gesetzes über die Angelegenheiten der freiwilligen Gerichtsbarkeit anzuwenden, soweit in diesem Gesetz nichts anderes bestimmt ist.
(2) Das Gericht hört den Antragsteller persönlich an.
(3) Das Gericht darf einem Antrag nach § 1 nur stattgeben, nachdem es die Gutachten von 2 Sachverständigen eingeholt hat, die auf Grund ihrer Ausbildung und ihrer beruflichen Erfahrung mit den besonderen Problemen des Transsexualismus ausreichend vertraut sind. Die Sachverständigen müssen unabhängig voneinander tätig werden; in ihren Gutachten haben sie auch dazu Stellung zu nehmen, ob sich nach den Erkenntnissen der medizinischen Wissenschaft das Zugehörigkeitsempfinden des Antragstellers mit hoher Wahrscheinlichkeit nicht mehr ändern wird.
(4) Gegen die Entscheidung, durch die einem Antrag nach § 1 stattgegeben wird, steht den Beteiligten die sofortige Beschwerde zu. Die Entscheidung wird erst mit der Rechtskraft wirksam.

## § 5
## Offenbarungsverbot

(1) Ist die Entscheidung, durch welche die Vornamen des Antragstellers geändert werden, rechtskräftig, so dürfen die zur Zeit der Entscheidung geführten Vornamen ohne Zustimmung des Antragstellers nicht offenbart oder ausgeforscht werden, es sei denn, daß besondere Gründe des öffentlichen Interesses dies erfordern oder ein rechtliches Interesse glaubhaft gemacht wird.
(2) Der frühere Ehegatte, die Eltern, die Großeltern und die Abkömmlinge des Antragstellers sind nur dann verpflichtet, die neuen Vornamen anzugeben, wenn

dies für die Führung öffentlicher Bücher und Register erforderlich ist. Dies gilt nicht für Kinder, die der Antragsteller nach der Rechtskraft der Entscheidung nach § 1 angenommen hat.
(3) In dem Geburtseintrag eines leiblichen Kindes des Antragstellers oder eines Kindes, das der Antragsteller vor der Rechtskraft der Entscheidung nach § 1 angenommen hat, sind bei dem Antragsteller die Vornamen anzugeben, die vor der Rechtskraft der Entscheidung nach § 1 maßgebend waren; gleiches gilt für den Eintrag einer Totgeburt.

## § 6
## Aufhebung auf Antrag

(1) Die Entscheidung, durch welche die Vornamen des Antragstellers geändert worden sind, ist auf seinen Antrag vom Gericht aufzuheben, wenn er sich wieder dem in seinem Geburtseintrag angegebenen Geschlecht als zugehörig empfindet.
(2) Die §§ 2 bis 4 gelten entsprechend. In der Entscheidung ist auch anzugeben, daß der Antragsteller künftig wieder die Vornamen führt, die er zur Zeit der Entscheidung, durch welche seine Vornamen geändert worden sind, geführt hat. Das Gericht kann auf Antrag des Antragstellers diese Vornamen ändern, wenn dies aus schwerwiegenden Gründen zum Wohl des Antragstellers erforderlich ist.

## § 7
## Unwirksamkeit

(1) Die Entscheidung, durch welche die Vornamen des Antragstellers geändert worden sind, wird unwirksam, wenn
1. nach Ablauf von 302 Tagen nach der Rechtskraft der Entscheidung ein Kind des Antragstellers geboren wird, mit dem Tag der Geburt des Kindes, oder
2. bei einem nach Ablauf von 302 Tagen nach der Rechtskraft der Entscheidung geborenen Kind die Abstammung von dem Antragsteller anerkannt oder gerichtlich festgestellt wird, mit dem Tag, an dem die Anerkennung wirksam oder die Feststellung rechtskräftig wird, oder
3. der Antragsteller eine Ehe schließt, mit der Abgabe der Erklärung nach § 13 des Ehegesetzes.

(2) Der Antragsteller führt künftig wieder die Vornamen, die er zur Zeit der Entscheidung, durch die seine Vornamen geändert worden sind, geführt hat. Diese Vornamen sind
1. im Fall des Absatzes 1 Nr. 1 und 2 in das Geburtenbuch, bei einer Totgeburt in das Sterbebuch,
2. im Fall des Absatzes 1 Nr. 3 in das im Anschluß an die Eheschließung anzulegende Familienbuch

einzutragen.

(3) In Fällen des Absatzes 1 Nr. 1 kann das Gericht die Vornamen des Antragstellers auf dessen Antrag wieder in die Vornamen ändern, die er bis zum Unwirksamwerden der Entscheidung geführt hat, wenn festgestellt ist, daß das Kind nicht von dem Antragsteller abstammt, oder aus sonstigen schwerwiegenden Gründen anzunehmen ist, daß der Antragsteller sich weiter dem nicht seinem Geburtseintrag entsprechenden Geschlecht als zugehörig empfindet. Die §§ 2, 3, 4 Abs. 1, 2 und 4 sowie § 5 Abs. 1 gelten entsprechend.

## Zweiter Abschnitt
## Feststellung der Geschlechtszugehörigkeit

### § 8
### Voraussetzungen

(1) Auf Antrag einer Person, die sich auf Grund ihrer transsexuellen Prägung nicht mehr dem in ihrem Geburtseintrag angegebenen, sondern dem anderen Geschlecht als zugehörig empfindet und die seit mindestens 3 Jahren unter dem Zwang steht, ihren Vorstellungen entsprechend zu leben, ist vom Gericht festzustellen, daß sie als dem anderen Geschlecht zugehörig anzusehen ist, wenn sie
1. die Voraussetzungen des § 1 Abs. 1 Nr. 1 bis 3 erfüllt,
2. nicht verheiratet ist,
3. dauernd fortpflanzungsunfähig ist und
4. sich einem ihre äußeren Geschlechtsmerkmale verändernden operativen Eingriff unterzogen hat, durch den eine deutliche Annäherung an das Erscheinungsbild des anderen Geschlechts erreicht worden ist.

(2) In dem Antrag sind die Vornamen anzugeben, die der Antragsteller künftig führen will; dies ist nicht erforderlich, wenn seine Vornamen bereits auf Grund von § 1 geändert worden sind.

### § 9
### Gerichtliches Verfahren

(1) Kann dem Antrag nur deshalb nicht stattgegeben werden, weil der Antragsteller sich einem seine äußeren Geschlechtsmerkmale verändernden operativen Eingriff noch nicht unterzogen hat, noch nicht dauernd fortpflanzungsunfähig ist oder noch verheiratete ist, so stellt das Gericht dies vorab fest. Gegen die Entscheidung steht den Beteiligten sofortige Beschwerde zu.

(2) Ist die Entscheidung nach Absatz 1 Satz 1 unanfechtbar und sind die dort genannten Hinderungsgründe inzwischen entfallen, so trifft das Gericht die Endentscheidung nach § 8. Dabei ist es an seine Feststellungen in der Entscheidung nach Absatz 1 Satz 1 gebunden.

(3) Die §§ 2 bis 4 und 6 gelten entsprechend; die Gutachten sind auch darauf zu erstrecken, ob die Voraussetzungen nach § 8 Abs. 1 Nr. 3 und 4 vorliegen. In der Entscheidung auf Grund von § 8 und in der Endentscheidung nach Absatz 2 sind auch die Vornamen des Antragstellers zu ändern, es sei denn, daß diese bereits auf Grund von § 1 geändert worden sind.

## § 10
## Wirkungen der Entscheidung

(1) Von der Rechtskraft der Entscheidung an, daß der Antragsteller als dem anderen Geschlecht zugehörig anzusehen ist, richten sich seine vom Geschlecht abhängigen Rechte und Pflichten nach dem neuen Geschlecht, soweit durch Gesetz nichts anderes bestimmt ist.
(2) § 5 gilt sinngemäß.

## § 11
## Eltern-Kind-Verhältnis

Die Entscheidung, daß der Antragsteller als dem anderen Geschlecht zugehörig anzusehen ist, läßt das Rechtsverhältnis zwischen dem Antragsteller und seinen Eltern sowie zwischen dem Antragsteller und seinen Kindern unberührt, bei angenommenen Kindern jedoch nur, soweit dies vor Rechtskraft der Entscheidung als Kind angenommen worden sind. Gleiches gilt im Verhältnis zu den Abkömmlingen dieser Kinder.

## § 12
## Renten und vergleichbare wiederkehrende Leistungen

(1) Die Entscheidung, daß der Antragsteller als dem anderen Geschlecht zugehörig anzusehen ist, läßt seine bei Rechtskraft der Entscheidung bestehenden Ansprüche auf Renten und vergleichbare wiederkehrende Leistungen unberührt. Bei der Umwandlung solcher Leistungen wegen eines neuen Versicherungsfalles oder geänderter Verhältnisse ist, soweit es hierbei auf das Geschlecht ankommt, weiter von den Bewertungen auszugehen, die den Leistungen bei Rechtskraft der Entscheidung zugrunde gelegen haben.
(2) Ansprüche auf Leistung aus der Versicherung oder Versorgung eines früheren Ehegatten werden durch die Entscheidung, daß der Antragsteller als dem anderen Geschlecht zugehörig anzusehen ist, nicht begründet.

## Dritter Abschnitt
## Änderung von Gesetzen

(...)

Zugegeben - ich verstand nicht alles, was dort geschrieben stand. Schließlich war es der erste Gesetzestext, den ich in meinem Leben zu lesen bekam. Die wichtigsten Punkte waren mir aber nun klar.

Einmal wurde mir auch mal Johanna vorgestellt, die zufällig da war. Man sagte mir, daß sie die Samstagsgruppen, vor allem die der FzM-TS, leiten würde. Ich hatte sie schon längere Zeit beobachtet und mich gewundert, daß eine Bio-Frau zu einer TS-Gruppe ging oder sogar da mitarbeitete. Sie hatte wohl ein besonders großes soziales Engagement.
Dazu paßte auch ihr Aussehen: eine Art „gute-alte-Tante-Typ". Sie war schon älter, genauer gesagt, der altmodische Stil ihrer Frisur und Kleidung machte sie älter als sie war. Wir begrüßten uns kurz und tauschten ein paar Höflichkeiten aus, waren aber eher uninteressiert aneinander.
Erst fast zwei Jahre später, als ich sie besser kennenlernte, erfuhr ich, daß sie auch transsexuell war. Eine der wenigen primären MzF-TS. Ihre Stimme, ihre Figur und ihre Gestik waren aber auch so überzeugend weiblich, daß ich nie daran gedacht hätte!

# Gefühle

Birte war die einzige Bekannte aus dem FSJ, zu der ich noch Kontakt hatte.
Unsere gegenseitige Sympathie und die gleichen Interessen hatten sich zu einer Freundschaft entwickelt. Besser gesagt zu einer Brieffreundschaft, da wir ja nicht im gleichen Ort wohnten. Birte studierte inzwischen in Marburg und hatte dort ein Zimmer. Eines Tages kam ich spontan auf die Idee, sie zu besuchen. Hoffentlich war sie da!
Die Vermieterin öffnete und schaute mich etwas mißtrauisch an. Vielleicht mochte sie es nicht, wenn ihre Untermieterinnen Herrenbesuch hatten? Sie rief aber trotzdem Birte herbei.
Birte kam die Treppe herunter.
Als sie mich sah, stutze sie, dann grinste sie erfreut und umarmte mich.
Ich wußte vor Überraschung nicht, was ich tun sollte.
In mir wogten die verschiedensten Gefühle.
Zuerst einmal war ich gar nicht gewohnt, umarmt zu werden. Wenn, dann ging die Umarmung von mir aus, zum Beispiel, wenn ich meiner Oma für ein Geburtstagsgeschenk dankte, und das machte ich auch nur bei engsten Verwandten. Ich fühlte mich also geehrt, daß Birte mir so ein Vertrauen zukommen ließ, andererseits wußte ich nicht, was sie jetzt von mir erwartete - *wie* ich die Umarmung erwidern sollte.

In gewisser Weise war mir die Umarmung auch unangenehm. Da war mein verhaßter Körper und die noch verhaßtere Brust, die hierbei unvermeidlich berührt wurde. Es erinnerte mich nicht nur an meinen schmerzlichen Zustand, sondern mußte auch mein Gegenüber - also Birte - daran erinnern, daß ich weiblich war. Zugegeben, sie wußte noch nichts von meinen transsexuellen Neigungen, ich war in ihren Augen also ein halbwegs normales Mädchen, aber trotzdem wollte ich keinem Menschen etwas Weibliches an mir zeigen, wenn es nicht unbedingt nötig war. Wahrscheinlich führten diese Tatsachen dazu, daß ich reflexartig leicht zurückschreckte und etwas steif bei der Umarmung war.
Ein drittes Gefühl war, daß ich sie als Frau attraktiv fand, sogar ein bißchen in sie verliebt war. Als Mann war ich teils hocherfreut, teils verlegen, daß sich die „Frau meines Herzens" spontan so vertraut-zärtlich zu mir ist, ohne daß sich die Beziehung vorher entsprechend entwickelt hat. Denn ich wäre in diesem Stand der Beziehung viel zu schüchtern gewesen, sie zu umarmen. Hoffentlich errötete ich nicht! Was würde sie dann von mir denken?!
All das spielte sich in ungefähr 2 Sekunden ab. Eine viel zu kurze Zeit, als daß ich überlegt reagieren konnte. Ich konnte gerade mal probieren, nicht *zu* steif zu sein. Es gelang mir nicht besonders gut.
Birte machte ein fragendes Gesicht, sagte aber nichts.
Später schrieb sie mir mal in einem Brief: ... *Aber ich versuche mir selbst kritisch gegenüber zu sehen, wo sich mein Verhalten Dir gegenüber ändern würde, weil ich Dich jetzt plötzlich als Mann denken muß, und wo es ganz natürlich so bleibt, weil ich Dich schon immer als Mensch gesehen habe. Mir fällt dazu ein Erlebnis mit Dir ein: Du kamst spontan bei mir in Marburg an einem Sommernachmittag vorbeigeschneit, und ich habe Dich, gefühlsmäßig nicht gerade zurückhaltend, wie ich nun mal bin, umarmt. Hinterher habe ich gemerkt: das war falsch, denn ich habe bei Dir nur Abwehr gespürt. Aber ich bin mir ziemlich sicher, daß ich so auf alle Menschen reagiert hätte und in vielen Situationen auch heute reagiere, egal ob Mann oder Frau, wenn ich mich eben freue, denjenigen / diejenige zu sehen. ...*
Mir war es also nicht gelungen, angemessen zu reagieren. Abwehr wollte ich nun gerade nicht vermitteln!
Sie forderte mich auf, mit in ihr Zimmer zu kommen. Dort unterhielten wir uns dann längere Zeit, vor allem über unsere beruflichen Beschäftigungen.
Es war schön, mal wieder mir ihr zusammenzusein.

Im Sommer 89 tauchte eine neue Komplikation auf. Jimmy.
Er war ein Enkel der Nachbarin meiner Großeltern, und wir hatten als kleine Kinder gelegentlich miteinander gespielt. Nach ein paar Jahren ist seine Familie in die USA umgezogen, weil sein Vater Amerikaner war.
Das letzte Mal hatte ich ihn gesehen, als er mal zu Besuch war. Damals war ich 14, mitten in meiner Lederhosenzeit und auf dem Höhepunkt meiner Pubertät. Kein weibliches Zeichen duldete ich an mir.

Er war 15, und ich fand ihn sympathisch, weil er noch nicht im Stimmbruch war. Außerdem war er sehr nett. Zusammen mit seinem kleinen Bruder versuchte er mir Baseball beizubringen.
Ich hatte technische Schwierigkeiten mit dieser Sportart, weil ich noch nicht einmal Erfahrung mit Tennis hatte. Und dann sollte ich mit so einem dickeren Besentiel von Baseballschläger den Ball treffen, geschweige denn gezielt weit weg schlagen! Das gelang mir selten. Die anderen brauchten viel Geduld mit mir. Trotzdem machte es uns allen Spaß. Man braucht einfach Übung!
Den Tag behielt ich nur deswegen in Erinnerung, weil es mein erster Baseballversuch war.
Nun hörte ich von meiner Oma, daß Jimmy wieder im Lande sei - er war inzwischen Soldat und in Deutschland stationiert - und nach mir gefragt hätte. Er erinnerte sich also noch an mich.
Nun - wenn er wieder Baseball spielen wollte, würde er sich schon bei mir melden.
Als ich ihn schon wieder fast vergessen hatte, klingelte er an unserer Haustür.
Er war noch nie auffallend schön gewesen, aber jetzt fand ich ihn ausgesprochen häßlich. Kurze, schwarze Soldatenstoppeln auf dem Kopf, unrasiert, dazu eine schwarze Hornbrille, die so aussah, als ob sie aus den sechziger Jahren stammen würde. Er blickte auf mich hinunter, da er mindestens einen Kopf größer war, und schien mich zu erkennen. Na ja - ich hatte mich ja auch nicht sehr verändert. Ich sah ja immer noch aus wie ein Junge von 15 Jahren.
Trotzdem schien er mein *Aussehen* nicht zu erkennen. Oder er hatte es schon damals nicht erkannt. Das sollte ich bald zu spüren bekommen!
Wir begrüßten uns und waren beide etwas schüchtern. Dann fing er an zu reden. Er konnte noch einigermaßen Deutsch sprechen.
Wir hätten doch damals so schön zusammen gespielt. Ob ich mich noch daran erinnern würde.
Ich erinnerte mich daran.
Wir hätten uns damals so gut vertragen und ich hätte ihm so gut gefallen, daß er mich nicht vergessen konnte. Deshalb wolle er heute fragen, ob ich mich mit ihm verloben will.
Ich traute meinen Ohren nicht! Verloben!
War er blind oder geistig nicht ganz beieinander, oder war das seine Technik, Weiber anzubaggern?
Ich glaube, er war schon etwas beschränkt, nach der ganzen Art zu schließen, wie er redete und sich verhielt - unabhängig von dem Inhalt seiner Rede.
Wenn ich Choleriker und ihm körperlich nicht unterlegen gewesen wäre, hätte ich ihn hochkant rausgeschmissen. Was sollte ich tun? Wie konnte ich ihn loswerden?
Da ich nur baff dastand und keinen Ton herausbrachte, packte er etwas aus und drückte es mir in die Hand.
„Ich habe dir auch einen Verlobungsring mitgebracht..."
Er war in einer Schachtel aus durchsichtigem Kunststoff, ein schmaler Ring mit ein paar beschliffenen Steinen, die so angeordnet waren, daß es aussah wie ein Insekt.

Insgesamt war es so groß, daß es schon die Unpraktischkeitsgrenze überschritt. Davon abgesehen lehnte ich sowieso Schmuck ab - auch typisch männlichen.
Ich hielt die Schachtel in der Hand und hätte sie ihm am liebsten an den Kopf gefeuert.
„Ich halte nicht viel von Ringen."
„Probier′ ihn trotzdem mal an."
Ich tat ihm den Gefallen. Vielleicht würde er nicht passen, dann gab es einen Grund, daß er ihn wieder mitnehmen konnte.
Er war viel zu klein. Er drängte mir trotzdem auf, ihn zu behalten. Na gut, dann konnte ich ihn *meiner* zukünftigen Verlobten schenken, falls ich je eine haben würde...
Inzwischen hatte ich den ersten Schrecken überwunden. Obwohl dieser Bombenschlag unter meine Gürtellinie durchaus aufreibend genug war, um bei mir so etwas wie einen Nervenzusammenbruch auszulösen. Aber so leicht waren meine Nerven nicht zu beschädigen. Es ging nach innen und zerstörte da etwas.
Ich erklärte ihn innerlich für verrückt. Sonst hätte ich die Situation nicht ausgehalten. Dann versuchte ich ihm klarzumachen, daß ich nicht die Absicht hätte, ihn zu heiraten. Nicht jetzt und auch nicht später! Leider konnte ich ihm noch nicht sagen, daß ich transsexuell bin und demnächst eine Geschlechts"umwandlung" machen würde, denn *was wann* geschehen würde, war ja noch unklar. Ich hatte noch keine Fakten in der Hand.
Er schien zu begreifen. Aber ganz aufgeben wollte er noch nicht: „Aber hast du Lust, mit mir zum Thanksgiving-Ball in unserer Kaserne zu gehen? Da sind viele nette Leute!"
Sah er denn nicht, daß ich einfach nicht der Typ hübsches-Mädchen-das-im-Abendkleid-zum-Tanzen-geht war? Dachte er, alle deutschen Mädchen würden in Hosen, Herrenhemden und Pullunder herumlaufen und die Stimme herunterdrücken?
Gereizt erklärte ich ihm wiederum, daß ich keine Lust hätte.
Enttäuscht darüber, daß ich ihn weder heiraten, noch mit ihm tanzen wollte, machte er noch ein bißchen small talk, fragte mich über meinen Beruf, meine Hobbys und erzählte von sich. Ich war inzwischen so weit, daß ich mich nicht mehr bemühte, freundlich zu sein. Ich blieb auch nur deshalb einigermaßen höflich, weil er ja die ganze Zeit freundlich war und außer seinen verrückten Ideen nichts Unverschämtes gesagt hatte. Ich redete nur das Allernötigste, ließ mir die Würmer aus der Nase ziehen und versuchte nicht mehr, ihm bei Sprachschwierigkeiten weiterzuhelfen, sondern blieb stur beim Deutschen. Wenn er mich nichts fragte, schwieg ich. Vielleicht wäre das Gespräch dann schneller beendet.
Endlich fiel ihm nichts mehr ein, und er war bereit zu gehen.
Er sagte, daß er nicht wüßte, ob und wann er wieder Zeit hätte zu kommen.
Gut! Ich hoffte, daß er *nie* wiederkommen würde!

Der der erste Ausbildungsabschnitt in Langen ging seinem Ende zu.
Wir hatten jetzt genug Wissen getankt, um es auf den Außenstellen anwenden zu können.

Mirko, Nils und ich wurden zum Praktikum an den Hamburger Flughafen abgeordnet.
Unser Praktikum begann etwas chaotisch. Der Flugberatungsdienst-Raum wurde nämlich gerade umgebaut. Für zusätzliche Mitarbeiter wie uns war einfach keine Platz. Also trainierten wir nicht, wie vorgesehen, zuerst im Flugberatungsdienst, sondern im Flugfernmeldedienst.
Jeder von uns kam in eine andere Schicht, so daß wir uns nur noch sahen, wenn sich die Arbeitszeiten überschnitten.
Es war nicht leicht für mich, besonders am Anfang. Die Theorie auswendig zu lernen ist etwas anderes als sie in die Praxis umzusetzen. Und wie so oft wurden in der Praxis sowieso ganz andere Verfahren angewandt. Hier galt das, was sich zügig und reibungslos anwenden ließ - mit Dienst nach Vorschrift wären wir nicht weit gekommen. Außerdem gab es noch örtliche Besonderheiten, die beachtet oder angewandt werden mußten. Aber ich hatte auch viele „Aha-Erlebnisse“, wenn ich Verfahren aus dem Lehrmaterial wiedererkannte. Sie waren in der Praxis weit unkomplizierter als wenn man sie las.
Einen großen Horror hatte ich vor den Ausfallverfahren. In unserer Betriebsanweisung gab es ein großes Kapitel (ca. 1/8 der Betriebsanweisung) nur darüber. Das zentrale Computersystem, das die Flugpläne und die Flugplanfolgemeldungen verarbeitete, war relativ alt, wenn man es mit dem derzeitigen Stand der Computertechnik verglich. Bei großem Verkehrsaufkommen war es am Rande der Überforderung. Im schlimmsten Fall fiel es örtlich oder sogar überall aus. Dann mußten die Daten telefonisch oder mit TELEX weitergeleitet werden. Das kostete Zeit und war die Hauptursache für Verspätungen im Flugverkehr.
Da solche Ausfälle aber nicht so oft vorkamen, konnte man die Verfahren schlecht üben, mußte sie aber im Ernstfall trotzdem drauf haben.
Die ersten Wochen waren anstrengend für mich, aber allmählich bekam ich Routine, und die Arbeit ging mir leichter von der Hand.
Die Arbeitszeiten fand ich gut. Unser Schichtdienst hatte einen 6-Tage-Rhythmus, das heißt man mußte 4 Tage arbeiten und hatte danach 2 Tage frei. Durch die Verschiebung hatte ich oft an Werktagen frei. Für einen Single wie mich ist das ganz praktisch. Dann kann man gut einkaufen gehen, etwas in der Stadt unternehmen oder zum Arzt gehen.

# Der Spezialist

Gleich nachdem ich meinen neuen Wohnsitz in Hamburg angemeldet hatte, stellte ich einen Antrag für die Namensänderung. Da ich nicht wußte, welches Amtsgericht dafür zuständig ist, schickte ich ihn zu dem Amtsgericht meines Ortsteiles mit der Bitte um Weiterleitung.
Es klappte! Bald darauf bekam ich einen Brief vom Amtsgericht, in dem sie noch einige Unterlagen nachforderten: Meldebescheinigung, Geburtsurkunde und eine Erklärung, wie lange ich schon transsexuell bin. Dann formulierten sie einen Beschluß und schickten ihn mir zu. Als ersten Gutachter hatten sie meinem Wunsch gemäß Dr. Pfäfflin festgelegt, als zweiten Dr. K. - einen Arzt, den ich nicht kannte.
Die Formulierung des Beschlusses fand ich etwas verwirrend. Sie schien auch Anteile aus der großen Lösung zu enthalten. Na ja, die Amtsgerichtsleute verstanden mehr davon als ich...
Gerade als ich anfing zu überlegen, ob ich nun bei den Ärzten anrufen sollte, um einen Termin für die Gutachtenerstellung auszumachen, bekam ich einen Brief von Dr. Pfäfflin. Er schrieb mir, daß er für mich als Gutachter festgelegt worden sei und schlug einen Termin für die erste Sitzung vor. Außerdem bat er darum, daß ich ihm bereits vorher einen ausführlichen schriftlichen Lebenslauf schicken sollte.
Den Termin konnte ich nicht wahrnehmen, weil ich um diese Zeit mit meinen Eltern in den Urlaub fahren wollte. Für ein schnelles Gutachten hätte ich zwar gerne auf den Urlaub verzichtet, aber ich wollte meinen Eltern noch nichts sagen. Ich machte einen neuen Termin aus. Zum Glück klappte es unmittelbar nach meinem Urlaub!
Als wir dann im Ferienhaus waren, beeilte ich mich, den Lebenslauf zu schreiben. Ich machte es heimlich, um mir lästige Fragen zu ersparen. Jetzt war kein guter Zeitpunkt, um in der Familie über das Thema zu diskutieren. Ich wollte lieber warten, bis alles etwas sicherer wäre, bis feststand, daß mein Name geändert werden würde.
Mit dem Schreiben ging es gar nicht so schnell, wie ich erwartet hätte. In all den Jahren hatten sich eine Menge Erfahrungen und Erlebnisse gesammelt, die mehr oder weniger mit meinem Transsexualismus zu tun hatten. Und einige wichtige allgemeine Informationen wie Eltern, Geschwister, Schulbildung, Beruf usw. mußten natürlich auch mit hinein. Zum Schluß schickte ich einen Brief von mehreren, eng beschriebenen DIN A4-Seiten ab. Hoffentlich konnte er meine Schrift lesen...!

Dann war der Termin da.
Ich war vorher schon einmal auf dem Gelände der Uniklinik gewesen und hatte das Psychiatrie-Gebäude gesucht, so daß ich jetzt den Weg ohne Mühe fand.

*Ich betrete das Gebäude. Auf dem Brief stand genau, wo ich hinsollte. Die Abteilung für Sexualforschung ist im 6. Stock. Hoffentlich ist hier alles gut ausgeschildert,*

*damit ich nicht beim Pförtner nachfragen muß! Es wäre mir peinlich, nach der Abteilung für Sexualforschung zu fragen...*
*Ich gehe durch die Eingangshalle. Links finde ich das Treppenhaus. Natürlich nehme ich die Treppe, wie immer. Das ist eine gute Gelegenheit, ein bißchen „Sport im Alltag“ zu betreiben.*
*Im 6. Stock finde ich sofort die Abteilung für Sexualforschung. Ihre Tür ist genau gegenüber der Treppe.*
*Ich gehe hinein und stehe in einem kleinen Flur, von dem mehrere Türen abgehen. Hinter einer von ihnen finde ich die Anmeldung.*
*"Mein Name ist Fink. Ich habe einen Termin bei Dr. Päfflin..."*
*"Ja - alles klar. Er hat gerade noch einen Patienten. Es dauert aber nicht mehr lange. Setzen Sie sich in das Wartezimmer auf dem Flur."*
*Am Ende des Flurs ist ein Fenster. Dort stehen ein paar Stühle. Ich setze mich hin und warte.*
*An der Wand hängen Bilder. Ein großes Porträt von Freud - wie könnte es anders sein -, eine Pinwand mit verschiedenen Zetteln und mehrere moderne Kunstdrucke, auf denen Geschlechtsorgane und -symbole durcheinanderwirbeln. Die Bilder gefallen mir nicht.*
*Was wird mich jetzt erwarten?*
*Was ist Dr. Päfflin für ein Mensch? Wird er Verständnis zeigen wie Prof. Remschmidt?*
*Wird er mich - meine Männlichkeit - irgendwie prüfen? Immerhin weiß ich, daß er ein Spezialist für Transsexualismus ist - da bin ich auf jeden Fall in guten Händen.*
*Die Frage ist nur, wie schwer er es mir machen wird. Muß ich mich für alles rechtfertigen? Muß ich meine Gefühle genau beschreiben, warum ich gerade so fühle und nicht wie ein normaler Mensch meines Geschlechtes? Wird er immer wieder Definitionen meines Zustandes verlangen, so daß ich ihm alles genau wie einem kleinen Kind (oder wie meiner verständnislosen Mutter) erklären muß, obwohl ich es selbst verwirrend finde und so schlecht beschreiben kann?*
*Wird er einen Alltagstest verlangen? Oder kann man das, was ich seit Jahren mache, als Alltagstest betrachten - auch wenn ich auf der Arbeitsstelle als Frau gelte und noch keinem gesagt habe, daß ich eine Geschlechtsangleichung plane?*
*Ob er freundlich ist?*
*Oder abweisend - zu mir, dem Halbverrückten? Schließlich macht er das Gutachten ja nicht ganz freiwillig, sondern er ist dazu bestimmt worden.*
*Ich glaube, ich habe ihn einmal im Fernsehen gesehen. Ich erinnere mich an einen dicken, vierschrötigen Mann mit Hornbrille, der mir ziemlich unsympathisch war. Ich muß ihm aber zugute halten, wie er mich damals mit seinem Brief gerettet hat. Das war keine gleichgültiger Routinebrief, sondern eine schnelle und informative Hilfe. Ich darf Dr. Pfäfflin nicht nach seinem Äußeren beurteilen!*
*Wie oft muß ich wohl hierherkommen, bis er genug für das Gutachten weiß?*
*Wird er mich ungefähr ein Jahr lang beobachten, wie Prof. Remschmidt es machen wollte? Oder noch länger?*

*„Herr Fink?“*

*Dr. Pfäfflin ist in den Gang gekommen und bittet mich in sein Zimmer. Er sieht ganz anders aus, als ich erwartet hatte. Das mit dem Mann aus dem Fernsehen muß eine Verwechslung gewesen sein.*

*Dr. Pfäfflin ist groß und hat weizenblonde, glatte, locker gescheitelte Haare, von denen eine große Strähne in die Stirne hängt. Er hat einen kleinen Bart auf der Oberlippe, der aber kaum auffällt, weil die Haare fast die gleiche Farbe haben wie die Haut drumherum. Sein Gesicht ist freundlich. Wenn er lacht, bilden sich viele kleine Lachfältchen in seinen Augenwinkeln. Dadurch sieht er sehr sympathisch aus.*

*Er reicht mir zur Begrüßung die Hand. Sie ist ziemlich groß. Dadurch wirkt meine Hand wieder um so kleiner, obwohl ich für weibliche Verhältnisse gar nicht so kleine Hände habe. Im männlichen Vergleich schon eher. Da dürfte die Größe mehr im kleineren Bereich liegen.*

*Was mache ich für einen Eindruck auf ihn? Wirke ich männlich genug?*

*Ich trage meine Standardkleidung: beige, vorne nicht zu enge Bermudas, ein gestreiftes Hemd und einen dunkelblauen Pullunder. Ich dürfte so wie ein 15jähriger Junge aussehen. Man muß schon genau hinschauen, wenn man weibliche Merkmale entdecken will.*

*Wir betreten das Zimmer. An der Fensterseite steht ein Schreibtisch, an einer Wand ein niedriger Tisch mit zwei Sesseln, gegenüber hängt ein Bücherregal, in das ziemlich ungeordnet ein Haufen Bücher hineingepfercht ist. Der Eicher leuchtet mir mit seiner auffälligen orangenen Farbe entgegen. An der Wand hängt ein Foto von einem älteren Mann und ein großgedrucktes Gedicht. Im Hintergrund des Zimmers sehe ich auch eine Couch.*

*„Setzen Sie sich hierhin, Herr Fink.“*

*Dr. Pfäfflin zeigt auf einen der Sessel. Zum Glück muß ich nicht auf die Couch!*

*Ich finde es gut, daß er mich wie selbstverständlich mit „Herr Fink“ anredet, obwohl wir die Begutachtung ja noch vor uns haben.*

*Dr. Pfäfflin greift sich ein Telefonbuch, legt es auf sein Knie und benutzt es als Schreibunterlage.*

*"Sie haben mir ja freundlicherweise schon ihren Lebenslauf geschickt, dadurch weiß ich ja im großen und ganzen schon Bescheid. Ein paar Einzelheiten sind mir noch unklar..."*

*Er befragt mich zu Details aus meiner Lebensgeschichte.*

*Überhaupt keine grundlegende Sachen zum Thema Transsexualismus.*

*Er scheint es nicht mehr nötig zu haben, sich von jedem einzelnen Kandidaten die speziellen Empfindungen erklären zu lassen. Statt dessen haben ihm anscheinend schon die schriftlichen Angaben aus meinem Lebenslauf gereicht, um festzustellen, daß ich transsexuell bin. Im Gespräch stelle ich fest, daß er einen noch verständnisvolleren Eindruck macht als Prof. Remschmidt. Bei Dr. Pfäfflin habe ich noch die Gewißheit, daß er mir gegenüber wirklich ehrlich ist und mich nicht hinhalten will und daß er über das Thema genau Bescheid weiß.*

*"Sie haben geschrieben, daß Sie auch bei anderen Ärzten in psychotherapeutischer Behandlung waren. Haben Sie etwas dagegen, wenn ich von ihnen ihre Unterlagen über Sie anfordere?"*
*"Nein."*
*"Dazu bräuchte ich allerdings noch Ihre Unterschrift - daß Sie sich bereiterklären, die ärztliche Schweigepflicht in diesem Fall aufzuheben."*
*Ich unterschreibe. Die anderen Unterlage sind zusätzliche Informationen, die die Sache nur beschleunigen können.*
*"So - ich glaube, das reicht für heute. Haben Sie eigentlich den Beschluß vom Amtsgericht gelesen? Sie haben den Antrag doch für die kleine Lösung gestellt?"*
*"Ja. Für die große Lösung muß ich doch operiert sein - oder?"*
*"Stimmt. Die haben hier aber einen ziemlichen Quatsch formuliert. Das ist nicht Fisch und nicht Fleisch - teilweise aus der kleinen und teilweise aus der großen Lösung. Aber beides nicht vollständig. Was soll das?"*
*Er überlegt.*
*"Ich habe da einen Verdacht. Sie sind doch noch nicht 25, nicht wahr?"*
*"Nein, ich bin 21."*
*"Da könnten Sie Pech haben. Wenn mich nicht alles täuscht, fordert das Hamburger Amtsgericht für die kleine Lösung eine Altersgrenze von 25 Jahren - für die große Lösung allerdings nicht. Genau weiß ich es allerdings nicht. Ich schlage vor, daß ich mich bis zu Ihrem nächsten Termin mal genauer erkundige."*
*"Ja - das wäre nett."*
*Wir verabschieden uns.*
*So ein Mist! Es fing so gut an - und jetzt das! Hoffentlich geht das gut aus!*
*Wenigstens scheint Dr. Pfäfflin auf meiner Seite zu stehen und mir helfen zu wollen.*

# Die Good-will-Tour

Immerhin war die Sache jetzt ins Rollen gekommen. Ob der Antrag nun jetzt genehmigt würde oder erst später - es stand felsenfest, daß ich meinen Namen ändern würde. Schließlich hatte ich ja schon den Beschluß vom Amtsgericht in der Tasche und feste Gutachter. Mich konnte praktisch nichts mehr von meinem Entschluß abhalten. Und ich hatte keine Lust mehr, mit meinem alten Namen angeredet zu werden. Natürlich hatte ich das schon vorher nicht, aber da konnte ich auch nichts dagegen tun. Es wurde Zeit, daß nun auch in meiner Familie Nägel mit Köpfen gemacht wurden! Ich mußte ein paar Aufklärungsbriefe an meine Eltern und meine Freunde schreiben, klare Verhältnisse schaffen und sie bitten, ab jetzt meinen neuen Namen zu benutzen!
Da sie bisher meine Männlichkeit nicht gerade unterstützt hatten, mußte ich vorsichtig vorgehen.

Andererseits... ich war ja jetzt nicht mehr abhängig von ihnen und ihren Informationen, warum sollte ich sie dann nicht einfach "ultimativ" mit den Tatsachen konfrontieren?
Ich schrieb also einen Brief, in dem ich ihnen von meinem Namensänderungsverfahren erzählte und sie bat, mich ab jetzt mit meinem neuen Namen anzureden. Von meinen Operationsplänen schrieb ich nichts, da auf dem Gebiet für mich ja noch alles unsicher war.
Gleich am nächsten Tag, also postwendend und früher als ich erwartet hatte, kam ein "Reaktions"brief an. Von meiner Schwester!

*Liebe Charlotte!* *5.9.89*
*Ich schreibe Dir nicht, um Dich gehässig Charlotte zu nennen, sondern um Dir meine Verzweiflung darzustellen. Die zwei Gedichte habe ich Dir aufgeschrieben, um Deine Gedanken und Deine Phantasie anzuregen; sie sollen ein Mittel dafür sein, Dir meine Position klarzustellen: Als Du vor 9 Jahren begonnen hast, Dich wie ein Junge zu kleiden, habe ich mir nichts gedacht, später habe ich unter Bemerkungen meiner Freundinnen und den Schikanen Deiner Klassenkameraden regelrecht gelitten. Inzwischen "stehe ich über so etwas". Seit ca. 2 Jahren erlebe ich Deine Psychiaterbesuche und Gespräche mit den Eltern mit. Ich habe sie immer verdrängt. Jetzt zwingst Du mich aber, meine wirkliche Position zu bekennen.*
*Meine Meinung dazu ist, daß Du Dich vollkommen falsch verhältst. Mama hat mir Deine Briefe gezeigt, ich kenne Deine Argumente.*
*Ich kann sie nicht akzeptieren wegen folgenden Gründen:*
*1) Du hast in den letzten 9 Jahren keinen Versuch gemacht, als Mädchen bzw. Frau zu leben, d.h. Dich als Frau zu bekennen durch Kleidung usw.*
Ich *wollte* ja auch keine Frau sein, selbst keine "normale". Und wie kann ich Junge mich ehrlich als Frau bekennen?
*2) Du hast keine Psychotherapie versucht, um Dich von Deinen Gedanken befreien zu lassen.*
Natürlich. Immer wieder die alte, verständnislose Leier!
*3) Du hast nicht untersuchen lassen, ob Du zu wenig weibliche Hormone besitzt. Ein Fehlen weiblicher Hormone, das Deine Gedanken verursachen kann, kann medizinisch behoben werden!*
Quatsch! Hormone beeinflussen die Psyche nicht in dem Maße! Wie kam sie nur auf diese Ideen?
*4) Deine Gedanken können von physischen Störungen, wie z.B. ein Trauma oder Depressionen herstammen, was auch heilbar wäre. Für dieses Argument spricht, daß es in unserer Familie Fälle mit Depressionen gibt.*
Wußte ich gar nicht. Bei wem wohl?
*Wenn ich Deine Gedanken mit meinen vergleiche, finde ich Parallelen, woraus ich schließen könnte, daß Dein Verhalten von einem Trauma stammt, das durch unsere Familiensozialition* (Dieses Wort kenne ich nicht. War es ein "Druckfehler"? Was meinte sie damit? Die gelegentlichen Meinungsverschiedenheiten unserer Eltern?

Oder das "Jeder schweigt vor sich hin"-Verhalten, daß sich in unserer Familie entwickelt hat und oft eine gespannte Stimmung hervorruft?) *verursacht wurde.*

*5) Ich halte es für sehr unwahrscheinlich, daß Du durch eine Geschlechtsumwandlung glücklicher wirst, weil Transsexuelle von vielen Menschen in unserer Gesellschaft nicht akzeptiert werden.*

*Zusammenfassend muß ich Dir sagen, daß ich nicht mehr weiß, wie ich mich Dir gegenüber verhalten soll. Ich werde Dich nie als Mann behandeln können, weil sich "alles in mir" (Gefühle, die aus Erinnerungen und ethischen und religiösen Gründen entstehen) dagegen sträubt.*

*Ich will Dich bitten, den Eltern nichts von diesem Brief zu sagen und, wenn Du Deine Meinung beibehältst, auf Kontakte mit mir zu verzichten.*

*Mach's gut,*
*Franziska*

Ich war ziemlich überrascht, sogar etwas geschockt über ihre unerwartet radikale Reaktion.

Meinte sie es wirklich ernst, oder war es ein emotionaler Kurzschluß?

Und warum stand sie nicht gegenüber den Eltern zu ihrer Meinung? Wußte sie nicht, daß die die gleichen Ansichten hatten?

Ich tat ihr jedenfalls nicht den Gefallen, mich von ihren Aussagen schockieren zu lassen, sondern schrieb ihr gleich einen Antwortbrief, in dem ich sie zu beschwichtigen versuchte.

Am Tag danach kam dann ein Brief von meiner Mutter:

*Liebe Charlotte!* *6.9.89*

*Bitte sei mir nicht böse, aber vorerst fühle ich mich noch nicht in der Lage, den neuen Namen zu gebrauchen.*

*Ich habe Dir ja schon geschrieben, daß ich in den letzten Tagen sehr intensiv an Dich denken mußte. Als ich beim Zusammensuchen Deiner Unterlagen die Rechnung von der Uniklinik in Frankfurt sah, überfiel mich wieder Deine Problematik mit voller Wucht und Kummer und Trauer über Dein fehlendes Vertrauen zu uns (ich war wirklich der Ansicht, daß Du Dich jetzt ausschließlich auf Deine Ausbildung konzentrieren und diese Angelegenheit ruhen lassen würdest), und die übermächtige Sorge um Dein Wohlergehen bedrücken und bedrängen mich seitdem.*

*Dazu kam der Zwiespalt im Denken und Fühlen zwischen einerseits der Akzeptanz Deines selbständigen Handelns und andererseits dem Pflichtgefühl als Mutter, Dir meine Ansicht der Dinge noch mal deutlich vor Augen zu stellen.*

*Ich habe mich nun zu dem letzteren, dem unbequemeren Weg entschlossen. Also:*

*- Ich will keine Grundsatzdiskussion vom Zaun brechen, denn ich weiß schon lange, daß Du Dich so fühlst.*

*- Doch die Konsequenzen, die Du daraus ziehst, halte ich für voreilig und verfrüht.*

- *Das Geschlecht ist nur ein Teil der Persönlichkeit. Dem Menschen ist als Regulatio für sein Fühlen das Denken / der Verstand gegeben.*
- *Dein Verstand müßte Dir noch andere Möglichkeiten zur Bewältigung Deines Problems aufzeigen.*

Vielleicht könnte ich mit meinem Verstand eine Notlösung finden. Das scheitert aber an meinem Hauptproblem: das Verhalten meiner Mitmenschen mir gegenüber. Das kann ich auch mit noch so viel Verstand nicht verändern!

- *Frage Dich ehrlich: Hast Du Versuche unternommen, andere Wertungen in Deinem Fühlen und Denken aufkommen zu lassen und diese Problematik nicht als das Wichtigste in Deinem Leben anzusehen?*

Wie soll das gehen in unserer Gesellschaft, wo so viel Trara um alles Geschlechtliche gemacht wird?

- *Hast Du dem Wirken der Zeit eine Chance gegeben, oder hast Du immer beharrlich dieses eine Ziel verfolgt?*

Als ich mich mit Anfang 16 zur Geschlechtsangleichung entschloß, habe ich noch über ein halbes Jahr gewartet, um kritisch zu überlegen, ob das das Beste für mich ist und gleichzeitig der Zeit die Gelegenheit gegeben, Dinge zu verändern. Und in den 5 Jahren danach hat sich auch nichts getan, obwohl viel Zeit dazu war, weil ich ja nicht vorankam.

- *Du verurteilst die Abhängigkeit von Rauchern und Süchtigen und willst Dein Leben lang auf Medikamente / Hormone angewiesen sein?*

Spaß macht mir das nicht, aber es gibt zur Zeit keine bessere medizinische Möglichkeit. Was hat das aber mit "Rauchern und Süchtigen" zu tun? Die werden doch nicht von einer Krankheit oder Störung zu ihrer Sucht getrieben, sondern aus Langeweile, Individualitätsschwäche und wer weiß was für anderen Gründen.

- *Muß Dir ein kritischer Verstand nicht das Illusionäre des Glaubens vor Augen führen, daß mit einer Geschlechtsumwandlung alle Probleme vom Tisch wären?*

Habe ich das bestritten? Auf jeden Fall sind aber dann die Hauptprobleme vom Tisch, und damit ist erst die Grundlage geschaffen, normale Probleme des Alltags, die jeder Mensch hat, anzugehen.

- *Hast Du Dich echt um psychotherapeutische <u>Behandlung</u> bemüht oder immer nur <u>Deine</u> Vorstellungen vorgebracht?*

*Ich will Dir noch mal ein paar Sätze aus Onkel Richards Brief vom 1.2.88 zitieren: "Nach wie vor bin ich ganz eindeutig <u>gegen</u> jegliche geschlechtsumwandelnden Therapien, die - wie schon früher gesagt - nicht heilend und helfend wären, am <u>Symptom</u> herumpfuschen würden, ohne die <u>Ursache</u> zu beheben - und als Ergebnis ein in jeder Hinsicht behindertes Geschöpf zurücklassen würden.*

Und wie behindert bin ich jetzt? Deutlich mehr!

*Wir müssen uns eben manchmal in unserer fortschrittsgläubigen Zeit auch damit abfinden, daß nicht alles <u>machbar</u> ist und das "SEIN" nicht immer perfekt abläuft. Ohne überheblich zu sein, möchte ich hier das Wort von "Gotteslästerung" anbringen. Sind wir nicht alle dazu bestimmt, unser Kreuz zu tragen und mit Konzessionen zu leben? Wenn Geist und Körper sonst gesund sind, ist das schon als*

*"Gottesgeschenk" zu betrachten, was man sich gar nicht oft genug bewußt machen kann."*
*Er spricht dann noch an, daß Du von Deiner Körperstatur her als Frau durchaus apart, aber als Mann nicht unbedingt vorteilhaft wirken würdest...*
Ich habe schon viele kleine Männer gesehen!
*und warnt vor "wissenschaftsgeilen Forschern", die so eine Patientin für ihre beruflichen und persönlichen Interessen als Versuchskaninchen mißbrauchen können.*
Ja, das wäre der Fall, wenn ich den Psychotherapeuten-Forschern erlauben würde, in meiner Seele herumzuwühlen - unter dem Vorwand, eine Ursache und seelische Behandlungsmöglichkeit für meine Transsexualität zu suchen!
*Kürzlich las ich in einer Zeitung einen Bericht über die einstigen Mond-Astronauten (und sah sofort Parallelen zu Dir). Diese Männer lebten nur auf dieses eine große Ereignis hin. Als das nun vorbei war, hatten sie auf einmal keinen Lebensinhalt mehr, verfielen alle in Suff, Lethargie, Rumtreiberei, kamen im normalen Alltag nicht mehr zurecht.*
Die kommt vielleicht auf Ideen, wenn es darum geht, Argumente von weit herzuholen!
Die Geschlechtsangleichung ist mein zur Zeit größtes Ziel, aber das soll nicht heißen, daß ich nicht auch andere Ziele habe. Sie ist nur die Grundlage, nach dessen Erreichen ich mich auf andere Ziele konzentrieren kann!
*Dies alles wollte ich Dir noch mal zum Bedenken vortragen und hoffe darauf, daß wir demnächst noch mal darüber reden können. Ich möchte gerne auch genauer wissen, was in dieser Sache inzwischen alles "gelaufen" ist. Hast Du es Dir mit dem Verschweigen Deiner Unternehmungen und der Vermeidung von Diskussionen nicht ein bißchen leicht gemacht?*
Ich stand immer zur Diskussion zur Verfügung, aber *du* hast das Problem *verdrängt*!
*Dies alles schrieb ich Dir, nicht um Dich zu gängeln, sondern aus Liebe und Sorge!*
*Gell, das weißt Du?!*
*Deine Mama*

Ich versuchte meine Emotionen über ihre mal wieder geäußerten Verständnislosigkeiten zurückzuhalten und antwortete ihr mit einem langen, argumentierenden Brief. *

Jetzt war Diane dran. Es war höchste Zeit, sie „aufzuklären".
Ich schrieb den Brief mit etwas beklemmten Gefühlen, weil ich Angst hatte, sie würde sich von mir abwenden, wenn sie erfuhr, daß ich transsexuell bin. Aber ich hatte mich zu meinem Weg entschieden und damit auch zu dem Risiko, meine besten Freunde zu verlieren.

---

* Natürlich könnte ich alle diese Antwortbriefe - zumindest dem Sinn nach, denn ich habe sie ja nicht mehr - hier abdrucken, aber in ihnen steht eigentlich immer wieder dasselbe.

Wenigstens wollte ich bei der Formulierung nichts falsch machen und schrieb den Brief erst einmal auf einen Schmierzettel, um ihn später ins Reine zu schreiben.

*Liebe Diane!*
*Du wunderst Dich sicher, daß ich Dir so einen langen Brief schreibe. Das hat seinen besonderen Grund. Ich finde nämlich, es wird höchste Zeit, daß Du langsam mal etwas Wichtiges über mich erfährst. Vielleicht hätten wir schon früher darüber reden sollen, aber das wollte ich vermeiden, solange nichts sicher ist. Außerdem hatte ich auch den Eindruck, daß Du mit Dir selbst genug beschäftigt bist. Das, was ich Dir mitteile, wird Dich wahrscheinlich etwas schockieren, aber ich hoffe, daß sich an unserer Beziehung dadurch nichts ändert, sondern daß Du mich so akzeptierst wie ich bin. Aber kommen wir endlich zum Thema: Dir ist sicher schon meine Männlichkeit aufgefallen. Das ist keine vorübergehende Spinnerei von mir, sondern eine Identitätsstörung, die man Transsexualismus nennt. Da Du wahrscheinlich nicht oder nicht genau weißt, was das ist, gebe ich Dir hier erst einmal eine wissenschaftliche Definition...*
Nach der Definition beschrieb ich ihr mein ganzes Leben aus TS-Sicht, genauer gesagt die aus dieser Sicht wesentlichen Stationen. Ich erinnerte sie an gemeinsame Erlebnisse, an Beobachtungen, die sie gemacht haben mußte und erwähnte auch meine Pläne für die Zukunft. Zum Schluß fügte ich noch ein paar Sätze an, damit sie meine Situation besser nachvollziehen und mein Handeln verstehen sollte:
*Jetzt bist Du bestimmt reichlich verwirrt. Wenn Dir auch meine Männlichkeit aufgefallen ist, so hast Du doch wahrscheinlich nicht vermutet, daß es so „schlimm" bei mir ist und daß ich zu solchen Konsequenzen schreiten werde. Vielleicht stehst Du mir jetzt am Anfang ablehnend gegenüber, weil Du mich nicht verstehst und mich für einigermaßen verrückt hältst. Aber ich bin zuversichtlich, daß Du Dich daran gewöhnst. Ich weiß, es ist für Nichtbetroffene verdammt schwierig, sich in die Lage von TS hineinzuversetzen. Besonders, wenn sie wenig über die Problematik informiert sind. Deshalb habe ich in diesem Brief versucht, Dir die wichtigsten Infos zu vermitteln und Dir meine Gefühle bzw. Erlebnisse beschrieben. Wenn Du Fragen hast, werde ich sie Dir gerne beantworten. Ich kann Dir auch Infomaterial geben.*
*Vielleicht kannst Du mich besser verstehen, wenn Du Dir den umgekehrten Fall vorstellst: Du wachst eines Morgens auf und hast plötzlich einen Männerkörper und wirst von Deinen Mitmenschen wie ein Mann behandelt. Mal angenommen, Du siehst das jetzt nicht als Abenteuer oder willkommene Abwechslung, dann wirst Du Dich sehr fremd und mit der Zeit ganz schön mies und unglücklich fühlen. Regelrecht im falschen Körper eingesperrt. Das ist das Gefühl, das Mann-zu-Frau-Transsexuelle haben - bei mir ist es entsprechend umgekehrt. Das Gefühl muß ich jetzt seit vielen Jahren ertragen. Es ist die Voraussetzung für meine "komischen" Bestrebungen. Viele verstehen mich nicht, weil sie das nicht nachvollziehen können. Sie werfen mir vor, engstirnig zu handeln und nicht alle Möglichkeiten auszunutzen, die mich davon abbringen könnten.*
*Sie sagen, ich sollte erst mal probieren, in der weiblichen Rolle zu leben, wissen aber nicht, was das für eine Qual für mich bedeuten würde.*

*Sie sagen, ich soll eine Psychotherapie zur Versöhnung von Seele und Körper machen, dessen Erfolg ich mir nicht vorstellen kann. Ein amerikanischer Arzt hat herausgefunden, daß man Transsexuelle weder durch Drohung, noch durch Überzeugung, Hypnose oder Elektroschocks dazu bringen kann, ihren angeborenen Körper zu akzeptieren.*
*Sie sagen, jeder Mensch hat etwas vom anderen Geschlecht in sich, die einen mehr und die anderen weniger, bedenken aber nicht, daß selbst die männlichste Frau oder der weiblichste Mann immer noch überzeugte Vertreter ihres angeborenen Geschlechtes sind und ziemlich beleidigt wären, wenn das jemand bezweifelte.*
*Sie sagen, daß viele TS nach der Operation unglücklich sind. Ich denke mir, es kann ja nur besser werden. Diejenigen, die unglücklich sind, waren ungenügend vorbereitet. Sie stellten mehr Erwartungen in die Operation als diese erfüllen konnte. Und ihnen fehlte es an psychologischer Betreuung. Ich habe vor, eine begleitende psychotherapeutische Behandlung zu machen, in der ich über eventuell auftretende Probleme sprechen kann. Und, wenn ich unerwarteterweise feststellen sollte, daß die Geschlechtsumwandlung doch nichts für mich ist, habe ich noch ausreichend Gelegenheit, auszusteigen, denn sie ist ja so aufgebaut, daß die irreversiblen Schritte erst zum Schluß kommen.*
*Na ja, ich werde wohl noch viele Diskussionen führen müssen, bis alle einsehen, daß mein eingeschlagener Weg mich doch in eine bessere Richtung für mich weiterbringt.*
*Viele Grüße, Dein Felix*

Lange Zeit bekam ich keine Reaktion auf meinen Brief.
Hatte Diane mir die Freundschaft gekündigt? Wollte sie, nachdem sie den Brief gelesen hatte, von einem auf den anderen Tag nichts mehr mit mir zu tun haben?
Nach einigen Wochen fing die Befürchtung an, in Gewißheit überzugehen.
Ich wußte ja nicht, daß Diane umgezogen war und der Brief sie vorerst nicht erreicht hatte.
Doch dann bekam ich einen dicken Brief von ihr:

*Mein lieber Felix!* *2.11.89*
*Ich muß Dir jetzt sofort schreiben, auch wenn ich eigentlich keine Zeit habe, aber ich bin sehr froh über Deinen langen Brief und darüber, wie Du mir über das schreibst, was so lange Zeit zwischen uns gestanden hat. Es ist noch ungewöhnlich für mich, Dich mit einem anderen Namen anzureden, aber es ist ja nichts anderes als vedammte Gewohnheit, und eigentlich ist Felix für mich auch richtiger als Charlotte.*
*Ich weiß vielleicht mehr über Dich und Deine Probleme als Du ahnst oder als ich - auch vor mir selbst - zugeben wollte. Als ich noch in A. war, habe ich versucht, mit Deiner Mutter zu reden, aber die hatte auf mich den Eindruck gemacht, als wolle sie erst mal abwarten, ob sich „etwas ändert". Ich habe das nicht geglaubt, aber ich war zu feige, ja einfach zu feige, um mit Dir selbst zu reden. Ich hatte Angst, etwas in Dir kaputtzumachen, weil ich weiß, was für ein feinfühliger Mensch Du bist, und*

*weil Du auch immer so „zu“ warst (weißt Du was ich meine?). A. ist auch der denkbar ungünstigste Ort, um offen zu sein für alles, was anders ist als gewohnt. Wie grauenhaft schwer muß diese Zeit gewesen sein, und ich habe es geahnt und die Augen zugemacht. Verzeihst Du mir das? Aber ich weiß nicht, ob ich genug verstehen kann, was in Dir vorgeht, ich weiß nur, daß ich verstehen will...*
*Auf Dich kommt so viel los, daß mir meine eigenen kleinen Probleme so nichtig erscheinen. Aber Deine Entscheidung ist ja schon lange gefallen, bzw. vielleicht war es gar keine Entscheidung, Du bist ein Mensch, der versehentlich den falschen Körper hat, da gibt es gar nichts zu entscheiden. Das, was wohl am schwersten sein wird, ist, daß Deine Umwelt damit klarkommt. Scheiße, wer hat Dir gesagt, Du seist verrückt? Ich bring' ihn um! Du bist der am wenigsten verrückte Mensch, den ich kenne, Du, damit meine ich Dich und nicht Charlotte Fink, Adresse soundso.*
*Du darfst nicht auf irgendwelche Leute Rücksicht nehmen, selbst wenn es Deine Eltern sind, um das zu machen, was Du machen mußt. Du mußt anfangen, Dich aus dem Korsett Deines Körpers zu befreien, um endlich leben zu können.*
*Ich kann dir nicht den kleinsten Rat geben, weil ich nicht so viel weiß über Dich - das wird mir so erschreckend klar. Aber ich glaube, Du mußt ganz von vorne anfangen zu leben. Hast du darüber auch nachgedacht? Wahrscheinlich jeden Tag, oder? Du bist doch noch so viel in A. Aber in A. ist alles 1000mal so schwer. Das merke ich hier, in Berlin. In einer Großstadt ist alles viel einfacher, weil es viel mehr Menschen mit Deinem Problem gibt, das weißt Du ja von Frankfurt. In A. wirst Du für alle wahrscheinlich insgeheim doch Charlotte sein, auch wenn Du es schon lange nicht mehr bist. Hier läuft z.B. gerade ein Theaterstück über das Thema Transsexualität. Ich war noch nicht drin, aber es soll sehr gut sein. Vielleicht kommst Du doch mal, und dann läuft es vielleicht noch.*
*Wenn Du als Mann irgendwo neu anfangen kannst, dann wirst Du auch die Chance haben, endlich herauszukriegen, was Du wirklich bist und willst im Leben. Dann mußt Du keine Rolle mehr spielen, sondern kannst Du selbst sein.*
*Das einzige, was ich an Bedenken habe, ist, daß Du zu sehr die männliche Rolle übernehmen wirst. Du warst oft in der Schule so betont hart gegenüber Frauen, vielleicht um Dich bewußt abzugrenzen. Ich hoffe, daß Du das jetzt nicht mehr nötig haben wirst. Männlichkeit ist auch eine Sache des Körpers, aber ich glaube, viel von dem, was männlich gilt, ist gesellschaftlich bedingt. Ich hoffe, wenn Du ein Mann bist, daß Du nicht „auf männlich machen“ mußt. Männer sind nicht hart, sondern Männer sind in erster Linie Menschen, und ich glaube, die Grenzen sind nicht so klar, was männlich und was weiblich ist. Ich weiß, daß Du ein ganz sensibler Mensch bist, aber ich hatte oft das Gefühl, daß Du das nicht sein willst, weil Männer eben anders sind als „die albernen Mädchen“. Felix, ich bin eine Frau, und ich habe Angst davor, daß Du als Gegenreaktion Frauen verachten wirst. Aber vermutlich sind das für Dich alles sekundäre Probleme, und tatsächlich wird sich das alles zeigen, wenn sonst alle Schwierigkeiten der Umwandlung vorbei sind.*
*So, ich glaube, viel mehr will ich jetzt nicht schreiben, weil ich nicht weiß, wie Du all das aufnimmst, ob es Dich berührt, ob Dich etwas verletzt, oder ob Du alles ganz dumm findest. Ich habe mir zwar Gedanken gemacht, über Dich und*

*Transsexualismus, aber natürlich bin ich primär nicht davon betroffen. Aber weil es Dich betrifft, betrifft es mich auch, denn ich hoffe, daß ich Deine Freundin bin, auch wenn das vielleicht für uns beide nicht ganz einfach ist. Ich persönlich bin im Moment eher feministisch orientiert, aber das mußt Du als Mann akzeptieren. Deswegen grenze ich nichts aus.*
*Ich bin übrigens wieder mal umgezogen, deshalb habe ich mich auch nicht früher gemeldet. Gottlob ist Dein Brief nachgesendet worden.*
*Ich muß mich jetzt mit einer kaputten Gasleitung herumplagen, aber das ist alles halb so wild. Alltagskrempel eben. Schreib mir, wie es Dir weiter ergeht, vor allem mit den Leuten um Dich herum.*
*Ganz viele herzliche Grüße von Diane*

Solche sprühenden Emotionen hatte ich selten bei ihr erlebt!
Ich war positiv überrascht. Sie verstand und akzeptierte mich nicht nur - womit ich ja schon sehr zufrieden sein konnte - sondern ging sogar so weit, sich in mich hineinzuversetzen und meine Probleme aus meinem Blickwinkel zu betrachten.
Mich wunderte nur, daß sie mich als "sensibel" bezeichnete. Was meinte sie damit? Der Begriff bedeutete für mich Abhängigkeit von Gefühlen und entsprechende Empfindlichkeit, wenn diese Gefühle irgendwie verletzt werden oder aus der Bahn geraten. Und abgesehen von meinem sehr starken Gefühl, männlich zu sein, spielten Gefühle in meinem Leben eine sehr geringe Rolle. Ich hatte sogar den Eindruck, daß sie abgestumpft waren, in all den Jahren, wo ich meine wahren Gefühle nicht zeigen durfte und wo ich durch meine Probleme so weit vom normalen Leben abgelenkt wurde, daß die Gefühle meiner Altersgenossen - zum Beispiel die erste Liebe - gar nicht erst bei mir hochkamen.
Oder meinte sie mit „sensibel" die Fähigkeit, Gefühle zu zeigen, wenn es notwendig ist; die Fähigkeit, sich in andere hineinzuversetzen und ihre Gefühlsregungen zu erkennen? Das zu beurteilen, stand mir nicht zu, das konnten nur meine Mitmenschen.

An Birte schrieb ich einen ähnlichen Brief. Und auch bei ihr hatte ich das Glück, daß sie positiv reagierte.

Bei Ellen war ich nicht so vorsichtig, als ich den „Aufklärungs"brief schrieb. Die Erhaltung ihrer Freundschaft war mir nicht so wichtig, weil ich noch gut in Erinnerung hatte, wie sie mich immer mit ihren lauten „Charlotte"-Rufen gequält hatte. Unsere Freundschaft war eigentlich nur dadurch zustandegekommen, weil *sie* sich darum bemüht hatte. In dem Brief an ihr war ich nicht so ausführlich, sondern knallte ihr die Tatsachen mehr oder weniger vor den Latz.
Genauso locker antwortete sie mir.
Auch sie akzeptierte mich problemlos so, wie ich war.

Mit meinen Freundinnen hatte ich also wirklich Glück gehabt.

Und mit meinen Eltern - die deutlich Schwierigkeiten machten, weil sie mich zu kennen glaubten - eigentlich auch. Manche andere TS wurden von ihren Eltern verstoßen oder sogar vergewaltigt, wie ich später erfuhr.

## Vater Staat bringt mich noch unter Mutter Erde

Mein zweiter Termin bei Dr. Pfäfflin begann locker.
„Wissen Sie, wer das da auf dem Bild ist?"
Er meinte das Foto mit dem alten Mann, das hinter seinem Schreibtisch hing.
„Nein." Mußte ich den kennen?
„Das ist Harry Benjamin."
Der Name sagte mir allerdings schon mehr. Das war doch der, der festgestellt haben soll, daß man Transsexuelle weder durch Drohung, noch durch Psychotherapie oder Hypnose zu ihrem körperlichen Geschlecht umpolen konnte.
„... Ein amerikanischer Arzt, der sozusagen die Grundlagenforschung auf dem Gebiet Transsexualismus betrieben hat. Er hat schon vor vielen Jahren Transsexuelle behandelt und ist einer der bedeutendsten Forscher auf dem Gebiet."
Er stellte mir noch ein paar Fragen zu meinem Lebenslauf. Manchmal mußte ich längere Zeit überlegen, bis mir eine Antwort einfiel. Er zeigte sich aber geduldig.
Seine Armbanduhr tickte so laut, daß ich es aus zwei Metern Entfernung deutlich hören konnte. Daß ihn das nicht störte! Mich nervten solche regelmäßigen Geräusche. Vielleicht hatte ich als kleines Kind ein Weckertrauma abbekommen...

*Ich liege in meinem Gitterbettchen und kann nicht raus.*
*Das ist beabsichtigt. Schließlich soll ich Mittagsschlaf machen.*
*Ich bin aber gar nicht müde.*
*Mein Bett steht mit im Zimmer meiner Großeltern. Die liegen in ihren Betten und schlafen tief.*
*Ich kann sie schnarchen hören.*
*Wenn ich doch auch so schön schlafen könnte wie sie! Ich langweile mich entsetzlich.*
*Alles was ich hören kann, ist das Atmen meiner Großeltern und ihr altmodischer goldener Wecker, der laut und deutlich tickt... und tickt... und tickt...*
*Ein Symbol für die Ewigkeit.*
*Langeweile ohne Ende.*
*Der Wecker tickt weiter.*

Zum Schluß hatte Dr. Pfäfflin noch eine schlechte Nachricht für mich:
"Ich habe noch einmal nachgefragt. Sie werden tatsächlich beim Hamburger Amtsgericht erst mit 25 Jahren für die kleine Lösung zugelassen."

Mist!
".... aber es gibt da vielleicht noch eine Möglichkeit. Ich habe mich mal bei Frau Augstein erkundigt - kennen Sie die?"
"Nein."
"Das ist eine Rechtsanwältin, die auf transsexuelle Angelegenheiten spezialisiert ist."
Jetzt erinnerte ich mich, daß ich den Namen mal im Zusammenhang mit dem Transsexuellengesetz gelesen hatte.
"Die Amtsgerichte verfahren nämlich verschieden mit der Altersgrenze. Wenn Sie bei einem anderen Amtsgericht den Antrag stellen, könnte es vielleicht gehen."
"Ich habe auch einen Wohnsitz in Hessen. Geht es da vielleicht?"
"Ich weiß nicht genau, welches Amtsgericht jetzt für welche Orte zuständig ist. Am besten, Sie rufen noch einmal selbst Frau Augstein an und erkundigen sich bei ihr. Die weiß am besten darüber Bescheid und kann Sie auch besser beraten als ich. Ich gebe Ihnen mal ihre Telefonnummer."
Er schrieb sie mir auf einen Zettel.
Dann hatte er noch ein anderes Anliegen: "Die meisten Transsexuellen, die ich früher begutachtet hatte, waren auch in psychologischer Behandlung bei mir. Ich weiß - Sie denken vielleicht, daß Sie das nicht nötig haben, aber Sie werden in der nächsten Zeit starke Veränderungen durchmachen, durch die eventuell Probleme auftreten können. Probleme, die Ihnen vorher vielleicht gar nicht bewußt waren. Es kommt immer wieder vor, daß Transsexuelle denken, durch die Geschlechtsumwandlung würden alle ihre Probleme gelöst. Und dann stellen sie fest, daß das doch nicht der Fall ist - die Probleme werden eher noch schlimmer. Sie hatten gar nichts mit der Transsexualität zu tun, die Leute dachten das nur. Und dann sitzen sie in der Tinte!
Allerdings habe ich keine Zeit, Sie psychologisch zu betreuen. Ich habe zur Zeit sehr viel auf einer anderen Station zu tun. Sie sind sowieso einer der letzten, die ich begutachten werde. Aber ich kenne eine Psychologin, die schon Transsexuelle behandelt hat und etwas von dem Thema versteht. Wollen Sie ihre Adresse haben?"
Seine Argumente klangen logisch. Ich hatte zwar mit Psychotherapie schlechte Erfahrungen gemacht, aber das war ja auch eine Psychologin gewesen, die nichts von dem Thema verstand. Und es sollte ja auch keine tiefgreifende Behandlung sein, sondern nur ein Absicherungsfall, falls Probleme auftauchen würden.
Ich könnte es ja mal versuchen. Notfalls könnte man die Behandlung ja wieder abbrechen. Außerdem würde es einen guten Eindruck bei Dr. Pfäfflin machen, wenn ich mich kooperativ zeigte.
Ich ließ mir die Adresse geben.
Viele Fragen hatte Dr. Pfäfflin danach nicht mehr.
Die Zeit war wieder schnell vergangen.

Zu Hause rief ich Frau Augstein an.
Eine tiefe, männliche Stimme meldete sich. Sie verwirrte mich am Anfang ein bißchen, obwohl ich auf eine tiefe Stimme vorbereitet war. Sie klang etwas abweisend. War sie eine ganz normale Mann-zu-Frau-TS?

War mein Anliegen unverschämt?
Nein - sie zeigte sich sehr hilfsbereit.
Ich erfuhr, daß ich durchaus auch bei meinem anderen Wohnsitz den Antrag stellen konnte. Natürlich mußte ich dann in Hamburg den Antrag wieder zurückziehen. Das zuständige, übergeordnete Amtsgericht für meinen Wohnort war das in Frankfurt.
Das war ja gar nicht so schlecht! Da könnte ich dann auch als zweiten Gutachter einen Frankfurter Gutachter nehmen, wenn ich wieder in Langen war. Und Transidentitas könnte mich beraten, wenn es diesbezüglich Probleme gab. Als 1. Gutachter würden sie hoffentlich Dr. Pfäfflin anerkennen. Er war schließlich ein bekannter Spezialist auf dem Gebiet...

Ein paar Tage nach meinem 2. Termin bei Dr. Pfäfflin fuhr ich zu meinen Eltern. Einerseits, weil mein Vater Geburtstag hatte, andererseits, weil meine Leute die Sache mit meiner Namensänderung und meinen Zukunftsplänen noch einmal in Ruhe mit mir besprechen wollten.
Zuerst erlebte ich mal wieder eine Enttäuschung. Meine Mutter hatte eines der letzten Fotos, auf dem ich als Mädchen (zusammen mit meinen Geschwistern) drauf war, auf DIN A 4 vergrößern lassen, gerahmt und im Wohnzimmer aufgehängt. Ich betrachtete das als Provokation, Mama bat mich aber, diese letzte Erinnerung an ihre Tochter behalten zu dürfen, da sie mich doch jetzt als Sohn anerkennen müßte. Na ja - vielleicht brauchte sie das vorläufig, um die Angelegenheit zu verarbeiten. Daran wollte ich sie auch wieder nicht hindern.
Das Gespräch verlief dann zum Glück besser als ich erwartet hatte. Selbst meine Mutter hatte inzwischen im großen und ganzen eingesehen, daß an meiner Entscheidung nicht zu rütteln war. Trotzdem hatte sie das Bedürfnis, mir ihre Gefühle und Sorgen mitzuteilen.
In dem Gespräch erfuhr ich interessante Neuigkeiten. Tatsachen, die mir meine Eltern früher noch nicht mitteilen wollten.
Sogar mein Vater erzählte von seinen Gefühlen. So etwas war eine große Seltenheit! Ich erfuhr, daß ihm schon seit Jahren klar war, daß ich ein Mann werden würde und daß daran nichts zu ändern war. Er hatte diese Erkenntnis bloß immer für sich behalten...

In der Anfangszeit hatte meine Familie - besonders meine Mutter - Schwierigkeiten, meinen neuen Namen zu benutzen. Immer wieder rutschte ihnen „Charlotte“ heraus. War das ein Effekt der langjährigen Gewohnheit, wie Mama zur Entschuldigung sagte, oder steckte mehr dahinter? Wollten sie diese letzte Möglichkeit nutzen, an meiner Weiblichkeit festzuhaken? Oder sperrten sie sich unbewußt dagegen, die neuen Tatsachen anzuerkennen?
Schließlich hatte ich es satt und bastelte mir einen Button, auf dem groß und deutlich mein Name stand.
Seitdem klappte es prima.

Mit meiner Oma war es schwieriger. Sie war zwar dem Thema Transsexualismus gegenüber nicht so konservativ-verstockt, wie man aufgrund ihres Alters hätte erwarten können, stimmte aber trotzdem noch lange nicht meinen Bestrebungen zu. Sie hatte einige weit hergeholte Argumente von Onkel Richard (ihrem Bruder), die er auch in einem Brief an meine Mutter aufgeführt hatte, aufgeschnappt und machte sich als gebildete Frau ihre eigenen Gedanken darüber. Ich mußte mir von ihr eine lange Predigt anhören, daß man nur Symptome statt die Ursachen behandeln würde, daß ich als kleiner Mann Schwierigkeiten haben würde usw. usw., wobei sie wie gewohnt ohne Punkt und Komma redete, so daß ich keine Gelegenheit hatte, etwas Angemessenes auf die Argumente zu entgegnen. Ich kam überhaupt nicht zu Wort. Also wendete ich meine gewohnte Latein-Nachhilfestunden-Taktik an und wartete, bis die Rede von selbst verebbte. Als sie fertig war, mußte ich vorsichtig sein, um nicht durch ein Reizwort eine neue Rede auszulösen.
In ihrem jetzigen Zustand konnte man nicht vernünftig mit ihr reden. Ich wechselte das Thema und beschloß, auf eine günstigere Gelegenheit zu warten.
Vielleicht würde auch der Zahn der Zeit und die praktische Einsicht ihre Argumente aufweichen.

Nun fing die Papierschlacht mit den Amtsgerichten an. Ich stellte meinen Antrag beim Frankfurter Amtsgericht und zog den Antrag beim Hamburger Amtsgericht zurück. Zum Glück machte der Frankfurter Richter keine Schwierigkeiten mit der Anerkennung. Ich schaute die Formulierung genau an. Jetzt stimmte sie!
Der Richter zeigte sich sogar verwundert, daß die Hamburger Kollegen eine Altersgrenze von 25 Jahren forderten. Er schickte mir eine Kopie der Entscheidung des BVG und bot sogar an, sich mit dem Hamburger Richter in Verbindung zu setzen.
Die BVG-Entscheidung war so formuliert, daß ich sie nicht hundertprozentig verstand:

**Aus dem Beschluß des Bundesverfassungsgerichts vom 16. März 1982 - 1 BvR 938/81 -, ergangen auf Verfassungsbeschwerde, wird folgende Entscheidungsformel veröffentlicht:**

§ 8 Absatz 1 Nummer 1 des Gesetzes über die Änderung der Vornamen und die Feststellung der Geschlechtszugehörigkeit in besonderen Fällen (Transsexuellengesetz - TSG -) vom 10. September 1980 (Bundesgesetzbl. I S. 1654) ist mit Artikel 3 Absatz 1 des Grundgesetzes insoweit unvereinbar und daher nichtig, als auch bei Erfüllung der übrigen gesetzlichen Voraussetzungen die gerichtliche Feststellung über die Änderung der ursprünglichen Geschlechtszugehörigkeit vor Vollendung des 25. Lebensjahres ausgeschlossen ist.
Die vorstehende Entscheidungsformel hat gemäß §31 Abs. 2 des Gesetzes über das Bundesverfassungsgericht Gesetzeskraft.

Bonn, den 11. Mai 1982
Der Bundesminister der Justiz Schmude

Sie bezog sich auf einen Paragraphen im TSG, der sich wiederum auf einen anderen Paragraphen bezog. Das konnte man so und so interpretieren. Das Angebot des Frankfurter Richters nahm ich lieber nicht in Anspruch, wer weiß - vielleicht überzeugte der Hamburger Richter ihn dann noch von seiner Theorie, so daß in Frankfurt die Altersgrenze dann auch hinaufgesetzt würde. Das durfte ich nicht riskieren!
Die Briefwechsel zogen sich über mehrere Monate hin. Der Frankfurter Richter wollte immer alles von mir bestätigt haben - was ja auch gut war -, aber am Frankfurter Amtsgericht dauerte die Bearbeitung der Post und dann auch wieder die Absendung der fertigen Briefe ziemlich lange. Da nützte es auch nicht viel, daß ich mich mit meinen Antworten immer sehr beeilte.
Ich stellte auch einen Antrag auf Prozeßkostenhilfe, wie sie mir bei Transidentitas geraten hatten. Leider bekam ich aber nichts, da ich anscheinend - trotz nur geringen Ausbildungsgehaltes - zu viel verdiente. Sie räumten mir nur ein, den Prozeßkostenbetrag in monatlichen Raten von 180 DM zu bezahlen, wobei sie aber nicht angaben, wie groß der Gesamtbetrag sein würde. Es lief dann auf ca. 2000 DM hinaus, wie ich mir gegen Ende meines Verfahrens ausrechnete.
Zum Schluß des Briefwechsels kam dann noch eine Anfrage, die mich verwunderte. Der Richter kannte Dr. Pfäfflin nicht und wollte, um ihn als kompetenten Gutachter anerkennen zu können, von ihm einen Nachweis seiner Kompetenz haben.
Mit dem Brief in der Hand schwang ich mich gleich auf mein Rad und heizte zur Klinik. Ich wollte das Gutachten nicht unnötig aufhalten. Es war schon ungefähr 18 Uhr - wer weiß, ob Dr. Pfäfflin noch da war?!
Wenn nicht, würde ich den Brief unter der Tür hindurchschieben.
Er war noch da, tippte gerade in beeindruckender Geschwindigkeit irgend etwas auf seiner Schreibmaschine. Als ich ihm den Brief zeigte, konnte er sich eine überraschte Bemerkung nicht verkneifen: „Da greift man sich doch an den Kopf!"
Natürlich war es kein Problem für ihn, seine Kompetenz nachzuweisen.
Trotzdem reichte, als dann endlich alles geklärt war, die Zeit nicht mehr, um die Gutachtenerstellung bei ihm weiterzuführen. Mein Praktikum näherte sich dem Ende, ich mußte zurück nach Langen.
Ich sollte mich bei Dr. Pfäfflin melden, wenn ich wieder in Hamburg war.

## Freiwillig zur Psychologin

Am 14.11. hatte ich meinen ersten Termin bei der Psychologin.
Schon am Telefon hatte ich einen positiven Eindruck von ihr, der sich bestätigte, als ich sie zum ersten Mal sah. Sie war hübsch. Ihr Lächeln erinnerte mich stark an das von einer meiner ehemaligen Mitschülerinnen.

Sie führte mich in ein riesiges Zimmer, dessen paar Möbel ganz verloren herumstanden. Am einen Ende stand ein kleiner Schreibtisch, am anderen Ende zwei Sessel, die wesentlich bequemer waren als sie aussahen.
Wir fingen an. Ich setzte ihr mein Anliegen auseinander - dieselbe Begründung, die mir Dr. Pfäfflin genannt hatte. Sie war mit der Behandlung einverstanden. Allerdings schien sie mir nicht ganz zu glauben, daß ich neben meiner Transsexualität keine Probleme hatte. Um ihr einen Gefallen zu tun, gab ich zu, daß ich ziemlich introvertiert sei - das fand sie schon besser. Allerdings war das für mich bisher kein nennenswertes Problem gewesen.
Als erstes mußte die Psychologin ein Gutachten für die Krankenkasse erstellen, damit ich überhaupt die Behandlungskosten erstattet bekommen würde. Da sie dafür nun genug Informationen hatte, schickte sie mich nach Hause.

Nach längerem Suchen fand ich in Hamburg auch einen Chor, der mir gefiel. Er hatte ein gehobenes Niveau, und der Dirigent war sogar der beste, den ich bisher erlebt hatte. Hier waren überwiegend junge Leute. Es herrschte ein lockeres Klima, alle duzten sich.
Inzwischen hatte ich keine Hemmungen mehr, mit meinem neuen Namen und als Mann aufzutreten. Natürlich war es für mich noch ungewohnt. Gleich in der ersten Probe stellte mich der Dirigent als neuen Sänger vor, ich mußte aufstehen und meinen Namen sagen.
„Ich bin Felix.“
Der Name ging mir noch etwas schwer über die Lippen.
Schnell setzte ich mich wieder hin. Hoffentlich sah keiner so genau hin, daß er meine weiblichen Rundungen entdeckte!
Keiner merkte etwas. Sogar mein Nachbar nicht, der mir einmal kameradschaftlich an die Brust boxte. Er erwischte genau die Grenze zwischen Brust und Busen (der ja etwas darunter hing), gerade die Stelle, wo es anfing, weich zu werden. Man konnte hier schon zweifeln, aber ihm fiel anscheinend nichts auf - sonst hätte ich es an seinem Verhalten gemerkt. Da hatte ich noch einmal Glück gehabt!

Ende November kam ich wieder nach Langen zurück: Die theoretische Ausbildung ging weiter. Diesmal hatten wir ein neues Schwerpunktfach, das wir bald nur noch ZKSD-Philosophie nannten. Denn es war wirklich wie eine Philosophie. Es ging um den zentralen Computer der Flugsicherung, wie er arbeitet - nicht im Sinne von Informatik, sondern welche Flugdaten er wie berechnet, welche Informationen er dazu heranzieht, die wir ihm dann in Form bestimmter Meldungen und Aufrufe geben müssen, damit letzten Endes dann an den richtigen Stellen zur richtigen Zeit die Kontrollstreifen für die Fluglotsen ausgedruckt werden. Natürlich mußten wir dann auch den Aufbau der verschiedenen Kontrollstreifenarten (z.B. Abflugstreifen, Anflugstreifen, Überflugstreifen) lernen, was in welchem Feld steht und vieles mehr.
Wir waren damit voll beschäftigt, hatten einen handbreiten Leitzordner an Lernmaterial durchzugehen und durften dieses Fach bis zu 6 Stunden täglich

genießen. Die Hauptarbeit war aber, das im Unterricht mehr oder weniger nur Vorgelesene dann nachmittags in den Kopf zu pauken.
Dieses war auch nicht das einzige Fach.
Nebenher hatten wir noch Luftfahrtenglisch, Flugverkehrskontrolldienst, EDV und Flugwetterkunde.

Natürlich ging ich jetzt, wo ich wieder nahe bei Frankfurt war, daran, möglichst schnell einen Termin bei meinem zweiten Gutachter zu bekommen. Genauer gesagt war es eine Gutachterin, Frau Dr. H.-B., die ich auf Rat von Gay beim Amtsgericht als Wunschgutachterin angegeben hatte und die das Amtsgericht dann auch als meine zweite Gutachterin festgelegt hatte.
Am Telefon machte sie einen freundlichen Eindruck und gab mir einen Termin für den 22. Dezember.
Ich konnte es kaum erwarten.
Wie würde die Befragung bei ihr ablaufen?
Was würde sie verlangen, bis sie mir ihren "Segen" gibt? Hoffentlich keine zu lange Psychotherapie! Ich würde ja auch nicht ewig hier bei Frankfurt bleiben. Deshalb war es schon einmal gut, daß ich den Ersttermin so früh bekommen hatte. Ich ging mal davon aus, daß sie mich ungefähr 1 Jahr beobachten würde - wie es Prof. Remschmidt auch vorhatte.

Schon länger hatte ich mit dem Gedanken gespielt, einer Tierschutzorganisation beizutreten. Jetzt war ich unabhängig, verdiente Geld, womit ich die Beiträge oder Spenden bezahlen konnte - eigentlich stand nichts mehr im Wege. Ich wußte auch schon, welche Organisation ich nehmen wollte: den WWF[3]. Ich hatte eine Anzeige gesehen, in der auch eine Info-Adresse[4] angegeben war. Die Ziele dieser Organisation sprachen mich an. Eigentlich wollte ich in eine reine Tierschutzorganisation, weil die Tiere grundsätzlich zu wenig Rechte haben und in zu vielen Fällen von den Menschen nicht wie Lebewesen behandelt, sondern rücksichtslos ausgenutzt werden. Aber mich überzeugte das Argument des WWF, daß ohne Naturschutz kein Tierschutz möglich ist. Er konzentriert sich auf beides, den Erhalt oder überhaupt die Gründung von Naturschutzgebieten und den Schutz gefährdeter Tierarten. Außerdem bildet er sogenannte *Ranger* aus, die die Naturschutzgebiete behüten und vor Wilderern oder unbefugten Eindringlingen schützen und unterstützt die Einheimischen in der 3. Welt durch Aufklärung und Hilfe zur Selbsthilfe.
Viele Menschen mögen sagen: "Wenn ich für etwas Geld spende, dann für Organisationen, die den Menschen helfen zu (über)leben (z.B. Brot für die Welt) oder sozial Schwächergestellten ein lebenswertes Leben ermöglichen!" Da ist etwas

[3] damals *World Wildlife Fund*, inzwischen *World Wide Fund for Nature*
[4] Umweltstiftung WWF Deutschland, WWF-Infodienst, Hedderichstr. 110, 60519 Frankfurt

Wahres dran. Ich dachte mir aber - und denke immer noch -, daß es am wichtigsten ist, erst einmal die Lebensgrundlage, also die Natur, zu erhalten, ohne die kein Lebewesen überleben kann - oder jedenfalls nicht der Mensch. Wenn wir Menschen so weitermachen, auf unserer Bequemlichkeit beharren und keine radikalen Reformen in Angriff werden, wird der 3. Weltkrieg wahrscheinlich um die letzten sauberen Trinkwasservorräte (oder ähnliche Lebensgrundlagen) stattfinden. Da ihn aufgrund der heutigen Waffensysteme kein Mensch überleben wird, ist es natürlich auch ein Glück, daß dadurch der qualvolle, langsame Untergang der Menschheit beschleunigt wird. (Das ist *meine* Meinung, die ich schon hatte, bevor ich vom WWF etwas wußte. Er sieht die Dinge nicht ganz so pessimistisch.)
Ich wollte also etwas für die Natur tun. Nur mein Name hätte mich noch am Beitritt hindern können. Aber ich zeigte Risikobereitschaft und meldete mich mit meinem zukünftigen Namen an. Zum Glück wollten sie keinen Ausweis oder einen anderen Nachweis meiner Existenz haben.
So bekam ich nicht lange danach den ersten Brief an *Herrn Felix Fink!*
Meine Freude darüber mußte ich im Stillen genießen.
Zum Glück hatten wir Postfächer in der Schule, und zum Glück waren wir so viele Schüler, daß bei eingehenden Briefen nicht überprüft wurde, ob der betreffende Mensch hier Schüler war! (Warum hätte sich auch ein Fremder hier einen Brief hinschicken lassen sollen?)

## Es geht voran

Heute war der 22. Dezember, der langersehnte Termin bei meiner Gutachterin. Ich machte mich frühzeitig auf, damit ich auch ja pünktlich kommen würde, und fuhr nach Frankfurt. Die Adresse hatte ich natürlich schon Wochen vorher auf dem Stadtplan herausgesucht. Das letzte Stück mußte ich laufen. Schließlich landete ich in einer Straße, in der die Häuser entgegen meinen Erwartungen Gärten hatten, obwohl ihre Lage eigentlich dem Innenstadtgebiet zuzurechnen war.
Ich kam ein paar Minuten zu früh an und ging deshalb am Haus vorbei noch ein bißchen weiter die Straße entlang.

*Jetzt ist es Zeit.*
*Ich trete durch die Gartenpforte und gehe auf das Haus zu. Auf ihrem Schild steht, daß sie Nervenärztin und Psychiaterin ist. Hoffentlich bedeutet das nicht, daß sie "therapiebesessen" ist! Wenn ich nicht so viel Gutes über sie gehört hätte, würde mir direkt mulmig werden!*
*Ich klingele.*
*Keine Reaktion. Sie wird doch wohl hoffentlich nicht den Termin vergessen haben? Doch - jetzt höre ich ein Geräusch im Haus.*

*Mein Herz klopft spürbar.*
*Sie öffnet selbst die Tür.*
*"Herr Fink? - Guten Tag."*
*Sie sieht ganz anders aus als ich erwartet hatte. Wie hatte ich sie mir eigentlich vorgestellt?*
*Vielleicht ein bißchen weiblicher, konservativer, weicher.*
*Vor mir steht eine große, schlanke Frau mit leicht gewellten, ziemlich kurzen rötlichbraunen Haaren und einer Brille mit modern-buntem Rahmen.*
*Daß sie mich unaufgefordert mit "Herr" anredet, finde ich gut. Schließlich ist sie nicht dazu verpflichtet.*
*Freundlich bittet sie mich herein und entschuldigt sich für die Verzögerung. Dann führt sie mich in ihr Praxiszimmer. Es ist ganz oben im Haus, wir müssen mehrere Treppen hochsteigen. Ich höre Kinderstimmen. Sie scheint hier auch zu wohnen, denn es gibt keine separaten Wohnungstüren in den Stockwerken.*
*Ganz oben sind die Zimmer so frei angeordnet, daß sie fast ein großes Zimmer bilden. Wir landen in einem Raum, der fast wie ein normales Arbeitszimmer aussehen würde, wenn da nicht diese nackte Ärzteliege - wenigstens sieht sie nicht aus wie eine Psychotherapie-Couch - an der Wand stehen würde. Schreibtisch. Bücherregal. Sie bietet mir einen Stuhl an und setzt sich selbst hinter den Schreibtisch.*
*Nun wirkt sie etwas weniger freundlich als ich erwartet hatte und von Dr. Pfäfflin gewohnt bin - eher sachlich und ruhig.*
*Sie kramt in Zetteln herum, erklärt mir genau, welche Akten sie von mir hat, was sie - laut Amtsgericht - tun soll und wie sie vorgehen will.*
*Zuerst einmal fragt sie mich allgemeine und medizinische Daten zu meiner Person. Alter. Körpergröße. Gewicht. Rauchen. Alkohol. Medikamente. Hormone. Kinderkrankheiten. Krankheiten in der Familie. Beruf. Schulbildung. usw.*
*Ich genieße es, wie sie mich weiterhin mit "Herr" anredet und versuche ihr möglichst exakte Auskünfte zu geben.*
*Dann geht es in die Einzelheiten.*
*Ich muß ihr genau meine Biografie erzählen, von frühester Kindheit an und mit Schwerpunkt auf der transsexuellen Entwicklung, versteht sich. Zwischendurch stellt sie Fragen, wenn sie etwas genauer wissen will. Wie sie ja schon vorher durch ihr Verhalten gezeigt hat, fehlt es ihr nicht an Verständnis für die transsexuelle Situation. Meistens erklärt sie mir auch noch, warum sie diese Fragen stellt. So kommt auf meiner Seite erst gar kein Zweifel auf. Ich vertraue ihr voll.*
*Die Zeit vergeht. Wir reden hier bestimmt schon über zwei Stunden.*
*Frau Dr. H.-B. geht voll ran. Ich habe ihr schon fast alles erzählt, an das ich mich erinnere. Meine Güte - was wollen wir denn noch bei den vielen anderen Terminen bereden, die wir dann in der nächsten Zeit haben werden? Mit Grauen erinnere ich mich an meine Marburger Zeit.*
*Nun scheint auch sie langsam mürbe zu werden.*

*"So, Herr Fink - normalerweise schließe ich an dieser Stelle noch eine kurze körperliche Untersuchung an. Wenn Sie etwas dagegen haben, können wir die natürlich auch weglassen."*
*Ich habe nichts dagegen. Schließlich muß die irgendwann über die Bühne gehen. Im "Eicher" war ja ausführlich beschrieben, welche Untersuchungen alle bei den Kandidaten gemacht worden waren. Ob Frau Dr. H.-B. das alles bei mir machen will - einschließlich Beurteilung der körperlichen Statur und gynäkologischer Untersuchung?*
*"Dann machen Sie mal Ihren Oberkörper frei!"*
*Ich gehorche.*
*Beim Anblick meiner Brüste sagt sie: "Ach, die sind ja gar nicht so groß. Bei so kleinen Brüsten läßt sich eine Operation machen, bei der keine sichtbaren Narben zurückbleiben."*
*Habe ich da richtig gehört?*
*Die Dinger, die mir immer riesengroß vorkamen, sollen klein sein?*
*Ich kann es nicht glauben.*
*Läßt sich die Haut bei der Operation wirklich so weit zusammenziehen, ohne Falten zu bilden, wenn das viele Fett darunter weg ist?*
*Ich ziehe es vor, ihr lieber erstmal nicht zu glauben, damit ich dann später nicht enttäuscht bin, wenn es doch nicht klappt. Aber im Hinterstübchen meines Gehirns habe ich gespeichert, daß es vielleicht möglich ist...*
*Frau Dr. H.-B. bittet mich zu der Liege und macht so eine ärztliche Grunduntersuchung mit mir, horcht mich ab, mißt den Blutdruck, prüft die Reflexe usw.. Schon nach kurzer Zeit darf ich mich wieder anziehen.*
*Wir setzen uns wieder.*
*Ich schiele unauffällig auf meine Uhr. Inzwischen sind ca. 3 Stunden vergangen.*
*Was kommt jetzt?*
*"Eigentlich pflege ich die Patienten noch ausführlicher psychologisch zu untersuchen. Viele gehen ja auch in eine psychotherapeutische Behandlung. Aber da ich sehr wenig Zeit habe und auch nur Ihre zweite Gutachterin bin, gehe ich davon aus, daß Dr. Pfäfflin sich bei Ihnen darum kümmern wird. Ich mache das Gutachten also bewußt nicht so ausführlich.*
*Ich schreibe in der nächsten Zeit das Gutachten und schicke es an das Amtsgericht. Die werden dann alles weitere mit Ihnen regeln. Allerdings wird es wohl einige Wochen dauern, bis ich fertig bin, weil ich sehr viel zu tun habe. Sie sehen ja hier den Stapel, den ich noch bearbeiten muß. Sie sind auch einer der letzten Transsexuellen, die ich begutachte. Ich werde demnächst - aus familiären Gründen - mit der Begutachtung von Transsexuellen aufhören. Aber Ihr Gutachten schreibe ich natürlich noch!"*
*Schade. Ihr Aufhören ist natürlich ein Verlust für die Transsexuellen. Eine gute, erfahrene Gutachterin weniger.*
*"So - dann können wir jetzt Schluß machen."*

*Sie begleitet mich nach unten an die Haustür und wünscht mir alles Gute für die Zukunft. Dankbar und glücklich verabschiede ich mich von ihr.*
*Dann wandele ich verträumt heimwärts. Ich kann mein Glück kaum fassen! Eine einzige Sitzung von 3 Stunden, und schon bekomme ich mein Gutachten! Dabei hatte ich eine längere psychotherapeutische Beobachtung erwartet!*
*Jetzt muß ich nur noch warten, bis sie es geschrieben hat.*
*Wie lange das wohl dauern wird?*
*Und natürlich fehlt noch das Pfäfflin-Gutachten. Damit geht es erst weiter, wenn ich wieder in Hamburg bin.*
*Es heißt also wieder warten.*
*Nun kann ich mich voll auf meine Ausbildung konzentrieren, was ja auch dringend nötig ist...*

## Outen - ja oder nein?

Es ging auf die Laufbahnprüfung zu, unsere große Abschlußprüfung am Ende der Ausbildung in Langen. Ich hatte viel zu lernen und war auch in den Weihnachtsferien fast jeden Tag am ackern.
Zusätzlich zu diesem Streß kam noch ein anderer: Jimmy tauchte wieder auf. Ganz überraschend.
Zum Glück redete er nicht mehr über Verlobung oder ähnlichen Quatsch, er schien mich einfach nur sehen zu wollen und interessierte sich dafür, wie es mir ginge. Trotzdem war mir die Situation fast so unangenehm wie beim letzten Mal. Der Typ ging mir auf den Wecker.
Das Bewußtsein, daß ich in seinen Augen eine attraktive *Frau* war, schmerzte mich.
In den nächsten Tagen lebte ich in ständiger Angst, daß er wiederkommen würde.
Zum Glück hatte er gesagt, daß er wieder nach Amerika zurückmußte. Ich könne ihn ja mal dort besuchen.
Schließlich beschloß ich, ihm einen Brief zu schreiben und ihn über mich aufzuklären. Mündlich hätte ich es nicht zustande gebracht, weil ich das nötige Fachvokabular nicht wußte mußte und weil er vielleicht meinen zweisprachigen Kauderwelsch nicht verstanden hätte. So kramte ich mein bestes Englisch hervor und schrieb, was Sache war, erklärte ihm, was Transsexualität ist und daß ich mich demnächst operieren lassen würde und danach ein Mann wäre.
Seitdem ließ er mich in Ruhe.
Wir hatten in jedem Gebäudeabschnitt des „Internates" in jedem Stockwerk einen Fernsehraum. Ich hatte mir angewöhnt, dort regelmäßig die Nachrichten zu sehen und gelegentlich auch mal einen Film, falls etwas Gutes kam und ich Zeit hatte. Meistens war ich allein - die anderen sahen eher Fußball oder ähnliches.

Einmal war im Programm etwas besonderes angekündigt: eine Reportage über eine Geschlechtsumwandlung. Gleich nach der Tagesschau. Die wollte ich mir nicht entgehen lassen! Ich ging in den Fernsehraum auf meinem Flur. Mist - da saßen schon andere und sahen ein anderes Programm. Wer zuerst kommt, mahlt zuerst. Ich ging ein Stockwerk höher. Hier war zum Glück keiner. Ich schaltete den Fernseher an und setzte mich. Kurz darauf kreuzte ein anderer auf und setzte sich dazu. Ein älterer Herr, der schon graue Haare hatte. Er sah eigentlich ganz sympathisch aus. Ich hatte ihn noch nie gesehen. War wohl ein Gastlehrer oder einer von den Wetterfröschen. Hoffentlich wollte er nur die Tagesschau sehen...

Aber er ging nicht.

Die Reportage wurde angekündigt.

Der Mann fragte mich: "Wollen Sie das sehen?"

Entschlossen antwortete ich "Ja!" Sollte er doch denken, was er wollte. Da konnte ich jetzt auch nichts mehr dran ändern.

Er blieb. Wahrscheinlich langweilte er sich und wollte fernsehen, egal was kam.

Also sahen wir uns gemeinsam die Reportage an. Wie ich erwartet hatte, ging es um eine Mann-zu-Frau-Transsexuelle. Ihre Geschlechtsangleichung wurde geschildert, angefangen beim Alltagstest über Hormonbehandlung bis zur Operation und das Leben danach. Die Reportage war nicht schlecht. Sie bemühte sich, sachlich zu sein, die Gefühle und Probleme der Betroffenen gerade in dieser umwälzenden Situation deutlich zu machen und die Geschichte nicht sensationslüstern aufzureißen. Viel neues erfuhr ich nicht in dem Film, aber ich lernte die andere Seite ein bißchen besser kennen. Vorkenntnisse hatte ich ja schon durch Transidentitas.

Aber wie wirkte der Film auf meinen unvorbereiteten Nachbarn?

Er saß da und schien interessiert zu sein.

Im Film wurde die TS jetzt in den OP gekarrt. Dann sah man nur noch die Rücken der Chirurgen. Die Sprecherin erklärte, was in der Operation gemacht wurde:"... Der Penis wird abgetrennt und bis auf die äußere Haut vollständig entfernt..."

Mein Nachbar gab einen erschreckten Laut von sich. Ich grinste. Wahrscheinlich stellte er sich gerade vor, wie es wäre, wenn *er* ohne seinen Penis leben müßte...

Nicht lange danach war der Film zu Ende.

Ich wollte schon aufstehen und gehen, da fing mein Nachbar an zu sprechen. Der Film hatte ihn wohl etwas aufgewühlt, und jetzt hatte er das Bedürfnis, darüber zu reden. Er fragte mich, ob ich das und das auch so verstanden hätte wie er. Na gut - wenn er unbedingt wollte. Ich erklärte ihm, was Sache war.

Ob er sich über meine Kenntnisse wunderte?

Sah er mich als Mann oder als Frau?

Plötzlich sagte ich: "Ich will übrigens auch so eine Geschlechtsumwandlung machen - allerdings in der anderen Richtung!"

Was war in mich gefahren?

Da erzählte ich einfach so einem Wildfremden von meinen intimsten psychischen Angelegenheiten!

Vielleicht tat ich es gerade deshalb, weil er wildfremd war. Wir hatten uns noch nie gesehen und würden uns später wahrscheinlich auch nicht mehr begegnen.

Außerdem war ich wohl gerade in dieser besonderen Situation von einer Art Instinkt geleitet. Der Mann machte einen ehrlich interessierten Eindruck, schien aber auch verständnisvoll genug zu sein, um die Sache zu begreifen. Er schien es wert zu sein, daß man es ihm erklärte.
Nun ergab sich natürlich ein längeres Gespräch.
Ich erklärte ihm genauer, was ich vorhatte und wie es bei mir im Unterschied zu der Mann-zu-Frau-TS in dem Film war. Zum Glück hatte ich ihn richtig eingeschätzt: er war und blieb interessiert und verständnisvoll, machte mir keine Vorwürfe, daß ich mich ethisch falsch verhielt oder daß ich meinen Körper verstümmeln würde, sondern lernte einfach nur dazu.
Ich glaube, ich konnte es ihm begreiflich machen.
Als wir uns trennten, hatten wir uns mehrere Stunden unterhalten.

In den folgenden Tagen, Wochen sah ich mich manchmal im Flur oder in der Kantine um, ob ich ihn noch einmal sehen würde. Ein bißchen Schiß hatte ich schon, daß er vielleicht weitererzählen würde, daß ich transsexuell sei. Wie würde ich reagieren, wenn er plötzlich auftauchte?
Wahrscheinlich würden wir uns nur freundlich grüßen und unserer Wege gehen.
Ich sah ihn aber nicht mehr.

Manchmal feierten wir im Kurs eine Fete - wie andere Kurse auch. Wir gingen in den großen Aufenthaltssaal mit der Landschaft und den vielen Fenstern, schleppten ein paar Stühle zusammen und ließen uns in einem Winkel des Saales nieder. Dabei konsumierten wir Chips und Getränke, einmal grillten wir auch.
Sogar manche Lehrer folgten erfreut der Einladung, daran teilzunehmen.
Wenn es möglich war, setzte ich mich neben jemanden, den ich gut leiden konnte. Mit denen konnte ich mich noch am ehesten unterhalten. Manfred war so einer. Er war überdurchschnittlich nett zu mir und interessierte sich sogar für meine Aktivitäten auf der Oboe. Vielleicht deshalb, weil er selbst einmal Klarinette gelernt hatte.
Meistens redeten wir über belanglose Dinge des Alltags und was uns zur Zeit in der Ausbildung gerade beschäftigte. Doch plötzlich stellte er mir eine Frage, auf die ich nicht vorbereitet war: "Du machst einen ziemlich männlichen Eindruck, mehr als normale Frauen. Woran liegt das?"
Ich wich aus und beendete damit das Thema. "Es macht mir eben Spaß, so rumzulaufen."
Manfred wäre eventuell einer gewesen, dem ich die Wahrheit erzählt hätte, dem ich mich anvertraut hätte und dem ich es zutraute, daß er die Angelegenheit verstehen würde.
Aber jetzt und hier, in dieser Situation, hatte ich keine Lust, darüber zu reden.
Wir waren beide angetrunken und redeten vielleicht anders als wenn wir nüchtern waren. Und für dieses Thema war schon ein gewisser Ernst angebracht. Ich wollte weder, daß es verulkt wird, noch daß es auf die leichte Schulter genommen wird.

Außerdem konnten andere von meinem Lehrgang mithören. Das hätte früher oder später dazu geführt, daß alle davon erfahren.

Trotz meiner zeitlichen Belastung durch das viele Lernen nahm ich mir hin und wieder die Zeit, um zur TS-Gruppe in Frankfurt zu gehen. Schließlich wollte ich mich über die Operationsmöglichkeiten informieren. Die Operation war zwar der letzte Schritt auf meinem Weg, aber nach meiner Erfahrung mußte man überall lange warten. Da konnte man sich nicht früh genug informieren.
Die Operationsbeschreibungen im *Eicher*-Buch hatte ich nicht nur gelesen, sondern auch alle Wörter nachgeschlagen, die ich nicht verstand. Die Texte waren nämlich in medizinischer Fachsprache geschrieben, dafür beschrieben sie aber auch alle Einzelheiten, wie bei der OP vorgegangen wurde.
Die wichtigste Operation war für mich die Brustverkleinerung, denn die Brust störte mich am meisten. Sie mußte endlich flach werden! In der Fachsprache hieß sie *Mastektomie*. Sie war Routine für die Chirurgen, da sie auch bei Krankheiten wie Brustkrebs oft angewandt wurde. Nur mit dem Unterschied, daß bei Frauen möglichst viel von den alten Formen erhalten bleiben sollte oder ein späterer Wiederaufbau angestrebt wurde, während bei uns die Form der männlichen Brust angepaßt werden sollte. Bei kleineren Brüsten ließ sich das bewerkstelligen, indem nur ein ringförmiges Stück Haut rund um die Brustwarze entfernt wurde und die Brustwarze etwas verkleinert wurde, das Brustdrüsengewebe durch dieses Loch entfernt wurde und die Haut zusammengezogen wurde. Dabei ergab sich nur eine Narbe am Brustwarzenrand.
Bei größeren Brüsten mußten zusätzliche Schnitte gemacht und die Brustwarze frei transplantiert werden, weil die Haut sonst Falten schlagen würde.
Auch wenn meine Gutachterin meinte, daß ich kleine Brüste hätte, ging ich davon aus, daß bei mir größere Schnitte gemacht werden mußten.
Ein weiterer Operationsschritt war das Entfernen der inneren Geschlechtsorgane und der Scheidenverschluß. Zumindest ersteres war bei den Ärzten (genauer gesagt den Gynäkologen) auch Routine.
Trotz der genauen Information überzeugte mich das Endergebnis beim Penis nicht, den Eicher aus zusammengerollter Bauchhaut formte und durch mehrmaliges Nachuntenklappen an die Penisansatzstelle transplantierte. Er sah auf dem Foto aus wie ein trauriges Würstchen, nein - er hatte noch nicht einmal die Idealform eines Würstchens -, und wirkte völlig fehl am Platz. Er war so dünn, daß er wahrscheinlich auch noch unter der Badehose nicht echt wirkte. Und zur Versteifung für den Geschlechtsverkehr mußte sich der Patient auf dem Foto eine große, feste Plastikhülle überstreifen, oder im Text wurde auch von einem Stab geredet, den man sich jedes Mal in die Harnröhre stecken mußte.
Auf dieses miserable Ergebnis konnte ich gut verzichten, zumal dazu etliche Operationen notwendig waren - und jede Operation ist ja ein Risiko, was ich auch nicht ganz vergessen durfte - und man danach den ganzen unteren Bauch voller Narben hatte!

Die Alternative war das sogenannte „Klitorispenoid", was eigentlich kein richtiger Penis war. Hier wurde nur die Klitoris, die sich durch die Hormonbehandlung etwas vergrößert - wenn auch nicht genug, um als Penisersatz fungieren zu können - etwas hervorgehoben und beweglicher gemacht und die Harnröhre durch Vereinigung der kleinen Schamlippen zu einer Röhre so weit verlängert, daß sie in der Spitze des Klitorispenoids nach außen mündete. Wenn alles gut ging, konnte man damit sogar im Stehen pinkeln. Was wollte ich mehr?
Das Pinkeln im Stehen war mir am wichtigsten. Geschlechtsverkehr spielte für mich keine so große Rolle, denn wer weiß ob ich jemals eine Frau finden würde, die so etwas mit mir machen wollte...
Also entschied ich mich für das Klitorispenoid.
Aber zuerst einmal mußte ich einen Chirurgen finden. Eicher wohnte weit weg. Gab es auch jemanden hier in der Frankfurter Gegend, der das konnte?
Ich fragte Gay.
Er empfahl mir Prof. Lemperle in Frankfurt. Er sei ein Plastischer Chirurg und hätte viel Erfahrung mit Brustoperationen - nicht nur bei Transsexuellen. Gay war ganz begeistert von ihm und wollte sich auch von ihm operieren lassen - wenn er sich überhaupt operieren lassen würde. Er wußte es noch nicht genau...
Ich mußte versuchen, bei Prof. Lemperle einen Termin für ein Informationsgespräch zu bekommen. Das verpflichtet ja noch zu nichts. Ich wollte mich auch noch bei anderen Chirurgen umhorchen, um dann zum Schluß den, der mir am brauchbarsten schien, auswählen zu können.

Nun nahm ich mir auch die Dissertation von Astrid Junge aus der Frankfurter Unibibliothek vor. Sie gehörte zu den ausleihbaren Büchern, ich durfte sie also - im Gegensatz zum *Eicher* - mitnehmen. Das Thema - „Behandlungsverlauf und Katamnese[5] von operierten weiblichen Transsexuellen" - wurde ja jetzt für mich aktuell. Vielleicht konnte ich einige nützliche Informationen daraus entnehmen, was bei meinen Vorgängern gemacht worden war und wie sie damit zufrieden waren.
Astrid Junge hatte mittels ausführlicher Fragebögen und persönlicher Gespräche eine Anzahl von Frau-zu-Mann-TS untersucht, die einige Zeit vorher in Hamburg behandelt worden waren. Das Ergebnis war eine umfangreiche Statistik, die sie eingehend erläuterte.
Besonders interessierten mich die Wirkungen und Nebenwirkungen bei der Hormonbehandlung und die Operationen und ihre Ergebnisse. Leider war die Stichprobe für eine Statistik nicht besonders groß. Nur 43 Leute. (Es ist ja auch schwierig, die ehemaligen Patienten nach längerer Zeit wieder herbeizuholen, wenn sie endlich versuchen oder geschafft haben, ein normales Leben zu führen und die Vergangenheit vergessen wollen.) Aber einen ungefähren Eindruck konnte man trotzdem bekommen.

---

[5] Katamnese = abschließender Krankenbericht des behandelnden Arztes über einen Patienten

Ich las, daß in der Folge der Hormongaben bei den Untersuchten folgende Merkmale auftraten: Stimmsenkung, vermehrter Bartwuchs, vermehrte Körperbehaarung, Klitorishypertrophie[6], sekundäre Amenorrhoe[7], Entwicklung der Muskulatur, vermindertes Haupthaar und Veränderung der Haut. Die Stimmsenkung war das einzige Merkmal, das bei allen auftrat. Gut zu wissen. Es ist also nicht sicher, ob alle erwünschten Merkmale auch wirklich erschienen. Das ist bei jedem Menschen verschieden. Als eventuelle Nebenwirkungen wurden angegeben: Geheimratsecken, fettige Haare, Pickel, Gewichtszunahme, Haarausfall, oder erhöhte Leberwerte. Nun - andere Medikamente haben schlimmere Nebenwirkungen.

Im Operationsbereich konnte ich zwar ein paar Komplikationen für die Brustoperation entnehmen (Entzündungen, Absterben der Brustwarze, kosmetisch unbefriedigend), aber ansonsten war der Informationswert eher enttäuschend. Die Leute waren fast alle in den 70er Jahren operiert worden. Damals waren die Möglichkeiten bestimmt nicht so gut wie heute. Nur einzelne hatten sich zu einem Penisaufbau entschieden. Das war immer ein Rollhautlappenpenis (nach der von Eicher beschriebenen Technik). Und immer war das Ergebnis mangelhaft. Bei vielen gab es Komplikationen. Das bestätigte mich in meiner Entscheidung gegen solch einen Penis.

Bei den Kostenträgern waren nur gesetzliche Krankenkassen angegeben. Das half mir nicht weiter. War unter den Patienten kein privat Versicherter, oder hatten die Privaten Versicherungen nicht gezahlt?

Weiterhin ging es in der Dissertation noch um die soziale und berufliche Situation nach der Geschlechtsangleichung. Das interessierte mich aber nicht besonders, weil ich in diesem Bereich für mich keine Schwierigkeiten erwartete. In meiner Familie lief es jetzt einigermaßen, und im Beruf gab es ja notfalls die Möglichkeit, den Ort zu wechseln und damit neue Kollegen zu bekommen, die nichts wußten.

Immerhin war ich jetzt, was die Operationskomplikationen betrifft, die vielleicht auftreten konnten, gewarnt.

## Die verpaßte Gelegenheit

Durch das viele Lernen hatte ich kaum noch Zeit, zur Gruppe zu gehen.

Als ich dann endlich mal wieder in der *Transidentitas*-Gruppe war, erfuhr ich, daß sie demnächst, am 10. März 1990, eine Fachtagung veranstalten wollten, zu der Transsexuelle aus ganz Deutschland und auch Experten kommen würden.

---

[6] Hypertrophie = Vergrößerung

[7] Amenorrhoe = Ausbleiben der Menstruation

Diese Veranstaltung durfte ich mir nicht entgehen lassen! Das war endlich eine Gelegenheit, noch mehr Transsexuelle in meiner Richtung kennenzulernen, und vor allem wollte ich mich genauer über die Operationsmöglichkeiten informieren.
Ich überredete meine Eltern, auch mitzukommen. Hier würden sie andere Transsexuelle kennenlernen und feststellen, daß es gar nicht so wenige von ihnen gibt und daß es ihnen ähnlich geht wie mir.

Wir reisten getrennt an, weil ich ja die Woche über in Langen war. Die Tagung fand in einer Art größeren Gasthof mitten in Frankfurt statt. Er hatte mehrere Räume, die wir benutzen konnten und auch einen größeren Saal für das Plenum.
Als ich ankam, waren noch nicht viele Leute da. Auch meine Eltern nicht. Gay stand in der Nähe vom Eingang. Zur Feier des Tages trug er einen Sakko. Auch Cornelia eilte einmal vorbei, bedrängt von Leuten, die etwas von ihr wollten und offensichtlich überbeschäftigt mit organisatorischen Angelegenheiten. Die war jetzt also nicht ansprechbar. Ich wollte sie eigentlich fragen, wie das jetzt hier ablaufen würde, aber es war wohl besser, das mit Gay zu besprechen. Er zeigte mir, wo ich die Tagungsgebühren bezahlen mußte. Da drüben an der Kasse stand schon ein anderer, der sich gerade anmeldete. Es schien auch ein Frau-zu-Mann-Transsexueller zu sein. Im Gegensatz zu den anderen, die ich kennengelernt hatte, war er mir auf den ersten Blick unsympathisch. Ein Rocker-Typ. Sein Aussehen erinnerte mich ein bißchen an Peter Maffay, nur daß alles an ihm etwas runder war.
Enger Jeansanzug, Bürstenhaarschnitt, im Nacken länger, dicke Arme, heisere Stimme und ein Auftreten, bei dem man schon ahnen konnte, wie er im Alltag den Macho spielte. War das seine Vorstellung von Männlichkeit?
Es war jedenfalls genau der Typ, mit dem ich mich niemals anfreunden würde. Schon deshalb, weil die Verschiedenheit einfach zu groß ist. Ich beschloß, ihm lieber aus dem Weg zu gehen.
Nachdem ich mich angemeldet und bezahlt hatte, erkundete ich die Örtlichkeiten.
Oben im Flur stand ein Tisch, an dem Flugblätter auslagen und Zeitschriften verkauft wurden. Allerdings war nichts dabei, was mich interessierte. Nebenan befand sich der große Saal, der noch weitgehend leer war. Das war auch schon alles, was es zu sehen gab. Mir blieb nichts anderes übrig, als herumzulungern, bis es losgehen würde.
Die meisten Leute, die hier herumliefen, waren mir unbekannt. Ich sah viele verschiedene Frauentypen. Manche wirkten sehr weiblich, andere hatten Mühe, ihre männlichen Merkmale zu verbergen.
Ich schaute mir noch einmal das Tagungsprogramm an. Am Vormittag sollten Arbeitsgruppen zu verschiedenen Themen stattfinden. Angeboten wurden:

- Frau-zu-Mann-Transsexualität,
- Paare und ihre Probleme,
- Rechtliche Fragen,
- Kosmetik,

- Chirurgie - operative Geschlechtsangleichung,
- Was kann ich anziehen, was nicht? Kniffe und Tips.,
- Wie lebt der Transvestit mit seiner Veranlagung?

Da ich ja vor allem einiges über die Operation erfahren wollte, beschloß ich, in die Chirurgie-AG zu gehen. Die Frau-zu-Mann-Gruppe wäre vielleicht auch interessant gewesen, aber da sprachen sie vermutlich nur über Grundlagen ihres Problems. Ich wollte schon weiter hinaus und Konkretes erfahren.
Außerdem wollte ich nicht mit meinen Eltern in dieselbe Gruppe. Es könnte ja sein, daß wir auch über intime Sachen reden würden, und darüber wollte ich nicht unbedingt in Anwesenheit meiner Eltern sprechen. Die könnten also gut in die FzM-Gruppe gehen. Da hätten sie dann auch ausführlich Gelegenheit, andere Betroffene in meiner Richtung kennenzulernen und unsere gemeinsamen Probleme noch einmal aus deren Mund zu hören.
Ich schaute auf die Uhr. Eigentlich sollte es jetzt losgehen.
Nun tauchten auch meine Eltern auf. Etwas verlegen gingen sie an den vielen "Männern in Frauenkleidern" vorbei, und bemühten sich, ihr Erstaunen und Befremden nicht zu zeigen. Na klar, sie waren den Anblick nicht gewöhnt. Mir war es am Anfang ja ähnlich ergangen. Aber inzwischen war ich routinierter, sah in den Leuten eher das, was sie sein wollten.
Dann schien es tatsächlich loszugehen. Als endlich alle im Saal versammelt waren, trat Cornelia auf die kleine Bühne und sprach ein paar Worte zur Begrüßung. Dann erklärte sie, wo die verschiedenen Arbeitsgruppen stattfinden sollten und forderte uns auf, sich in die gewünschten Gruppen zu begeben.
Meine Arbeitsgruppe fand hier im Saal statt. Wir waren etwa 20 Leute. Fast nur Frauen. War ich der einzige Mann hier? Nein, da war noch einer. Aber der sah wiederum so männlich aus, daß er nur ein Bio-Mann sein konnte. Oder war es ein TV? Oder eine Transsexuelle, die sich noch nicht traute, Frauenkleider anzuziehen?
Wir setzten uns um einen langen Tisch herum, so daß wir eine Art Kreis bildeten.
Cornelia leitete die Gruppe. Wenigstens eine Bekannte hier. Zuerst stellten wir uns gegenseitig vor. Da wir ziemlich viele waren, konnte ich mir nicht alles merken. Der andere Mann war jedenfalls ein Rechtsanwalt, der ein Buch über rechtliche Fragen im Zusammenhang mit Transsexualität schreiben wollte.
Dann ging es zum Thema. Mehr oder weniger zum Thema. Die Frauen sprachen über ihre typischen Probleme mit dem Schwerpunkt, was im Zusammenhang mit der Operation zu erwarten war. Ich erfuhr nicht viel, was *mir* weiterhelfen konnte. Woher sollten die Frauen auch über die OP-Möglichkeiten in meiner Richtung Bescheid wissen? Wenn, dann höchstens Cornelia. Und die konnte ich auch wann anders fragen, wenn sie eher ansprechbar war. Ich hörte also zu und lernte Neues über die MzF-TS. Sie warfen mit Fachausdrücken um sich, die ich nicht verstand. Zum Beispiel fiel immer wieder das Wort "bougieren". Schließlich fragte ich einfach mal ganz dumm. Der Mensch neben mir klärte mich auf. Es war ein sehr schöner "Mann" - so schön, daß ihm etliche Frauen zu Füßen gelegen hätten. Der weibliche

Touch gab ihm einen großen Teil seiner Schönheit. Die Haare waren noch männlich kurz, aber doch etwas voller als bei durchschnittlichen Männern. Seine Kleidung war normal, bis auf ein großes rotes, eindeutig weibliches Seidenhalstuch. Vermutlich war es eine MzF-TS, die noch ganz am Anfang stand. Oder sie konnte aus beruflichen Gründen nur im privaten Bereich als Frau leben. Jedenfalls erklärte sie mir freundlich, was "bougieren" bedeutete: Bei den MzF-TS mußte in der Operation ein neuer Hohlraum zwischen den Beinen geschaffen werden, die Neovagina, die dann mit ehemaliger Penishaut ausgekleidet wurde. Da das Gewebe nicht gewohnt ist, plötzlich an dieser Stelle auseinanderweichen zu müssen, neigt es nach der Operation zur Schrumpfung. Deshalb müssen die Frauen zuerst einen Platzhalter in der Neovagina tragen und später dann regelmäßig bougieren, d. h. die Scheide mit einem dicken Stab oder einem ähnlichen Instrument erweitern.*

Ich war mal wieder froh, daß ich nicht in der anderen Richtung transsexuell war.

Und so ging es dann weiter. Als die Zeit für die Arbeitsgruppe zu Ende ging, mußte ich feststellen, daß ich zwar über meine operativen Möglichkeiten praktisch nichts erfahren, aber wenigstens einiges über die MzF-TS gelernt hatte.

In der Mittagspause traf ich meine Eltern wieder. Sie waren ganz angetan von der Gruppe und erzählten, daß sie zwar überrascht, aber freundlich und vorbehaltlos in die Gruppe aufgenommen worden waren. Die Teilnehmer hätten sich nur gewundert, daß ich in eine andere Gruppe gegangen war. Einige würden jetzt zusammen in eine Pizzeria gehen und hätten uns, besonders mir, angeboten mitzukommen. Da sagte ich natürlich nicht nein! Nach der Pleite am Morgen konnte man jetzt vielleicht noch ein bißchen aus dem Tag herausholen.

Die Jungs begrüßten mich freundlich und erzählten, daß ich etwas verpaßt hätte. Sie hatten über alles mögliche gesprochen. Und sie fanden es gut, daß meine Eltern mitgekommen waren.

Sie sahen alle noch jung aus. Aber da kann man sich auch täuschen. Schließlich sah ich ja auch jünger aus als ich war. Manche schienen auch noch nicht weiter zu sein als ich, andere hatten schon eine deutlich tiefere Stimme von den Hormonen und mehr oder weniger ausgeprägte andere männliche Geschlechtsmerkmale. Mein Tischnachbar Moritz war ein netter Kerl aus Hannover. Er hatte gerade die Brustoperation hinter sich und lebte schon längere Zeit mit einer Frau zusammen, die ein Kind aus einer früheren Beziehung hatte. Ich überhäufte ihn mit Fragen, die er mir geduldig beantwortete. Natürlich erzählte ich auch von mir.

Mein anderer Nachbar war stiller. Er war groß und schlank, worum ich ihn beneidete, denn dadurch sah er schon von vornherein männlich aus.

---

* Inzwischen scheinen sich die OP-Möglichkeiten verbessert zu haben, so daß zumindest einzelne Chirurgen angeben, daß ihre Patientinnen nicht mehr bougieren müssen.

Die Mittagspause ging schnell herum. Um 14 Uhr ging es weiter mit dem Nachmittagsprogramm.
Wir versammelten uns wieder im Plenumssaal. Johanna kam auf mich zu und begrüßte mich. Sie bedauerte, daß ich nicht in der FzM-Gruppe gewesen war und lobte noch einmal, daß meine Eltern sich so interessiert gezeigt hätten und sogar zur Gruppe gekommen wären. So etwas kam selten vor. Sie konnte mit ihnen interessant diskutieren und erfahren, wie sie das Problem erlebten und wie sie damit umgingen.
Um uns herum suchten die Leute schon die Plätze auf. Ich setzte mich mit meinen Eltern in eine Ecke, wo auch einige Jungs in der Nähe saßen. Schräg vor mir saß der Rocker-Typ, den ich heute morgen vor Beginn der Tagung gesehen hatte. Er war nicht mit in der Pizzeria gewesen.
Als er sich umschaute, entdeckte er mich, stellte sich als Sören vor und fing ein Gespräch mit mir an.
Erst stöhnte ich innerlich, aber dann stellte ich erfreut fest, daß er ganz nett war. Mein erster Eindruck hatte mich getäuscht! Man schien doch mit ihm auskommen zu können.
Auch sein Nachbar, Ingo, beteiligte sich an dem Gespräch. Er war ein hübscher Junge mit kurzen braunen Haaren, der mir gleich sympathisch war. Er machte genauso einen Buckel wie ich, um die Busen zu verbergen. Die beiden kamen aus der Hamburger Gegend. Als sie hörten, daß ich voraussichtlich demnächst dorthin versetzt werden würde, luden sie mich in ihre Selbsthilfegruppe ein. Sie hatten sogar ein Faltblatt dabei, auf der die genaue Adresse und eine kurze Beschreibung der Gruppe stand.
Sie trafen sich innerhalb eines Schwulen- und Lesbenzentrums. Das kam mir auf den ersten Blick komisch vor. Aber warum auch nicht? Die waren ja auch eine sexuelle Randgruppe der Gesellschaft - wenn sich ihre "Andersartigkeit" sich auch in ganz anderen Bereichen abspielte als unsere. Darauf mußte man erst mal kommen, daß man die TS-Gruppen ja auch innerhalb der Homo-Szene suchen könnte!
Vorne ging es jetzt los. Am Anfang des Nachmittags sollten Referate von Experten gehalten werden. Jetzt lernte ich auch Frau Dr. Prehm kennen, eine Gutachterin, von der mir Gay schon erzählt hatte. Sie hielt das erste Referat. Über Transvestitismus. Es war eine sehr kleine Frau mit langen, offensichtlich gebleichten Haaren und einem Gesicht, über dessen Schönheit man sich streiten konnte. Mir persönlich gefiel sie nicht besonders, womit ich Gays Auffassung bestätigte. Auch ihre Stimme klang irgendwie unangenehm. Gut, daß ich mich für Frau Dr. H.-B. als Gutachterin entschieden hatte! Aber natürlich durfte ich Frau Dr. Prehm nicht nach ihrem Äußeren beurteilen, wofür sie ja nichts konnte.
Ihr Referat war inhaltlich gut und enthielt viele interessante Informationen und Aspekte über das Phänomen "Transvestitismus". Nur ihr Stil war lästig. Sie liebte Wortspiele, die ich albern fand, und die vor allem nicht in einen wissenschaftlichen Vortrag paßten. Aber das war noch das kleinere Übel. Sie war eine schlechte Rednerin, klebte regelrecht am Manuskript und trug es vor, als ob sie die Schrift nicht lesen konnte. Extrem langsam und stockend. Dadurch zog sich die Zeit. Vielen

wurde es langweilig, und sie verließen den Saal. Ich hielt aus und blieb, weil mich der Vortrag interessierte.
Endlich war er dann vorbei. Die Pizza hatte mir schon längere Zeit schwer im Magen gelegen. Jetzt konnte ich wirklich nicht mehr sitzen. Ich brauchte Bewegung. Viel Zeit hatte ich nicht, mal eben am Rand der Stuhlreihen auf- und abzugehen, denn das nächste Referat begann. Ich blieb vorerst stehen.
Das Referat wurde von Frau Augstein gehalten - der Rechtsanwältin, die mir letztes Jahr geholfen hatte, als ich Probleme mit dem Amtsgericht und der Altersgrenze hatte. Sie war eine interessante Frau. Nicht so aufgetakelt wie die meisten anderen hier, sondern eher schlicht: längere glatte schwarze Haare, Hornbrille, braune Hose und beiger Rollkragenpulli. Obwohl sie sich nicht mit einer Dauerwelle, Make-up oder sonstwas verunstaltete, konnte ich sie nicht als schön bezeichnen. Vielleicht lag es an ihrer Haltung. Sie hatte im ganzen Körper etwas nach-vorn-gebeugtes, wie ein Frosch, der zum Springen ansetzt. Als wäre sie den ganzen Tag nur mit Lesen beschäftigt. Ihre Stimme wirkte nicht so tief wie am Telefon, besonders weiblich war sie aber auch nicht. Ich bewunderte sie für diese unverklemmte Einstellung zu ihrem Körper, daß sie ihn so nahm wie er war, ohne viel zu manipulieren und ansonsten mehr Wert auf ihre beruflichen Interessen legte.
Als Rechtsspezialistin für transsexuelle Angelegenheiten referierte sie natürlich über die allgemeine Rechtssituation. Und das sogar in für Laien verständlicher Sprache! Sie brachte auch viele Beispiele, Zweifelssituationen und Tatsachen, die man wissen mußte.
Das letzte Referat wurde von einem Endokrinologen aus der Frankfurter Gegend gehalten. Es war das kürzeste Referat von allen, aber das war gut, denn die Zeit war schon weiter fortgeschritten als geplant. Er erzählte kurz, mit welchen Medikamenten die Hormonbehandlung durchgeführt wird und welche Wirkungen dann eintreten. Bei uns FzM-TS war das relativ einfach, weil wir nur ein Medikament - Testoviron - bekommen, aber bei den MzF-TS war es schon komplizierter. Sie bekamen verschiedene Hormonpräparate, zu verschiedenen Zeiten und Dosen... Außerdem konnte es noch Nebenwirkungen geben, vor allem Leberschäden.
Im Anschluß an die Referate setzten sich die Referenten an einen Tisch auf der Bühne für die Podiumsdiskussion. Zusätzlich war noch eine Ärztin aus dem St. Markus-Krankenhaus in Frankfurt erschienen, die kurz vorstellte, welche operativen Techniken dort durchgeführt wurden. Bei dem Penisaufbau machten sie es anders als ich in dem Eicher-Buch gelesen hatte. Ich kam aber nicht ganz mit oder konnte mir nicht gut genug vorstellen, was sie beschrieb. Jedenfalls beeindruckte mich die Technik nicht nachhaltig, so daß ich das bißchen, was ich mitbekommen hatte, schnell wieder vergaß.
Nun lernte ich auch, was eine Podiumsdiskussion war. Ursprünglich dachte ich, die Experten sitzen auf der Bühne und diskutieren miteinander, statt dessen hatten aber wir Zuhörer aus dem Saal die Gelegenheit, den Experten Fragen zu stellen. Diese Möglichkeit wurde natürlich von vielen in Anspruch genommen.

Sören fragte, wie sich die Hormone auf die Menstruation auswirkten. Er schien das Pech zu haben, daß seine Menstruation durch die Hormone nicht aufgehört hatte. Aber anscheinend ließ sich da nichts machen. Jedenfalls konnte der Arzt ohne eingehende Untersuchung nichts Näheres sagen.
Ich interessierte mich, wie es bei uns eigentlich mit der Wehrpflicht war. Frau Augstein antwortete mir, daß wir im Prinzip wehrpflichtig waren, die Bundeswehr uns aber nicht haben wollte und deshalb gar nicht erst zur Musterung heranzog.
Das war gut. Die Zeiten waren vorbei, wo ich gerne zum Militär gegangen wäre, nur weil das männlich war.
Mitten in der Podiumsdiskussion tauchte ein weiterer Arzt, Dr. Exner, auf und setzte sich mit auf das Podium. Er hatte nicht früher kommen können und sich deshalb von seiner Kollegin vertreten lassen. Zu diesem Zeitpunkt wußte ich noch nicht, daß er die Operationstechnik entwickelt hatte, nach der ich später operiert werden sollte, deshalb blieb mir sein Name nicht lange in Erinnerung.
Die Zeit ging schnell herum, das geplante Ende der Tagung war schon lange überschritten, obwohl noch viele Leute Fragen stellen wollten. Aber schließlich mußten sie sie auf die wichtigsten beschränken, damit die Tagung zu Ende gebracht werden konnte.
Voll von neuen Eindrücken fuhr ich nach Hause.

# Mein erstes Gutachten

Seit dem Termin bei meiner Gutachterin waren fast 2 Monate vergangen. Ob sie schon Zeit gefunden hatte, mein Gutachten zu schreiben? Wie lange würde sie zum Schreiben brauchen?
Endlich bekam ich die Rückmeldung vom Amtsgericht.
Der Richter informierte mich nicht nur darüber, daß das 1. Gutachten jetzt vorlag, sondern schickte mir sogar eine Kopie davon zur Kenntnisnahme. Ich sollte ihm bestätigen, daß der Inhalt korrekt sei.
So bekam ich ganz unerwartet ein typisches Gutachten zu Gesicht. Ein ganzer Stapel von DIN A4-Zetteln, mindestens 10 Seiten. Es fing an wie ein Brief, mit der genauen Adresse der Ärztin und des Amtsgerichtes. Danach mein Aktenzeichen. Dann wurde es spannend:

Betrifft: Verfahren nach dem Transsexuellengesetz
F i n k , Charlotte („Felix"), geb. 22.02.1968
wohnhaft...
Entsprechend dem Beschluß des Amtsgerichts Frankfurt am Main vom 01.11.1989 wird über Charlotte („Felix") F i n k das nachfolgende **Ärztliche Gutachten**

erstattet. Dieses soll sich zu der Frage äußern, ob die medizinisch zu beurteilenden Voraussetzungen für eine Vornamensänderung nach dem TSG gegeben sind. Im einzelnen soll dazu Stellung genommen werden, ob sich die betroffene Person aufgrund ihrer transsexuellen Prägung nicht mehr dem in ihrem Geburtseintrag angegebenen, sondern dem anderen - hier: dem männlichen - Geschlecht als zugehörig empfindet und ob diese Person seit mindestens 3 Jahren unter dem Zwang steht, ihren Vorstellungen entsprechend zu leben und ob sich dieses Zugehörigkeitsempfinden zum anderen Geschlecht mit hoher Wahrscheinlichkeit nicht mehr ändern wird.
Das Gutachten stützt sich auf Kenntnis der Akte sowie auf die eingehende, mehrstündige psychiatrisch-neurologische bzw. psychodiagnostische ambulante Untersuchung, die am 22.12.1989 in meiner Praxis vorgenommen wurde.
Während der Untersuchung wurde Charlotte Fink als Herr Fink angesprochen. Es wird hier und im folgenden unter Berücksichtigung dessen, wie sich der Proband in der Untersuchungssituation vorstellte, von Herrn Fink bzw. von „er“ und „dem Probanden“ gesprochen, ohne damit der Entscheidung des Gerichts vorgreifen zu wollen.

Hier hatte sie zum Teil aus dem TSG abgeschrieben. Die Entscheidung im letzten Absatz, mich mit „Herr“ und „er“ zu betiteln, fand ich mutig. Wenn sie mich unter vier Augen mit „Herr“ ansprach, war das unsere Sache, und keiner brauchte davon zu erfahren. Aber sie machte es sogar im Gutachten...!
Was wohl der Richter dazu sagen würde?
Später - als ich die gleiche Formel im anderen Gutachten von Dr. Pfäfflin las, wurde mir klar, daß das anscheinend in TS-Gutachten üblich war.
Im Gutachten folgten Angaben zum aktenmäßigen Sachverhalt, wo sie sich auf den Schriftverkehr zwischen mir und dem Amtsgericht bezog, der dem Richter ja wohl bekannt war. Dann ging es endlich richtig los:

**Eigene Untersuchungen:**

**Familienanamnese:**

Nach Angaben von Herrn Fink sind in seiner Familie Erkrankungen aus dem psychiatrisch-neurologischen Formenkreis nicht aufgetreten. Ebenso seien in der Familie keine sexualmedizinisch relevanten Erkrankungen bekannt. Die jetzt 49 Jahre alte Mutter und der 47 Jahre alte Vater seien altersentsprechend gesund.

**Eigenanamnese:**

Bei normaler frühkindlicher Entwicklung habe er die üblichen Kinderkrankheiten durchgemacht. Im Alter von 8 Jahren habe er eine Armfraktur erlitten; mit ca. 10/11 Jahren habe er an häufigen Kopfschmerzen gelitten, was durch Entspannungsübungen wie autogenes Training therapiert worden sei. Ansonsten sei er niemals erwähnenswert erkrankt gewesen. Auf Befragen gab Herr Fink an, daß er keine Medikamente einnehme, insbesondere sei bisher auch noch keine Hormontherapie eingeleitet worden. Er sei Nichtraucher, trinke selten, nur zu besonderen Anlässen, Alkohol. Der Schlaf sei gut und ungestört, die vegetativen Funktionen seien insgesamt ungestört.

Es folgte eine eingehende Beschreibung meiner Biografie - weitgehend so, wie ich es ihr erzählt hatte. Und dann das Ergebnis ihrer Untersuchungen:

**Psychischer Befund:**
Herr Fink war bewußtseinsklar und zu allen Qualitäten orientiert. Verhalten, Ausdruck und äußeres Erscheinungsbild wirkten auf selbstverständliche und natürliche Weise männlich trotz der relativ geringen Körpergröße. Dasselbe gilt für Gestik, Mimik und Mitbewegungen. ...

Ich fühlte mich geschmeichelt, genauer gesagt bestätigt. Kein Mensch hatte bisher mir gegenüber ehrlich geäußert, ob ich überhaupt männlich wirke. In bezug auf meine gepreßte Stimme hatte ich da zum Beispiel meine Zweifel.

... Bei ausgeglichener Stimmungslage und relativ guter emotionaler Schwingungsfähigkeit antwortete der Proband relativ einsilbig, jedoch sprachlich differenziert. Dabei zeigten sich keine Störungen der Wahrnehmung oder des Gedächtnisses. In der Untersuchungssituation ließ sich ein recht guter Kontakt zu dem Probanden herstellen, dabei zeigte der Proband jederzeit ein adäquates Verhalten. Die Psychomotorik, als Ausdruck des innerseelischen Geschehens, war weitgehend unauffällig. Im Bereich des Denkens fielen ebenfalls keine Besonderheiten auf. Dieses war geordnet, folgte logischen Gesetzmäßigkeiten, war konsequent und nachvollziehbar. In inhaltlicher Hinsicht fielen ebenfalls keine Besonderheiten auf, insbesondere ließen sich keine Anhaltspunkte dafür gewinnen, daß Wahnideen oder Halluzinationen vorliegen könnten. Einschränkungen der Erinnerungs- oder Merkfähigkeit waren nicht nachweisbar.
Körperlich waren bei dem 162cm großen 60kg schweren Probanden keine Befunde von Krankheitswert zu erheben. Der Blutdruck betrug 110/75 mmHg bei einer Pulsfrequenz von 64/min. Der neurologische Status war regelrecht, es fanden sich keinerlei Auffälligkeiten bei Prüfung der Hirnnervenfunktion, der Koordination, des Reflexstatuses und der Sensibilität.

Dann zählte sie in der *Beurteilung* noch einmal die wichtigsten Ereignisse aus meiner Biografie auf und endete mit den Worten:

... Nach den Untersuchungsbefunden ist zusammenfassend festzustellen, daß bei Herrn Fink eindeutig eine sogenannte primäre Transsexualität von Frau zu Mann diagnostiziert werden konnte...

*Primär!*
Mama hatte ja, als sie den *Eicher* gelesen hatte, spontan gesagt, daß ich dann wohl ein *sekundärer* Transsexueller sei. Nach *Eicher* fühlten sich die primären TS seit frühester Kindheit dem anderen Geschlecht zugehörig, während die sekundären TS im Laufe ihres Lebens zu der Erkenntnis kamen. In dieses Schema konnte ich mich nicht einordnen. Ich fühlte mich in der Kindheit gelegentlich männlich und erst kurz vor der Pubertät nicht mehr weiblich. Aber ab wann ich nun eindeutig sagen konnte, daß ich mich dem männlichen Geschlecht zugehörig fühlte, weiß ich nicht genau.
Nun hatte ich die Bestätigung!

... Wie im vorausgegangenen Teil des Gutachtens ausführlich dargestellt, hat Herr Fink eine eindeutig männliche Identität und steht seit vielen Jahren unter dem inneren Zwang, diesen Vorstellungen entsprechend zu leben. Nach den

Erkenntnissen der medizinischen Wissenschaft wird sich das Zugehörigkeitsempfinden zum anderen - männlichen - Geschlecht nicht mehr ändern. Die medizinisch zu beurteilenden Voraussetzungen für eine Vornamensänderung nach dem Transsexuellengesetz sind somit gegeben.

Der letzte Satz konnte ungünstig für mich werden, da er das Gutachten eindeutig auf die Namensänderung beschränkte. Also kein Gutachten für die Operation...!
Aber daran konnte ich jetzt auch nichts ändern. Hauptsache, es lief erst einmal mit der Namensänderung!

*Nun habe ich ein Gutachten, einen ersten offiziellen Beweis meiner Transsexualität, den ich notfalls bei Behörden oder Ärzten vorlegen kann. Nun kann ich auch den ersten Schritt in Richtung Operation machen.*
*Mit leichtem Herzklopfen - wie immer, wenn ich ein Telefongespräch mit Fremden führen muß, denen ich irgendwas Schwieriges erklären muß - wähle ich die Nummer, die Gay mir gegeben hat.*
*„Praxis Prof. Lemperle...?" Die Stimme einer jungen Arzthelferin.*
*„Guten Tag. Ich möchte mich bei Prof. Lemperle operieren lassen und hätte gerne einen Termin für ein Vorgespräch..."*
*Ich rattere den Text herunter, den ich mir sorgsam im Kopf zurechtgelegt hatte.*
*„Einen Augenblick, bitte!"*
*Es dauert ziemlich viele Augenblicke.*
*„Hallo!"*
*„Ja?"*
*„Wäre es ihnen am 4. Oktober recht?"*
*So spät? Aufgrund meiner Erfahrung mit Wartezeiten hatte ich mir schon gedacht, daß es nicht ganz schnell gehen würde, aber mit einem halben Jahr hätte ich nicht gerechnet...*
*„Früher ist es nicht möglich?"*
*„Nein. Tut mir leid."*
*„Ja dann - natürlich nehme ich den Termin!"*
*„Wie ist denn Ihr Name?"*
*„Charlotte Fink." Hoffentlich habe ich bald meinen neuen Namen, damit ich diesen nicht mehr nennen muß!*
*„Gut, ich trage Sie ein."*
*„Vielen Dank! Wiederhör'n."*
*„Wiederhör'n."*
*Ich lege auf und denke nach.*
*Am 4. Oktober werde ich schon lange nicht mehr hier in Langen sein. Da bin ich auf meiner neuen Arbeitsstelle, wahrscheinlich in Hamburg. Hoffentlich kann ich mir dann freinehmen!*
*Aber den Termin mußte ich mir sichern! Wer weiß, wie lange ich sonst warten müßte...*

Mit der Zeit wurde Transidentitas dann uninteressanter für mich. Ich hatte das meiste erfahren, was ich wissen wollte, andere Jungs sah ich selten, mit Vinzent und Kevin hatte ich mich schon so oft unterhalten, daß wir uns kaum noch etwas zu erzählen wußten.
Außerdem meinte Cornelia jetzt, sie könne mich mit in der "Seelsorge" einspannen. Eines Tages tauchte ein Neuer auf, den sollte ich beraten. Offensichtlich, weil er noch jung war und ein FzM-TS zu sein schien.
Wie es sich herausstellte, war das aber ein sehr schwieriger Fall. Der Körper war weiblich, die Seele schien gar keine Geschlechtsidentität zu haben. Da die Person sich überdurchschnittlich männlich fühlte und etwas von Transidentitas gehört hatte, war sie hierhergekommen. Aber sie wußte gar nicht recht, ob sie sich wirklich männlich fühlte. Sie hatte noch jede Menge anderer Probleme, die wahrscheinlich zu ihrer Verwirrtheit beitrugen.
Ich konnte nichts mit ihr anfangen. Wenn sie wenigstens noch eine feste Geschlechtsidentität hätte! Dann hätte ich ihr konkret die Informationen geben können, die ich selbst hier vor kurzem bekommen hatte. Aber so... Sollte *ich* ihr etwa sagen: Du bist eine Frau bzw. Du bist ein Mann? Ich kannte sie doch gar nicht!
Mit diesem Fall war ich überfordert. Meinem Gefühl nach war das kein FzM-TS.
Aber das verschwieg ich lieber. Schließlich wußte ich zu wenig über die Person. Alles, was ich ihr raten konnte, war, sich erst mal über die eigene Geschlechtsidentität klar zu werden und eventuell mal die Samstagsgruppe zu besuchen, wo mehr FzM-TS hinkamen.
Hoffentlich übertrug mir Cornelia nicht noch mehr solcher Fälle!
Dem wollte ich lieber aus dem Weg gehen...
Nebenbei störte mich auch, daß in der Gruppe so viel geraucht wurde. Das hatte mich schon von Anfang an gestört, aber man mußte ja Prioritäten setzen. Jetzt war ich eigentlich nicht mehr von der Gruppe abhängig, da konnte ich auch woanders herumsitzen, wo nicht so viel geraucht wurde.
Ich besuchte die Gruppe nur noch selten.

Die Zeit raste - zumindest, was die Ausbildung betraf. Der 2. Ausbildungsabschnitt ging schon wieder seinem Ende zu. Kurz vor der Laufbahnprüfung hatten wir noch einmal ein paar Unterrichtsstunden in allen wichtigen Fächern, die geprüft werden sollten. Zur Wiederholung.
Die erste Prüfung war eine Arbeitsprobe. Dort bekamen wir Aufgaben gestellt, wie wir sie auch später auf den Außenstellen zu erfüllen hatten. Im Prinzip hatten wir das drauf, aber es gab Fallen, die man leicht übersehen konnte - gerade, wenn man aufgeregt war. Angst hatten wir alle vor dem Eingeben der Meldungen, was innerhalb einer bestimmten Zeit erfolgen sollte. So schnell konnte fast niemand von uns den Kauderwelsch aus Buchstaben und Zahlen tippen.
Irgendwie schafften wir es aber doch alle - nicht zuletzt deswegen, weil die Prüfer manchmal bei kleineren Fehlern ein Auge zudrückten, vor allem beim Schnellschreiben.

Ein paar Tage vor der nächsten Prüfung kam unser Lehrer von der Zentralstelle mit der endgültigen Liste, wieviele von uns an welche Flughäfen versetzt werden sollten. Dabei gab es Änderungen im Vergleich zu der Verteilung beim Praktikum. Nach Frankfurt sollte nun niemand mehr, die „Frankfurter“ sollten statt dessen nach Karlsruhe. Gut, daß ich beim Praktikum nicht nach Frankfurt gekommen war! In Karlsruhe war kein größerer Flughafen; dort wurde nur der obere Luftraum kontrolliert. Die Lotsen und Flugdatenbearbeiter arbeiteten in einer großen Halle ohne Fenster, fast wie in einer Fabrik. Es sah öde aus; wir waren mal auf einer Exkursionsfahrt dort gewesen. Entsprechend begeistert waren die, die dorthin sollten.
Ich hatte noch einmal Glück gehabt, aber dafür kam eine andere Gefahr auf mich zu. Einer von uns dreien, die in Hamburg Praktikum gemacht hatten, sollte nach Bremen!
Mirko hatte Vorrecht, weil er in Hamburg wohnte. Nils wohnte in der Nähe von Hannover und wollte am liebsten an den Flughafen von Hannover, was aber nicht möglich war.
Wenn das Los auf mich fallen würde, bekäme ich Schwierigkeiten. Ich mußte doch zu der Begutachtung bei Dr. Pfäfflin - und wer weiß, wie oft noch? Vielleicht würde er eine längere Beobachtung mit regelmäßigen Sitzungen veranstalten?! Dann müßte ich jedesmal von Bremen nach Hamburg reisen... Abgesehen davon wollte ich auch nicht nach Bremen, weil es mir in Hamburg sehr gut gefiel.
Sollte ich mit Nils reden und versuchen, ihm Bremen schmackhaft zu machen? Was aber sollte ich als Begründung nennen, daß ich unbedingt nach Hamburg mußte? Nils machte nicht den Eindruck, daß er gerne nach Bremen wollte...
Ich entschied mich, das Risiko nicht einzugehen, Nils zu belabern. Er hatte ein größeres Mundwerk, und ich würde wahrscheinlich den Kürzeren ziehen.
Statt dessen ließ ich es auf einen Kampf ankommen, wenn dann die endgültige Verteilung entschieden werden sollte. So leicht würde ich nicht nachgeben...!

Dann kam die schriftliche Prüfung dran. Sie erinnerte mich an das Abitur: Jeden Tag eine mehrstündige Arbeit, am 2.4. Flugfernmeldedienst, am 3.4. Flugdatenbearbeitung im Flugverkehrskontrolldienst, am 5.4. Flugberatungsdienst und am 6.4. Navigation und Wetterkunde.
Es war hart, und wir waren alle froh, als wir es hinter uns hatten. Die Arbeiten waren schwerer und fielen auch schlechter aus als die Tests, die wir während der Kurse geschrieben hatten.
Ein paar Wochen später sollte die mündliche Prüfung stattfinden.

Kurz vor der mündlichen Prüfung kam eine Änderungsmeldung von der Zentralstelle: Wir sollten doch zu dritt nach Hamburg! Diese Sorge war somit beseitigt - zu aller Zufriedenheit.

Für die mündliche Prüfung wurden die Prüfungsgruppen und die genauen Prüfungstermine ausgehängt. Zufällig waren wir drei Hamburger zusammen in einer Prüfungsgruppe.
Ich hatte Lampenfieber. Mündliche Prüfungen sind nicht meine Stärke.
Die Prüfungskommission bestand aus 4 Leuten, darunter waren 2 mittlere Flugdatenbearbeiter. Wir wurden wieder in den Hauptfächern geprüft - wie in der schriftlichen Prüfung, nur alle Fächer zusammen.
Die Prüfer stellten uns abwechselnd Fragen. Es lief nicht besonders gut. Sie waren gar nicht zufrieden mit unseren Kenntnissen der Navigationsgeräte und der Flugwetterkunde, aber die Schuld lag nicht bei uns - die gefragten Themen waren im Unterricht nicht behandelt worden. So kamen wir doch noch durch.

Nachdem die Prüfungskommission ihre Schlußbesprechung beendet hatte, sollten wir uns alle noch einmal in unserem Klassenraum versammeln. Sie gratulierten uns und händigten uns die Zeugnisse aus.
Außerdem gab es die offiziellen Mitteilungen, wer wohin versetzt wurde.
Einer von uns war bei der Laufbahnprüfung durchgefallen, er war allerdings auch für seine Faulheit bekannt und war zu uns gekommen, weil er den 2. Ausbildungsabschnitt wiederholen mußte.
Dann wurden wir ins Arbeitsleben entlassen.

Gleich am 1. Mai ging es in Hamburg weiter.
Jetzt, wo ich endgültig nach Hamburg versetzt war, aber einen neuen Start machte, wäre ein guter Zeitpunkt, gleich mit dem neuen Namen anzufangen. Denn *noch* kannten mich nicht alle KollegInnen. Das Verfahren beim Amtsgericht war zwar noch nicht „durch", aber vielleicht würden meine Vorgesetzten Gnade vor Recht ergehen lassen, wenn ich sie freundlich darum bat...
Zuerst meldete ich mich bei dem Ausbildungsleiter, um zu erfahren, wann, wo und wie ich jetzt arbeiten soll. Ich kannte ihn schon vom Praktikum. Er erklärte mir ausführlich, was die Dienststelle mit uns geplant hat.
Wir sollen jetzt im Flugverkehrskontrolldienst arbeiten. Eigentlich wäre das noch ein Praktikum im Rahmen der Ausbildung *vor* der Laufbahnprüfung gewesen, aber da die Flugsicherung lange keine Flugdatenbearbeiter mehr ausgebildet hatte, brauchte sie uns jetzt so dringend, daß unsere Ausbildung verkürzt worden war. Natürlich mußten wir auch hier im Flugverkehrskontolldienst erst auf den einzelnen Arbeitsplätzen trainieren und dann unsere Zulassungsprüfung machen, ehe wir vollwertig dort eingesetzt werden konnten.
Zuerst sollten wir im approach (in der Anflugkontrolle) trainieren. Ich sollte in eine neue Schicht, die sich mit meiner bisherigen zeitlich überschnitt.

*„Haben Sie alles verstanden?"*
*„Ja."*
*„Wenn nicht, können Sie mich jederzeit fragen."*
*Er reicht mir zum Abschied die Hand.*

*Jetzt wird es Zeit, mit meinem Anliegen rauszurücken.*
*Etwas umständlich fange ich an: „Ich hab da noch `ne andere Frage...“*
*„Ja?“*
*„Die Sache ist die, daß ich eine Geschlechtsumwandlung machen will. Zur Zeit habe ich ein Verfahren laufen zur Änderung von meinem Namen in Felix Fink. Der neue Name ist zwar noch nicht legal - das dauert noch einige Wochen -, aber ich wollte darum bitten, daß ich jetzt schon den neuen Namen führen könnte... Ich glaube, das ist am praktischsten so...“*
*Der Ausbildungsleiter zeigt kein Anzeichen von Erstaunen. Entweder hat er sich gut in der Gewalt, oder er hat so etwas von mir schon erwartet.*
*„Ist in Ordnung, das müßte sich machen lassen. Sie sind jetzt also Herr Fink.“*
*„Ja. Vielen Dank! Tschüß!“*
*Ich verlasse sein Büro.*
*Nun - das war schon einmal ein guter Anfang!*
*Wenn ich schon mal hier im Verwaltungsbereich bin, kann ich auch gleich ins Geschäftszimmer gehen und mir ein paar Formulare holen.*
*Als ich das Geschäftszimmer wieder verlassen will, stoße ich fast mit Herrn S. zusammen, der gerade hereinkommt. Er ist einer der Kollegen, die mich noch vom Praktikum her kennen. Ein Mensch, der immer sehr korrekt ist und nicht nur mir als scharfer, aber guter Ausbilder bekannt ist. In seiner Gegenwart fühlte ich mich immer etwas unsicher. Er schimpft einen zwar nicht direkt, wenn man einen Fehler gemacht hat, aber man spürt, daß ihm nichts entgeht. Er strahlt schon allein mit seinen kritischen Blicken Autorität aus. Ein Typ, der selbst nie Fehler zu machen scheint. Der streng nach der Angaben in der Betriebsanweisung vorgeht, auch wenn die anderen Kollegen „lässigere“ Verfahren anwenden.*
*Vielleicht habe ich von Kollegen wie ihm noch Schwierigkeiten zu erwarten, was die Anerkennung meiner „neuen“ Identität betrifft.*
*„Guten Morgen!“*
*„Guten Morgen, Herr Fink!“*
*Ich bin ganz von den Socken. Es ist doch erst ein paar Minuten her, daß ich mit dem Ausbildungsleiter gesprochen habe!*
*Und dann gerade Herr S., von dem ich besonders oft „Frau Fink... “ zu hören bekam!*
*Diese Selbstverständlichkeit, mit der mein neuer Name über seine Lippen kommt - als hätte ich schon immer so geheißen!*
*Das macht mich besonders glücklich.*
Was würden die anderen KollegInnen sagen?
Ich verhielt mich abwartend-vorsichtig.
Es lief auch weiterhin so gut. Der Ausbildungsleiter hatte anscheinend alle informiert, die mich von früher her kannten. Nur Mirko und Nils mußte ich selber aufklären.
Mirko sagte: „O.K.“ und damit war die Sache für ihn erledigt. Nils war schon neugieriger: „Warum willst du denn deinen Namen ändern?“
„Weil er besser zu mir paßt.“

Irgendwie hatte ich an diesem Tag keine Lust, die ganzen Hintergründe und meine Gefühle zu erklären. Ich hätte es im Prinzip getan, weil wir uns ja schließlich besser kannten, in der Ausbildung nebeneinander gesessen hatten, aber die Situation war ungünstig. Jeden Augenblick konnte ein Kollege auftauchen, der nicht unbedingt Fachbegriffe wie Trans*sexualität* aufschnappen mußte.
Nils fragte nicht weiter.
Wahrscheinlich machte ich wieder mal einen verschlossenen Eindruck.

Niemand von meinen KollegInnen machte Bemerkungen zu meiner Angelegenheit - zumindest nicht, wenn ich dabei war. Eher schien es, daß sie sich bemühten, diesem fremden Thema aus dem Weg zu gehen. Und alle verhielten sich mir gegenüber genauso freundlich und natürlich wie früher. Als hätte sich überhaupt nichts geändert.
Sie hatten keine Probleme, mich in der neuen Rolle anzuerkennen. Ein Zustand, wie man ihn sich wünscht.
Ich hatte Glück mit meinen KollegInnen. Von anderen TS - besonders von den Mann-zu-Frau-TS - wußte ich, daß viele von ihnen extreme Schwierigkeiten am Arbeitsplatz bekommen. Sei es, daß sie vom Arbeitgeber sofort gekündigt bekommen, weil sie angeblich für den Beruf nicht mehr tauglich sind (bei manchen typischen Männerberufen, die zum Beispiel großen körperlichen Einsatz verlangen, kann ich das auch verstehen), oder weil der Arbeitgeber etwas gegen Transsexuelle hat oder sich Sorgen um den Ruf seiner Firma macht. Bei anderen üben sich die lieben KollegInnen im Mobbing, bis die oder der TS freiwillig aufgibt.
Ich konnte also von Glück reden, weil bei mir alles so reibungslos klappte!

Schon kurz nach meiner Ankunft in Hamburg bekam ich wieder einen Termin bei meiner Psychologin.
Natürlich kam ich auch bei ihr nicht drumherum, mal wieder meine transsexuelle Lebensgeschichte erzählen zu müssen. Bei ihr fiel es mir aber leichter, weil ich an ihren Reaktionen merkte, daß sie meine Probleme nachvollziehen konnte.
Als ich mit meiner Lebensgeschichte einmal durch war, beschäftigten wir uns mehr mit aktuellen Dingen und mit Resten, die mir nachträglich noch einfielen.
Nun war es schon schwieriger, ein Gesprächsthema zu finden.
Manchmal redeten wir über ganz belangloses Zeug, zum Beispiel was ich am vorigen Tag auf der Arbeit gemacht hatte.

Natürlich kümmerte ich mich gleich, als ich wieder in Hamburg war, um einen weiteren Termin bei Dr. Pfäfflin.
Die kleine Lösung mußte endlich mal zum Ende kommen!
Er fragte mich nicht mehr viel zu meinem Lebenslauf und zu meiner Transsexualität.
Hier schien es wohl keine Zweifel mehr zu geben.
Er war beruhigt, daß ich mich in beruflich stabiler Situation befand und zeigte sich auch erfreut, als ich ihm erzählte, daß sich meine Familie inzwischen an mein "neues" Geschlecht gewöhnt hatte und hinter mir stand.

Er blätterte in seinen Unterlagen.
„Ich habe jetzt auch den Bericht von Prof. Remschmidt bekommen. Er bittet mich, daß ich ihm über Ihren Werdegang berichte. Das kann ich natürlich nicht tun wegen der ärztlichen Schweigepflicht. Aber wenn Sie Lust haben, können Sie ihm ja selbst schreiben."
„Ja - ich denk mal darüber nach."
„Wie klappt es übrigens mit der Psychologin - Frau W.? Kommen Sie gut mit ihr zurecht?"
„Och ja, es geht ganz gut. Aber manchmal fällt mir einfach nichts ein, worüber man reden könnte - jedenfalls keine richtigen Probleme."
„Das ist auch nicht so einfach. Als ich im Rahmen meiner Ausbildung zur Psychotherapie gegangen bin - das müssen alle, die Psychotherapeuten werden wollen -, da bin ich mal auf der Couch eingeschlafen.
Trotzdem sollten Sie weitermachen. Transsexualität ist eine verzwickte Sache, wo viele Probleme im Verborgenen liegen. Die transsexuelle Seele ist eine wahre Goldgrube für einen Psychotherapeuten. Und diese Probleme müssen verarbeitet werden - und dabei können Ihnen die Psychotherapeuten helfen. Diese Chance sollten Sie nutzen."
„Nun - ich hatte ja auch nicht vor, die Gespräche abzubrechen."
Schließlich sagte er, daß dies die letzte Sitzung sei und daß er das Gutachten jetzt schreiben würde.
Ich freute mich. Es ging ja doch ganz reibungslos und schnell. Keine langjährige psychotherapeutische Beobachtung, wie Prof. Remschmidt vorgeschlagen hatte.
Ihn interessierte auch, was ich weiter vorhatte, besonders, was die Operationen betraf.
"Ich möchte vor allem die Brust und die inneren Geschlechtsorgane entfernen lassen. Bei Prof. Lemperle in Frankfurt habe ich mir mal einen Informationstermin im Oktober geben lassen. Der wurde mir für die Brust empfohlen. Ob ich auch einen Penisaufbau haben will, weiß ich noch nicht. Da muß ich mich noch genauer informieren. Das Rollhautlappenpenoid, was ich im Eicher gesehen habe, finde ich nicht so besonders. Wenn es nichts besseres gibt, werde ich wahrscheinlich nur so ein Klitorispenoid anstreben, wie er da in seinem Buch beschreibt."
"Überlegen Sie es sich gut, bevor Sie so eine große und riskante Operation anstreben. Es gibt viele, die auch ohne Penis auskommen. Nicht alle Frauen wollen einen drinhaben."
Er drückte sich manchmal sehr direkt aus.
Ich überlegte, ob ich sagen sollte: "Aber vielleicht will ich gerne einen reinstecken...", aber ließ es dann doch bleiben.
"Wenn ich einen Penis haben will, dann vor allem deshalb, damit ich im Stehen pinkeln kann. Aber, wie gesagt, ich weiß noch nicht genau, was ich da machen lassen will. Können Sie mir Ärzte hier in Hamburg nennen, die die Operationen machen?"
"Es gibt hier einen, der hat schon mehrere Brustoperationen bei Transsexuellen gemacht. Aber den Namen sage ich lieber nicht, denn dieser Chirurg entfernt immer zu viel Gewebe. Das sieht zwar am Anfang ganz gut aus, aber wenn die Haut dann

schrumpft, gibt es Dellen und Verzerrungen. Dann waren die Patienten unglücklich, aber man konnte nichts mehr daran ändern. Deshalb empfehle ich diesen Arzt nicht. Es gibt da noch einen anderen... Dr. C. Der ist Gynäkologe, macht aber auch die Brustoperation."
Er gab mir die Adresse.
Eins lag mir noch sehr am Herzen: "Kann ich denn jetzt auch mit der Hormonbehandlung anfangen?"
"Ja. Wissen Sie denn auch, was die Hormone für Auswirkungen haben?"
„Ja. Das habe ich gelesen."
„Zählen Sie mal auf!"
"Eine tiefere Stimme ... vermehrte Körperbehaarung ... Bartwachstum ... Klitorisvergrößerung ... Akne ... Haarausfall ... Ödembildung ... Wasserretention ..."
"Na ja - die letzten beiden sind ein bißchen weit hergeholt. Das kommt nur ganz selten vor. Es kann aber auch passieren, daß Sie Kreislaufschwierigkeiten bekommen, daß sich der Blutdruck verändert. Wissen Sie, wie das funktioniert?"
"Nicht genau."
Er erklärte mir ausführlich, wie der Blutdruck entsteht und wie er gemessen wird. Jetzt merkte ich auch, daß ich einen Arzt vor mir hatte.
"Und bei welchen Ärzten kann ich die Hormonbehandlung machen lassen?"
"Die meisten Transsexuellen gehen zu Prof. B. oder Dr. G.. Prof. B. kümmert sich sehr sorgfältig um die Patienten."
Er schrieb mir die Namen auf.
Dann war alles besprochen. Wir verabschiedeten uns.

Auf dem Nachhauseweg suchte ich eine Telefonzelle, um mir einen Termin für die Hormonbehandlung zu besorgen. Dr. Pfäfflin mir ja zwei Ärzte genannt.
Nur keine Zeit verlieren! Bei den langen Wartezeiten, die ich inzwischen gewohnt war, konnte man sich nicht früh genug um die Sachen kümmern!
Neben dem U-Bahn-Eingang war eine Telefonzelle. Im Telefonbuch suchte ich die Nummern der Ärzte heraus. Dr. B., den mir Dr. Pfäfflin empfohlen hatte, war Endokrinologe. Das war gut. Dann mußte er ja etwas davon verstehen! Ihn rief ich zuerst an und bat um einen Termin. Ich bekam einen in drei Wochen.
Zur Sicherheit probierte ich es auch bei dem anderen Arzt. Der war Urologe. Er hatte schon in zwei Tagen einen Termin frei. Unter diesen Bedingungen fiel mir die Wahl nicht schwer!
Ich sagte beim ersten Arzt den Termin wieder ab und wartete gespannt auf den großen Tag.
Zur Feier meiner heutigen Erfolge leistete ich mir ein Eis.

Dann war es soweit. 17. Mai 1990 - ein Datum, das ich nicht mehr vergessen würde!
Die Praxis von Dr. G. fand ich nicht auf Anhieb. Sie lag in einem Haus in einer Seitengasse. Dann sah ich das Praxisschild.
Urologe. Mit dieser Sparte hatte ich bis jetzt noch nie zu tun gehabt. Ich war gespannt.

Gleich hinter der Praxistür war auch schon der Tresen für die Anmeldung. Es war ein bißchen eng hier. Die Arzthelferin war schon ein älterer Jahrgang. Ich sagte meinen Namen und wurde ins Wartezimmer geschickt.
Dort saßen schon mehrere Patienten.

*Ich warte.*
*Manchmal höre ich die Stimme des Arztes. Sie ist auffallend tief. Eigentlich mag ich keine Menschen mit ganz tiefen Stimmen. Sie machen mir meine eigene, hohe Stimme bewußt.*
*Was er wohl für ein Mensch ist? Behandelt er Transsexuelle nur zufällig und widerwillig, oder steht er dahinter?*
*Was er wohl für Voruntersuchungen macht? Hoffentlich muß ich nicht die Pille nehmen wie Kevin!*
*Wann würde ich die erste Spritze bekommen?*
*Nach einiger Zeit werde ich aufgerufen.*
*Dr. G. sieht schon älter aus, macht im Widerspruch dazu aber einen quicklebendigen Eindruck, wenn er sich bewegt.*
*"Was führt Sie zu mir?"*
*"Ähmja... ich bin transsexuell und möchte eine Hormonbehandlung machen."*
*"Verstehe ich richtig, daß Sie eine Geschlechtsumwandlung von Frau zu Mann machen wollen?"*
*"Ja."*
*"Seit wann fühlen Sie sich schon als Mann?"*
*Er stellt mir einige gezielte Fragen zu meiner Transsexualität und ist mit meinen Antworten zufrieden. Ich habe die Prüfung bestanden.*
*"Ich habe auch mein eines Gutachten für die Namensänderung mitgebracht, falls Sie es lesen wollen..."*
*Ich reichte es ihm über den Tisch. "Das andere, was Dr. Pfäfflin macht, ist noch nicht fertig. Er schreibt gerade daran."*
*Der Name beseitigt seine letzten Zweifel.*
*"Ja - im Prinzip können wir dann mit der Behandlung anfangen. Ich schreibe Ihnen ein Rezept, Sie holen sich die Ampullen in der Apotheke und bringen Sie dann das nächste Mal mit. Oder wollen Sie es jetzt gleich kaufen?"*
*Wenn ich schon so gefragt werde - natürlich!*
*"Gut, dann schreibe ich jetzt das Rezept. Die nächste Apotheke ist in dieser Richtung. Während Sie weg sind, schaue ich mal in das Gutachten rein."*
*Ich nehme das Rezept in Empfang und gehe zur Apotheke.*
*Einen solch zügigen Verlauf hätte ich nicht erwartet. Keine Hormonuntersuchung, keine Chromosomenuntersuchung... Vielleicht wurden die nur von Eicher und ein paar vereinzelten anderen Ärzten gemacht. Auf die Dauer kommen wohl auch keine neuen Erkenntnisse dabei heraus ?!*
*Auf dem Rezept steht "100 mg Testoviron Depot". Komisch. Im Eicher hatte ich was von 250 mg gelesen. Aber der Arzt muß schon wissen, wie er dosiert. Vielleicht macht es jeder Arzt anders.*

*In der Apotheke bekomme ich eine kleine Schachtel - nur ungefähr 1 x 3 x 4 Zentimeter groß. Dafür kostete sie eine ganze Menge: ungefähr 34 DM* . Zum Glück habe ich genug Geld bei mir!*
*In der Praxis muß ich mich noch mal kurz ins Wartezimmer setzen.*
*Dann werde ich wieder aufgerufen. Ich soll hinter den Vorhang gehen.*
*"Wollen Sie liegen oder stehen?"*
*Ich ziehe es vor, zu stehen. Schließlich habe ich bei der Tetanusspritze auch gestanden. Ich mache meine linke Backe frei, während die Arzthelferin die Spritze vorbereitet. In der Schachtel sind 3 kleine Ampullen. Sie sägt eine an, bricht die Spitze ab und saugt die ölige Flüssigkeit mit der Spritze auf.*
*Nun ist sie fertig. Ich wende ihr meine kahle Seite zu und halte mit der Hand mein Hemd hoch.*
*Entspannen! Es ist doch nur eine kleine Spritze! Die Nadel ist höchstens 4-5 Zentimeter lang.*
*Ich schaffe es, einigermaßen locker zu werden. Trotzdem läßt mich das kalte Desinfektionsspray zusammenzucken. Der Einstich selbst ist zwar spürbar, aber nicht besonders schmerzhaft. Langsam wird die segensreiche Flüssigkeit in meinen Körper gepreßt.*
*So - das wär's. Die erste Spritze ist drin!*
*Danach soll ich noch einmal zum Arzt hineingehen. Er gibt mir das Gutachten zurück und fragt, wie ich mich nach der Spritze fühle. Es ist alles in Ordnung. Keine Schwindelgefühle oder sowas.*
*Dann kann ich gehen. In 2 Wochen soll ich wiederkommen.*

# Kommt Zeit, kommt Bart

Nun wartete ich gespannt, wie die Spritze wirken würde. Welches männliche Geschlechtsmerkmal würde zuerst auftreten, und wie lange würde es dauern?
Im Eicher hatte ich ein paar Patientenbeispiele gelesen. Nach den Beschreibungen mußte ich mich noch ein paar Wochen gedulden, bis die ersten Merkmale auftauchen würden.
Natürlich tat sich zuerst einmal gar nichts. Ein bewachter Topf kocht nicht.
Im Gegenteil: ein paar Tage nach der Spritze bekam ich ganz normal die Menstruation. Zum Glück war das aber die letzte! Dann war ich frei!
Das erste Merkmal bemerkte ich gar nicht selbst. Meine Tante, bei der ich noch wohnte, machte mich darauf aufmerksam. Ich stank stärker nach Schweiß und sollte vielleicht öfter meine Kleidung wechseln. Später merkte ich dann auch selbst, daß sich etwas mit meinen Schweißdrüsen verändert hatte. Manchmal, in nervösen

* Das war 1990. Inzwischen ist der Preis deutlich angestiegen.

Situationen, hatte ich kleine Schweißausbrüche an den Beinen. Dabei hatte ich ein stichelndes Gefühl. Als ob in jede Schweißdrüse eine winzige Nadel pikste. Es lag aber unterhalb der Schmerzgrenze. Als dann die heißen Sommernächte kamen, hatte ich regelmäßig nächtliche Schweißausbrüche am ganzen Körper.
Ich bekam auch ein paarmal nächtliche Wadenkrämpfe - zum Glück nur in den ersten Monaten während der Hormonumstellungszeit.

Ich wohnte jetzt schon wieder viele Wochen bei meinen Verwandten. Eigentlich sollte das nur ein vorübergehender Zustand sein. Ich wollte schließlich nicht jahrelang im Keller hausen. Meine Wohnungssuche schien aber erfolglos zu sein. In Hamburg ist es sehr schwer, eine Wohnung zu finden. Jede Woche durchsuchte ich die Zeitung nach Anzeigen über eine Wohnung, die vom Preis und der Lage für mich akzeptabel wäre. Ich strebte eine unmöblierte 1-Zimmerwohnung mit Kochgelegenheit und Dusche an. Wenn ich bei der angegebenen Nummer anrief, bekam ich einen Besichtigungstermin. Das lief eigentlich immer gleich ab. Vor dem Haus standen dann ungefähr 40 Leute. Wir wurden in die Wohnung geführt, bekamen ein paar Erklärungen, zum Beispiel über die Funktion des Kochschrankes oder der Staffelmiete. Wer dann immer noch an der Wohnung interessiert war - in der Regel waren es fast alle - mußte einen Zettel mit Adresse, Beruf, Einkommen usw. ausfüllen und abgeben. Die Vermieter oder die Agentur würden sich dann einen Mieter heraussuchen.
Auf diese Weise bekam ich viele Wohnungen zu sehen. Manche hatten kleine Fehler, die aber akzeptabel waren. Schließlich durfte man bei dieser Wohnungssituation nicht wählerisch sein Die meisten Wohnungen fand ich gar nicht schlecht. Natürlich bekam ich sie nicht. Allmählich schwand meine Hoffnung, etwas zu bekommen. Ich machte eigentlich nur noch weiter, weil ich so stur war.
Gerade hatte ich wieder zwei Wohnungen besichtigt. Eine davon fand ich geradezu ideal: gute Lage, nicht zu weit vom Flugplatz, alles drin, was ich brauche... Schade, daß ich die Wohnung nicht bekommen würde!
Als ich dann einen Anruf bekam, war ich ganz überrascht. Der Makler, der die Wohnung verwaltete, bestellte mich zu sich. Ich konnte es gar nicht fassen, daß ich der Einzige, Auserwählte war. Ich fragte noch einmal nach.
Der Makler, der mir bereits die Mietbedingungen erklärte, machte ein verwundertes Gesicht: "Natürlich. Was denken Sie denn?"
Wieso hatte er gerade mich genommen? Vielleicht machte ich einen vertrauenserweckenden Eindruck, weil ich BeamtIn war.
Allerdings mußte ich trotz allem Glück noch eine Maklercourtage in Höhe von drei Monatsmieten zahlen, obwohl die Aktion über Zeitungsanzeige gelaufen war. Da hätte ich ja gleich einen Makler beauftragen können! Aber das war immer noch besser, als keine Wohnung zu haben.
Meine Eltern halfen mir beim Umzug. Ich hatte zwar schon ein bißchen Kram für den Hausstand zusammengesammelt - gerade in den letzten Monaten -, aber das meiste mußte ich mir noch kaufen. Vor allem große Sachen, ein Kühlschrank, ein Mikrowellengerät und einen Teppich.

Dann hockte ich alleine in meinem neuen Reich. Meine erste eigene Wohnung!
Mit ihr hatte ich wirklich Glück gehabt. Sie stellte sich bei meinen Erkundungen der Umgebung als noch besser heraus, als sie auf den ersten Blick erschien. Mit dem Rad kam ich in weniger als einer halben Stunde fast überall hin, wo ich hinwollte: zur Arbeit, in die Innenstadt, zum Arzt und zum Chor. Der Stadtpark war nicht weit. Einkaufsmöglichkeiten gab es schon zwei Straßen weiter.
Das Haus selbst war ein vierstöckiges Backsteingebäude und voll mit 1- oder 2-Zimmer-Wohnungen. Hier wohnten hauptsächlich junge Leute. Es ging auch tolerant zu. Durch die leider etwas dünnen Wände hörte ich, daß es hier einige Musiker gab: zwei Klaviere, eine Oboe, ein Saxophon und eine Gitarre. Da störte meine Oboe auch nicht mehr.
Ich lebte mich schnell ein.

Die 2. Spritze klappte nicht so gut. Wieder machte es die Arzthelferin.
Kurz nach dem Einstich verspürte ich einen stärkeren Schmerz im Hintern und im Bein. Der wurde später noch schlimmer. Ich spürte ihn drei Tage lang. In der Nacht konnte ich gar nicht auf dem Bein liegen. War ich bei der Spritze verspannt gewesen, oder hatte die Arzthelferin einen Nerv getroffen?
Zum Glück passierte mir das nur dieses eine Mal.
Die Spritzen wurden zur Routine. Alle 2 Wochen bekam ich 100 mg.
Dr. G. hob die Packung im Schrank auf, so daß ich sie nicht jedesmal mitbringen mußte. Im Schrank sah ich noch andere Packungen liegen, wahrscheinlich von anderen TS. Wenn meine Packung alle war, bekam ich eine neue verschrieben, die ich mir dann besorgen und mitbringen sollte. Vorsichtig trug ich sie in der Manteltasche. Wie empfindlich war das Medikament bzw. wie robust war die Verpackung? Durfte ich damit joggen, oder wurde es dann zu stark geschüttelt?
Am Anfang hatte ich da meine Zweifel und war sehr vorsichtig.
Wer mir die Spritzen gab, war Zufall. Meistens die ältere Arzthelferin oder der Arzt selbst, im Ausnahmefall auch mal eine jüngere Arzthelferin.
Dr. G. konnte es am besten. Bei ihm spürte man kaum etwas. Er gab sich auch Mühe, möglichst viel der zähen Flüssigkeit aus der Ampulle zu saugen, schnippte vorher ein paarmal mit dem Fingernagel gegen die Ampulle, damit alles runterläuft, und er hielt die Ampulle so, daß er auch die letzten Tropfen erreichte. Man merkte: er verstand etwas davon und verschwendete nichts. Das freut einen als Patienten.
Mit der Zeit fand ich einen Termin heraus, wo ich meistens Dr. G. allein in der Praxis antraf, kurz vor dem offiziellen Beginn der Sprechstunde. Das hatte zwei Vorteile: ich mußte nicht lange warten, bis ich drankam, und er gab mir die Spritze selbst.
Nach ein paar Wochen bekam ich Blut abgenommen. Es wurde ins Labor geschickt, damit sie meinen Testosteronspiegel messen. Er lag im normalen männlichen Bereich. Nun war ich auch hormonell männlich!
Die Blutuntersuchung wurde regelmäßig gemacht - jedes halbe Jahr. Meine Werte waren immer in Ordnung, einmal sogar auch eher hoch. Wir konnten es uns leisten, ab und zu auch mal ein 3-Wochen-Intervall einzuschieben.

Nach kurzer Zeit machten sich auch neue Hormonwirkungen bemerkbar: Waren da nicht neue Haare auf meinen Beinen? Ja, wirklich! Sogar am Oberschenkel, wo vorher die große Öde war. Regelmäßig untersuchte ich meine Beine. Die neuen Haare kamen in Form von soliden Stoppeln, die schnell länger wurden. Allmählich verdichtete sich das Haarkleid, die Behaarung wurde gleichmäßig. Trotzdem wuchs immer noch nicht überall etwas. Das untere Drittel der Oberschenkelinnenseite blieb kahl.
Ich schaute öfter mal bewundernd nach unten. Beim Duschen fiel mir eines Tages noch etwas neues auf: meine Hüfte. Sie wirkte plötzlich so gerade und schlank. Dabei hatte ich nicht einmal den Eindruck, daß im Beckenbereich Fett in auffallender Menge verschwunden wäre, nein - die Taille war irgendwie breiter geworden. Ich fühlte nach, stemmte die Arme in die Seiten. Tatsächlich - dort, wo vorher das Fleisch immer etwas nachgegeben hatte, war jetzt alles fest und muskulös. Als wäre dort ein neuer, senkrechter Gewebestrang zwischen Rippen und Becken eingesetzt worden. Faszinierend! Es machte Spaß, dort die Hände aufzulegen und die Härte zu spüren. Wenn ich eine kleine Rumpfbeuge nach vorn machte und mir das Ganze anschaute, sah es richtig schön aus. Obwohl ich nicht dünner war als vorher, wirkte ich schlanker.
Ansonsten bemerkte ich aber keine deutliche Veränderung, was die Auffälligkeit, Größe und Stärke meiner Muskulatur betraf. Lag es daran, daß ich schon vor den Hormonen "zu dicke" Muskeln hatte? Oder wirkte Testoviron nicht nennenswert auf die Muskulatur? Sportler werden ja, glaube ich, auch nicht mit Testoviron, sondern mit anderen Anabolika gedopt.
(Erst nach Jahren stellte ich fest, daß ich doch etwas muskulöser geworden war.)
Dann nahm auch meine Körperbehaarung zu. Rund um die Brustwarzen wuchs ein kleiner Kranz und dann noch ein schwacher Flaum zwischen den Brüsten. Ein paar Wochen später entdeckte entdeckte ich auch neue Haare vom Bauchnabel abwärts und selbst an Stellen, wo ich nichts erwartet hatte, zum Beispiel auf dem Fußrücken.
Glück hatte ich mit der Akne. Andere Leute wurden durch die Hormone zum Streußelkuchen, aber ich bekam keine größere Menge an Pickeln. Sie waren eher weniger geworden. Vielleicht waren meine Pickel früher ja eine psychosomatische Streßreaktion gewesen...
Allerdings bekam ich jetzt auch an Stellen Pickel, wo vorher keine sprossen, vor allem am Rücken. Ab und zu bekam ich mal einen Schub mit einer handvoll Pickel, ich konnte aber keinen zeitlichen Zusammenhang mit den Spritzen feststellen. Es passierte nur alle paar Monate.
Natürlich vergrößerte sich auch die Klitoris - wie in der Literatur vorhergesagt. Dem schenkte ich aber keine größere Beachtung, so daß ich erst nach längerer Zeit feststellte, daß sie sich wohl etwas verändert hatte. Die Vergrößerung war nur gering. Es reichte bei weitem nicht, daß ich die Klitoris als Penisersatz akzeptieren konnte. Hoffentlich war sie aber groß genug, daß mir die Ärzte daraus ein ordentliches Klitorispenoid machen können, mit dem ich im Stehen pinkeln kann!
Am meisten lauerte ich aber auf den Stimmbruch. Wann würde er beginnen?
Wie stark würde er sein? Würde ich Tenor oder Baß werden?

Ich hoffte auf Tenor. Das war im Chor eine viel interessantere Stimme als der Baß, der meistens nur das Fundament machte. Außerdem klang Baß so nach primitiven Wirtshausstimmen.
Das Wachstum meiner Stimmbänder ließ auf sich warten. Ein paar Wochen nach der ersten Spritze hatten wir ein Chorkonzert - da hatte sich auf jeden Fall noch nichts geändert. Die ersten Veränderungen bemerkte ich gar nicht - so unscheinbar und schleichend traten sie auf. Nach ungefähr zweieinhalb Monaten bemerkte ich das erste deutliche Anzeichen: Ich wachte davon auf, daß ich im Schlaf gebrummt oder gesprochen hatte. Dieses unwillkürlich abgegebene, und deshalb von jeder Beeinflussung freie Geräusch war in einer eindeutig männlichen Stimmlage erklungen. Das war der Beweis! In dieser Tiefe hatte ich vorher nie etwas gehört!
Nun wurde meine Stimme ganz allmählich tiefer. Sie entspannte sich. Ich konnte jetzt ganz locker männlich tief sprechen und brauchte die Stimme nicht mehr herunterzudrücken. Auch meine Verwandten äußerten sich positiv zu dem Klang meiner Stimme. Sie wirkte nicht mehr so verkrampft.
Einen richtigen Bruch bemerkte ich eigentlich gar nicht, als die Stimme tiefer wurde, jedenfalls nicht beim Sprechen. Vielleicht sprach ich in einer Lage, die sich nicht im Bruchbereich befand. Beim Singen bekam ich dagegen bald danach einen problematischen Stimmbruch. Und gerade bei den Tönen um das kleine h herum, eine Lage, die wir im Tenor häufig singen mußten. Meine Kopfstimmentechnik, die ich bei meinem vorherigen "Stimmbruch" erlernt hatte, funktionierte plötzlich nicht mehr. Ich hatte jetzt eine neue Kopfstimme - eine wunderschöne, glockenreine Fistelstimme, die fast knabenhaft klang. Mit ihr kam ich aber nicht tief genug, um meinen Stimmbruch zu überdecken. Ich fing an, bei den "brüchigen" Tönen zu verkrampfen, als ich mit Gewalt versuchte, sie ordentlich hinzubekommen. Das wurde so schlimm, daß ich nach solch einem Ton mehrere Sekunden brauchte, um mich wieder zu entspannen. So viel Zeit hatte ich aber meistens nicht. Und die Verkrampfung tat im Hals weh!
Jetzt wußte ich, warum manche Dirigenten die Jungen im Stimmbruch keine anstrengende Chorarbeit machen ließen! Die schlimmste Verkrampfungsphase dauerte ein paar Monate, danach wurde es besser. Trotzdem blieb eine Krampfneigung mit Halsschmerzen bei mir bestehen. Das Singen machte gar keinen Spaß mehr!
Als meine Halsschmerzen beim Singen auch langfristig nicht besser wurden, ging ich schließlich zu einem HNO-Arzt, der sich auf Stimmstörungen spezialisiert hatte. Der ließ eine Stimmfeldmessung bei mir machen und war gar nicht damit zufrieden. Die Kurve klaffte an den Seiten auseinander, obwohl sie sich dort eigentlich schließen sollte. Er verschrieb mir einige Sitzungen bei einer Atem-, Sprech- und Stimmlehrerin.
Die machte dann hauptsächlich Entspannungsübungen mit mir. Davon wurde es tatsächlich besser! Allerdings blieb immer noch ein bißchen von der Verkrampfungstendenz.
Mein Bart wollte nicht wachsen. Nur am Kinn und vor den Ohren zeigten sich ein paar kleine Stoppeln. Sollte das alles sein?

Bei den meisten Jungen in meiner Klasse war doch eines der ersten Anzeichen von sekundären Geschlechtsmerkmalen ein deutlicher Schnurrbartflaum gewesen! Warum dauerte es bei mir so lange? Vielleicht hätte ich mich früher nicht rasieren sollen. Aber ob das wirklich einen Einfluß hatte?
Der Bart war bei mir das sekundäre Geschlechtsmerkmal, was am längsten brauchte. Anderen TS erging es ähnlich, wie ich erfuhr. Nach ungefähr einem halben Jahr wuchs dann endlich so viel, daß auch andere Menschen etwas sehen konnten. Aber trotzdem nur an bevorzugten Stellen - unter dem Kinn, im unteren Kotelettenbereich und ein bißchen auf der Oberlippe. Meine Schwester nannte es „Inselbart“. Vielleicht sollte ich mich doch vorerst regelmäßig rasieren, so daß man gerade nur so einen dunklen, männlichen Schimmer sieht...
Erst nach 3 Jahren Hormonbehandlung zeigten sich auch an den kahlen Stellen die ersten Barthaare.
Es gab aber auch Hormonwirkungen in der Literatur, die ich bei mir nicht feststellen konnte. So bemerkte ich weder eine Vergröberung der Haut, noch irgendwelche psychologischen Veränderungen - daß ich aggressiver geworden wäre oder eine zweite Pubertät durchmachte. Der einzige Effekt war, daß ich mich jetzt deutlich entspannter, zufriedener und glücklicher fühlte.
Es ging voran!
Ich hatte mich meinem Idealbild einen großen Schritt genähert!

Im Juni schickte mir das Amtsgericht das fertige Gutachten von Dr. Pfäfflin zu. Es ähnelte dem anderen Gutachten. Wahrscheinlich gab es ein Schema, an das sich alle Gutachter hielten. Auch Dr. Pfäfflin griff - wie meine erste Gutachterin - der Entscheidung des Amtsgerichtes vorweg und bezeichnete mich in dem Gutachten als „Herr“ und „er“.
Da sich das Gutachten unter anderem auf die Unterlagen von Prof. Remschmidt stützte, konnte ich jetzt auch lesen, was dieser damals mit meinen Eltern besprochen hatte.
Im großen und ganzen war der Inhalt richtig. Schließlich hatte Dr. Pfäfflin einiges aus meinem Lebenslauf abgeschrieben, den ich ihm vor der 1. Sitzung schicken sollte. Warum auch nicht? Dadurch kam er den wirklichen Gegebenheiten und Geschehnissen am nächsten. Dieses Gerüst hatte er mit eigenen Untersuchungsergebnissen und denen von Prof. Remschmidt ergänzt. Manche Aspekte bewertete er allerdings anders als ich. Zum Beispiel hob er meine anfänglichen Probleme mit dem Geigen hervor, als wäre es ein Kindheitstrauma gewesen. Aber das war mir egal. Hauptsache, ich - bzw. das Amtsgericht - hatte das Gutachten. Damit hatten sie alles, was sie zur Bearbeitung meines Falles brauchten. Jetzt mußte ich nur noch warten, bis sie damit fertig waren und meinen Namen änderten. Das dauerte natürlich wieder seine Zeit.
Meine Eltern fragten, ob sie das Gutachten auch lesen dürften. Na gut - wenn sie unbedingt wollten...
Ich gab es ihnen.

Mein Vater war danach beleidigt. Er fühlte sich von mir falsch beschrieben. Aber so wirkte er nun einmal auf mich. Daran konnte ich auch nichts ändern.

Nachdem ich dem Amtsgericht die Korrektheit des Gutachtens bestätigt hatte, lauerte ich auf seine Entscheidung. Der stand ja nun nichts mehr im Wege. Oder?
Jeden Tag konnte der Brief kommen, der mein Leben verändern würde!
Natürlich dauerte das wieder.
Endlich bekam ich wieder einen Brief. Es war aber nichts Besonderes. Nur der Schriftverkehr zwischen dem Amtsrichter und dem Regierungspräsidenten. Das Amtsgericht schickte mir aber auch wirklich alles zur Dokumentation zu!
Dem Regierungspräsidenten mußten die Gutachten anscheinend auch vorgelegt werden. Er schrieb an den Amtsrichter: „*... Dem Antrag kann m. E. stattgegeben werden.*"
Ich rätselte, was die Abkürzung „m. E." bedeuten könnte.
Hieß das etwa „mit Einschränkungen"?
Verdammt, was waren das für Einschränkungen?
Konnte denn nie alles so laufen, wie man es gerne wollte?
Ich mußte mich noch in Geduld üben, bis ich Genaueres erfahren würde.
Erst Monate später hörte ich, daß „m. E." *meines Erachtens* bedeutete.

# Die Hamburger Gruppe

Als ich mich in Hamburg wieder eingelebt hatte, fiel mir ein, daß ich mal bei der Hamburger TS-Gruppe vorbeischauen könnte. Vielleicht konnte ich dort noch ein paar nützliche Infos bekommen. Außerdem war ich neugierig, wie diese Gruppe im Vergleich zu Transidentitas war und ob ich noch ein paar Frau-zu-Mann-TS kennenlernen konnte.
Sören hatte mir ein Faltblatt gegeben, auf dem Ort und Zeit der Treffen standen. Als ich mal in der Gegend vorbeikam, versuchte ich die Adresse zu finden. Laut Faltblatt traf sich die Gruppe ganz in der Nähe einer U-Bahnstation im Café des Magnus-Hirschfeld-Zentrums* .

Ich hätte das Café beinahe übersehen. Unter einem "Zentrum" hatte ich mir eigentlich ein größeres Gelände oder Haus vorgestellt - das Café aber war keine 10 Meter breit und unauffällig in die spaltlos aneinandergebauten Häuser dieser Straße

* M. Hirschfeld war ein Forscher, der am Anfang dieses Jahrhunderts lebte und besonders auf dem Gebiet der Homosexualität wichtige Erkenntnisse gewonnen hatte. Am Rande hat er sich auch mit Transsexualität, die damals noch "Transvestitismus" genannt wurde, beschäftigt.

integriert. Neben der Eingangstür befand sich ein Fenster, durch das man ins Innere blicken konnte.
Jetzt am Vormittag gab es da natürlich nichts zu sehen. Aber immerhin lagen neben der Tür ein paar aktuelle Faltblätter mit den Veranstaltungen dieses Monats aus. Schnell hatte ich die "Transsexuellengruppe" gefunden. Sie traf sich einmal im Monat. Mit Ausnahme der TS-Gruppe waren alle Aktionen, die in dem Faltblatt aufgelistet waren, für Homosexuelle. Selbst das Café, in dem die Treffen stattfinden sollten, war ein Schwulencafé.
Das störte mich etwas. Ich habe zwar nichts gegen Homos, schließlich sind sie eine Randgruppe wie unsereiner und können nichts dafür, daß sie so sind. Trotzdem bin ich weit davon entfernt, ihr Fühlen nachvollziehen zu können, und ich würde auch nicht gern für schwul gehalten werden oder gar von einem Schwulen angemacht werden wollen. Deshalb hatte ich Hemmungen, in solch ein Café zu gehen. Trotzdem ging ich beim nächsten Termin, an dem sich die TS-Gruppe treffen wollte, zu dem Café. Zuerst lief ich einmal daran vorbei und versuchte, einen Blick hineinzuwerfen, ohne aufzufallen. Zum Glück sah ich an einem der Tische Sören sitzen, wodurch ich mich nun doch traute, hineinzugehen. Sören sah mich ziemlich schnell und lud mich ein, mich an den Tisch dazuzusetzen..
Die TS-Gruppe hatte einen größeren Tisch belegt, an den anderen saßen Nicht-Transsexuelle, wahrscheinlich Homos. Die Gruppe bestand aus ungefähr 10 Leuten.
Sören freute sich richtig, daß ich nun wirklich gekommen war und stellte mich seinen Nachbarn vor. Dann fragten wir beide uns erst einmal gegenseitig aus, denn bei der Tagung hatten wir ja keine Gelegenheit dazu gehabt.
Sören war Mitte zwanzig und seine Hormonbehandlung war seit einigen Monaten im Gange, was seine Menstruation aber immer noch nicht gerafft hatte, denn sie machte fröhlich weiter. (Erst, als er später die Gebärmutter entfernt bekam, hörte sie notgedrungen auf.) Aber seine Stimme klang schon eindeutig männlich, und am Kinn sah ich die ersten Barthaare sprießen. Seine erste Operation stand kurz bevor, er wollte sie hier bei einem Arzt in Hamburg machen lassen. Jener Arzt, den mir auch Dr. Pfäfflin genannt hatte.
Sören und Sandra, eine Mann-zu-Frau-TS, führten die Gruppe, wenn man das so ausdrücken kann. Sie waren jedenfalls jedesmal da, waren Ansprechpartner für Neue, sammelten Infos und Adressen in einer Kartei und organisierten, wenn es etwas zu organisieren gab.
Die Gruppe selbst bestand aus TS beider Richtungen, die sich zwanglos trafen und auch keinen Anspruch auf den Status einer Selbsthilfegruppe erhoben. Sie redeten über dieses und jenes - natürlich hauptsächlich TS-Themen -, tauschten Erfahrungen aus und beantworteten den Neuen ihre Fragen.
Auffällig war, daß hier hauptsächlich junge Leute saßen, und die MzF-TS wirkten zum größten Teil hübsch und relativ weiblich, was ich von denen, die ich bis dahin bei Transidentitas kennengelernt hatte, nicht gerade sagen konnte. Die FzM-TS waren, wie so oft, in der Minderzahl, aber mindestens zwei waren immer da.

Was mir etwas aufstieß, war, daß die Leute sich gegenseitig "Transen" und "Transis" nannten. Diese Bezeichnungen klangen nach meinem Geschmack nicht so schön. Außerdem - welche war jetzt die männliche und welche die weibliche Bezeichnung? Ich für meinen Teil blieb bei "TS".
Neben Sören gehörte noch Till zum harten Kern. Er trug einen dichten kurzen Vollbart (um den ich ihn beneidete - wie lange würde es dauern, bis *ich* so einen Bart bekäme?), denn er war schon älter, mindestens 35, und hatte auch schon eine längere Hormonbehandlung hinter sich. Durch sein Alter gehörte er einer TS-Generation an, die noch ziemliche Schwierigkeiten mit der Durchsetzung ihrer Änderungswünsche bei Ärzten und Behörden gehabt hatten. Das Transsexuellengesetz, das erstmals klare Regelungen festlegte, wurde ja erst 1980/81 eingeführt. Davor konnten die TS nur geschlechtsneutrale Vornamen wie Toni oder Kai annehmen, und die gesetzliche Geschlechtszugehörigkeit ließ sich gar nicht ändern - auch wenn die Betroffenen operiert waren!
Till hatte seine Operationen vor vielen Jahren in der Schweiz machen lassen - zu einer Zeit, in der die Operationen noch sehr unzureichende Ergebnisse lieferten, so daß er etliche Folgeoperationen ertragen mußte und weiterhin muß. Vor allem zur Korrektur der Harnröhre. Trotz allem schien er mit seinem Arzt zufrieden zu sein.
Der hieß Daverio. Ich erinnerte mich, diesen Namen mal gelesen zu haben. In einem Literaturverzeichnis, in dem ein Vortrag von ihm erwähnt war. Thema des Vortrages waren "neue Techniken bei der Phalloplastik". Da ich nur die Rollhautlappenmethode kannte, die Eicher beschrieben hatte, war ich neugierig, was Daverio wohl machte, aber ich hatte keine Idee, wie ich an diesen Vortrag rankommen konnte. Nun erfuhr ich es aus zweiter Hand: Till erzählte mir, was bei ihm gemacht worden war. An der Innenseite seine Unterarmes wurde ein Hautlappen mit Blutgefäßen und Nerven entnommen, zusammengerollt und an die Stelle verpflanzt, wo ein Penis ansetzt. Dabei wurden einige der Blutgefäße und Nerven an die der Schamregion angeschlossen. Till zeigte mir auch seinen Arm, wo ja jetzt ein Stück Haut fehlte (das dann mit anderer transplantierter Haut bedeckt worden war). Die Haut sah etwas zermatscht aus, aber von der Farbe her war die Narbe relativ unauffällig.
Obwohl Till von der Methode, nach der er operiert worden war, überzeugt war und sie jederzeit wieder machen würde, kam sie für mich nicht in Frage. Es war mir nicht *so* wichtig, einen Penis zu haben, daß ich mir dafür meinen Arm dermaßen verstümmeln lassen wollte. Außerdem waren da ja auch noch die vielen Komplikationen und Folgeoperationen, die Kai hinter sich hatte. Das wollte ich lieber vermeiden, auch wenn Kai sagte, daß die heutigen Patienten von Daverio nicht mehr so viele Komplikationen hätten.

Ich ging noch oft zu der Gruppe, weil ich mich dort wohlfühlte und interessante Gespräche führen oder hören konnte.
Natürlich unterhielt ich mich meistens mit Till und mit Sören - obwohl die Frauen auch nett und zum Teil gute Gesprächspartnerinnen waren.

Der größte Teil der Gruppe erschien regelmäßig, manche kamen auch nur vorübergehend, und es kamen auch immer wieder Neue dazu, wodurch die Gruppe langsam anwuchs. Sie war 1989 ziemlich klein, weil sie noch nicht sehr lange bestand. Wie ich erfuhr, hatte es in Hamburg früher schon einmal eine TS-Gruppe gegeben, die sich aber aus irgendwelchen Gründen aufgelöst hatte.
Eine Neue, die kurz nach mir kam, war Iris. Sie war eine MzF-TS vom Typ "über 1,80 und mehrfacher Vater". Trotzdem wirkte sie in Aussehen und Gestik sehr weiblich. Sie hatte schon in mehreren Berufen Erfahrungen gesammelt, zur Zeit machte sie etwas mit Computern an der örtlichen Uniklinik. Nach kurzer Zeit in der Gruppe begann sie, sich intensiv zu engagieren und dadurch die Entwicklung der Gruppe entscheidend zu prägen. Sie arbeitete die Adressenkartei und andere Infos in Computer ein und erweiterte oder aktualisierte sie, kümmerte sich um Anrufbeantwortung und bot Gruppentherapien an, natürlich auf freiwilliger Basis. Später arbeitete sie auch überörtlich und engagierte sich für die Bundesvereinigung deutscher TS-Gruppen.
Früher oder später fragte ich mich auch, wo Ingo war. Wie ich erfuhr, wohnte er nicht direkt in Hamburg und kam deshalb nur selten zur Gruppe. Aber nach ein paar Wochen tauchte er dann doch auf. Jetzt hatte ich Gelegenheit, mich auch mit ihm zu unterhalten. Von allen FzM-TS, die ich kennengelernt hatte, schien er noch am ehesten meine Wellenlänge zu haben.
Er war ungefähr so alt wie Sören - also ein paar Jahre älter als ich - und in einem kleinen Dorf aufgewachsen, wo er nach Herzenslust "Jungenspiele" machen konnte. Später, in der Pubertät, entwickelte er sich zum Einzelgänger (den Effekt kannte ich aus meiner Jugend). Seine Ausbildung hatte ihn schon in viele Teile Deutschlands geführt. Zuerst hatte er regelrechte "Männerarbeit" auf einem Bauernhof gemacht, später in Süddeutschland studiert, aber das Studium wieder abgebrochen, und zur Zeit war er arbeitslos und noch unschlüssig, was er endgültig beruflich machen wollte.
Nebenbei erzählte er ganz offen, daß er schwul sei. Dadurch sah er die Transsexuellenproblematik teilweise aus einem ganz anderen Blickwinkel.
Er lehnte den weiblichen Körper ab. Nicht nur an sich, sondern auch an anderen Menschen - was nicht heißen will, daß er um Frauen einen großen Bogen machte oder unfreundlich zu ihnen war. Er lehnte sie bloß als Sexualpartnerinnen ab. Statt dessen erträumte er sich Zärtlichkeiten mit männlichen Sexualpartnern, in denen er ihre Geschlechtsorgane als die seinen betrachten konnte.
In der Realität wurde sein Schwulsein eher die Ursache zusätzlicher Probleme. Er würde wohl sein Leben ohne engere Beziehungen oder gar Geschlechtsverkehr verbringen müssen, weil - wie er sagte - die Schwulen viel zu penisfixiert seien. Wenn er ihnen ohne Penis oder nur mit so einem chirurgisch nachgemachten Ding gegenübertreten würde, würden sie ihn entweder nicht als vollwertigen, schwulen Mann akzeptieren oder er würde sich wegen seiner mangelhaften "Ausrüstung" immer noch weiblich vorkommen. Das waren die Langzeit-Probleme.

Zur Zeit hatte er aber vor allem Sorgen, wie die Gutachter wohl seine Homosexualität aufnehmen würden.
Die Wissenschaft hatte schon lange genug gebraucht, um Homosexualität, Transvestitismus und Transsexualität zu trennen. Die Gutachter brauchten klare Definitionen, um die Transsexualität von eventuellen anderen Störungen abgrenzen zu können. Eine Frau, die auf Männern steht, aber behauptet, ein Mann zu sein, paßte da nicht ins Konzept. Engstirnige Gutachter konnten daraufhin durchaus eine Transsexualität ausschließen. Es war schließlich schon oft genug vorgekommen, daß bestimmte Gutachter ihren Klienten Steine in den Weg legten, weil diese versucht hatten, in ihrem geborenen Geschlechts zu leben und in diesem Rahmen auch Geschlechtsverkehr, eventuell sogar Familie und Kinder hatten.
Dabei ist es doch logisch, daß es unter den transsexuellen Männern genau wie unter den Bio-Männern einen gewissen Prozentsatz gibt, der homosexuell ist.
Ingo brauchte jetzt das Glück, Gutachter zu bekommen, die so flexibel und aufgeklärt waren, ihn zu verstehen. Zumindest hatte er - wie ich - Dr. Pfäfflin als ersten Gutachter. Da konnte eigentlich nichts schiefgehen, denn Dr. Pfäfflin kannte Transsexuelle wie seine Westentasche. Er würde sich auch durch solche Varianten nicht von einer klaren Diagnose ablenken lassen - wenn er nicht sowieso schon langjährige Erfahrung mit Homo-Transsexuellen hatte!
Bei dem zweiten Gutachter würde es schon eher Schwierigkeiten geben.

## Der erstbeste Chirurg

Obwohl ich schon einen Informationstermin bei Prof. Lemperle hatte, besorgte ich mir auch einen bei Dr. C., den Arzt in Hamburg, den mir Dr. Pfäfflin genannt hatte. Ich wollte mich bei allen Chirurgen, die für mich in Frage kamen informieren und mich dann zum Schluß für den besten entscheiden.
Bei Dr. C. war die Wartezeit nicht so lange. Ich bekam schon in ein paar Wochen einen Termin - also noch vor dem Termin von Prof. Lemperle. Seine Praxis gehörte zu einer kleinen Privatklinik in einem äußeren Stadtteil Hamburgs. Der Weg dort hin war ziemlich weit. Ich zog es vor, die U-Bahn zu nehmen, denn ich kannte mich in der Gegend nicht aus und wollte auch nicht ganz verschwitzt vom Radfahren dort ankommen.
Ich kam dann trotzdem verschwitzt an. Es war ein heißer Sommertag und ich mußte das letzte Stück joggen, weil die Bahn länger fuhr als ich gerechnet hatte.
Die Gegend hier sah ganz schön aus. Die meisten Häuser waren von großen Gärten umgeben.
Schließlich stand ich leicht außer Atem vor der Klinik. Auf einem größeren Schild waren die Einzelschilder der Ärzte angebracht, die in dieser Klinik ihre Praxen hatten. Hier war auch eines von Dr. C. Er war Gynäkologe. Nun mußte ich doch zu

einem Frauenarzt gehen! Aber daran konnte ich wohl nichts ändern, wenn ich die weiblichen Geschlechtsorgane loswerden wollte.
Ich ging ein paar Treppen hinauf und stand vor der Praxis.

*Die Frau an der Anmeldung erinnert sich an meinen Anruf und schickt mich ins Wartezimmer. Zum Glück ist es leer.*
*Nach kurzer Zeit werde ich aufgerufen. Das Sprechzimmer ist ein großer, gut eingerichteter Raum. Dr. C. sitzt hinter seinem Schreibtisch und fordert mich zum Setzen auf. Obwohl er noch keine grauen Haare hat, sieht er schon älter aus. Er macht weder einen besonders sympathischen, noch einen unfreundlichen Eindruck.*
*Seine Miene zeigt keine Überraschung über mein männliches Aussehen.*
*"Womit kann ich Ihnen helfen?"*
*"Ich bin transsexuell und möchte eine Geschlechtsumwandlung machen, vor allem mir die Brust und die inneren Geschlechtsorgane entfernen lassen."*
*"Ach so...*
*Ja - im Prinzip geht das. Wie ich sehe, bekommen Sie auch schon Hormone. Ich muß Sie allerdings darauf hinweisen, daß ich als Gynäkologe nur die Brust und die inneren Geschlechtsorgane entferne. Wenn Sie sowas wie einen Penisaufbau wollen, müssen Sie noch zu einem anderen Arzt gehen."*
*Das ist ungünstig. Es bedeutet, daß ich mindestens zwei Krankenhausaufenthalte habe. Aber vielleicht geht das bei anderen Ärzten auch nicht in einem Rutsch?*
*"Darf ich jetzt mal ihre Brust sehen?"*
*Ich ziehe mich aus.*
*Er begutachtet meine Brust und tastet ein bißchen daran herum.*
*"Die sind nicht besonders groß. Da müßte eigentlich eine kleine Operation ausreichen. Sehen Sie - da mache ich einen Schnitt rund um die Brustwarze, entferne das Gewebe, nehme noch etwas Haut um die Brustwarze weg und setze sie wieder ein. Dabei bleiben nur Narben am Rand der Brustwarzen. Die sind kaum auffällig. Die Brust heilt dann ab. Dabei kann sie sich noch verformen. Das kann man davor nicht sagen. Manchmal, wenn sie noch zu groß ist oder Falten schlägt, muß noch eine Korrektur gemacht werden - nach der gleichen Technik wie beim ersten Mal. Aber bei Ihrer Größe müßte eigentlich eine Sitzung reichen."*
*Ich jubele innerlich. Die Behauptung von Frau Dr. H.-B. - an der ich, um Frust zu vermeiden, lieber erst einmal gezweifelt hatte - hat sich also bestätigt: Meine Brust, die mir so riesig vorkam, ist klein genug für eine narbenarme Operation!*
*Ob die Operationsergebnisse von Dr. C. genauso schön aussehen wie bei Eicher?*
*"Haben Sie Bilder von Operationsergebnissen, die ich mal ansehen kann?"*
*"Nein, ich mache keine Bilder. Aber warten Sie mal... ich habe hier gerade einen anderen Transsexuellen in der Klinik. Der ist frisch operiert. Vielleicht läßt er Sie mal gucken. Soll ich ihn mal fragen lassen?"*
*"Ja, bitte!"*
*Er telefoniert.*
*"Der Patient ist gerade nicht erreichbar. Er macht einen Spaziergang."*
*Schade!*

*(Wie ich später aber erfuhr, war es Sören, der hier zufällig gerade zur OP war.)*
*"Dann hätte ich noch eine andere Frage: Ich bin privat versichert. Wissen Sie, ob meine Krankenkasse die Operation bezahlt?"*
*"Soviel ich weiß, bezahlt sie sie nicht. Aber ich denke mal darüber nach, was sich da machen läßt. Am besten, Sie kommen noch mal in ein paar Wochen - dann müßte es feststehen."*
*Ich verabschiede mich.*
*Auf dem Rückweg habe ich gemischte Gefühle. Einerseits bin ich froh über den guten Ausgang bei der Brust - andererseits gibt es die Schwierigkeiten mit der Krankenkasse.*
*Muß ich jetzt alles selbst bezahlen? Reicht mein Geld dafür?*

Der nächste Termin brachte nicht viel Neues.
Wir besprachen noch einmal ausführlich das Problem mit der Krankenkasse. Ich wußte, daß die gesetzlichen Krankenkassen inzwischen verpflichtet sind, die Kosten der Geschlechtsangleichung zu erstatten (außer zusätzliche kosmetische Operationen bei Mann-zu-Frau-Transsexuellen). Manche Kassen hatten sich noch lange dagegen gewehrt, aber auch sie mußten schließlich klein beigeben. Ich war mir aber nicht sicher, ob die privaten Kassen auch unter diese Regelung fallen. Dr. C.. behauptete, meine Kasse würde die Kosten nicht erstatten, wenn die Diagnose "Transsexualismus" gestellt würde.
Er machte mir den Vorschlag, eine andere Diagnose zu stellen. Die inneren Geschlechtsorgane könne man ja auch entfernen, wenn ein Gebärmutterkrebs vorliegt.
Den Vorschlag fand ich allerdings ziemlich gewagt. Außerdem wußte meine Krankenkasse ja bereits von meiner Transsexualität - würde sie da nicht Verdacht schöpfen?
Ich sagte zu Dr. C., daß ich mir die Angelegenheit noch einmal überlegen müßte und verabschiedete mich von ihm.
Ich wollte erst einmal den Termin bei Prof. Lemperle abwarten. Vielleicht hatte er noch andere Tips. Wenn nicht, könnte ich ja auch Cornelia fragen, ob sie schon Erfahrungen mit ähnlichen Fällen hat. Es muß doch noch andere Transsexuelle geben, die privat versichert sind...

Sollte ich mich überhaupt bei Dr. C. operieren lassen?
Operationsergebnisse von ihm hatte ich nicht gesehen. Ich konnte also auf diese Weise nicht seine Fähigkeiten beurteilen. Ich kannte auch niemanden, der bei ihm operiert worden war. Till war bei Daverio in der Schweiz operiert worden, Sören und Ingo - die eventuell zu Dr. C. wollten - waren noch nicht operiert, und ich wußte noch nichts über ihre genauen Operationspläne.

Dann begegnete ich Sören wieder. Ich hatte ihn einige Wochen nicht gesehen. Jetzt erzählte er, daß er die Operation gerade hinter sich hat - und zwar war er bei Dr. C.! Wir stellten fest, daß er es gewesen war, der gerade im Krankenhaus lag, als ich den

Info-Termin bei Dr. C. hatte und gerade zu der Zeit nicht da war, als ich das Operationsergebnis anschauen wollte. Was für ein Zufall!
Ich fragte ihn aus, was er für Erfahrungen gemacht hätte und ob er zufrieden sei.
Ihm hatte es eigentlich ganz gut gefallen. Er war gut behandelt worden, und die Klinik war auch nicht schlecht. Man könne auch schöne Spaziergänge in der Umgebung machen.
Mit dem Aussehen seiner Brust war er auch zufrieden. Ich druckste herum und fragte, ob er mir sie mal zeigen könnte. Er war einverstanden. Das fand ich nett von ihm. Ich folgte ihm in einen Hinterraum des MHC, in dem ich bisher noch nicht gewesen war. Ich hatte auch nichts verpaßt. Das einzige Möbelstück hier drin war ein Tisch, auf dem einige Zeitschriften lagen.
Sören knöpfte sein Hemd auf und legte eine Brust frei.
Die Form der Brust war gut, aber der Anblick der Brustwarze erschreckte mich zuerst. Sie war sehr groß - 3-4cm im Durchmesser - und hatte am Rand auffällige narbige Spuren von den Nähten, die aussahen wie kurze Sonnenstrahlen auf einer Kinderzeichnung. Aber die Narben waren ja auch noch ganz frisch. Wie stark würden sie in der nächsten Zeit verblassen? Würde man wirklich nach einem Jahr nichts mehr sehen, wie Sören behauptete?
Ich konnte nur hoffen, daß das stimmt!
Er knöpfte sein Hemd wieder zu, und ich bedankte mich bei ihm. Dann gingen wir wieder nach vorne.
Jetzt hatte ich immerhin schon einmal einen Eindruck.
Ob es bei anderen Chirurgen vielleicht doch noch besser aussah?
Ich war gespannt auf meinen Termin bei Prof. Lemperle.

## Vor dem Richter

Im August bekam ich eine Vorladung: ich sollte persönlich beim Amtsgericht erscheinen!
Mein Vater lieh mir sein Auto, weil ich zeitig da sein mußte und die Zugverbindungen zu schlecht waren. Ich hatte etwas Schiß, mit dem Auto ganz allein in einer Großstadt, in der ich mich nicht auskannte, nach einer fremden Adresse zu suchen. Aber es klappte besser als erwartet. Ich verfuhr mich nur einmal. Und ich fand sogar in der Nähe des Amtsgerichtes einen Parkplatz.
Ich stieg aus.
Heute war eine Bullenhitze. Die Hose klebte mir an den Beinen - an den Stellen, auf denen ich gesessen hatte. Und draußen schlug mir erst recht eine Hitzewelle entgegen. Ich hatte beige Bermudas, ein ordentliches Hemd und meinen üblichen Pullunder an. Hoffentlich sah ich ordentlich genug aus für einen Gerichtstermin!

Eigentlich war ich zu warm angezogen. Aber es kam nicht in Frage, daß ich den Pullunder auszog. Nur wenn mich niemand sehen konnte! Die Busen hätten sich mehr oder weniger deutlich unter dem Hemd abgezeichnet. Gerade heute wollte ich aber nichts riskieren.
Ich ging los und suchte das Amtsgericht, schaute mich nach den Hausnummern um. Es dauerte nicht lange, bis ich es gefunden hatte. Zum Glück hatte ich nämlich vorher den Stadtplan genau studiert.
Das Amtsgericht war ein älteres Gebäude, vielleicht aus der Jahrhundertwende. Es wurde von den benachbarten häßlichen Betonklötzen überragt.

*Ich trete durch den Haupteingang und stehe vor einer breiten Treppe. Auf meiner Vorladung stehen Stockwerk und Zimmernummer, wo ich mich einfinden soll. Ich muß also die Treppe hinaufgehen. Dann geht es durch einen nicht enden wollenden Flur, der wahrscheinlich in einen ganz anderen Teil des Gebäudes führt.*
*Jetzt kann ich auch verstehen, warum es immer so lange gedauert hatte, bis die geschriebenen Briefe vom Amtsgericht endlich abgeschickt wurden - wenn sie vorher durch das ganze Haus getragen werden mußten...*
*Endlich stehe ich vor der richtigen Tür. Und sehe einen Zettel: bitte warten!*
*Ich lehne mich an die Wand und schaue zum gegenüberliegenden Fenster hinaus. Viel gibt es da nicht zu sehen. Nur eine Hauswand.*
*Irgendwo in der Nähe wird gebaut. Wahrscheinlich sogar hier drinnen. Ich kann aber nicht hören, ob die Geräusche von oben, von unten oder von einem der Nachbarzimmer kommen.*
*Was mich wohl hinter dieser Tür erwarten wird?*
*Ich kenne vom Fernsehen nur Strafgerichtsverhandlungen mit Richter, Staatsanwalt, Verteidiger und vielen anderen Leuten. Aber bei meinem Vorgang wird es wohl irgendwie anders ablaufen.*
*Wieviele Leute mögen mich da drinnen erwarten?*
*Wird es eine Prüfung - eine Art Kreuzverhör von mehreren grimmigen Richtern, die mir noch mal richtig auf den Zahn fühlen wollen, ob ich ihrer Meinung nach wirklich transsexuell bin?*
*Oder nur ein gelangweilter Beamter, mit dem ich irgendwelche Formulare ausfüllen muß?*
*Jetzt kommt einer aus dem Zimmer heraus. Wahrscheinlich ein Klient. Aber es ist kein Transsexueller, wie mein durch die Erfahrung geschärfter Blick sofort feststellt.*
*Ich werde hineingebeten.*
*Richter B. ist genau so, wie ich mir einen Richter nicht vorgestellt hätte: Er sieht jung aus. Blutjung. Als wäre er noch nicht lange von der Uni weg. Seine Haare sind hellblond. Und er trägt nicht mal eine Robe oder wenigstens einen Anzug - sondern ein lässiges weißes Stehkragenhemd mit weit geöffnetem Ausschnitt - hier drinnen ist es nämlich auch nicht viel kühler als draußen.*
*Er begrüßt mich so freundlich, daß alle meine schlimmen Erwartungen über den Haufen geworfen werden.*
*Muß ich ihn eigentlich mit "Euer Ehren" anreden?*

*Ich weiß es nicht. Es ist wohl am besten, wenn ich die direkte Anrede vermeide. "Ich habe Sie hergebeten, damit ich Sie noch einmal selbst kennenlernen und mir ein Bild von Ihnen machen kann. So ist es nun mal Vorschrift. Sie können sich dort hinsetzen!"*
*Er weist auf einen Stuhl, der vor seinem Schreibtisch steht und nimmt hinter dem Schreibtisch Platz.*
*Auf dem Tisch sehe ich ein paar Bücher stehen, unter anderem den Pschyrembel, und zwar einen dicken, also die aktuelle Ausgabe. Nicht das dünne Ding, das in der Werkstatt herumstand. Hier steht auf jeden Fall eine gute und ausführliche Definition von Transsexualismus drin.*
*Richter B. scheint einigermaßen auf dem laufenden zu sein - abgesehen davon, daß er Dr. Pfäfflin nicht kannte.*
*Nun stellt er mir ein paar belanglose Fragen, kommt noch einmal auf meinen Wechsel der Amtsgerichte wegen der Altersgrenze zu sprechen. Er versteht immer noch nicht, daß seine Kollegen in Hamburg trotz der Entscheidung des BVG weiterhin die hohe Altersgrenze beibehalten.*
*Schließlich erklärt er mir, daß mein Name nun geändert werden würde. Sie würden mir dann das Beschlußdokument zuschicken.*
*Schade. Ich ha be gedacht, er würde es mir jetzt schon hier ausstellen, mal eben ein entsprechendes Formular ausfüllen und unterschreiben. Jetzt muß ich wieder einige Wochen warten.*
*Aber immerhin habe ich die "Prüfung" bestanden, und meine Namensänderung ist sicher!*
*Zum Schluß fragt mich Richter B. noch, ob ich bei dem gewählten Namen bleiben würde oder vielleicht noch einen Zweitnamen dazunehmen wolle. Das wäre jetzt die letzte Möglichkeit zur Entscheidung.*
*Diese Frage kommt überraschend. Meine Entscheidung für Felix war nur knapp gewesen, Gunnar hätte mir auch gut gefallen. Soll ich Gunnar als Zweitnamen dazunehmen? Ich hatte gedacht, daß das nicht mehr möglich ist, sobald ich auf dem Antrag fest einen Namen angegeben habe und deshalb in der letzten Zeit auch nicht näher darüber nachgedacht. Jetzt auf die Schnelle kann ich das nicht entscheiden.*
*Spontan sage ich: "Nein, ich will nur Felix heißen."*
*Dann darf ich gehen.*

Ungefähr zwei Wochen später bekam ich das entscheidende Dokument, den Beschluß vom Amtsgericht!
Es war ein wichtig aussehender Brief. Der Postbote ließ sich sogar den Empfang schriftlich von mir bestätigen. Sofort, als er weg war, öffnete ich ihn.

Aktenzeichen yx

**Beschluß**
In dem Verfahren nach dem Transsexuellengesetz
der Charlotte Fink

geboren am 22.2.1968 in Marburg a. d. Lahn
wohnhaft in: Poßmoorweg .., 2000 Hamburg 60
bisheriger Geburtseintrag: weiblich

antragstellende Person

Verfahrensbevollmächtigter: ./.
Verfahrensbeteiligter: Der Regierungspräsident in Darmstadt
wird der Vorname der antragstellenden Person nach §1 TSG geändert.
Die antragstellende Person führt künftig den Vornamen Felix.
Die antragstellende Person hat die Kosten des Verfahrens nach § 14 TSG zu tragen.

Gründe:

Aufgrund der persönlichen Anhörung der antragstellenden Person sowie der Gutachten der mit den Problemen des Transsexualismus ausreichend vertrauten zwei Sachverständigen, Dr. H.-B. und Dr. med. F. Pfäfflin, denen sich das Gericht anschließt, steht zur Überzeugung des Gerichts fest, daß die antragstellende Person sich nicht mehr dem im Geburtseintrag angegebenen Geschlecht, sondern dem männlichen Geschlecht als zugehörig empfindet.
Die antragstellende Person steht seit mindestens drei Jahren unter dem Zwang, dieser Vorstellung entsprechend zu leben, und es ist aufgrund der Gutachten mit hoher Wahrscheinlichkeit anzunehmen, daß sich das Zugehörigkeitsempfinden zum anderen Geschlecht nicht mehr ändern wird.

Frankfurt/Main, den 30. August 1990
Amtsgericht, Abt. 40
B., Richter am Amtsgericht

Frankfurt am Main, den 26.9.1990
Ausgefertigt
S.
Urkundsbeamter der Geschäftsstelle

Das war ein Feiertag für mich!
Gleich machte ich mich an die Arbeit, um jetzt alle wichtigen Behörden von meiner Namensänderung zur Kenntnis zu setzen und mir die wichtigen Zeugnisse und Ausweise neu ausstellen zu lassen.
Ich stand vor einigen schwierigen Entscheidungen. Wie sollte ich es formulieren? Reichte es, eine normale Kopie des Amtsgerichtsbeschlusses beizulegen, oder mußte sie beglaubigt sein?
Bei den meisten Behörden gab es keine Probleme - bis auf die Tatsache, daß sie ziemlich lange brauchten. Aber das war ja nichts Neues für mich.

Mein Führerschein und mein Abizeugnis wurden neu ausgestellt. Die Krankenkasse und andere änderten den Namen ebenfalls kommentarlos. Im Einwohnermelderegister wurde ich unter neuem Namen eingetragen.
Als Ausweis beantragte ich einen neuen Personalausweis. Bisher hatte ich noch keinen gehabt, nur einen Paß. Der war jetzt fast abgelaufen. Aber in einem neuen Paß hätte das „Geschlecht *weiblich*" neben dem *männlichen* Namen gestanden. Das wußte ich von Frau Augstein. Behördensturheit...!
Darauf konnte ich gut verzichten!
Auch meine Arbeitgeberbehörde machte Schwierigkeiten. Sie änderten nur meine Ernennungsurkunde, meine Zeugnisse wollten sie nicht korrigieren mit der Begründung, daß ich damals den anderen Namen hatte. Ich bat sie auch, mir einen neuen Dienstausweis auszustellen. Nichts geschah. Ich bekam weder einen neuen Dienstausweis, noch einen Brief mit einer Erklärung. Woran es lag, weiß ich nicht. Vielleicht lehnten sie es ab, so etwas zu tun und warteten darauf, daß ich mich wehrte. Vielleicht stellen sie grundsätzlich erst neue Ausweise aus, wenn die alten abgelaufen sind. Oder mein Änderungsantrag verschimmelte langsam in einem großen Berg zu bearbeitender Akten. Daher wohl auch die Bezeichnung "Amtsschimmel".
Ich war also gezwungen, den alten Ausweis weiterzubenutzen und immer den Amtsgerichtsbeschluß mitzuführen, falls jemand Stunk machen sollte. Zum Glück schaute die Wache an der Pforte aber nicht genau auf den Namen. Jedenfalls sagten sie nie etwas. Ein paar Monate später wurden dann zum Glück in Hamburg örtliche Ausweise eingeführt, die wir statt der Dienstausweise benutzen konnten.
In manchen Situationen war ich jetzt in einer blöden Zwittersituation, zum Beispiel wenn ich ins Schwimmbad wollte. Deshalb führte ich den Beschluß immer bei mir. Ich bekam aber nie Probleme.
Nur das liebe, nette Einwohnermeldeamt schickte mir dann meine Lohnsteuerkarte, wo *„Frau Felix Fink"* draufstand. Ich glaubte, ich träume! Abgesehen davon, daß dieses Verhalten gegen jede menschliche Logik sprach und aus der Sicht von Unbeteiligten eher auf einen peinlichen Tippfehler als auf Behördensturheit schließen ließ, war es auch nicht erlaubt. Ich hätte rechtliche Schritte gegen sie einlegen können. Aber lohnte sich der Aufwand, ins Einwohnermeldeamt zu gehen, den zuständigen Beamten, seine Kollegen und Vorgesetzten so richtig aufzuheizen - und mich dabei gleich allseits bekannt zu machen?
Nein.

# Das Vorgespräch

Der Tag war da. Der Termin bei Prof. Lemperle, auf den ich ein halbes Jahr warten mußte.

Da ich schon einmal nach Frankfurt mußte, nahm ich mir auch gleich ein paar Tage Urlaub, um bei meinen Eltern reinzuschauen.
Mein Termin war nachmittags um 4 Uhr.
Auf dem großen Stadtplan im Frankfurter Hauptbahnhof hatte ich schon oft studiert, wo das St. Markus-Krankenhaus - in dem sich auch die Praxis befindet - liegt und wie man am besten dorthin gelangt. Nun machte ich mich auf den Weg. Das Krankenhaus hatte eine eigene Haltestelle, ich konnte also direkt vor der Tür aussteigen. Es lag an einer Kreuzung, wo zwei große Straßen aufeinandertrafen. Der Haupteingang lag zur Wilhelm-Epstein-Straße hin, ein paar Nebengebäude, die dem Krankenhaus angeschlossen waren, aber nicht unmittelbar dazugehörten, lagen zur Ginnheimer Landstraße. Dort war auch die Praxis. Sie war deutlich ausgeschildert. Ein kleiner Weg führte zu einem schmalen, im Grundriß ungefähr quadratischen, neunstöckigen Haus. Die Praxis war ganz oben. Als Treppenfan ging ich natürlich zu Fuß. Das ganze Haus machte einen neuen Eindruck. Innen war fast überall noch Baustelle. Nur ein paar Stockwerke waren schon belegt.
Nach diesen Eindrücken vom Erdgeschoß und vom Treppenhaus kam ich in eine neue Welt, als ich im obersten Stockwerk die Tür zur Praxis durchschritt. Alles war hell, sauber, und die Einrichtung sah teuer aus. Fußboden und Fensterbretter waren aus Marmor, die Wände weiß gestrichen und mit modernen, aber einigermaßen ästhetischen Gemälden behangen.
Gleich an der linken Seite war die Anmeldung. Ich kam mir dort als Patient ziemlich fehl am Platz vor, weil die Einrichtung eher wie in einem Büro wirkte. Kein Tresen, mit dem die Arzthelferinnen Distanz zu den Patienten wahren konnten, statt dessen war für zufällige Besucher ein Stuhl vorgesehen. Die Anmeldung verlief aber wie in anderen Praxen auch.
Meinen Termin hatte ich ja noch mit dem alten Namen ausgemacht. Die Arzthelferin nahm meinen Hinweis auf die Namensänderung zur Kenntnis, ohne überrascht zu sein, und korrigierte ihn in den Unterlagen. Anscheinend war sie solche Patienten gewohnt.
Ich wurde ins Wartezimmer geschickt. Es würde noch ein bißchen dauern.
Ich ging also das Wartezimmer suchen. Die Praxis hatte eine komische Architektur. Der Flur umschloß eine "Insel", bestehend aus einem oder mehreren privaten Räumen und der Toilette. Man konnte also im Kreis gehen, wenn man wollte. An drei Seiten gingen vom Flur nach außen hin Türen ab, die außer zur Anmeldung noch zu verschiedenen Untersuchungszimmern führten. Nur an der vierten, der Anmeldung entgegengesetzten Seite waren gewissermaßen die Wände, die weitere Räume hätten bilden können, weggelassen, so daß sich der Flur dort zu einem Raum erweiterte. Dieser wurde als Wartezimmer benutzt. In seine Außenwand waren zwei große Fenster eingelassen. Von dort hatte man einen guten, durch keine großen Häuser verstellten Weitblick Richtung Innenstadt. Im Wartezimmer standen einige muschelförmige Sessel, die unpraktisch viel Raum einnahmen, um zwei kleine Tische herumgruppiert. Es gab aber auch normale Stühle. Der Raum war voll mit Patienten, hauptsächlich elegante Damen mittleren Alters. Wenn die alle vor mir

drankommen würden, konnte ich mir ja ausrechnen, wie lange ich noch warten mußte...

*Ich setze mich auf einen der normalen Stühle und nehme ein Buch heraus, das ich mir mitgebracht habe. Ich kann mich aber nicht recht auf das Lesen konzentrieren. Meine Gedanken werden von dem wichtigen Ereignis abgelenkt, das ich in Kürze erleben soll. Ich stelle mich ans Fenster und sehe hinaus. Dabei kann man besser nachdenken.*
*Was ist Prof. Lemperle für ein Mensch?*
*Ist er nett?*
*Wird er Verständnis für mein Leiden finden?*
*Oder wird er mich distanziert und lustlos abfertigen, weil er eben als Arzt verpflichtet ist, auch solchen exotischen Fast-Perversen wie mir zu helfen?*
*Gay hatte ihn jedenfalls sehr positiv beschrieben.*
*Wendet er bei der Brustoperation dieselbe Technik wie Dr. C. an? Er muß schon eine gute Technik draufhaben, sonst wäre er mir nicht empfohlen worden.*
*Ob er mich auch unten operieren kann? Die inneren Geschlechtsorgane entfernen, und vielleicht sogar ein Klitorispenoid oder etwas Ähnliches aufbauen?*
*Wenn ich mich entscheide, mich bei ihm operieren zu lassen, wie lange muß ich dann wohl noch auf einen Operationstermin warten?*
*Wie soll ich mein Anliegen formulieren? Ich gehöre zu den Menschen, die sich bei solchen wichtigen Angelegenheiten die Worte schon vorher zurechtlegen.*
*Die Zeit vergeht, aber nicht gerade im Fluge. Ich wechsele mehrmals meinen Standort zwischen Stuhl und Fenster. Auf einem Tisch finde ich zufällig eine Zeitschrift von* Interplast, *einer Organisation von Ärzten, die in der dritten Welt chirurgische Operationen ausführen, ohne ein Honorar zu verlangen.*
*Ich erinnere mich - Gay hatte mir ja erzählt, daß Prof. Lemperle so etwas oft in seinem Urlaub macht. Das finde ich gut.*
*Ich blättere in dem Heft. Da sind auch Bilder drin. Von operierten Patienten - vorher und nachher. Oder von Ärzten. Ich lese die Beschreibung unter den Bildern.*
*Da stoße ich auch auf den Namen Prof. Lemperle!*
*Ach du Schreck! Was ist denn das für einer?*
*Ein Kopf mit wirren, kurzen Haaren grinste da wie eine Comicfigur in die Kamera. Sieht der immer so exzentrisch aus, oder hat er nur die Angewohnheit, bei gestellten Fotos eine Fratze zu ziehen wie mein Bruder, als er klein war?*
*Ich lasse mich von dem Bild nicht aus der Fassung bringen, bin aber jetzt gewarnt. Vielleicht ist er ein komischer Typ? Aber sein Aussehen und Verhalten sagt ja zum Glück nichts über seine Fähigkeiten als Chirurg aus!*
*Nachdem ich noch ein bißchen in dem Heft geblättert habe, lege ich es beiseite.*
*Warten, warten, warten.*
*Allmählich leert sich das Wartezimmer.*
*Draußen wird es dunkel. Jetzt habe ich einen Panoramablick auf Frankfurt bei Nacht.*

*Endlich - es ist inzwischen 7 Uhr - werde ich aufgerufen. Die Arzthelferin bringt mich in ein Untersuchungszimmer.*
*"Der Arzt kommt gleich!"*
*Ich sehe mich im Zimmer um.*
*Ein großer Schreibtisch, dahinter ein Stuhl und davor zwei. An der Wand ein großes Bücherregal. Das war's eigentlich schon.*
*Nach einiger Zeit erscheint Prof. Lemperle. Er macht einen deutlich besseren Eindruck als auf dem Foto. Er ist lang und schlank, weder auffallend schön noch häßlich, hat eine ähnliche Haarfarbe wie Boris Becker, nur dunkler, und trägt eine Brille.*
*Vor allem aber stelle ich fest, als er auf mich zukommt und mich begrüßt, daß er auffallend freundlich ist. Er gehört zu jenem seltenen Menschentyp, der Freundlichkeit ausstrahlt und dadurch auf jeden gleich sympathisch wirkt. Diese Gabe ist natürlich für einen Arzt geradezu ideal.*
*In seiner Begleitung befindet sich noch ein anderer, junger Arzt. Ich finde es unangenehm, jetzt wieder mehr Leuten als unbedingt notwendig von meiner ja schließlich intimen Krankheit erzählen zu müssen, aber daran läßt sich wohl nichts ändern. Schließlich bin ich ja in einer Uniklinik, und der andere wird eine Student oder Jungarzt sein, der hier etwas lernen soll. Es muß ja auch in Zukunft Ärzte geben, die Transsexuelle behandeln können.*
*"Setzen Sie sich doch!"*
*Wir kommen zum Thema.*
*"Ich bin transsexuell und wollte mich operieren lassen. Vor allem an der Brust. Und die inneren Geschlechtsorgane sollen entfernt werden..."*
*Prof. Lemperle unterbricht mich und stellt mir erst einmal ein paar psychologische Fragen zu meiner Transsexualität. Die Fragen sind direkt und behandeln das Wesentliche. Eine Art Test, ob ich wirklich transsexuell bin. An der Auswahl der Fragen merke ich, daß er etwas von dem Thema versteht. Gegenüber meinen Problemen ist er sehr verständnisvoll.*
*"Ich glaube, an Ihrer Transsexualität ist nicht zu zweifeln. Ich merke ja auch, daß Sie bereits Hormone bekommen."*
*Meine Stimme ist ja inzwischen schon eindeutig männlich. Ich reiche ihm noch meine Gutachten und den Amtsgerichtsbeschluß hinüber. Er wirft einen kurzen Blick auf die ersten Seiten und gibt sie mir dann zurück.*
*"Ist in Ordnung... Sie wollen sich also operieren lassen..."*
*Er erklärt mir, wie er die Brust entfernt. Genauso, wie ich von anderen Ärzten gehört und gelesen habe, macht auch er die Schnitte am Rand der Brustwarzen und entfernt durch die so entstandenen Löcher das innere Gewebe. Ich gehe davon aus, daß er eine ähnliche Technik anwendet wie ich in dem Buch von Eicher gelesen habe und frage nicht genauer nach. Aber eines ist mir noch wichtig, vor allem als Beurteilung seiner Fähigkeiten:*
*"Haben Sie ein paar Fotos von Operationsergebnissen da, die Sie mir zeigen können?"*

*Er überlegt kurz und geht an das Bücherregal und holt ein großformatiges Buch heraus. Dann setzt er sich auf den Stuhl neben mir und schlägt es auf. Das Buch scheint über Brustoperationen bei verschiedenen Krankheiten zu sein. Oben auf der Seite steht Transsexualität. Auf der Seite sind mehrere Fotos von Operationsergebnissen.*
*"Das sind zwar keine Patienten von mir, aber ungefähr so wird es aussehen."*
*Die Ergebnisse sehen gut aus. Es sind so ziemlich die besten, die ich bisher gesehen habe. Deutlich besser als die Narben, die Sören mir gezeigt hat. Wenn Prof. Lemperle die bei mir auch so hinkriegt...*
*Aber auch, wenn sie nicht ganz so gut werden, scheint er doch eine deutlich bessere Wahl zu sein als Dr. C. in Hamburg (der ja auch Sören operiert hat). Mein Entschluß steht fest: Lemperle und kein anderer, auch wenn ich noch viele Monate auf die Operation warten muß.*
*Aber da ist noch das Problem mit der Krankenkasse.*
*"Werden die Operationen eigentlich alle von den Krankenkassen erstattet? Ein anderer Arzt hat behauptet, die privaten Kassen zahlen nichts, wenn die Diagnose "Transsexualismus" gestellt wird."*
*"Nein, bei mir haben die Krankenkassen bis jetzt keine Schwierigkeiten gemacht. Die Operation ist ja medizinisch indiziert."*
*Ich war erleichtert.*
*Nun interessieren mich noch die anderen Operationen: "Wie läuft das mit den inneren Geschlechtsorganen ab?"*
*"Ja - diese Operation mache ich allerdings nicht selbst. Wir können aber abklären, daß ein Gynäkologe aus demselben Haus rüberkommt und das in derselben Sitzung erledigt."*
*Ich bin begeistert. "Das ist ja gut...!" So spart man Extra-Operationen.*
*Und der Gynäkologe wird hoffentlich gut sein, damit ich keine Komplikationen befürchten muß. Was hilft es, darüber zu grübeln, mir bleibt ja keine andere Möglichkeit. Und Dr. C. ist ja auch ein Gynäkologe.*
*"Dann wollte ich noch etwas fragen. Ich habe ein Buch über Transsexualismus von Eicher gelesen. Da drin ist eine Technik beschrieben, die er "Klitorispenoid" nennt. Können Sie mir auch so etwas machen?"*
*"Na klar, das dürfte kein Problem sein. Es ist allerdings nur ein paar Zentimeter groß, also eine Art Notlösung. Wollen Sie das wirklich haben?"*
*„Es ist besser als gar nichts. Und die andere Technik mit dem Rollappen vom Bauch, die Eicher beschreibt, finde ich nicht so überzeugend."*
*„Haben Sie auch schon etwas von der Technik gehört, die wir hier am St. Markus-Krankenhaus machen?"*
*Habe ich nicht.*
*Scheiße, daß man an solche Informationen nur durch Zufälle wie diesen herankommt! Warum gibt es nicht Bücher, für alle Menschen zugänglich, in denen*

*man so etwas lesen kann? Oder warum haben die anderen bei Transidentitas mir nie davon erzählt?[*]*
*"Nein, die Technik kenne ich nicht."*
*"Also, wir verwenden einen geraden Bauchmuskel..."*
*Er zeigte es an seinem Körper, ohne aufzustehen. Der genannte Bauchmuskel ist schmal und verläuft in der Mitte des Bauches senkrecht von der unteren Rippengegend neben dem Bauchnabel vorbei bis zum Schambein, also die Gegend, wo ein Penis ansetzt.*
*"...Den trennen wir oben ab und nehmen ihn unter der Haut heraus. An seiner unteren Ansatzstelle wird er nicht abgetrennt, sondern wir klappen ihn nach unten. Auf dem Schambein wird ein Silikonstab zu Versteifung befestigt, darum wird dann der Bauchmuskel gewickelt. Zum Schluß wird das ganze mit zwei Leistenhautlappen bedeckt. Die sind nicht breit und verlaufen hier so..." Er zeigt es wieder an seinem eigenen Kittel. "Die werden angehoben und so nach innen geklappt..." Er führt Verrenkungen mit der Hand aus. "Dann befinden sie sich schon an Ort und Stelle, und bilden noch dazu Hauttaschen unter dem Penoid, in die man dann später die Hodenprothesen einbringen kann."*
*"Wo gibt es dann überall Narben?"*
*"Nur in den Leistenbeugen. Die lassen sich unter der Badehose verstecken."*
*"Und wieviele Operationen sind dazu notwendig?"*
*"Das läßt sich alles in einer Sitzung machen. Der Hodenaufbau und die Harnröhrenverlängerung gehen natürlich nur in einer weiteren Sitzung."*
*"Wie wird das mit der Harnröhrenverlängerung gemacht?" Das war mir wichtig. Schließlich wollte ich ja vor allem im Stehen pinkeln können.*
*"Wir verlängern sie meistens mit Hilfe der kleinen Schamlippen bis zur Penoidbasis. Dort mündet sie dann aus der Klitoris. Also so ähnlich wie beim Klitorispenoid, das Sie vorhin erwähnten."*
*"Kann man die auch länger machen - ich meine bis zur Spitze des Penoids?"*
*"Das machen wir normalerweise nicht, weil dabei die Komplikationsgefahr sehr groß ist. Aber möglich wäre es schon. Ich habe es schon ein paarmal gemacht."*
*Die Methode klingt gut.*
*"Haben Sie auch Bilder davon?"*
*"Müßte ich eigentlich. Ich sehe mal nach."*
*Er verschwindet. Nach ein paar Minuten kommt er mit 3 Dias wieder.*
*"Das ist alles, was ich auftreiben konnte. Wir haben noch mehr, aber die müssen drüben sein. Wir haben gerade umgebaut, und jetzt ist alles durcheinander..."*
*Ich schaue mir die Dias an.*
*Die Dinger sehen gut aus. Sie sind von der Seite fotografiert, sind ziemlich dick und machen in der groben Form einen natürlichen Eindruck. Eine Eichel ist allerdings nicht vorhanden, aber so etwas kann auch kein Arzt nachbilden. Gegenüber den*

---

[*] In späteren Jahren haben sich die Informationszustände etwas gebessert, aber sie sind immer noch nicht perfekt.

*Bildern von der Rollhautlappentechnik im Eicher-Buch sind diese ein enormer Fortschritt.*
*Soll ich so einen Penoidaufbau wagen?*
*Ich kann mich noch nicht entscheiden.*
*"Kann ich mir das mit dem Penoidaufbau noch mal überlegen? Die anderen Operationen will ich auf jeden Fall machen lassen!"*
*"Natürlich. Sie können mir ja schreiben, wenn Sie noch Fragen haben. Aber kann ich jetzt noch mal Ihre Brust sehen, damit ich feststellen kann, was sich machen läßt?"*
*"Natürlich."*
*"Dann kommen Sie mal mit in den Nachbarraum."*
*Ich ziehe mich aus. Er untersucht meine Brust und bestätigt mir noch einmal, daß bei meiner Brustgröße keine größeren Schnitte notwendig sind.*
*Dann fotografiert er noch meinen Oberkörper für Dokumentationszwecke. Ich muß mich dazu vor einen blauen Vorhang in der Ecke des Raumes stellen.*
*"Den Operationstermin können Sie bei der Anmeldung ausmachen. Haben Sie noch Fragen?"*
*"Nein. Im Augenblick nicht."*
*"Gut. Dann Auf Wiedersehen."*
*Schon ist er unterwegs zur Tür.*
*Da fällt mir noch etwas ein. Vielleicht bestärkt es ihn, wenn ich ihn noch auf die Psychotherapie hinweise?*
*"Ich habe übrigens eine begleitende psychotherapeutische Behandlung angefangen."*
*Verwundert kommt er noch mal zurück. "Warum?"*
*"Ich mache es nur so als Betreuung - falls ich bei meiner Geschlechtsumwandlung in irgendwelche psychologischen Schwierigkeiten kommen sollte."*
*"Haben Sie das nötig? Den Eindruck habe ich eigentlich nicht."*
*"Na ja, ich bin mir auch nicht sicher, ob ich das weitermachen soll...", gebe ich zu.*
*Jetzt verabschieden wir uns endgültig, und er verläßt den Raum, dicht gefolgt von dem jungen Arzt, der die ganze Zeit nichts gesagt hat.*
*Seine Einstellung zur Psychotherapie gefällt mir. Warum soll man eine psychologische Behandlung machen, wenn man nicht den Eindruck hat, sie zu benötigen? Dadurch wird er noch lange nicht zum skrupellosen Arzt, der sofort operiert, obwohl das Problem vielleicht eher durch weniger invasive Methoden lösbar ist. Schließlich sichert er sich ja genau ab, ob der Patient transsexuell ist, und wenn er weiß, daß der Patient von mehreren Gutachtern so beurteilt wurde, ist ja auch alles klar. Seine Einstellung deckt sich mit meiner eigenen. Warum soll man jeden Klacks psychologisch behandeln? Es mag schon sein, daß ich eine psychotherapeutische Behandlung in bestimmten Bereichen gebrauchen kann, aber ich kann auch gut ohne leben. Wenn das bei mir notwendig ist, dann auch bei mindestens 50% der anderen Deutschen. Ein guter Psychologe entdeckt in jeder Seele einen Knacks. Aber sollen die Psychologen deswegen lauter Hypochonder heraufbeschwören?*

*Dann würden die Psychologen in unserer heutigen Single-Gesellschaft die frühere Großfamilie ersetzen, in der damals solche Probleme gelöst oder am Entstehen gehindert wurden.*
*Ich ziehe mich wieder an und gehe zur Anmeldung.*
*"Ich wollte einen Operationstermin ausmachen."*
*"Einen Augenblick... Die nächste Möglichkeit wäre am 10. Januar. Ist Ihnen das recht?"*
*"Ja."*
*Ich hätte jeden Termin genommen - wenn er nur möglichst bald ist!*
*Die Arzthelferin schreibt meinen Namen auf ein Kärtchen und steckt es in einen großen Wandkalender, der aus etlichen Fächern für Kärtchen besteht. Er ist schon ziemlich voll mit vielen anderen, verschiedenfarbigen Kärtchen.*
*"Sie kommen dann am 9. Januar um 9 Uhr zur Aufnahme. Wir schicken Ihnen demnächst noch eine Operationsvereinbarung, die Sie uns bitte unterschrieben zurücksenden."*
*"Alles klar."*
*Auf dem Heimweg bin ich ganz benommen vor Glück. Alles hat prima geklappt. Noch besser als ich erwartet hatte! Welche Möglichkeiten tun sich mir jetzt auf!*
*Eine schöne Brust ohne deutliche Narben...*
*Und noch dazu eine akzeptable Möglichkeit für einen Penisaufbau...*
*Dabei hatte ich mich doch schon damit abgefunden, mein restliches Leben ohne Penis herumzulaufen. Jetzt habe ich doch die Möglichkeit, ein entscheidendes Stück Männlichkeit dazuzubekommen. Und wenn alles klappt - und warum sollte es nicht klappen? - erfüllt sich sogar mein Traum, im Stehen pinkeln zu können...*
*Ich kann das alles kaum fassen! Das muß ich erst einmal verdauen.*
*Zuversichtlich mache ich mich auf den Heimweg. Der Operationstermin ist ja schon bald! Zum Glück ist die Wartezeit nicht so lange wie beim auf den Termin heute! Und die drei Monate werde ich auch noch irgendwie durchstehen..."*

## Ungeeignet für Psychotherapie

Die Gespräche mit Frau W. wurden zunehmend schwieriger. Mir fiel nichts mehr ein, was ich erzählen könnte. Die Situation fing an, stressig zu werden.
Ich dachte mit Grauen an die nächsten Sitzungen, in denen immer häufiger die Schweigeminuten auftreten würden, in denen ich schwitzend in der Leere in meinem Kopf wühlte und mich schämte, daß mir nichts Brauchbares einfiel.
Und Frau W. wollte Probleme hören. Aktuelle Probleme.
Ich konnte ihr aber keine bieten. Mir ging es so gut wie schon lange nicht mehr!
Schließlich war die Sache jetzt ins Rollen gekommen - und zwar richtig. Die Haupt-Sackgassen und die ätzendsten Wartezeiten hatte ich hinter mir. Meine ehemaligen

Probleme lösten sich langsam, aber sicher durch die Behandlung auf. Die Tatsache, daß ich die Namensänderung in der Tasche hatte und die Hormonbehandlung schon die ersten Wirkungen zeigte, hatte meine Stimmungsniveau erheblich gehoben. Ich menstruierte nicht mehr, und die Aussicht, daß meine Brust in eine paar Monaten flach sein würde, hielt mich in freudiger Erwartung.
Irgendwann wurde es uns beiden zu bunt. Ich weiß nicht mehr, wer das Gespräch auf das Thema gebracht hatte, aber auf einmal hatten wir eine ziemlich hitzige Diskussion. Sie fragte mich, warum ich eigentlich bei ihr sei, und ich fragte mich das auch.
Die Möglichkeit, daß eventuell mal Probleme auftreten könnten und daß ich mehr oder weniger nur betreut werden sollte, reichte ihr nicht. Schließlich einigten wir uns darauf, die Therapie abzubrechen.
Sie war etwas beleidigt, weil sie sich die Arbeit mit der langen Begründung für die Krankenkasse gemacht hatte, deren Inhalte anscheinend nur aus der Luft gegriffen oder jedenfalls keine nennenswerten Probleme für mich waren. Aber daran konnte ich auch nichts ändern.
Wir trennten uns friedlich, und sie bot mir ihre therapeutische Hilfe an, falls ich mal welche brauchen sollte.
Das war's zum Thema Psychotherapie.
Ich war halt kein Mensch für so etwas.

Im Fernsehprogramm las ich, daß demnächst ein Film über Transsexualität gesendet würde. Er hieß „Zweiter Aufschlag".* Ich war gespannt.
Wie gut würde er der breiten Bevölkerung die Probleme der Transsexuellen nahebringen?
Oder würde es nur so ein sensationslüsterner Film sein, aus dem man nicht viel entnehmen konnte?
Das Fernsehprogramm berichtete vorab schon ein paar Einzelheiten. In der Regie saß zum Beispiel eine echte Transsexuelle, und zwar diejenige, deren Leben der Film behandelte. Dann konnte man ja davon ausgehen, daß der Film Niveau hatte. Und so war es dann auch.
Es war eine Art Biografie dieser Betroffenen und fing an, als sie noch ein junger Mann war, der Zweifel an seiner Identität hatte und nicht wußte, was er tun sollte. Sie versuchte anfangs, als Mann zu leben, war ein erfolgreicher Tennisstar, heiratete und zeugte einen Sohn, aber all das nützte nichts. Sie fühlte sich weiterhin als Frau.
Da sie zu einer Zeit lebte, in der Transsexualismus noch weitgehend unbekannt war, hatte sie entsprechende Schwierigkeiten mit verständnislosen Ärzten und Psychiatern - ähnlich wie ich es andeutungsweise noch mit Frau M. erleben mußte. Zur Operation ging sie dann nach Casablanca, dem damaligen Mekka für Mann-zu-Frau-TS, denn anderenorts wurden solche Operationen zu dieser Zeit nur in Ausnahmefällen durchgeführt.

---

* im Original „Second Serve"

Mich beeindruckte vor allem die Szene, wo sie nach der Operation in ihrem Bett lag und vor Schmerzen stöhnte. Da konnte ich mich ja auf etwas gefaßt machen...! Aber Schmerzen gehören bei Operationen halt dazu. Da kommt man schon irgendwie durch. Bei Geburten ist es ja ähnlich. Was zählt, ist das Glücksgefühl danach!
Während des Rollenwechsels machte sie viele interessante Erfahrungen - nicht nur negative - auf die der Film sensibel einging. Alles in allem war der Film sehr gut gelungen. Er schaffte es, das Exotische an der Angelegenheit in den Hintergrund zu stellen, betonte die typischen Empfindungen, Schwierigkeiten und Zweifel der Betroffenen und zeigte letzten Endes, daß ein TS im Prinzip ein ganz normaler Mensch ist.
Ich bewunderte vor allem die schauspielerischen Fähigkeiten der Hauptdarstellerin Vanessa Redgrave. Sie mußte anfangs einen Mann spielen, einen Mann, der 20-30 Jahre lang männliche Bewegungen und Verhaltensweisen „eingeübt“ hatte. Bei solch einer Aufgabe scheinen die meisten Schauspielerinnen schon überfordert zu sein, wenn man sich die Hosenrollenfilme so ansieht. Da muß man direkt an der Zurechnungsfähigkeit der anderen Charaktere im Film zweifeln, die diese Person zweifellos für einen Mann halten, nur weil sie Männerkleidung trägt, sich die Haare abgeschnitten und einen Seitenscheitel frisiert hat. (Allerdings muß ich zugeben, daß sich das in den jüngeren Filmen, z.B. „Yentl“, verbessert hat. Inzwischen scheinen die meisten Regisseure begriffen zu haben, daß es sinnvoll ist, die Brust abzubinden und Schauspielerinnen auszuwählen, die androgyn aussehen. Mit Ausnahme von „Orlando“. Der sieht zwar etwas androgyn aus, aber doch zu weiblich. Da hat man auch in Männerkleidung Zweifel, ob es wirklich ein Mann ist. Vor allem klingt die Stimme - zumindest in der deutschen Fassung - wirklich zu feminin!)
Vanessa Redgrave dagegen wirkte in Aussehen, Bewegungen und Gestik absolut männlich (ein bißchen hat sie ihr Aussehen auch beeinflußt, indem sie sich einige Kilo abgehungert hatte), aber schaffte es dann auch, die spätere Rollenwechslerin überzeugend darzustellen - eine Person, die als Mann erzogen ist, aber wie eine Frau fühlt und dann lernt, sich wie eine Frau zu bewegen und zu verhalten (erster staksiger Gang auf Stöckelschuhen usw.) Das ist eine Leistung, zu der man sich sehr gut in das andere Geschlecht hineinversetzen können muß - und nicht nur in das andere Geschlecht...

## Hauptprobe für das Männerleben

Im Herbst planten wir im Chor eine Chorfreizeit. Wir wollten ein Wochenende lang in einem CVJM-Heim wohnen und den größten Teil des Tages singend zusammen verbringen. Der Chor machte das regelmäßig, mindestens einmal im Jahr - für mich war es aber das erste Mal.

Natürlich war es keine Frage für mich, ob ich in einem Männer- oder Frauenzimmer schlafen sollte. Die paar weiblichen Merkmale, die ich noch an meinem jetzigen Zwitterkörper hatte, ließen sich hoffentlich verbergen!
Bevor ich mein Biogeschlecht preisgegeben hätte - und damit die Grundlage für ein psychologisch befriedigendes Chorsingen als akzeptierter Mann zerstört hätte -, wäre ich eher mit irgendeiner Ausrede daheimgeblieben.
Meinen Bart ließ ich genau so lange wachsen, daß ich nach der ersten Nacht unrasiert aussehen würde.
Dann ging es los. Wir fuhren in kleinen Gruppen - Mitfahrgelegenheiten - an. Im Wohnheim angekommen, wurden wir in Viererzimmern untergebracht. Wir konnten gerade schnell auspacken und die Bettenverteilung festlegen, dann ging es schon los mit der ersten Probe am Freitagabend. Die Chorarbeit machte viel Spaß und war etwas ganz anderes als im wöchentlichen Alltagstrott. Auch die Nächte waren kein Problem.
Bevor ich schlafen ging, band ich auf der Toilette die Brust etwas ab. Gerade stramm genug, um das Gröbste zu verbergen. Darüber trug ich als Unterhemd ein weißes T-Shirt, so daß seitlich oder im Ausschnitt nichts von dem Verband rausschauen konnte. Natürlich hatte ich auch eine meiner männlichen Unterhosen angezogen und noch eine Socke hineingestopft. Die ließ ich ganz einfach unter meinem Schlafanzug an. Mit diesen Voraussetzungen konnte ich mich dann ganz normal im Zimmer umziehen. Es war sowieso nur einer da, die anderen beiden trieben sich noch irgendwo herum. Im Bett - unter der Decke - entledigte ich mich dann wieder meiner Bandage. Ich wollte schließlich beim Schlafen frei atmen können.
Am nächsten Morgen - gleich als die grausige Weckmusik (CVJM-Lieder) ertönte - sprang ich aus dem Bett und zog mich schnell an. Die anderen waren noch gar nicht richtig wach. Dann rasierte ich mich demonstrativ. Es klappte alles wie am Schnürchen.
In der nächsten Nacht war es nicht anders. Nur hatte ich da am nächsten Morgen nichts, was ich abrasieren konnte. Sollte ich mich trotzdem rasieren, obwohl man dabei dann das typische kratzende Geräusch nicht hören konnte?
Ich ließ es lieber bleiben. Es schien auch keinem aufzufallen.
Beim nächsten Chorwochenende würde ich diese Probleme nicht mehr haben, denn dann würde ich operiert sein...

Im Laufe des Herbstes schrieb ich noch ein paar Briefe mit Fragen an Prof. Lemperle, die er mir bereitwillig beantwortete. Bei einer meiner Fragen, die ich kopiert zurückbekam, stand handschriftlich dabei: *„Warten und Dr. Exner fragen“*.
Wer war Dr. Exner? Und warum mußte er gefragt werden?
Die Sache war mir ein Rätsel.
Die Antworten auf meine Fragen zum Penoidaufbau gaben mir mehr Klarheit. Das zu erwartende Operationsergebnis und die sich daraus ergebenden Möglichkeiten und die Vereinfachungen des Lebens waren attraktiv:
Pinkeln im Stehen...
Man muß nichts in die Hose stecken, um eine Wölbung zu erzeugen...

Ein Körperteil aus dem eigenen Fleisch und Blut - und kein Ärger mit anderen unpraktischen Prothesenmaterialien, z. B. Socken...
Ich entschied mich, den Aufbau machen zu lassen und teilte meine Entscheidung Prof. Lemperle mit. Daraufhin bekam ich einen Brief mit einer Art Vertrag:

**Operations-Einverständnis** 11.12.90

Operativer Eingriff: 1) Vorschneiden der Leistenhautlappen + 2) Penoidaufbau + 3) Mastektomie
bei Patient: Felix Fink
medizinisch indiziert

Herr Prof. Lemperle hat mit mir ein Aufklärungsgespräch über die vorgesehene Operation und evtl. damit verbundene Risiken geführt. Ich konnte alle mich interessierenden Fragen stellen. Weitere Fragen werden telefonisch oder am Tag der Aufnahme im Krankenhaus beantwortet.
Ich erkläre mein Einverständnis mit dem oben erwähnten Eingriff sowie mit einer sich möglicherweise während der Operation ergebenden Änderung oder Erweiterung.
Ich bin damit einverstanden, daß die zu Dokumentationszwecken vor und nach der Operation gemachten Diapositive unter Beachtung des Persönlichkeitsschutzes ausnahmsweise auf medizinischen Kongressen oder in medizinischen Publikationen gezeigt werden.
Die stationäre Aufnahme am 9.1.91 um 9.00 Uhr auf Station 7a im St. Markus-Krankenhaus bestätige ich hiermit. Die Tagessätze sind z.Zt. für ein Zweibettzimmer 448,16.*
Alle notwendigen Befunde für die Allgemeinnarkose werden am Tag der Aufnahme (Ausnahme Sonntag) im St. Markus-Krankenhaus erstellt.
Voraussichtliche Dauer des Krankenhausaufenthaltes: 31 Tage.
Für den medizinisch indizierten Eingriff geht Ihnen nach erfolgter Operation eine Rechnung nach dem 2,3- evtl. 3,5- oder 5-fachen Satz der GOÄ gesondert zu.
Um eine Kostenübernahme-Erklärung meiner Privatversicherung bzw. der gegnerischen Haftpflichtversicherung werde ich mich bemühen; andernfalls ist eine Vorauszahlung der anfallenden Kosten unumgänglich.
Bitte bestätigen Sie den Operationstermin mit Ihrer Unterschrift auf diesem Blatt bitte umgehend. Andernfalls sind wir berechtigt, über Ihren Termin neu zu verfügen.

Prof.Lemperle
Unterschrift des Patienten

---

* Inzwischen sind sie natürlich weit höher.

Ich unterschrieb die Einverständniserklärung und schickte sie postwendend zurück, damit mein OP-Termin auch gesichert war.

# Am Zenit

Die Operation rückte näher. Ich stand kurz vor dem Ziel, der Erfüllung meines jahrelangen Wunsches. Meine Güte - wie sehr hatte ich sie herbeigesehnt!
Oft hatte ich mir ausgemalt, mit welcher übergroßen Freude ich kurz vor der Operation erfüllt sein müßte, in dem Bewußtsein, daß die lange Leidenszeit endlich vorbei ist. Doch nun, wo es soweit war - ich wunderte mich ehrlich, daß ich so ruhig, so gefühllos war. War ich gefühlsmäßig abgestumpft durch das dicke Fell, das ich mir im Laufe der Zeit gegen die ständigen Quälereien im Alltag angelegt hatte?
Na gut - ich war schon glücklich, aber nicht so sehr wie ich es mir früher in meiner größten Leidenszeit vorgestellt hatte.
Es lag wohl daran, daß alles so lange gedauert hatte. Kein plötzlicher Übergang zum Glück wie ein überraschender Lotteriegewinn, der einen zu Freudensprüngen veranlaßt, sondern ein allmähliches Besserwerden der Zustände. Ab und zu mal ein Erfolgserlebnis, das einen weiterbringt, aber dazwischen immer lange Wartezeiten. Ich hatte mich an meine große Freude gewöhnt. Dadurch wurde sie abgeschwächt.
Dann war er da - der 9. Januar 1991, der große Tag meiner Aufnahme ins Krankenhaus.
Meine Mutter begleitete mich, was mir ganz recht war, denn ich war noch nie stationär in einem Krankenhaus gewesen und wußte nicht, was da an Formalitäten und Verwaltungskram auf mich zukommen würde und ob ich nicht noch etwas Wichtiges vergessen hätte. In weiser Voraussicht hatte sie mir bereits zu Weihnachten ein Paar Hausschuhe (Latschen zum Reinschlüpfen) und einen Schlafanzug mit vorn aufknöpfbarer Jacke (für die Visiten und die Versorgung nach der Brustoperation) geschenkt.
Nun stand ich mit vollgepackter Reisetasche vor dem Krankenhaus. Es war ein häßliches Nachkriegsbauwerk, das aussah, als ob mehrere hohe Häuser zusammengeschoben und verklebt worden wären. Neben dem Haupteingang hing eine große Anzahl Schilder mit den Namen der Leiter der verschiedenen Stationen. Die meisten waren Professoren, denn das Krankenhaus gehörte zu den Unikliniken.
Wir gingen hinein und standen in einer größeren Halle, von denen Flure, Treppen und Türen abgingen. Auf meiner Operationsvereinbarung, von der ich einen Durchschlag bekommen hatte, stand, daß ich auf der Station 7a liegen würde. Also erfragten wir an der Rezeption den Weg dorthin. Es ging durch einen seitlichen Flur weg vom großen Hauptgebäude in einen kleineren Seitenflügel. Die 7a war ganz oben, im 4. Stock. Wir fuhren in einem älteren, aber geräumigen Fahrstuhl nach oben. Der endete mitten im Stationsflur. Es war nur eine kleine Station. Ist ja auch

logisch. Plastische Chirurgie ist nichts Alltägliches. Ein kurzer Flur mit sechs Zweibettzimmern, einem Arzt- bzw. Untersuchungszimmer und ein paar Schwesternräumen hinter einer Glaswand.
Die diensthabende Schwester begrüßte uns freundlich und wies mich darauf hin, daß ich mich erst einmal unten im Erdgeschoß anmelden müßte. Also wieder runter. Wenigstens das Gepäck durfte ich schon einmal oben im Schwesternraum stehenlassen.
Unten warteten schon viele Menschen vor dem Anmeldungszimmer. Ich stellte mich dazu. Das war ein ziemlich eintöniger Gang hier, was das Warten noch langweiliger machte.
Schließlich kam ich dran. Drinnen saß ein junger Mann vor einem Computer, der anscheinend den größten Teil seiner Zeit damit verbrachte, Patienten aufzunehmen. Er fragte mich meine Daten und gab sie in den Computer ein. Solch ein modernes Verfahren war mir neu. Heutzutage kann man wohl nur noch auf diese Weise die Patientenflut bewältigen.
Schwierigkeiten gab es dann, weil ich noch keine eindeutige, schriftliche Kostenübernahmeerklärung von der Krankenkasse hatte. Ich sollte noch mal bei der zuständigen Stelle anrufen und mich erkundigen. Gnädigerweise nahmen sie mich trotzdem schon einmal auf - jedenfalls vorläufig. Der Computer druckte einen Bogen mit Aufklebern aus, den ich zusammen mit anderen Bögen in die Hand gedrückt bekam. Dann durfte ich gehen.
Ich stand auf dem Gang und wußte nicht, was ich jetzt tun sollte. Auch meine Mutter hatte keine Idee. Doch dann kam Rettung: So eine von diesen ehrenamtlichen Helferinnen, die ein bißchen mehr Menschlichkeit in die Krankenhäuser bringen und sich um die Patienten kümmern, wo das medizinische Personal keine Zeit hat. Und hier bei der Anmeldung war sie genau an dem richtigen Ort gelandet. So viele hilfesuchende Menschen! Mit ihrem Profiblick hatte sie schnell mein dummes Gesicht bemerkt und fragte mich, ob ich zum ersten Mal im Krankenhaus wäre. Als ich bejahte, erklärte sie mir sehr freundlich alles, was hier abging.
Sie wußte genau Bescheid. War wohl Erfahrung. Ich sollte nun mit den Zetteln wieder zu meiner Station gehen und sie den Schwestern geben. Die würden mich dann weiter instruieren. So einfach war das. Hier unten könnte ich noch hinter der Tür hier nebenan ein Telefon beantragen. Ich hielt es für Luxus, daß man als Patient ein eigenes Telefon haben konnte - das kostete dann auch ungefähr soviel, wie wenn man sich daheim ein neues Telefon anschließen ließ, obwohl sie die Apparate bereits neben jedem Bett befanden -, aber meine Mutter bestand darauf, daß ich eins beantragte. Ich konnte es ja auch noch gebrauchen, um die Krankenkasse anzurufen, und wer weiß, was noch alles kommen würde...

Oben merkte ich dann auch, wofür die Aufkleber gut waren: Die Schwester klebte gleich welche auf verschiedene Bögen und Mappen, die für meinen Fall angelegt wurden.
Dann durfte ich in mein Zimmer einziehen.

Es war ein Zweibettzimmer, das gerade so groß war, daß man zwischen den Betten noch durchgehen konnte. Am Fußende der Betten war etwas mehr Platz. Dort stand noch ein kleiner Tisch mit Stuhl. Von jedem Bettrahmen ging ein Kran hoch, eine dicke Stange, von der über der Bettmitte ein triangelförmiger Griff zum Hochziehen herunterhing. Daran konnte sich der Patient hochziehen, wenn er sich aufrichten wollte. Wahrscheinlich ist das Standard bei Krankenhausbetten. An der Wand neben meinem Bett waren Waschbecken und Toilettenschränke. Dort konnte man auch noch einen Vorhang vorziehen, wenn man sich wusch. In dem anderen Bett - das am Fenster - lag ein - soweit ich erkennen konnte - älterer Mann und schlief. Prima - ich war also gleich in ein Männerzimmer gekommen! Seine Frau saß daneben und paßte auf. Sie begrüßte uns freundlich und erklärte, daß ihr Mann frisch operiert sei.
Meine Mutter verabschiedete sich nun. Sie wollte am nächsten Tag wiederkommen und mich auch so bewachen, wenn ich dann frisch operiert sei und vielleicht ihre Hilfe brauchte. Ich glaubte nicht, daß das nötig sei. Aber wenn sie darauf bestand...
Als sie weg war packte ich mein Zeug in meinen Schrank und wartete ab, was weiter passieren würde.
Im Laufe des Tages wurde ich dann immer wieder von den Schwestern zu verschiedenen Aktionen gerufen. Sie befragten mich auch, ob ich wichtige Krankheiten, Allergien usw. hatte. Ich mußte einen Zettel für die Mahlzeiten ausfüllen. Das war gut: Darauf konnte man die Portionsgröße festlegen und sich die Bestandteile (Brotsorten, Butter oder Margarine, Marmelade, Wurst, Käse, verschiedene Getränke) für Frühstück und Abendessen selbst zusammenstellen.
Dann telefonierte ich mit der Krankenkasse. Zum Glück stellte sich heraus, daß sie die Kostenübernahme bewilligten. Sie hatten es bisher bloß nicht deutlich genug formuliert. Mir fiel ein Stein vom Herzen. Es wäre schön blöd gewesen, wenn ich deswegen das Krankenhaus wieder hätte verlassen müssen und auf einen neuen OP-Termin hätte warten müssen. Das wäre also erledigt.

Der erste Tag war ziemlich langweilig. Ich kam mir irgendwie fehl am Platz vor. Auf das Bett durfte ich mich in Straßenkleidung weder setzen noch legen, und der Stuhl war auf die Dauer unbequem, besonders da ich sowieso nicht gerne sitze.
Ab und zu wurde die Langeweile unterbrochen, wenn jemand kam, der etwas von mir wollte. Ein Medizinstudent im Praktischen Jahr maß meinen Blutdruck, nahm mir für Untersuchungen Blut ab und wies mich darauf hin, daß ein AIDS-Test gemacht werden würde.
Woher sollte ich AIDS haben?
Eine Ärztin aus der Anästhesie-Abteilung befragte mich und füllte denselben Fragebogen noch einmal aus, den ich ihnen bereits vorab schicken sollte (und auch getan hatte).
Ich sollte eine Vollnarkose bekommen, was ich nachvollziehen konnte. So etwas hatte ich in meinem bisherigen Leben nur einmal, nämlich als mein gebrochener Arm wieder gerichtet wurde. Damals - ich war 8 Jahre alt - waren die ersten Worte, die ich beim Aufwachen hörte: "Na endlich!" Ich überlegte, ob ich die Ärztin darauf hinweisen sollte, daß ich eventuell Schwierigkeiten mit dem Aufwachen habe. So ein

bißchen unheimlich wird einem ja doch, wenn man sich bewußt macht, daß man im schlimmsten Fall nie mehr aus der Narkose aufwacht...
Aber mit solchen Gedanken gab ich mich nie lange ab. Was meine eigene Sicherheit betrifft, da lege ich einen ziemlich starken Optimismus an den Tag. Unkraut vergeht nicht. Das hat einen Vorteil als Nebeneffekt: ich habe vor kaum etwas Angst.
Später schickten mich die Schwestern zweimal in einen anderen Teil des Krankenhauses. Dort wurde mir noch einmal Blut abgenommen - diesmal nur eine winzige Menge. Ein Stich in die Fingerkuppe, und der Bluttropfen wurde mit einem kleinen Röhrchen aufgesaugt.
Die andere Tour ging zum EKG. Dort mußte ich lange auf dem Flur warten - immerhin war es zur Abwechslung mal ein anderer Flur -, aber die Untersuchung ging dann ganz schnell. Ich sollte meinen Oberkörper entblößen. Natürlich war es mir etwas peinlich, aber mit grimmiger Freude dachte ich daran, daß das nun bald vorbei sein würde.
Auch Prof. Lemperle kam mal in meinem Zimmer vorbei, um mir noch letzte Fragen zu beantworten. Ich sollte am nächsten Morgen gleich als Erster mit der Operation drankommen.
Beim Mittagessen lernte ich die Essenszeremonie im Krankenhaus kennen: Das Essen wurde auf einem großen Schiebewagen geliefert, auf dem die einzelnen Tabletts mit den zugehörigen Deckeln gestapelt waren. Diese bedeckten nicht nur das ganze Tablett mit Inhalt, sondern waren auch richtig dick (aber nicht schwer) und dienten wohl der Isolierung. Seitlich war ein offener Raum, in den die Getränke und Suppentassen gestellt wurden. Darin steckten auch die "Bestellkarten" der Patienten, die die Schwestern vor der Essensausgabe einsammelten, um sie wiederzuverwenden.
Mein erstes Mittagessen konnte ich mir noch nicht aussuchen - man hatte an Wochentagen die Wahl zwischen zwei Menüs oder einem Salatteller für Vegetarier - , denn das Mittagessen wurde immer am Tag vorher bestellt. Es schmeckte mir aber trotzdem.

Am Nachmittag kam dann das Unangenehmste: Ich wurde zur gynäkologischen Untersuchung geschickt. Auch diese war in einem anderen Teil des Gebäudes. Mit gemischten Gefühlen ging ich auf die Suche. Es ließ sich nun mal nicht vermeiden.
Nachdem ich mich angemeldet hatte, schickte mich die Schwester oder Arzthelferin hinter einen Vorhang, wo ich mich schon mal untenrum freimachen sollte.
Da stand ich nun halbnackt. Die Zeit verging.
Zwischendurch schaute mal eine andere Arzthelferin hinter den Vorhang, und war überrascht, dort jemanden zu erblicken. Ich kam mir vor wie ein Tier im Zoo, nur fand ich die Situation etwas peinlicher. Die Schwestern waren es wohl gewöhnt, aber für mich war es das erste Mal, und für mich als Mann war es doppelt unangenehm, mit einem halbnackten Frauenkörper mehr oder weniger der Öffentlichkeit ausgesetzt zu sein.
Wo blieb der Arzt?
Die Schwester sagte, er würde gleich kommen, er hätte noch woanders zu tun.

Endlich tauchte er auf. Sein Aussehen widersprach den Ärztewitzen, wonach die schönen Ärzte Gynäkologen werden, sondern er hatte eher einen Frankenstein-Touch. Das war mir aber egal. Hauptsache, er machte seine Arbeit gut. Er begrüßte mich eher reserviert als freundlich, und mir war es schon wieder unangenehm, weil ich ja schon halbnackt war.
Ein paar kurze Fragen, warum ich hier war. Er wollte meine beiden Gutachten haben, wahrscheinlich, um sich meiner Transsexualität sicher zu gehen, und nahm sie bis auf weiteres an sich.
Dann sollte ich mich auf den Untersuchungsstuhl legen. Durch quasi null Gynäkologenbesuche war ich so unerfahren wie ich nur sein konnte, aber mein technischer Verstand sagte mir, wie ich mich ungefähr hinlegen mußte. Natürlich lag ich dann viel zu weit oben und stellte mich ziemlich ungeschickt an, bis ich dann endlich an der richtigen Stelle lag. Dadurch machte ich mich nicht gerade beliebt.
Dann begann der Arzt die Untersuchung. Ich wußte nicht, was er da machte - schließlich konnte ich nichts sehen -, aber es tat höllisch weh. Vermutlich auch deshalb, weil ich bestimmt sehr verkrampft war. Ich glaube, er testete, wie dehnbar die Scheide ist, und ob man die inneren Geschlechtsorgane durch sie hindurch entfernen konnte. Das ist ja dann logisch, das so etwas wehtut.
Ich war froh, als die Untersuchung endlich vorbei war. Ich hatte sie hinter mir, meine erste und wie mir scheint letzte gynäkologische Untersuchung!
Später am Nachmittag kam dann noch eine Ärztin aus der Gynäkologie, klärte mich über die Operation auf und ließ mich die Einverständniserklärung und Aufklärungsbestätigung unterschreiben. Von ihr erfuhr ich dann endlich auch mal die Nebenwirkungen, die bei der Entfernung der inneren Geschlechtsorgane auftreten können: Beschädigung der Blase, die ja direkt "nebenan" vor der Gebärmutter liegt oder Verwachsung innerer Organe nach der Operation. Die Nebenwirkungen schreckten mich nicht von der Operation ab, aber ließen mich beten, daß alles gutgehe.

Eine Untersuchung stand noch an: die Röntgenaufnahme des Thorax[8]. Die Schwestern kündigten sie mir an und warteten auf die Freigabe der anderen Station, daß ich rüberkommen sollte. Die kam vorerst nicht.
Es wurde schon Abend. Das Abendessen wurde serviert. Ich bekam meine Henkersmahlzeit in Form von einer Scheibe Weißbrot, die voll auf Ballaststoffentzug stand, und einer Substanz, die sie Brei nannten: eine warme, weiße, leicht steife Masse in ähnlicher Konsistenz wie Pudding, aber fast ohne Geschmack. Zum Glück war ich gewohnt, abends nicht viel zu essen, so daß mich diese Mahlzeit doch einigermaßen sättigte.
Dann begannen die Vorbereitungen für den nächsten Tag. Ich sollte mich an den Operationsgebieten gründlich rasieren. Die Schwester bot an, mir zu helfen, aber das machte ich lieber alleine. Ich zog mich hinter den Waschvorhang zurück. Was

---

[8]Brustkorb

mochte wohl mein Zimmerpartner von mir denken, wenn ich mich "wusch", ohne den Wasserhahn zu betätigen, und dann auch noch so lange?
An der Brust gab es nicht viel wegzunehmen, nur ein paar vereinzelte Haare rund um die Brustwarzen. Bei den Schamhaaren ging dann die Arbeit los. Erst einmal mähte ich sie grob mit der Nagelschere ab, die Feinarbeit erledigte ich mit ein paar Einmalrasierklingen, die mir die Schwester gegeben hatte. Wegen der vielen Falten und Furchen da unten war es gar nicht so einfach. Außerdem sah ich auch nicht viel und mußte einen kleinen Handspiegel zur Hilfe nehmen, den ich zum Glück mitgenommen hatte. Es ließ sich nicht vermeiden, daß ich mich an zwei oder drei kleinen Stellen schnitt. Es blutete aber kaum.
Dann bekam ich den ersten Einlauf in meinem Leben. Ich hatte den Begriff zwar schon gehört und wußte auch, aus meiner Behindertenarbeit, daß so etwas gemacht wird, um den Stuhlgang herbeizuführen. Bei den Schwerstbehinderten mußte das täglich gemacht werden. Allerdings hatte ich nicht erwartet, daß es im Krankenhaus, z.B. vor Operationen notwendig ist[9] und speziell, daß es bei mir gemacht werden sollte. Die Schwester pumpte eine Menge kalter Flüssigkeit in meinen After und wies mich dann an, so lange wie möglich auf und ab zu gehen, damit auch wirklich alles entleert würde. Ich machte mich also auf die Socken. Am Anfang spürte ich noch nichts, aber allmählich ging der Drang los und wurde mit der Zeit fast unerträglich. Schließlich gab ich auf und produzierte eine Menge "Stoff". Die Schwester konnte mit mir zufrieden sein!
Danach sollte ich ein Vollbad nehmen, und zwar sollte ich die spezielle Krankenhausseife benutzen (die wohl auch irgendein Desinfiziermittel enthielt), die in unserem Bad stand. Ach ja, das Badezimmer: auf unserer Station hatte jedes Zimmer einen kleinen Nachbarraum mit Klo und Badewanne bzw. Dusche. Ich nahm also das Bad. Wann hatte ich das das letzte Mal getan? Ich weiß es nicht mehr. Vielleicht so ungefähr mit 10 Jahren. Die Krankenhausseife, die da flüssig in einem großen Gefäß - ein Zwischending zwischen Plastikflasche und Kanister mit einem kleinen Spritzröhrchen oben - stand, hatte einen typischen Geruch. Dieser Geruch war mir bisher unbekannt. Ich assoziierte ihn nicht mit "Krankenhausgeruch" - das waren schärfere Substanzen, wahrscheinlich Narkosemittel - , aber später sollte mich dieser Geruch immer an das Krankenhaus erinnern.
Als ich mit dem Bad fertig war, zog ich meinen Schlafanzug an. Kurz danach wurde ich dann endlich zur Röntgenuntersuchung gerufen. Es war inzwischen schon 9 Uhr. Dazu kleidete ich mich nicht noch mal an, sondern zog nur meinen Morgenrock über. Beim Gehen hatte ich ein komisches, ungewohntes Gefühl an den frischrasierten Stellen: die Haarstoppeln kratzten.
Die Ärztin beim Röntgen war sehr nett, und sie war die Einzige auf den anderen Stationen, die sich für meine Krankheit interessierte. Leider mußte ich ja wieder meinen Oberkörper entblößen - das letzte Mal vor der Operation! - und sie schöpfte

[9] Ein voller Darm stört bei Operationen, und es ist sehr unhygienisch, wenn dabei aus Versehen der Darm angeschnitten wird und der Darminhalt in die Bauchhöhle gelangt: das kann zur lebensgefährlichen Bauchfellentzündung führen

wohl Verdacht oder war verwirrt wegen des Widerspruchs zwischen meinem Körper und meinem sonstigen Äußeren und Verhalten und vor allem meinem Namen.
Ich erklärte ihr, was los war und was anstand, worauf sie nicht etwa in reservierte Haltung überging, sondern mir alles Gute wünschte.
Als ich dann wieder auf meiner Station war, war es auch schon Zeit, ins Bett zu gehen. Die Nachtschwester bot mir ein Schlafmittel an, aber ich wollte es erst einmal ohne versuchen, denn ich war nicht nervös.
Ich lag im Bett und versuchte einzuschlafen. Mein Nachbar schnarchte schon leise. Morgen war also der große Tag! Wieder wunderte ich mich über meine Gefühlslosigkeit. Weder Angst vor der gefährlichen Operation oder vor Schmerzen, noch triumphierende Begeisterung, weil ich es nun endlich geschafft hatte, nur eine stille Freude. Die Operation war irgendwie zur Selbstverständlichkeit geworden - ein fest dazugehörender Bestandteil meines Lebens wie Geburt und Tod.
Es dauerte nicht lange, bis ich eingeschlafen war.

## Jetzt wird´s spannend!

Am nächsten Morgen ging es früh los. Erstens, weil es in Krankenhäusern immer früh losgeht, zweitens, weil ich im vordersten Zimmer lag, das bei fast allen Runden zuerst drankam und drittens, weil ich zuerst bei den heute anstehenden Operationen drankommen sollte. Um halb 7 stürmten die Schwestern der Frühschicht ins Zimmer und jagten mich aus dem Bett. Ich sollte noch mal duschen - wieder mit der Krankenhausseife. Als ich wiederkam, lag schon die OP-Kleidung für mich bereit: das typische weiße Krankenhaushemd, das man nur am Hals zubinden konnte, vorne war es geschlossen und hinten klaffte ein durchgehender Längsschlitz, wenn man nicht aufpaßte. Zusätzlich bekam ich noch eine Netzunterhose in Einheitsgröße - ursprünglich war sie quadratisch, und wenn man sie anzog, dehnte sie sich und paßte sich den Körperformen an - und eine riesengroße grüne Mütze, die ich aber noch nicht anzog.
Dann hieß es warten.
Schließlich kam die Schwester herein und sagte: "Es ist soweit."
Schnell zog ich die Mütze auf und legte mich hin. Ich bekam eine Vorbereitungsspritze Dann griff sich die Schwester mein Bett und schob es zum Fahrstuhl, wo es gerade so mit ihr hineinpaßte. Irgendwie kam ich mir behindert vor - ich war doch durchaus fähig zu laufen, und da mußte ich wie ein Pflegefall durch das Krankenhaus gerollt werden. Die Fahrt ging abwärts in den zweiten Stock. Dort waren die Operationssäle der Plastischen Chirurgie. Der Fahrstuhl stoppte im Wartezimmer für ambulante Operationspatienten. Von dort gingen mehrere Türen ab - zur Anmeldung und wahrscheinlich zu einem Untersuchungsraum - und eine große,

automatische Tür, durch die ich geschoben wurde. Direkt dahinter stellte die Schwester mein Bett ab und verabschiedete sich.
Nun stand ich in einer Nische des Flurs vor den OP-Sälen und konnte nicht viel sehen, weil ich mit dem Gesicht zur Tür lag. Links neben mir war ein Regal mit blauen Stoffballen. Das waren wahrscheinlich Tücher und Kleidungsstücke, die im OP verwendet wurden. Von der Schwarzwaldklinik - von der ich nur ein paar Folgen gesehen hatte, dann wurde es mir zu doof - war ich eigentlich die Farbe grün gewöhnt. Blau wird also auch verwendet.*
Hinter mir gingen gelegentlich Personen vorbei, die auch blau gekleidet waren und ähnliche Mützen wie ich trugen. Sie beachteten mich nicht. Ich lag also nur da und meditierte.
Auch jetzt, wo die Operation unmittelbar bevorstand, hatte ich kaum Gefühlsregungen. Vielleicht trug auch die Spritze dazu bei. Es war einfach alles nur neu und ich war gespannt, was jetzt passieren würde.
5 Minuten nachdem es mir langweilig wurde, wurde mein Bett in den Operationssaal geschoben. Dort mußte ich wieder warten. Auch hier liefen geschäftig Blaukittel herum und machten Vorbereitungen für die Operation.

*Ich sehe mich im Raum um. Oben ist die typische große runde Operationslampe, die an einem Arm befestigt ist und sich so in alle gewünschten Stellungen manövrieren läßt. Im Raum stehen etliche Schränke herum, die Medizin, Verbandszeug und andere Operationsutensilien enthalten. An der Wand hängen Luftschläuche und Masken für die Narkosen. Einen großen Blickwinkel habe ich auch nicht, wenn ich keine größeren Verrenkungen machen will. Ich weiß ja nicht, ob die es hier gerne haben, wenn ich mich zu viel bewege.*
*Prof. Lemperle taucht auf. Ich erkenne ihn erst auf den zweiten Blick, weil er eine Kopfmaske trägt, die nur den oberen Teil seines Gesichtes freiläßt. Er begrüßt mich und bemalt mich dann mit einem grünen Stift: Ringe um die Brustwarzen, um die Brust und dreifingerbreite Streifen auf jeder Seite in meiner Leistenbeuge. Das sollen wohl die Lappen werden, die in dieser Operation schon einmal leicht abgetrennt werden sollen. Dann wird auch schon die Narkose eingeleitet. Ich bekomme eine Spritze in die Armbeugenvene, von der ich augenblicklich wegsacke.*

Im Halbbewußtsein nahm ich irgendwann einmal starke Schmerzen wahr, ich weiß nicht, wie lange. Als ich richtig aufwachte, war es im Zimmer schon dunkel. Ich fühlte mich eigentlich gar nicht so schlecht, nur bematscht. Zum Glück ist mir von

---

* Später erfuhr ich, daß diese Farben mit voller Absicht genommen werden: Wenn die Ärzte stundenlang auf das blutrote Operationsfeld gestarrt haben und dann mal aufblicken, würden sie ziemlich gestört werden, wenn sie dann vor einem (sonst im Krankenhaus vorherrschenden) weißen Hintergrund diese physiologischen Flecken, die ihre Augen in der grünlichen Komplementärfarbe zu Rot erst einmal erscheinen lassen, sehen würden. Deshalb nehmen sie ganz einfach Wäsche, die der Komplementärfarbe zu Rot ähnlich ist.

der Narkose nicht schlecht geworden. Nur meine Stimme war ziemlich heiser, als ich mit meiner Mutter und der Schwester sprach. Den Rest des Tages verbrachte ich mit Dösen.

## Befreit

Als ich wieder wach genug war, um einen klaren Gedanken zu fassen, wurde mir bewußt: ich habe einen Teil der Operationen hinter mir, den Teil der mir am wichtigsten war. Ich werde nie wieder menstruieren - egal, ob ich Hormone nehme oder nicht!
Und vor allem habe ich eine flache Brust!
Ab jetzt kann ich auch in engen Pullovern und T-Shirts herumlaufen, ohne weiblich auszusehen. Meine Männlichkeit ist perfekt und vollständig!
Natürlich fehlt noch der Penis, aber der macht einen Mann nicht zum Mann - jedenfalls nicht im sozialen Alltag. Dessen Fehlen fällt nur in besonderen Situationen auf, die man ganz gut vermeiden kann.
Ich griff mir an die Brust, um das flache Gefühl in den Fingern zu spüren und zu genießen. Aber da war noch etwas im Weg. Da hatte sich also mein Gefühl am Oberkörper nicht getäuscht: Ich hatte um die Brust einen dicken Verband. Seine äußerste Schicht bestand aus einem Gummigewebe, eine Art Korsett, das fest um meine Brust gespannt war. Ein Druckverband.
Ich mußte mich also noch eine zeitlang gedulden, bis ich meine neue Brust voll genießen konnte.

Jetzt war ich erst einmal voll der Pflegefall, das heißt die Krankenschwestern hatten viel mit mir zu tun. Ich bekam einen Tropf nach dem anderen. Schnell lernte ich, wie das Verfahren ablief. Eine sogenannte Braunüle hatte ich ja bereits in einer Vene am Handrücken stecken. Das war eine Art verschließbarer Eingangsschlauch, an dessen Anschlußteil man dann die Leitung anschrauben konnte, die zum Tropf führte. Die jeweilige Flasche mit der Flüssigkeit, die ich eingetropft bekam, hing kopfüber an dem "Kran" über meinem Bett. In ihren Verschluß konnte man die Leitung einstecken, die für diesen Zweck mit einer Spitze endete. Die Leitung wurde nur selten ausgewechselt, die Flaschen dagegen in der ersten Zeit, sobald die alte Flasche alle war. Auf halber Höhe der Leitung war eine Art Klemme mit einem Rädchen, damit konnte man die Leitung, die aus irgendeinem weichen, durchsichtigen Kunststoff war (Silikon?), mehr oder weniger abquetschen und damit die Durchflußgeschwinidigkeit regulieren oder den gesamten Durchfluß unterbrechen. Wenn ich es rechtzeitig merkte und die Leitung, kurz bevor die Flasche alle war, abklemmte, so daß der Leitungsschlauch immer noch mit Flüssigkeit gefüllt war, brauchten die Schwestern nur die Flaschen auszuwechseln. Wenn dagegen bereits Luft im Schlauch war, mußte auch dieser erneuert werden. Mit der Zeit lernte ich,

darauf achtzugeben. Schließlich hatte ich in den ersten Tagen, wo ich mich noch ziemlich bematscht fühlte, kaum etwas anderes zu tun als herumzuliegen und zu dösen.
Es war faszinierend, daß ich keine der gewohnten natürlichen Bedürfnisse hatte. Weder Hunger, noch Harndrang. Die Ernährung bekam ich über den Tropf - es war eine gelbe Flüssigkeit in einer großen Flasche, während die Medizin (hauptsächlich Antibiotika) eine wasserklare Flüssigkeit war - und in der Blase hatte ich einen Katheter stecken, der den Urin über einen Schlauch in einen Sack, der an der Seite meines Bettes hing, ableitete.
Sowohl auf Höhe der Brust als auch im Leistenbereich hatte ich je 2 Drainagen, auf jeder Seite eine. Mit ihnen wurden die Wundabsonderungen abgesaugt, damit sich keine Blutergüsse oder ähnliche Scherereien bildeten. Sie bestanden aus Schläuchen, die an ihrem Anfang, der unter der Haut steckte, durchlöchert waren. In ihnen war ein Unterdruck aufgebaut, so daß die Wundsekrete abgesaugt und in leichte, durchsichtige Plastikflaschen geleitet wurden. Diese hingen auch an den Seiten meines Bettes. Am Anfang war es eine ziemlich rote Angelegenheit, weil noch viel Blut floß. Die Schwestern kamen regelmäßig und notierten sich, um wieviel der "Wasser"stand in den Flaschen zugenommen hatten. Außerdem ließen sie auch den Urin ab, wenn mein Sack prall gefüllt war, und entsorgten ihn. Dazu war am unteren Ende des Sackes ein kurzer Ausführungsschlauch, den man abklemmen konnte.
Die Tage, an denen ich noch nicht aufstehen konnte, begannen früh. Um 5 Uhr kam die Nachtschwester mit dem Waschzeug. Das machte mir aber insofern nicht so viel aus, weil ich in den Nächten schlecht schlief. Einerseits hatte ich ja noch Schmerzen, und andererseits schlief ich tagsüber so viel und hatte so wenig Bewegung, daß ich nachts kaum müde war. So war es nach vielen langweiligen Stunden wie eine Erlösung, wenn die Waschzeremonie begann. Weit unangenehmer war mir, daß ich warmes, fast heißes Wasser vorgesetzt bekam. Ich war gewohnt, mich mit kaltem Wasser zu waschen und zu duschen. Vor allem für das Zähneputzen ist kaltes Wasser viel gesünder als warmes, weil es das Zahnfleisch zusammenzieht und widerstandsfähiger macht. Am ersten Tag wurde ich noch gewaschen - es gab auch noch nicht viele freiliegende Hautstellen, die in Frage kamen - später ging ich dann dazu über, mich selbst zu waschen.
Nach dem Waschen wurde ich oft noch mal müde genug, um noch ein bißchen schlafen zu können.
Kurz vor 7 Uhr begann dann der normale Tagesablauf. Die Schwestern der Frühschicht kamen zu zweit, machten die Betten, und gaben - wenn nötig - neue Patientenhemden aus. Einige Zeit später kam die Putzfrau, die sehr gründlich das Zimmer durchwischte. Zwischen halb 8 und 8 wurde dann das Frühstück verteilt.
Im Laufe des Vormittags kam irgendwann die Visite: der diensthabende Stationsarzt in Begleitung einer assistierenden Krankenschwester, die einen großen Verbandswagen mit sich führte. Der Arzt kontrollierte den Zustand des Patienten und seiner Wunden und wechselte gegebenenfalls die Verbände.

Da ich noch heiser war und meine Luftwege stark verschleimt waren, befahl mir der Stationsarzt, regelmäßig zu husten. Davor sollte ich mehrmals kräftig ein- und ausatmen. Das rasselte dann stark und löste früher oder später einen Hustenreiz aus. Ich hatte aber immer Beklemmungen, weil ich beim Husten Spannungen oder auch Schmerzen im Unterleib hatte. Hoffentlich zerstörte ich mir dort nichts, hoffentlich platzte da nichts auf, wenn ich hustete! Ich war immer hin- und hergerissen, so heftig zu husten, wie es meine Lunge verlangte und so vorsichtig, daß ich meine Wunden nicht gefährdete. Aber wenn es der Stationsarzt verlangte, mußte es ungefährlich sein. Er war mittleren Alters und sah erfahren aus. Ich ging davon aus, daß er der zuständige Arzt hier auf der Station war. In den ersten Tagen, wo er Dienst hatte, wußte ich ja noch nicht, daß hier reihum viele verschiedene Stationsärzte ihren Dienst taten.
Bei diesem Arzt lernte ich auch gleich in den ersten Tagen ein paar Kostproben der komische Sprache von den Krankenhausärzten kennen:
"Na - wie geht es uns denn heute?"
Mir ging es relativ gut. Aber woher sollte ich wissen, wie es ihm ging? Darauf ging er dann auch nicht näher ein.
Oder eine andere Frage: "Gehen denn schon Winde ab?"
Ich stand auf dem Schlauch: "Was sind denn Winde?"
"Blähungen."
Ach so. Warum sagte er das nicht gleich?

Später erschien noch einmal eine Schwester, versorgte uns mit neuem Sprudelwasser, das jeder an seinem Bett stehen hatte - echt tolle Sache! - und maß Fieber mit einem digitalen Thermometer. Die Meßeinheit war ein konischer Stab, über den die Schwester für jeden Patienten eine neue, steife „Kondom“hülle stülpte und den sich der Patient unter die Zunge klemmte. Die Schwester hatte die dazugehörige kastenförmige Anzeigeeinheit in der Hand, worauf die Temperatur abgelesen wurde. Die Zahlen kletterten einige Zeit in die Höhe, bis durch einen Piepston angekündigt wurde, daß nun die endgültige Temperatur erreicht sei.
Kurz vor 12 Uhr kam dann schon wieder das Mittagessen.
Am Nachmittag war dann normalerweise nicht mehr viel los, so um 3 gab es Kaffee bzw. Tee und um kurz vor 6 das Abendessen.
Gelegentlich kam am frühen Abend, nachdem er die Arbeit im OP beendet hatte, noch einmal der Chefarzt vorbei, um nach frischoperierten Patienten zu sehen. Falls er es zeitlich einrichten konnte - also nur selten.

Am ersten Tag nach meiner Operation gab es noch Abweichungen. Ich war ja frisch operiert, bekam noch keine Mahlzeiten, und an meinen Verbänden wurde auch noch nicht viel gerüttelt. Der Stationsarzt überprüfte nur, ob alles noch richtig saß.
Am gleichen Tag wurde ich noch einmal nach unten in den Operationssaal gefahren, wo mir dann Prof. Lemperle die Tamponade aus der Scheide zog, die der Gynäkologe dort belassen hatte. Das tat ziemlich weh - ungefähr so stark wie die gynäkologisch Untersuchung-, aber zum Glück nur kurz.

Ich war an einem Donnerstag operiert worden. Freitags nachmittags fand traditionsgemäß die Chefvisite statt. Wahrscheinlich legten sie mit Absicht die großen Operationen auf Donnerstag, damit sie der Chef dann gleich am nächsten Tag begutachten konnte. Die Chefvisite war immer ein besonderes Ereignis. Prof. Lemperle, der Chefarzt, untersuchte bzw. kontrollierte alle Patienten auf der Station, wobei ihm ein Schwarm von Ärzten und Ärztinnen, genauer gesagt alle Stationsärzte dieser Station, die aufzutreiben waren, eine Schwester und manchmal auch ein Student auf den Fuß folgten. Die bauten sich dann alle um mein Bett herum auf, während sich Prof. Lemperle mich anschaute und erklärte, was bei mir gemacht worden war. Bei dieser Gelegenheit lernte ich auch den geheimnisvollen Dr. Exner kennen. Er war Oberarzt auf dieser Station. (Wie ich später erfuhr, war er derjenige, der die meisten Transsexuellen operierte, da Prof. Lemperle in der Regel nur die Privatpatienten behandelte.)
Mein Verband wurde entfernt. Nun sah ich zum ersten Mal, wie mein Operationsgebiet aussah. Fast mein gesamter Oberkörper war gleichmäßig orange angefärbt. Das kam von einer Desinfizierlösung, mit der die Operationsgebiete vor der OP angestrichen werden. Mein Brustverband bestand aus dem schon erwähnten spannbaren Teil, der ungefähr 30 cm breit und 1m lang war und mit Hilfe eines Klettverschlusses stufenlos an jeden Brustumfang angepaßt werden konnte. Darunter wurde er noch mit Schaumstoff unterstützt. Deshalb kam mir der Verband auch so dick vor! Innen war noch ein normaler Verband, und direkt auf der Wunde lag ein dünner, netzförmiger Verbandsstreifen, der etwas fettig war und deshalb nicht an der Wunde festklebte. Sein Name, den ich noch bei vielen Verbandsvisiten zu hören bekam, war *Sofratüll.*
Meine Brust sah noch etwas zerknautscht, aber im großen und ganzen schon ganz gut aus. Ich hatte mir bei der Vorbesprechung gar nicht genau erklären lassen, wie die Brustentfernung technisch durchgeführt wurde, sondern ging davon aus, daß Prof. Lemperle es so machen würde, wie Eicher es beschrieben hatte. Es sah aber ganz anders aus. Besser. Ich hatte nur entlang der unteren Ränder der Brustwarzen eine Narbe. Und die sah ganz unauffällig aus. Der Faden, mit dem sie genäht war, verlief unter der Haut. Seine beiden Enden schauten seitlich der Brustwarze, dort, wo die Narbe endete, heraus.
Die linke Brustwarze sah ein bißchen komisch aus. Der Schorf auf der Wunde wurde ganz dunkel, fast schwarz. Prof. Lemperle äußerte sich besorgt darüber, unternahm aber nichts Besonderes. Ich sollte nur weiter die Heilsalbe auftragen. Diese Stelle brauchte sehr lange, bis sie abgeheilt war. Später bekam ich dort einen Pigmentverlust. Sie nahm die Farbe der umgebenden Brusthaut an, anstelle der dunkleren Brustwarzenfarbe. Eine kleine ästhetische Beeinträchtigung. Es fiel aber kaum auf.
Wenn ich - oder die Ärzte bei den Untersuchungen - so an der Brust herumhantierte, fragte ich mich immer, wieviel mein Nachbar davon mitbekam und was er sich dabei dachte. Hoffentlich zweifelte er nicht an meiner Männlichkeit! Aber eigentlich konnte er sich denken, daß im Krankenhaus keine Männlein und Weiblein in

dasselbe Zimmer gelegt werden.

Am Samstag - zwei Tage nach der Operation - durfte ich zum ersten Mal aufstehen. Zu diesem Zweck rieb mir die Schwester erst einmal meinen Rücken mit Franzbranntwein ein, damit ich noch mal schön husten konnte und damit mein Kreislauf etwas in Schwung kam. Dann schwang ich meine Beine vorsichtig über den Bettrand, suchte meine vielen Drainageflaschen und meinen Kathetersack zusammen und trug sie ein paar Schritte durch das Zimmer. Für's erste Mal war das genug. Nach dieser Aktion fühlte ich mich schon wesentlich fitter.
Am Wochenende kam meine Familie zu Besuch. Sie waren besorgt um mich und freuten sich, daß es mir gut ging.
Am Sonntag bekam ich die beiden unteren Drainagen, die unter den gelockerten Leistenhautlappen steckten, gezogen. Das zwickte sehr schmerzhaft. Deshalb ging ich am nächsten Tag, als mir die oberen gezogen werden sollten, gleich in Abwehrstellung. Ich biß die Zähne zusammen und konzentrierte mich darauf, den Schmerz zu ignorieren, der da kommen sollte. Aber es kam keiner. Die Dinger flutschten ganz locker heraus, wobei ich nur eine Reibung spürte.
Auch der Katheter wurde entfernt. Zu diesem Zweck machte die Schwester schon vorher einige Zeit "Blasentraining" mit mir, das heißt sie klemmte regelmäßig den Katheterschlauch ab, so daß es einen Rückstau gab und meine Blase sich wieder füllte. Das war nicht gerade angenehm, denn es drückte sehr auf der Blase. Unter normalen Umständen wäre ich schon längst aufs Klo gegangen. Aber die Blase war jetzt viel empfindlicher als vorher und "meldete" sich schon, wenn noch gar nicht viel drin war.
Jetzt waren die hinderlichen Flaschen schon einmal weg, so daß ich viel besser aufstehen konnte. Jeden Tag ging ich ein bißchen länger spazieren. Dabei spürte ich hier und dort gelegentlich mal ein Zwicken, aber das störte mich nicht weiter. Schließlich wagte ich mich auch auf den Gang und ging dort auf und ab. Natürlich nicht, ohne meinen Bademantel überzuziehen. Ich hatte ja immer noch dieses komische Krankenhaushemd an. Dabei blieb es auch. Es war praktisch für die Untersuchungen, weil ich es dazu nur nach oben klappen mußte, und untenrum konnte ich sowieso keine Hose tragen, weil sie auf meine Wunden drückte oder für die Verbände zu eng war.
Sobald der Brustverband weg war, betrachtete ich mich beim Aufstehen ausführlich im Spiegel. Ich war hingerissen von dem Anblick, diesem Anblick, nach dem ich jahrelang gesucht hatte.
Endlich hatte ich meine heißersehnte Hühnerbrust! Sah das schön aus! Gerade in diesem weißen, am Hals gerafften Krankenhaushemd! Ich sah wie ein männlicher Engel aus - einer der gerade seine Flügel abgeschnallt hatte.
Immer wieder, heute und an den nächsten Tagen, suchten meine Augen den Spiegel, oder ich stolzierte eitel vor ihm hin und her. Dabei durfte ich es natürlich nicht übertreiben, damit der Nachbar sich nicht wunderte.
Am Montag bekam ich von den Schwestern keine Flasche mehr, die mich durch meinen Arm so problemlos ernährt hatte. Statt dessen wurden mir ein paar

Zwiebäcke vorgesetzt. Danach glaubten sie allen Ernstes, daß ich nun abführen würde! Dabei war Verdauung noch nie meine Stärke gewesen. Nach vielen Versuchen - einerseits mußte ich gar nicht und andererseits bekam ich beim Pressen ein komisches Gefühl im Unterleib, das einen gewissen psychologischen Widerstand verursachte: lieber nichts kaputtmachen - brachte ich endlich ungefähr 10 Kubikzentimeter zusammen. Die strenge Oberschwester, die gerade Dienst hatte, war richtig ungehalten: "Das ist ja nur so viel, wie in eine Spritze reingeht. Das ist viel zu wenig! Ich kann Ihnen erst wieder etwas zu Essen geben, wenn Sie ordentlich abgeführt haben!"
Es klappte trotzdem nicht. Woher sollte ich auch die Substanz nehmen, wo ich doch nur ein paar Zwiebäcke gegessen hatte? Schließlich gab es die Schwester auf und verpaßte mir einen Einlauf. Danach bekam ich erst einmal Breikost - die Spezialität der Krankenhausküche: eine farblose Hacksoße und Kartoffelbrei - und zu guter Letzt wieder Normalkost.

Alle paar Tage wechselte der Stationsarzt. Das fand ich gar nicht gut, weil der Neue nur in Grenzen wissen konnte, was an den letzten Tagen gemacht wurde. Andererseits mußte ich zugeben, daß es keine bessere Möglichkeit gab. Schließlich konnte nicht immer derselbe Arzt Dienst tun. Bei der Chefvisite gab Prof. Lemperle dann immer dem Arzt der nächsten Woche Anweisungen zum weiteren Vorgehen.

Dann lernte ich auch Johanna genauer kennen. Cornelia hatte ich ja mitgeteilt, wann ich im Krankenhaus sein würde. Sie hatte es wohl an Johanna weitergesagt, die zu dieser Zeit bei Transidentitas für uns "Jungs" (wie sie uns nannte) zuständig war. Sie rief mich an und fragte, ob sie mich besuchen dürfte. Dann kam sie.
Sie sah noch genauso aus wie ich sie von unserem flüchtigen Händedruck in Erinnerung hatte: Eher dick als dünn, auffällig große Oberweite, und die grauen Haare waren kunstvoll zu einer Frisur aufgetürmt, die sie älter machte als sie war. Was Größe, Figur, Gesichtszüge und vor allem die Stimme anging, wirkte sie vollkommen weiblich. Ich war ganz überrascht als sie mir erklärte, daß sie auch transsexuell sei.
Weiblicher als die anderen Mann-zu-Frau-Transsexuellen wirkte sie deshalb, weil sie primär transsexuell war, daß heißt sie hatte sich schon seit früher Kindheit so gefühlt und entsprechend früh die Operation angegangen, ungefähr mit Anfang 20. Viele andere ihrer "Kolleginnen" entschieden sich erst Jahrzehnte später zu diesem Schritt, mit dem Erfolg, daß sich dann manche männlichen Geschlechtsmerkmale viel zu stark und nachhaltig eingestellt hatten (Bierbauch, kantige Gesichtszüge usw.).
Durch ihre frühzeitige Operation hatte sie natürlich auch schon länger diesen Körper. Er war mit ihr gereift. Und dann hatte sie wahrscheinlich auch das Glück gehabt, eine besonders hohe Stimme und keinen vorstehenden Adamsapfel zu haben.
Sie begrüßte mich freundlich und kümmerte sich dann mütterlich um mich: Sie war sehr besorgt um mein Wohlergehen, fragte, wie es mir geht und wie ich mich psychisch fühle, erkundigte sich genau, was eigentlich bei mir gemacht wurde und noch gemacht werden sollte. Sie hatte ja schon einige andere auf ihrem Weg, speziell

bei den Operationen betreut. Wir führten ein ausführliches Gespräch über Frau-zu-Mann-Transsexualität, was es für Behandlungsmöglichkeiten gibt, welche Behandlungen die meisten anstreben und natürlich über meine Ziele im besonderen.
Johanna nahm es hin, daß ich alles machen wollte, sogar die gefährliche Harnröhrenverlängerung bis an die Penoidspitze, und bemerkte: "Jeder von Euch muß selbst entscheiden, was für ihn wichtig ist. Dem einen reichen die Standardoperationen, der andere braucht unbedingt alles, auch wenn es nur eine optische Fassade ist wie die Hoden, weil das seinem Bild von einem Mann entspricht. Ohne das würde er sich unvollständig vorkommen."
Ich erklärte ihr, daß ich vor allem im Stehen pinkeln können wollte und daß ich noch nicht weiß, ob ich auch Hoden haben will. Das hatte ja auch noch Zeit.
Sie fand es auch wichtig, daß man als Patient seinem Operateur voll vertrauen kann. Denn sonst wäre man nervös und hätte zu viel Angst. Das sind keine guten Voraussetzungen für die Operation und auch für die spätere Heilung!
Es war nicht ihr einziger Besuch. Sie rief mich auch noch oft an. Anscheinend war sie eine von der Sorte, die stundenlang am Telefon klönen können. Ich lag im Bett, bekam langsam einen Krampf in der Hand, die den Telefonhörer hielt, und lauschte ihren Erzählungen. So lernte ich sie allmählich besser kennen. Einmal erzählte sie sogar von ihrer eigenen Operation vor vielen Jahren.
Damals waren die Zustände noch ganz anders. Die Krankenschwestern waren reserviert bis ablehnend und konnten die Bedürfnisse der transsexuellen Patienten noch nicht nachvollziehen. So wurde zum Beispiel ihre Zimmertüre ganz oft offengelassen, so daß alle Passanten auf dem Gang sie sehen konnten.
Nach der Operation hatte sie große Schmerzen. Besonders schlimm war das tägliche Bougieren, das der Arzt von ihr verlangte, damit die Scheide nicht wieder zuwächst. Dabei hatte sie so große Schmerzen, daß sie sich eine zeitlang weigerte. Der Arzt machte ihr aber klar, wie notwendig es sei, und so mußte sie die Schmerzen halt verkraften. Davon abgesehen hatte sie aber ein sehr schönes Operationsergebnis.
Ihrem Arzt war sie sehr dankbar, und sie schließt ihn noch heute täglich in ihr Abendgebet ein.
Sie erzählte auch von ihrer Arbeit an einer Dokumentation über Frau-zu-Mann-Transsexualität. Darin wollte sie alles niederschreiben, was sie über das Thema finden konnte: Zeitungsberichte, Operationsbeschreibungen der Ärzte, Lebensläufe von Betroffenen und vieles andere. Sie hatte schon 50 Seiten getippt, aber das waren noch längst nicht alle. Ich versprach ihr, meinen Lebenslauf beizusteuern.

Eine knappe Woche, nachdem er operiert worden war, verließ mich mein Zimmerpartner und ein neuer kam. Der war ein lustiger Typ, aber auch schon ein älterer Jahrgang. Er konnte sich auch nicht verkneifen, zu fragen, was bei mir operiert worden war. Das sind dann die Situationen, wo man zu Not-Halbwahrheiten greifen muß, wenn man nicht die Tatsache verbreiten will, daß man transsexuell ist und gerade eine Geschlechts"umwandlung" macht. Ich murmelte etwas von Geschlechtsorganen und Harnröhre, und er war zufrieden.

Am Tag nach seiner Ankunft wurde er operiert. Nun konnte ich die Operationszeremonie mal aus unbeteiligter Perspektive beobachten. Mit vielen blauen Flecken kam er wieder und wunderte sich über sie. Ich scherzte mit meinem Galgenhumor: "Die haben sie bekommen, als sie vom OP-Tisch gefallen sind!"
Er war an einer Geschwulst in der Nase operiert worden. Das führte dazu, daß er in der Nacht laut schnarchte. Jetzt war ich froh, daß ich nur in einem kleinen Zimmer lag! Je mehr Leute in einem Zimmer liegen, desto größer ist die Wahrscheinlichkeit, daß einer nachts Lärm macht.
Meine nächste Operation stand jetzt auch an. Sie sollte genau 1 Woche nach der ersten Operation stattfinden. Ein oder zwei Tage vorher kam auch mal der Gynäkologe vorbei und überprüfte meinen Zustand. Genauer gesagt, er erkundigte sich, wie es mir geht, und da ich mich wohlfühlte und nichts besonderes bemerkt hatte, war er zufrieden und ging wieder. Das war unser letzter Kontakt miteinander.
Der Stationsarzt riß die Knoten meiner kurzen Fäden, der einzelnen Fadenschlaufen, die direkt um meinen Wundrand geknotet waren (und Einzelknopfnähte hießen) auf. In der Leistengegend hatte ich gelegentlich Spannungen, aber an der Hautoberfläche weniger Gefühl als früher.
Auf meine Bitte hin kam noch einmal Prof. Lemperle und erklärte mir genau, was er am nächsten Tag in der Operation machen würde. Er hockte sich vor meinen entblößten Unterkörper und zeigte mir, wo er den Bauchmuskel herausklappen würde (genau durch den Schnitt, der bereits für den Leistenlappen gelegt war und natürlich möglichst weit zentral) und wie er die Leistenhautlappen, die da so auffällig mit ihren Schnitträndern prangten, nach innen klappen würde. Dabei würden sich auch ganz automatisch im Hodenbereich Taschen ergeben, so daß das Einbringen von Hodenimplantaten nur noch eine Kleinigkeit wäre. Diese Operation mit dem Penoidaufbau würde sehr lange dauern. Er ging von mehr als 5 Stunden aus. Wie immer war er sehr freundlich, obwohl er unter Zeitdruck stand. Er wurde mir immer sympathischer. Schließlich war er es, der mir mit seinen geschickten Händen wieder zu einem lebenswerten Zustand verholfen hatte. Ich hatte volles Vertrauen zu ihm und deshalb auch gar keine Angst vor der langen Operation.

Am Abend vor der zweiten Operation gab es wieder die üblichen Vorbereitungen. Spärliches Abendessen, Verbot, nach 22 Uhr etwas zu trinken, Einlauf, Rasieren (es war noch nicht viel nachgewachsen) und Duschen. Diesmal brauchte ich kein Vollbad zu nehmen.
Gerade an diesem Abend kam meine Tante mich besuchen. Es war zwar nett, daß sie vorbeischaute, aber sie kam zu ungelegener Zeit - gerade, als ich meinen Einlauf bekommen hatte. Ihr war anscheinend nicht bewußt, daß sie sehr ungelegen kam. Und ich war nicht unhöflich genug, um sie rauszuschmeißen. So marschierte ich halt mit zusammengebissenen Zähnen auf und ab und versuchte mir meine körperlichen Empfindungen nicht anmerken zu lassen, während sie mir irgend etwas erzählte.

## Der Aufbau

*Wieder werde ich um halb 7 geweckt und werde zum Duschen geschickt. Ich bekomme ein frisches, kurzärmeliges Hemd. Dann heißt es warten. Diesmal komme ich nicht als Erster dran, sondern irgendwann am Vormittag. Schließlich bin ich ja jetzt kein Anfänger mehr, der zum ersten Mal operiert wird.*
*Wir schreiben den 17.1.91. Der Saddam-Krieg ist in vollem Gange. Trotz meiner aufregenden Erlebnisse im Krankenhaus will ich natürlich auch erfahren, was draußen vorgeht und höre die Sonderkriegsnachrichten im Radio.*
*Die Stunden verstreichen und ich langweile mich. Endlich, ungefähr um 11 werde ich ins Bett geschickt und bekomme die Spritze. Dann schiebt mich die Schwester mit dem Bett in den Fahrstuhl und transportiert mich nach unten. Ich werde wieder im Vorraum abgestellt und muß warten.*
*Nun geht es los. Eine OP-Schwester schiebt mein Bett in den OP und parkt es neben dem OP-Tisch. Ich bekomme die Anweisung, rüberzuklettern auf das Schafott, äh nein, auf den OP-Tisch. Dort versuche ich es mir bequem zu machen, was auf dem harten Ding nicht so einfach ist.*
*Heute ist es eiskalt in diesem Raum! Noch dazu habe ich ein Hemd mit kurzen Ärmeln erwischt! Mit der Zeit fängt mein Körper so stark an zu zittern, daß sich eine Schwester meiner erbarmt und mir meine Bettdecke drüberlegt - hier auf dem OP-Tisch!. Dann darf ich mich noch ein bißchen langweilen und schaue mich ausführlich im Raum um.*
*An meinem Oberkörper werden 3 EKG-Elektroden befestigt, davon eine am Rücken. Dann schalten sie das Gerät ein. Ich höre die Töne bzw. Geräusche und kann sogar auf einem Bildschirm oben an der Wand die zugehörigen Kurven sehen.*
*Anschließend versuchen mehrere Schwestern mir eine Braunüle für die Infusionen anzulegen. Ursprünglich hatte ich ja prima Venen, aber im Verlauf der letzten Woche mit den tagelangen Infusionen sind sie so dünn geworden, daß die Schwestern kaum noch etwas Brauchbares finden.*
*Nach drei Versuchen - davon 2 am Handrücken und einer in der Ellenbeuge und alle mit einer örtlichen Betäubungspritze - klappt es endlich.*
*Dann setzt die Schwester eine dicke Spritze auf das Röhrchen in meiner Armbeuge und drückt ab.*
*Während sie mir langsam eine Flüssigkeit in meinen Arm injiziert, sinke ich unerbittlich, obwohl ich mich irgendwie gegen diesen ungewohnten Zustand zu wehren versuche, in das Nichts...*

*Das erste, was ich dann wieder ganz von ferne wahrnehme, ist, wie ich von einer harten auf ein weiche Unterlage gehoben werde.*
*Schmerz.*
*Das ist das zweite, was ich wahrnehme. (Ich bin wohl zwischendurch noch mal weg gewesen.)*

*Verdammt, das ist nicht irgendein harmloser Schmerz...*
*Er ist so stark, daß er mich schnell aus meiner Benommenheit reißt. Die stärksten Schmerzen die ich je hatte. Ohne Zweifel ist die Operation vorbei. Aber ich habe noch keine Gelegenheit, glücklich darüber zu sein, denn die Schmerzen beanspruchen meine gesamte Konzentration, damit ich nicht losstöhne oder gar brülle. Pausenlos denke ich: Hoffentlich sind diese Schmerzen bald vorbei, hoffentlich sind diese Schmerzen bald vorbei, hoffentlich...*
*Ich muß ganz entspannt liegen, die Schmerzen in gleichmäßigen, ruhigen Atemzügen wegdrücken!*
*Die Atemzüge geraten mir ziemlich laut. Sie liegen hart an der Stöhngrenze.*
*Hoffentlich sind diese Schmerzen bald vorbei, hoffentlich sind diese Schmerzen bald vorbei, hoffentlich...*
*Solch starke Schmerzen hatte ich noch nie! Sie konzentrieren sich auf ein Zentrum vorne zwischen meinen Beinen und auf den Unterbauch, aber eher nur oberflächlich. Ich kann die eigentliche Stelle des Schmerzursprung gar nicht genau lokalisieren. Ist sie in meinem neuen Körperteil, und der Körper findet sie nicht? Oder liegt es daran, daß da unten jetzt alles durcheinander ist?*
*Hoffentlich sind diese Schmerzen bald vorbei, hoffentlich sind diese Schmerzen bald vorbei, hoffentlich...*
*Ich muß zugeben: Es sind anständige Schmerzen. Sie sind nicht so gemein wie Menstruationsschmerzen, daß sie sich mit Übelkeit paaren und in andere Körperbereiche ausstrahlen, sondern sie bleiben da, wo sie hingehören. Deshalb sind es zwar die stärksten Schmerzen, die ich je hatte, aber nicht die unangenehmsten.*
*Hoffentlich sind diese Schmerzen bald vorbei, hoffentlich sind diese Schmerzen bald vorbei, hoffentlich...*
*Wie schaffe ich es nur, solch starke Schmerzen auszuhalten?*
*Wie lange kann ich noch durchhalten...?*
*Die Menstruationsschmerzen strahlten im schlimmsten Fall noch bis in die Oberschenkel, ließen ein Gefühl aufkommen, daß mir die Beine absterben und verbreiteten eine angespannte Übelkeit bis auf Bauchnabelhöhe. Schrecklich war das. Das habe ich zum Glück jetzt nicht. Sogar von der Narkose ist mir nicht übel geworden. War ja auch schon bei der ersten Operation nicht so. Ich liege trotz Schmerzen außerordentlich bequem in meinem Bett - ja es ist mein Bett. Sie haben es in den Flur vor dem Operationssaal geschoben. Arme, Beine, Brust, Kopf, Füße fühlen sich gut und erstaunlich entspannt an. Hoffentlich sind diese Schmerzen bald vorbei, hoffentlich sind diese Schmerzen bald vorbei, hoffentlich...Ein Wunder, daß ich das überhaupt wahrnehme bei den starken Schmerzen.*
*Neben meinem Bett steht Dr. Exner. Er schreibt etwas. Wahrscheinlich den Operationsbericht. War er bei der Operation dabeigewesen?*
*Hoffentlich sind diese Schmerzen bald vorbei, hoffentlich sind diese Schmerzen bald vorbei, hoffentlich...*
*Es scheint Glückssache bei der Narkose zu sein, wann genau man aufwacht. Und bei dieser Operation bin ich wohl ein bißchen zu früh aufgewacht. Früher als geplant...*

*Jedenfalls war ich doch bei der Operation letzte Woche erst Stunden später richtig wach. Diesmal bin ich so zeitig aufgewacht, daß ich den Schmerz voll auskosten kann...*
*Hoffentlich sind diese Schmerzen bald vorbei, hoffentlich sind diese Schmerzen bald vorbei, hoffentlich...*
*Kann man denn nichts gegen die Schmerzen tun? Vielleicht kann mir Dr. Exner helfen, mir ein Schmerzmittel geben? Ich frage ihn. Geht nicht. Aus meinem Mund kommt nur ein heiseres Krächzen. Worte kann man nicht verstehen.*
*Scheiße! Jetzt bin ich auch noch quasi von der Umwelt abgeschnitten. Die anderen können mir vielleicht helfen, aber ich kann mich nicht mit ihnen verständigen, kann ihnen nicht klarmachen, daß ich Hilfe brauche.*
*Dr. Exner scheint mich trotzdem verstanden zu haben. Er sagt etwas. Wenn ich ihn richtig verstanden habe, scheine ich bereits ein Schmerzmittel bekommen zu haben.*
*Na gut.*
*Oder eher nicht so gut: Hat die Wirkung des Schmerzmittels noch nicht eingesetzt, oder kann es gegen den Schmerz nicht viel ausrichten?*
*Was es auch sei - da muß ich dann wohl durch.*
*Hoffentlich sind diese Schmerzen bald vorbei, hoffentlich sind diese Schmerzen bald vorbei, hoffentlich...*
*Nach vielen Stunden - oder war es nur eine halbe Stunde? - merke ich eine Veränderung. Sind die Schmerzen nicht etwas schwächer geworden, oder täusche ich mich da?*
*Doch - tatsächlich! Langsam, fast unmerklich langsam, läßt der Schmerz nach.*
*Zwanzig Minuten später geht es mir schon viel besser. Ich habe zwar immer noch Schmerzen, aber sie sind jetzt auf einem erträglichen Niveau.*
*Kurze Zeit später kommt die Stationsschwester und fährt mich wieder hoch in mein Zimmer.*

Erst als ich wieder oben war, wurde mir bewußt, wie komisch ich dalag. Mein Bett war geneigt, so daß die Füße niedriger lagen als der Kopf. Zusätzlich ruhten meine Beine auf einem quaderförmigen Block, der zum Kopf hin abgeschrägt war - die Schwester nannte ihn "Kalb" -, wodurch meine Beine sowohl in den Kniekehlen, als auch zum Oberkörper hin einen Winkel von ungefähr 120 Grad bildeten. Ich befand mich also in einer Stellung zwischen Liegen und Sitzen. Dadurch wurde meine Bauchdecke entlastet. Dort fehlte mir ja nun ein Stück von 3-4 cm. Meine Decke lag nicht überall direkt auf meinem Körper, sondern im Operationsgebiet befand sich ein Abstandhalter: ein halbrundes Drahtgestell, das ungefähr 50 cm breit und 30 cm hoch war. Ich taufte es im Stillen "Bahnhof", weil seine Form und Konstruktion mich stark an eine dieser Hallen, die größere Bahnhöfe überspannen, erinnerte. Später erfuhr ich dann, daß die Schwestern das Ding genauso nannten.
Am Abend warf Dr. Exner schon einmal einen vorsichtigen Blick auf das Operationsergebnis - und ich natürlich auch. Mein neuer Penis hatte nur einen dünnen Verband und befand sich in einer stolzen erigierten Position. Es blieb ihm auch nichts anderes übrig. Dadurch, daß der Bauchmuskel an einer Seite abgetrennt

war und nun nicht mehr unter der Grundspannung seiner beidseitigen Befestigung stand, war er stark angeschwollen - er dehnte sich sozusagen in die Breite aus. Mein Penis war deshalb fast so dick wie mein Unterarm (aber nicht so lang). Außerdem wurde die erigierte Haltung auch durch einen Ring aus dickem Schaumstoff unterstützt. Dr. Exner schärfte mir ein, darauf zu achten, daß der Penis stehenbleibt und nicht abknickt. Jetzt, so kurz nach der Operation war seine Blutversorgung noch sehr empfindlich. Die Blutgefäße befanden sich ja - zusammen mit den Geweben, in denen sie verliefen - in einer ganz neuen, ungewohnten Lage. Sie durften auf keinen Fall geknickt und dabei vielleicht geklemmt werden. Das hätte die Blutversorgung unterbunden, und dadurch kann im schlimmsten Fall das nicht mehr versorgte Gewebe absterben, eventuell sogar der ganze Penis. Ich sollte also regelmäßig kontrollieren, daß der Penis geradestand, aber auch daß nirgends die Kante vom Schaumstoff drückte.

Am nächsten Tag fühlte ich mich erstaunlich fit. Natürlich hatte ich wieder hohes Fieber - 39,2 -, allerdings ohne Fiebergefühl. Diesmal hatte ich keinen Blasenkatheter, dafür lernte ich ein neues Krankenhaus-Standardgerät kennen: den Schieber. Das war eine flache Metallschüssel mit breitem Rand, Griff und zugehörigem Deckel. Die bekam ich untergeschoben und mußte dort hineinpinkeln.
Jetzt zeigte sich auch die unterschiedliche Geschicklichkeit und Feinfühligkeit der Schwestern, nämlich in der Weise, wie sie mich danach abwischten.
Ich sollte viel trinken, dadurch fand diese Zeremonie noch öfter statt. Manche Schwestern waren gar nicht begeistert, besonders die Nachtschwester. Hatte sie sich doch auf eine geruhsame Nacht gefreut, und da klingelte ich immer wieder, weil ich den Schieber brauchte.
Meine Fähigkeit, mich ohne Hilfe der Arme aus dem Liegen aufzurichten, war bis auf weiteres verschwunden. In den ersten Stunden nach der Operation konnte ich kaum den Kopf heben. Bald nahm aber die Kraft wieder zu. Zuerst lernte ich, Kopf und Schultern zu heben, dann ging auch wieder allmählich das Aufrichten. Erst zog ich mich an der Triangel hoch, die über meinem Bett hing, später konnte ich mich dann auch wieder aufrichten, wenn ich mich dabei mit den Armen abstützte.
Natürlich bekam ich nach der Operation wieder Medikamente über den Tropf. Viele Tage lang. Meine Venen waren jetzt so miserabel, daß das Zeug gar nicht mehr so gut einfloß. Ich konnte beobachten, wie die einzelnen Tropfen immer langsamer oben aus der Flasche in den Schlauch fielen. Auch die Schwester wiegte bedenklich den Kopf. Sie probierte verschiedene Tricks aus, um die Sache wieder zum Laufen zu bringen. Sie spielte mit der Reglerklemme herum, öffnete sie völlig oder massierte damit den Schlauch. Oder sie knetete den Schlauch an einer Stelle, wickelte ihn ein paarmal fest um den Finger und ließ ihn dann wieder los. Oder sie rüttelte an der Konstruktion, die in meiner Hand steckte und massierte die betroffene Vene. Diese Tricks merkte ich mir und wandte sie dann auch selbst an. Die meisten Tricks halfen vorübergehend, aber leider nicht lange. Allmählich bekam ich Schmerzen in der Hand. Schließlich steckte dort eine mindestens 4 cm lange Kanüle in einer viel zu kleinen Vene. Je schlechter es lief, desto größer wurden die

Schmerzen. Als letztmögliche Maßnahme, wenn kein anderer Trick mehr wirkte, nahm die Schwester eine Spritze mit Salzlösung und preßte den Inhalt in die Kanüle. Das zwickte heftig, aber es half. Jedenfalls für 1-2 Flaschen. Dann war endgültig Sense. Die Konstruktion mußte an eine andere Vene gelegt werden. So wurde erst meine linke, dann meine rechte Hand fertiggemacht, zu guter letzt ging es in meine Armbeuge. Jetzt durfte ich den Arm nur noch gestreckt halten. Ich war wirklich heilfroh, als ich keinen Tropf mehr brauchte!

Gleich von Anfang an bekam ich Vollkost. Dabei hatte ich gar keinen Appetit. An meinem ersten Essen - verschiedenfarbige Fischklößchen mit Kartoffeln - würgte ich herum und mußte nach kurzer Zeit aufgeben. Das war sonst gar nicht meine Art. Ich hatte den Geschmack dieses Essens in schrecklicher Erinnerung, dabei kochte die Kantine in der Regel gar nicht so schlecht. Wahrscheinlich lag es nur an meinem mangelhaften Appetit.

Die ersten Nächte waren schlimm, genauer gesagt unruhig und ziemlich schlaflos. Ich weiß auch nicht, was mit mir los war. Natürlich hatte ich noch leichte Schmerzen - z.B. an einem dünnen Streifen parallel zur untersten linken Rippe, wo mein Bauchmuskel abgeschnitten worden war - und die hielten mich vom Schlafen ab. Aber da war noch mehr. Ich war völlig verwirrt im Kopf - jedenfalls wenn ich schlafen sollte. Ob es eine Nachwirkung der langen Narkose war? Ich träumte das komischste Zeug und wachte immer wieder auf. Auch Angstträume. Oder in einer Art Halbschlaf träumte ich, daß mir irgend jemand verboten hatte zu schlafen, obwohl ich sehr müde war. So hatte ich den Eindruck - der natürlich nicht stimmte - daß ich stundenlang wach lag. Dabei war ich nicht wach genug, um zu erkennen, daß der Traum mit dem Schlafverbot Quatsch war.

Natürlich gab es auch Zeiten, in denen ich wirklich hellwach dalag und mir die ganz andere Atmosphäre, die in der Nacht in einem Krankenhaus herrscht, verinnerlichte.

Dunkelheit.

Stille

- wenn der Nachbar nicht gerade am Schnarchen ist oder die Heizung komische Geräusche von sich gibt.

Durch einen Spalt im Vorhang sehe ich den orange-schwarzen Nachthimmel über der Großstadt Frankfurt, manchmal auch Sterne.

Oder ein Flugzeug.

Ich schwitzte oft an den Beinen, weil die komische Stütze mit Plastik bezogen war. Die Schwestern hatten mir zwar einen Kopfkissenbezug drübergezogen, aber der nützte auch nicht viel. Gut, daß Winter war! Im Sommer hätte ich bestimmt keine Bettdecke ertragen!

Jeden Tag konstruierten die Stationsärzte an meinen Verbänden herum und probierten immer neue Varianten. Das Verbandsmaterial bestand aus Verbandsplatten, mit Drumherumwickeln war da also nicht viel drin. Innerhalb des bescheidenen Platzes, den der Schaumstoffstützring bot, legten sie die Platten dann irgendwie auf die Wunden und klebten Leukoplast drüber.

Die Zeit im Bett wurde mir lang. Ich hatte zwar Beschäftigung: ein Buch, das, wie die Schwester sagte, zur Zeit viele PatientInnen lasen, "Nicht ohne meine Tochter", aber das Schlimme war, so lange bewegungslos in einer Stellung auszuharren. Ich konnte ja nur auf dem Rücken liegen. Davon bekam ich mit der Zeit Schmerzen am Rücken und am Hintern. Obwohl es unangenehm war, war es auch irgendwie faszinierend, wie viele, äußerst verschiedene Arten von Schmerzen man haben konnte.
Schließlich - ich war ja inzwischen etwas beweglicher, und mein Penis war nicht mehr so druckempfindlich - probierte ich auch andere Lagen aus, damit die Liegeschmerzen mal etwas nachließen. Ich legte mich halb auf die Seite oder winkelte mal ein Bein ein bißchen an.
Ein paar Tage nach der Operation begann mein Penis allmählich abzuschwellen. Er war bestimmt eine Woche lang übernatürlich dick gewesen. Auch die Drainagen wurden entfernt, als die Wunden nichts mehr absonderten. Das machte die Stationsärztin gar nicht schlecht. Sie ließ mich kräftig ein- und ausatmen, und schon waren die Dinger draußen - diesmal gab es ein deutliches Sauggeräusch. Es hatte kaum wehgetan.

Die Voraussetzungen waren erfüllt, daß ich wieder erste, vorsichtige Aufstehversuche wagen konnte. Nach dieser langen Liegezeit war das natürlich problematisch.
Der erste Versuch war nur ein Aufrichten zum Sitzen. Schon hierbei war mein Kreislauf beleidigt. Die Schwester bearbeitete meinen Rücken wieder mit Franzbranntwein.
Die nächsten Versuche gingen schon besser. Aber auch an die neue Haltung mußte ich mich erst gewöhnen. Schließlich war meine Bauchhaut ja jetzt ein ganzes Stück kürzer. Dadurch konnte ich mich gar nicht richtig aufrichten. Natürlich fühlte ich auch eine starke Spannung im Bauch. Ich humpelte wie ein Affe durch die Gegend. Es muß haarsträubend ausgesehen haben!
Als Schonung für mein Penoid - vor allem, damit es nicht zu stark nach unten hängt und dabei abknickt und womöglich etwas quetscht - hatte ich eine spezielle Ausrüstung bekommen.
Bei der aktuellen Chefvisite sagte Prof. Lemperle zur Schwester: "Besorgen Sie ihm mal ein... äh..."
Er schnippte mit den Fingern. Der Begriff fiel ihm aber trotzdem nicht ein.
Die um mein Bett versammelten Stationsärzte wußten es auch nicht und schwiegen betreten. Ich schmunzelte. Alle wußten, was gemeint war, aber keiner kam auf den richtigen Begriff. Sie hatten wohl in der Chirurgie nicht viel mit den Dingern zu tun.
Schließlich fiel es dem Chef wieder ein:"...ein Suspensorium."
Ich verstand nur Bahnhof, aber kurz danach lernte ich es kennen. Es war ein kleines Säckchen, das man über den Penis stülpt. Mit Hilfe eines dünnen Gurtes konnte man dann das Ganze um die Hüfte schnallen. Dabei wurde dann der Penis - genauer gesagt seine Spitze - im Säckchen etwas nach oben gezogen und somit gestützt. Oder soll man sagen: „aufgehängt“?

Die Spannung in der Bauchdecke ließ in den nächsten Wochen nach, und ich konnte mich Zentimeter für Zentimeter höher aufrichten. Aber auch, als ich das Krankenhaus verließ, war ich noch nicht hundertprozentig aufrecht und ich fühlte auch immer noch eine Spannung. Immerhin ging ich aber dann schon seit einigen Tagen so gerade, daß es anderen Menschen nicht mehr auffallen konnte.
Die ersten Tage hatte ich Verdauungsschwierigkeiten, aber das besserte sich allmählich, als ich durch das Laufen wieder mehr Bewegung bekam. Jeden Tag ging ich ein bißchen länger. Ich brachte nach den Mahlzeiten mein Tablett hinaus und ersparte den Schwestern dadurch Arbeit. Außerdem machte ich nach jeder Mahlzeit einen Verdauungsspaziergang. Immer hin und her auf dem Stationsflur. Bis zu einer halben Stunde lang. Als mir die Gegend zu langweilig wurde, ging ich auch nach unten in die Halle und erforschte andere Bereiche im Krankenhaus. Man konnte auch zur Hintertüre hinausgehen und dann zwischen den Krankenhausgebäuden hindurchspazieren, bis man zu einem Minipark gelangte, der zum Krankenhausgelände gehörte und nicht viel größer als ein Garten war. Dort drehte ich mit übergezogenem Bademantel meine Runden, wenn es das Wetter erlaubte. Natürlich war das an den Beinen recht frisch - ich hatte ja nur mein Krankenhaushemd und Socken an - aber für kurze Zeit ließ sich das aushalten. Es war mal etwas anderes als das oft überheizte Zimmer. Durch die Bewegung wurden meine Verdauungsschwierigkeiten auch wieder besser. Es ist nicht angenehm, stundenlang auf der Toilette zu sitzen und gegen den Widerstand der dabei entstehenden leichten Schmerzen in den frisch operierten Innereien und der sich spannenden Bauchdecke vorsichtig, aber doch nach Erfolg suchend anzupressen!
Sobald mir das Treppensteigen wieder erlaubt war, gewöhnte ich mir es als Sportersatz an. Damit konnte ich meinem Bewegungsmangel wenigstens ein bißchen abhelfen. Bei den ersten Versuchen hatte ich ein total ungewohntes Gefühl, denn es spannte gerade bei diesen Bewegungen stark - nicht nur am Bauch, sondern auch an den Oberschenkeln. Natürlich kam ich auch nicht weiter als ein Stockwerk, denn ich hatte bei der langen Liegezeit viel Kraft verloren. Aber durch konsequentes Training wurde ich schnell wieder so fit, daß ich mehrere Stockwerke hinaufsteigen konnte, ohne nennenswert außer Atem zu geraten.
Ein- bis dreimal täglich ging ich die 4 Stockwerke hinunter bis ins Erdgeschoß und in der Halle auf der Haupttreppe 9 Stockwerke hoch. Von dort hatte man eine prima Aussicht auf die Stadt. Den genoß ich dann zu den verschiedenen Tageszeiten und Wetterlagen. In meiner Station konnte man nur von den einzelnen Zimmern aus hinausschauen, im Gang war kein Fenster. Von meinem Zimmerfenster aus konnte man nur die gegenüberliegenden, höheren Gebäude sehen - ein langweiliger Anblick.
Mein Bettnachbar wurde schon ein paar Tage nach seiner Operation entlassen. Danach kam ein Neuer. Bei seinen Voruntersuchungen stellte sich aber heraus, daß seine unfallgeschädigte Leber die Narkose noch nicht verkraften konnte. So mußte er wieder gehen, und ich kam in den Genuß, in einem Einzelzimmer zu liegen.
Johanna besuchte mich mehrmals und telefonierte auch oft mit mir. Ich übersetzte ihr ein paar englische Briefe und Artikel für ihre Zeitungsarbeit. Schließlich hatte ich außer Lesen ja nicht viel zu tun.

Meine Entlassung rückte näher. Die Wunden waren einigermaßen verheilt, und die ersten Fäden lockerten sich. Die Stationsärzte zogen mir zuerst die kleinen Schlaufen von den Einzelknopfnähten, die die Ränder meiner Narben zusätzlich stabilisierten. An den letzten beiden Tagen gingen auch schon ein paar größere Fäden heraus, die ungefähr 6 cm lang waren. Die meisten Fäden, vor allem die ganz langen, waren aber noch drin und saßen fest wie einbetoniert. Die sollte ich mir später ziehen lassen. Da ich in Hamburg wohnte, sahen es die Ärzte ein, daß ich nicht extra zum Fädenziehen nach Frankfurt kommen wollte, und boten mir an, das bei einer der Stationsärztinnen machen zu lassen, die zufällig in Hamburg praktizierte. Oder beim Hausarzt. Ich zog den Hausarzt vor. Das war am wenigsten Aufwand.
Die Gynäkologie bestellte mich noch einmal zur Nachuntersuchung. Ich mußte ziemlich lange warten, diesmal zum Glück im Wartezimmer. Da ich jetzt eindeutig männlich aussah, machte es mir auch nichts mehr aus, mich in dieses Frauenwartezimmer - oder war es auch für Männer bestimmt, die auf die Geburt ihrer Kinder warteten? - zu setzen. Als ich ins Untersuchungszimmer gebeten wurde, war ich überrascht, einen ganz unbekannten Arzt vorzufinden. Ich glaube, es war der Chefarzt. Er sah hübsch aus, wie es sich für einen Standard-Gynäkologen gehört, und war sehr freundlich. Ich mußte mich wieder auf den ollen Stuhl legen. Diesmal konnte ich es schon besser. Irgendwie war die Untersuchung komisch, mit meinem dicken Penoid und den ganzen Suspensoriums-"Aufbauten". Der Arzt machte es sehr vorsichtig und war schnell fertig. Es hatte kaum weh getan. Mit meinem Zustand war er zufrieden. Meine Gutachten, die sein Kollege noch hatte, konnte er mir allerdings nicht zurückgeben.
Nachdem er mich entlassen hatte, atmete ich befreit auf. Das war nun mein endgültig letzter Besuch eines Frauenarztes gewesen! Dieses Thema wäre abgehakt!

Schließlich waren alle meine Wunden gut verheilt, und der Entlassung stand nichts mehr im Wege. Eigentlich wollten sie mich ja noch über das Wochenende dabehalten, aber ich setzte es durch, daß ich schon am Samstag gehen konnte. Da konnten mich meine Eltern auch viel besser abholen als am Montag, wo sie arbeiten mußten.
Ich legte mein Krankenhaushemd ab, an das ich mich in den letzten 30 Tagen richtig gewöhnt hatte und zog wieder die Alltagsklamotten an. Nun kam auch meine Männerunterhose richtig zur Entfaltung. Darüber zog ich anfänglich erst einmal eine lockere Jogginghose.
Wölbte sie sich sehr stark zwischen den Beinen? Der Penis kam mir immer noch riesengroß vor. Vielleicht war es auch nur das ungewohnte Gefühl, plötzlich mehr in der Hose zu haben, besonders wenn man es nicht mehr gewohnt war, relativ enge Kleidungsstücke zu tragen. Ich glaube, die Wölbung fiel nicht auf.
Und mein Gang? War der aufrecht genug?
Mit dem Hosengummi am Bauch spürte ich die Spannung wieder stärker. Aber auch das war im erträglichen Rahmen.

Als ich mit meinem Gepäck in der Hand ins Freie - in die Freiheit - trat, tat ich es mit gemischten Gefühlen. In erster Linie war ich erleichtert, daß ich die wichtigsten Operationen glücklich ohne Komplikationen überstanden hatte. Außerdem war ich froh, daß diese auf die Dauer doch langweilige Zeit vorüber war. Krankenhäuser können ätzend sein!
Die unangenehmen Seiten wurden aber von den glücklichen Stunden, dem Erhalt des tollen Geschenkes - des neuen Körpers - in den Schatten gestellt, so daß ich den Krankenhausaufenthalt insgesamt in positiver Erinnerung behielt. Er bedeutete eine umfassende Heilung, eine bedeutende Verbesserung der Lebensqualität für mich, die mich mit einem tiefen Glücksgefühl erfüllte. Das Krankenhaus war ein Symbol für die Wende zum Guten geworden. Es war gut, daß ich diese positive Beziehung zum Krankenhaus behalten hatte. Schließlich war mir bewußt, als ich die Krankenhauspforte durchschritt, daß dies nicht mein letzter Krankenhausaufenthalt gewesen war...

# Der neue Körper

Nun war ich wieder zu Hause.
Ich war noch etwas steif und hatte gelegentlich ein Ziehen in der Bauchdecke, aber ich konnte jetzt wieder problemlos aufrecht gehen. Optisch konnte ich das schon ein paar Tage länger - jeden Tag ging es ein bißchen besser - das heißt wenn mich andere Leute laufen sahen, nahmen sie bestimmt nicht wahr, daß ich krumm oder vornübergeneigt ginge. Aber auch wenn ich den Eindruck erweckte, aufrecht zu gehen, hatte ich mich dabei noch immer etwas steif und von der Spannung im Bauch nach vorn-unten gezogen gefühlt.
Dieses Gefühl war nun fast weg. Ich war wieder einigermaßen fit und konnte in den Alltag eintreten.

Mein neuer Körperteil wurde zu einem wichtigen Bestandteil des Alltags.
Zuerst war er mir noch fremd. Zwar hatte ich ihn mir jahrelang herbeigesehnt, ja, ihn irgendwie auch schon *besessen* - jedenfalls in meiner Fantasie - aber es war doch ungewohnt. Er nahm ja einen Raum ein, der vorher nicht beansprucht wurde. Besonders beim Treppensteigen fühlte es sich so an, als ob ich mir einen Fremdkörper in die Hose gesteckt hätte. Einen ziemlich großen. Manchmal spürte ich aus sein Gewicht - aber das war nicht so stark, daß er meine Hose hinuntergezogen hätte. Es war mehr beim Baumeln.
Oft schwitzte ich unterm Penis. Hier lag jetzt Haut an Haut, die Hautbezirke waren aber gewohnt, „frei“ zu liegen. Würde sich die Haut an die größere Wärme gewöhnen, oder würde ich mich an das Schwitzen gewöhnen?

Es ging aber dann erstaunlich schnell, bis ich mich an ihn gewöhnt hatte. Und nicht nur das: Ich merkte, daß er zu mir gehörte wie mein Bauchnabel oder meine Ohrläppchen, daß er mir vorher - unbewußt - gefehlt hatte, daß er das fehlende Stück zu einem - *meinem* - harmonischen Ganzen ist.

*Dieses jämmerliche, häßliche (meiner Ansicht nach bei allen Männern häßlich aussehende) Stück Fleisch, das da unten bzw. vorne zwischen meinen Beinen hängt, ist ein Teil von mir, ist mein Fleisch und Blut und ein wesentlicher Bestandteil meiner Männlichkeit.*
*Komisch - das fällt mir erst jetzt auf, wo ich ihn habe. Wenn auch die Männlichkeit noch von vielen anderen Faktoren abhängt, so ist doch der Penis etwas Besonderes, etwas, das nur mir gehört und das mir keiner streitig machen kann. (Hoffentlich überfällt mich nie eine ausgerastete Emanze und schneidet ihn mir ab! Den Verlust würde ich nicht aushalten!)*
*Er stärkt das männliche Selbstbewußtsein ungemein und ist so etwas wie ein dicker Strohhalm, an den sich ein Mann immer klammern kann. Es ist für mich unheimlich befriedigend, nach unten zu greifen und zu spüren, daß da etwas ist. Nein, "befriedigend" ist der falsche Ausdruck. Das klingt zu sexuell. Es ist eher beruhigend-erfreuend.*
**Mein** *Penis. Ich genieße das "mein", koste es bis zum letzten aus. Die Erfüllung eines langgehegten Wunsches. Das Bewußtsein, jetzt endlich sozial dazuzugehören - auch in enthüllenden Situationen wie im Schwimmbad, im Klo oder beim Geschlechtsverkehr (if any). Die vollkommene Harmonie mit mir selbst.*

Natürlich trug nicht nur der Penis zu dieser Harmonie bei. Bei der Brust war es noch viel deutlicher. Ihre Einebnung war schließlich die Operation, die mir am wichtigsten gewesen war.
Als ich wieder in Hamburg war, kaufte ich mir zuerst mal neue Unterhosen, denn die 2 männlichen, die ich bereits besaß, waren natürlich zu wenig. Und weibliche Unterhosen hätte ich - selbst wenn ich es gewollt hätte - nun nicht mehr benutzen können, weil sie mir vorne viel zu klein waren.
Es war jetzt etwas schwieriger, sich die Hose anzuziehen, man mußte aufpassen, daß man sich nichts einklemmte. Die Hosen kamen mir anfangs etwas eng vor, ich war aber nicht gezwungen, eine größere Hosengröße zu tragen.
Ich hatte ein unbestimmtes Gefühl im Penis. Teils war er, oder die Umgegend - den genauen Herkunftsort konnte ich nicht feststellen -, noch schmerzempfindlich, zum großen Teil aber auch taub, so daß ich nicht beurteilen konnte, ob manche unbeabsichtigten Rempeleien nun schadeten oder nicht. Ich war lieber vorsichtig. Es passierte sowieso oft genug, daß ich seine Größe unterschätzte, die Kurven zu eng nahm und anstieß. Auch meine alte Gewohnheit, auf dem Bauch zu schlafen, mußte ich mir bis auf weiteres abgewöhnen.
Schmerzen hatte ich keine. Nur die Fäden zwickten manchmal. Dafür juckte es mich oft, und zwar an Stellen, die ich gefühlsmäßig (oder aus Gewohnheit) an der

Hautoberfläche vermutete, die jetzt aber irgendwo innen lagen. Ich kam gar nicht da dran, um mich zu kratzen.
Er lebte! Abends war er kalt wie meine Füße und morgens warm wie mein Körper und - wenn ich mich nicht täusche - auch ein bißchen dicker. Besser durchblutet.
Da ich auch bald wieder ins Schwimmbad wollte, kaufte ich mir eine Badehose. Das war gar nicht so einfach, zur Zeit waren nämlich ziemlich knappe Modelle in Mode. Da hätten meine Leistennarben oben herausgeschaut. Das heißt jetzt nicht, daß ich jetzt nur mega-unmoderne Stücke tragen konnte, die fast bis zum Bauchnabel reichten und allenfalls zu Männern über 60 gepaßt hätten. Ein ganz normales Sportmodell brauchte ich. Davon gab es nur zwei in Größe 5. Aber die waren dann auch beide in Ordnung.

Bald nachdem ich wieder in Hamburg war, begann auch wieder meine geregelte Arbeit. Ich hatte längere Zeit gefehlt. Ob es sich bei den Kollegen herumgesprochen hatte, daß ich operiert worden war? Würden sie Bemerkungen machen?
Ich war gespannt.
Gleich beim ersten Mal trug ich einen eng anliegenden Rollkragenpullover. Ich hatte einen Dienst, wo ich nicht viele Kollegen sah, und nur eine Kollegin machte eine Bemerkung: "Sie sind dünner geworden."
Hier bei der Arbeit konnte ich so richtig meine neue flache Brust genießen. Ich mußte viel am Bildschirm sitzen und schreiben, aber auch immer wieder aufstehen und zum Empfangsgerät rüberlaufen, wenn eine Meldung kam. Beim Aufstehen hielt ich mich gerade und richtete mich bewußt auf - fast wie ein stolzer Ballettänzer. Es war ein herrliches Gefühl, das jetzt endlich machen zu können. Man fühlt sich frei, unverkrampft und kann so tief durchatmen wie man will.

Da ich ja nach diesem Krankenhausaufenthalt auch die Bedingungen für die große Lösung (d.h. die Entfernung der Brust und der inneren Geschlechtsorgane) erfüllte, also meine Geschlechtszugehörigkeit ändern lassen durfte, stellte ich sofort einen Antrag beim Amtsgericht. Als Gutachter bzw. Zeugen für meine neue Körpergestalt gab ich Prof. Lemperle und Dr. F., der ja die Hysterektomie* durchgeführt hatte, an. Diesmal verzichtete ich auf einen Antrag auf Prozeßkostenerstattung. Das Bezahlen in Raten brachte mir auch nichts. Und diesmal würde es hoffentlich nicht so teuer werden.

Dr. Pfäfflin hatte mich gebeten, mich nach der OP noch mal bei ihm zu melden, um zu erzählen, wie es gelaufen war. Ich hatte nichts dagegen. Schließlich war ich stolz auf meine schönen Operationsergebnisse, und ich fand es wichtig, daß er auch positive Rückmeldungen von seinen ehemaligen "Patienten" bekam. Er sollte keine Gewissensbisse bekommen, mir die Geschlechtsangleichung erlaubt zu haben, um auch meine Nachfolger ähnlich behandeln zu können.

---

* Entfernung der Gebärmutter

Als ich ihn anrief, klang seine Stimme erfreut. (Aber das tat sie eigentlich immer.) Er schlug mir vor, in den nächsten Tagen bei ihm in der Klinik vorbeizukommen.
Dort fragte er mich, ob ich nun zufriedener sei.
Natürlich.
Er war froh, daß alles so gut geklappt hatte. Ich zeigte ihm auch meine Brust.
Er war beeindruckt: "Die sieht gut aus. Es ist eine der besten, die ich bisher gesehen habe."
Na logisch. Ich hatte mir ja auch extra einen guten Chirurgen für die Brust empfehlen lassen. Natürlich war mir auch bewußt, daß ein Teil des Operationsergebnisses Zufall ist, daß man nicht voraussagen kann, wie der Körper reagiert und wie sich die Haut verzieht.
"Darf ich auch ihren Penis sehen?"
Ich war nicht besonders begeistert, mich auszuziehen, aber meinen Nachfolgern zuliebe machte ich es. Dr. Pfäfflin war diese Operationstechnik ja neu, also mußte er auch mal ein Ergebnis sehen, um es den nächsten Patienten beschreiben zu können.
Er schaute es sich kurz an, dann ging er zurück zu seinem Schreibtisch.
"Soll ich Ihnen das Gutachten für die Geschlechtsänderung gleich mitgeben, damit Sie es an das Amtsgericht weiterleiten?"
"Nein, das ist nicht nötig. Meine Chirurgen haben schon Gutachten gemacht."
"Ach so, dann ist ja alles in Ordnung."
Er wünschte mir weiterhin alles Gute, und wir verabschiedeten uns.

Als ich den nächsten Termin für die Spritze hatte, eröffnete ich Dr. G., daß er mir die Fäden ziehen sollte. Einige wenige, die im Krankenhaus schon locker waren, waren mir ja schon dort gezogen worden. Die restlichen saßen noch ziemlich fest. Auch Dr. G. bekam sie vorerst nicht los.
Jedesmal, wenn ich zu ihm kam, versuchte er es auf's Neue. Mit der Zeit lockerten sich dann auch ein paar andere Fäden und ließen sich ziehen. Aber ein paar saßen wirklich bombenfest! Dummerweise wußte Dr. G. auch nicht, wo sie genau verliefen und mußte raten. Welches Ende gehörte nun zu welchem anderen Ende?
Mehr als die Enden sah man nämlich nicht. Die Fäden verliefen unter der Haut, schlängelten sich dort um die Wundränder und fixierten sie auf diese Weise, wie mir Dr. G. erklärte. Das ist eine Nahttechnik, bei der danach die Narben am unauffälligsten sind.
Auch bei meiner Brust war diese Nahttechnik angewendet worden. Deshalb hatte ich auch nicht das Fischgrätenmuster von Sören!
Zwei Fäden hielten sich am hartnäckigsten. Sie schauten an den beiden Enden meiner Leistennarben, also seitlich am Beckenkamm, heraus. Wahrscheinlich liefen sie durchgehend bis zum Penis! Dr. G. zog daran, bis er vor Anstrengung einen roten Kopf bekam. Aber sie bewegten sich nicht. Bei einem Versuch riß sogar ein Stück Faden ab. Jetzt schaute nur noch ein kleines Stück Faden heraus. Vorübergehend war es sogar mal unter der Haut verschwunden. Ich bekam einen Schreck: Jetzt konnte man den Faden nicht mehr ziehen! Sollten sie ewig drinbleiben? Das vertrug mein Körper nicht. Die Stellen, wo die Fäden herausschauten, waren sowieso schon ganz

entzündet* und zwickten bei Berührung. Glücklicherweise kam das Fadenende nach ein paar Tagen wieder zum Vorschein! Schnell befestigte ich ein Stück Pflaster daran, damit es nicht wieder hineinrutschte.
Eines schönen Tages klappte es dann doch. Am 12.3. - mehr als 6 Wochen, nachdem die Fäden gelegt worden waren! Dr. G. zog am Fadenende, und ich mußte gleichzeitig die Haut massieren und gegenziehen, damit der Faden besser rutschte. Zu guter letzt hatten wir von jeder Seite einen ca. 25 cm langen Faden in der Hand. Kein Wunder, daß sich bei einer solchen Länge ein starker Reibungswiderstand entwickelte!
Nun verschwanden auch die Entzündungen schnell.

Eine Woche später wagte ich mich wieder ins Schwimmbad. Meine Narben am Brustwarzenrand sahen unauffällig aus - ein Zustand, von dem andere TS zwei Monate nach der Operation nur träumen konnten! Was mich eher beunruhigte, war eine kleine Falte unter der einen Brustwarze. Hier hatte Prof. Lemperle eine Spur zu wenig Fett entfernt. Aber wenn ich mich ganz gerade hielt, sah man sie fast gar nicht.

*In der Kabine noch eine letzte Kontrolle.*
*Fällt mein relativ großer, steif herabhängender Penis in der Badehose auf?*
*Nein, ich glaube nicht.*
*Bedeckt die Badehose an beiden Seiten die Narbe?*
*Ja.*
*Dann kann es also losgehen.*
*Ich verlasse die Kabine und laufe zum ersten Mal seit 12 Jahren wieder mit nacktem Oberkörper in der Öffentlichkeit.*
*Schauen die anderen Leute zu mir hin?*
*Falle ich irgendwie auf?*
*Anscheinend nicht. Die Passanten verhalten sich normal. Trotzdem ist es besser, nichts zu riskieren. Gerade halten! Aber nicht so stocksteif laufen, daß ich dadurch auffalle!*
*Ich stelle mich unter die Dusche und versuche so zu tun, als wäre ich mein ganzes Leben nur mit der Badehose bekleidet ins Schwimmbad gegangen.*
*Dann gehe ich ins Wasser. Bei den ersten Schwimmbewegungen spannt und zieht es ein bißchen in der Bauchgegend. Aber daran gewöhne ich mich schnell.*
*Das Wasser streicht über meine Brust und ungehindert weiter über meinen Bauch. Dieses schöne Gefühl hatte ich schon ganz vergessen. Keine Wirbelbildung mehr durch die Hindernisse auf meiner Brust! Kein nasser Lappen mehr, der an meinem Bauch klebt! Alles fließt frei und ungehindert. Wie bei einem Fisch im Wasser. Ich gehöre wieder zur Natur!*
*Natürlich habe ich in der langen Zeit ohne Sport viel Kraft verloren. Ich bin auch noch vorsichtig, weil ich die Narben nicht zu sehr belasten will. Trotzdem schwimme ich meine volle Strecke: 1000m.*

---

* Das ist eine ideale Eintrittspforte für Bakterien.

*Dann steige ich wieder aus dem Wasser, schaue vorsichtig nach unten. Die Badehose klebt an meinem Körper und läßt die Konturen etwas zu deutlich hervortreten. Sehen die anatomisch korrekt aus? Oder liegt das noch im unauffälligen Bereich? Schnell zupfe ich an der Hose, damit wieder ein bißchen Luft drunterkommt.*
*Der Rückweg zur Kabine verläuft ohne Probleme.*

## Vor dem Gesetz ein Mann

Einige Wochen nach meiner Antragstellung hatte ich dann auch den Beschluß für die große Lösung in der Hand:

Aktenzeichen yz

**Beschluß**

In dem Verfahren nach dem Transsexuellengesetz
Felix Fink
geboren am: 22.02.1968 in: Marburg
wohnhaft in: 2000 Hamburg 60, Poßmoorweg...
Verfahrensbeteiligter: Der Regierungspräsident in Darmstadt
wird gemäß § 8 TSG festgestellt, daß die antragstellende Person dem männlichen Geschlecht zugehörig anzusehen ist.
Die antragstellende Person hat die Kosten des Verfahrens nach § 14 TSG zu tragen.

Gründe:
Aufgrund der persönlichen Anhörung der antragstellenden Person sowie der Gutachten der mit den Problemen des Transsexualismus ausreichend vertrauten zwei Sachverständigen, denen sich das Gericht anschließt, steht zur Überzeugung des Gerichts fest, daß die antragstellende Person sich nicht mehr dem im Geburtseintrag angegebenen Geschlecht, sondern dem männlichen Geschlecht als zugehörig empfindet.
Die antragstellende Person steht seit mindestens drei Jahren unter dem Zwang, dieser Vorstellung entsprechend zu leben, und es ist aufgrund der Gutachten mit hoher Wahrscheinlichkeit anzunehmen, daß sich das Zugehörigkeitsempfinden zum anderen Geschlecht nicht mehr ändern wird.
Die antragstellende Person ist nicht verheiratet und dauernd fortpflanzungsunfähig. Sie hat sich am 10.1.1991/17.1.1991 einem die äußeren Geschlechtsmerkmale verändernden operativen Eingriff unterzogen, durch den eine deutliche Annäherung an das Erscheinungsbild des männlichen Geschlechtes erreicht worden ist.

Frankfurt/Main, den 18.4.1991
Amtsgericht, Abt. 40
B., Richter am Amtsgericht

Frankfurt am Main, den 23.4.1991
Ausgefertigt
L.
Urkundsbeamter der Geschäftsstelle

Diesmal war es ganz reibungslos verlaufen. Das Gericht hatte von beiden Ärzten ein Gutachten angefordert und mir die Kopien zugeschickt. Das Gutachten von Prof. Lemperle war sehr ausführlich - mehr als eine Seite lang. Er schrieb sogar, daß ich breite Schultern hätte. Meinte er das ernst? Das wäre schön!
Ich neigte immer zu „Minderwertigkeitskomplexen“ bezüglich meiner schmalen Schultern. Genauer gesagt waren sie eher rund und wirkten dadurch schmal - die Knochen, die sie kantiger gemacht hätten, zeichneten sich nicht wie bei vielen Männern unter der Haut ab. Deshalb hatte ich mich viele Jahre bemüht, sie durch Muskeln zu verbreitern. Aber das hatte nicht viel genützt. Sie blieben rund. Vielleicht waren sie nun doch ein bißchen breiter geworden?
Was mußte ich jetzt noch für amtliche Formulare ändern lassen? Meine Geburtsurkunde. Ich war mir nicht ganz sicher, ob es rechtens war, sie rückwirkend zu ändern, aber es war doch notwendig, wenn ich mich nicht bei jeder Bewerbung und ähnlichen Situationen outen wollte.
Versuchen konnte ich es ja mal. Am besten war es - wie schon bei der kleinen Lösung - ein paar zwingende Argumente im Brief zu erwähnen.
Ich schrieb, daß ich nun vor dem Gesetz ein Mann sei (natürlich legte ich eine Kopie des Amtsgerichtbeschlusses bei) und daß es schon der Ordnung wegen wichtig sei, daß alle meine Papiere übereinstimmten. Außerdem wäre es für mich eine Diskriminierung, wenn ich immer wieder meine Geschlechtsänderung offenbaren müßte, sobald mal jemand meine Geburtsurkunde sehen wolle.
Das Standesamt würdigte meine Argumente, hatte sie sogar in meinem Brief, den ich zurückbekam, unterstrichen und stellte mir ohne Probleme eine ganz neue Geburtsurkunde aus, in der stand, daß meine Mutter am 22.2.1968 ein Kind *männlichen* Geschlechts namens Felix geboren hätte.
Jetzt war ich ganz „durch“!

# Tagung 91

Im Frühjahr 91 fand wieder eine Fachtagung von Transidentitas statt.

Natürlich wollte ich dort hin, mit den „Kollegen“ Erfahrungen austauschen, alte Bekannte wiedertreffen und vielleicht auch neue Informationen bekommen, die mir noch nützlich sein konnten - obwohl ich ja den Hauptteil der Operationen schon hinter mir hatte.
Bei der Gelegenheit schaute ich auf der Durchfahrt bei meinen Eltern rein. Meine Mutter wollte auch mit zur Tagung.
Der Veranstaltungsort war das Depot Oberrad im Süden von Frankfurt, fast schon in Offenbach. Hier gab es einen großen Saal für das Plenum und im Keller noch ein paar kleinere Räume, in denen sich die Arbeitskreise treffen konnten.
Als wir ankamen, war der Vorraum gerammelt voll. Die Schlange an der Anmeldung, Kaffeetrinker, kleine Gruppen, die sich unterhielten. In einer Ecke sah ich auch Sören und winkte ihm zu. Hier liefen wieder einige komische Gestalten herum, die ihre männlichen Merkmale (noch) nicht unter der weiblichen Aufmachung verstecken konnte. Ihr Anblick war mir schon vertraut - ich dachte mir gar nichts dabei. Aber angesichts meiner Mutter, die hinter mir herlief, wurde mir bewußt, daß es für sie wohl ziemlich fremd war, auch wenn sie es letztes Jahr schon gesehen hatte.
Viele TagungsteilnehmerInnen kamen zu spät, und auch die Organisation hatte ihre Probleme, so daß die Veranstaltung verspätet anfing. Cornelia hielt eine Begrüßungsrede. Dann schickte sie uns in die Arbeitskreise. Zur Auswahl standen:

1. Frau-zu-Mann-Transsexualität
2. Paare und ihre Probleme
3. Transvestitismus / Kosmetik / Mode
4. Selbstfindung - meine Identität
5. Nachsorge

Logisch, daß ich diesmal in die Frau-zu-Mann-Gruppe ging, da ich die Gelegenheit ja letztes Jahr verpaßt hatte.
Der Raum war voll von Leuten, und es kamen immer noch neue hinzu. Es wurde eng hier in dem kleinen Raum. Zum Schluß waren wir ungefähr 20-30 Leute. Manche saßen an Tischen, manche auf Tischen, manche standen, weil sie keinen Platz gefunden hatten. Johanna, die die Gruppe leitete, sorgte erst einmal für Ordnung. Wir stellten die Tische an die Wand und setzten uns in eine Art Kreis.
Als Ruhe eingekehrt war, sollte sich reihum jeder kurz vorstellen. Hier gab es die unterschiedlichsten Typen. Viele „Knäblein“, manche jungenhaft, manche mädchenhaft, geschniegelte Typen in Anzug und Krawatte, Rockertypen mit bemalter Lederjacke, Leute, die schon „durch“ waren und stolz ihre männlichen Merkmale zur Schau trugen, andere, die mit ihrem Körper so gestraft waren, daß sie ihre weiblichen Merkmale kaum verbergen konnten.
Die meisten sahen wie ich ziemlich jung aus - wie Jungen von ungefähr 14, 15 Jahren. Aber da konnte man sich täuschen. Wir wirkten fast alle vor der Geschlechtsangleichung jünger als wir waren. Auch viele Dreißigjährige sahen aus wie Pubertierende. Das ist unser Schicksal - und ich muß sagen, es gibt schlimmere

Schicksale als jünger auszusehen als man ist. Bei manchen änderte es sich durch die Hormone. Mit ihrem sprießenden Bart oder großen Geheimratsecken alterten sie plötzlich um Jahrzehnte.
Ich entdeckte auch Kevin und Moritz.
Johanna machte ihre Sache gut. Ich weiß nicht mehr genau, über welche Themen wir sprachen, aber Johanna sorgte dafür, daß viele - ihrer Erfahrung nach wichtige - Themen zur Sprache kamen. Und daß nicht nur bestimmte Leute redeten, sondern auch Schüchterne und / oder Anfänger etwas sagten.
Johanna hatte einige „Lieblings"themen. Sie wollte uns zum Beispiel klarmachen, daß wir nicht mit Scheuklappen auf die Operationen zurennen sollten, sondern erst einmal genau überlegen sollten, was wir eigentlich wollten und ob wir das, was die anderen machten, wirklich selbst brauchten. Viele seien nämlich, wie sie sagte, nach der Operation unglücklich, weil sie zu hohe Erwartungen hatten. Diese dachten, die Operation löse alle ihre Probleme oder meinten, das Operationsergebnis würde immer perfekt. Aber der menschliche Körper ist keine Maschine, bei der man einfach gewisse Teile auswechseln oder eine neue Karosserie einsetzen kann. Er reagiert oft unberechenbar, es kann Heilungsstörungen geben, Narben können sich verziehen oder wulstig werden, so daß jedes Operationsergebnis anders aussieht.
Johanna legte uns nahe, einen (mit Transsexualität vertrauten) Psychologen aufzusuchen, wenn wir Probleme hätten.
Außerdem wurde sie nicht müde, festzustellen, daß ein Mann nicht durch das, was er in der Hose hat, zum Mann wird. Das bekommen nur die wenigsten Menschen zu sehen. Wir sollten uns deshalb genau überlegen, ob wir einen Penisaufbau und / oder einen Hodenaufbau bräuchten. Das mußte jeder (durch reifliche Überlegung) für sich entscheiden, je nachdem, was er für eine Vorstellung von einem kompletten Mannsbild hatte.
Ich lernte mehrere TS kennen, die auf einen Penisaufbau keinen Wert legten. Sie mußten deswegen nicht auf ein Sexualleben verzichten, einige hatten sogar bereits vor der OP eine feste Beziehung zu einer Frau. Anscheinend konnten sie die Klitoris als Penisersatz akzeptieren.
Johanna versäumte es auch nicht, „Spezialfälle" mit ihren besonderen Problemen zu Wort kommen zu lassen, zum Beispiele schwule Transsexuelle wie Ingo. Genau wie es unter den geborenen Männern - wir nannten sie Bio-Männer - Schwule gab, gab es sie auch in ungefähr gleichem Prozentsatz unter den Transsexuellen. Nur dauerte es hier länger, bis die Psychologen diese Tatsache begriffen hatten. Sie ließen sich lange Zeit verwirren, weil der Mensch das Geschlecht wechseln wollte, obwohl er sich von Leuten des angestrebten Geschlechtes angezogen fühlte.
Einige junge TS in der Arbeitsgruppe waren ganz verzweifelt und wußten nicht, wie sie zurechtkommen sollten, oder hatten noch zusätzliche Schwierigkeiten mit ihren Mitmenschen oder den Behörden. Ich konnte sie verstehen.
Die Zeit ging schnell herum. Bald war Mittagspause.

In einer Ecke des großen Saales waren Tische aufgebaut, an denen alle möglichen Zeitschriften und Bücher ausgelegt waren, die man kaufen konnte. Die

Dokumentation von Johanna war auch dabei, sie war also inzwischen fertig geworden! Ich blätterte darin.
Johanna hatte nicht übertrieben, als sie erzählt hatte, wie viele Seiten sie schon geschrieben hätte. Es war wirklich ein großes Buch: DIN A4-Format und bestimmt 3 cm dick!
Der genaue Titel lautete „Das Phänomen der Frau-zu-Mann-Transsexualität". Johanna hatte alles zusammengetragen, was sie zu diesem Thema finden konnte. Darunter waren viele Zeitungsausschnitte, aber auch Texte, die sie selbst, die wir oder unsere Behandler geschrieben hatten - soweit Johanna sie dazu bewegen konnte, etwas zu schreiben. Außer mir hatten 17 Jungs einen ausführlichen Lebenslauf geschrieben.
Ich wollte mir die Dokumentation kaufen, aber der Preis war der Hammer! 98 Mark! Genausoviel, wie der *Eicher* gekostete hatte!
War das Buch wirklich so viel wert? Waren die Druckkosten so hoch, oder war der Preis noch zusätzlich erhöht worden? Um die Dokumentation für Betroffene wie mich attraktiver zu machen, hätte Johanna Platz und damit Papier sparen sollen. Sie hatte nämlich beim Tippen einen großen Zeilenabstand eingestellt und breite Ränder gelassen. Ich hatte zwar genug Geld bei mir, aber so viel wollte ich dafür nicht ausgeben! Das war der Preis nun wieder nicht wert. Schade - dann mußte ich halt darauf verzichten.
Aber meine Mutter war ja noch da. Sie wollte sich das Ding kaufen, obwohl ich sie nicht darum gebeten hatte. Daran hinderte ich sie natürlich nicht...

Am Nachmittag versammelten sich alle Tagungsteilnehmer im großen Saal und hörten sich Expertenvorträge an. Zum Schluß gab es wieder eine Podiumsdiskussion, wo man die Möglichkeit hatte, Fragen zu stellen. Nach dem offiziellen Ende der Tagung fuhren viele nach Hause, einige blieben aber noch und verbrachten einen geselligen Abend zusammen.

Bei nächster Gelegenheit lieh ich mir die Dokumentation von meiner Mutter und las sie durch.
Es war viel „Müll" dabei - vor allem die Zeitungsberichte, die fast alle nur auf Sensation aus waren -, aber schließlich war es auch eine Dokumentation und keine Monographie. Ich fand auch jenen *Stern*-Artikel wieder, in dem ich vor vielen Jahren zum ersten Mal etwas über Transsexualität gelesen hatte.
Es gab auch Operationsbeschreibungen. Sie waren zwar gut verständlich, aber leider ziemlich allgemein gehalten oder nicht ausführlich genug. Am besten war noch ein längerer Bericht von Dr. Exner über die Möglichkeiten und Grenzen seiner Operationstechnik. Er enthielt sogar Fotos vom Operationsverlauf und von den Ergebnissen!
Das Wertvollste an der Dokumentation waren die Lebensläufe. Neben meinem, den ich in aller Eile hingefetzt hatte und der entsprechend verworren klang, gab es deutlich längere (aber auch ein paar, die nur 1-2 Seiten lang waren und aus denen man kaum etwas entnehmen konnte).

Beim Lesen erkannte ich vieles wieder. Meine alten, verdrängten Empfindungen wurden aufgewühlt. Auch wenn sich die Lebensläufe in vielen Punkten voneinander unterschieden, bemerkte man doch immer wieder dieselben grundlegenden Erfahrungen. Ihnen war es ebenso ergangen wie mir. Fast dachte ich, ich bin es selbst, der da erzählt. Schade, daß ich diese Lebensläufe erst so spät zum Lesen bekam! Sie hätten mir früher, in der Zeit der Mißerfolge und des Wartens viel Beistand geleistet.
Ich schien auf meinem Weg noch relativ gut weggekommen zu sein. Andere mußten viel Schlimmeres durchmachen. Einer war von seinen Eltern gezwungen worden, auf eine Mädchenschule zu gehen, ein anderer war von seinem großen Bruder vergewaltigt worden und manche waren von ihren Eltern vor die Tür gesetzt worden, als sie ihre wahre Identität verkündeten. Viele waren erst in der Lesbenszene gewesen, bevor sie erkannten, daß ihr Problem doch ein anderes war. Und einer war bei einer Psychologin gewesen, die die Meinung vertrat, daß man Transsexuelle mit einer ausführlichen psychologischen Therapie wieder zu ihrem biologischen Geschlecht zurückführen könnte. Er hatte die Behandlung schließlich abgebrochen, aber die nachfolgenden Behandler fragten alle bei der ersten Psychologin nach, was Sache war, und die Psychologin schaffte es lange Zeit, die Behandler dazu zu bringen, kein positives Gutachten für ihn auszustellen. Trotzdem hatte er nach langem Suchen einen Psychiater gefunden, der ihm ein Gutachten schrieb.

Im Frühherbst machte ich zum ersten Mal alleine Urlaub. Bisher war ich immer mit meinen Eltern gefahren - nicht weil ich die Loslösung von meinem Elternhaus nicht geschafft hätte, sondern weil es finanziell günstiger war, weil mich die Ziele interessierten und weil es sich für eine Einzelperson nun mal nicht lohnt, ein Ferienhäuschen zu mieten. Außerdem machte es meinen Eltern auch Spaß, wenn ich mitkam.
Nun ging ich also alleine auf Reisen und machte mal etwas ganz anderes. Ich flog nach Glasgow, nahm mir dort einen Mietwagen und fuhr damit kreuz und quer durch Schottland, vor allem an die landschaftlich beeindruckenden Stellen.
Es war nicht ganz streßfrei und wäre für meine Eltern nichts gewesen, denn ich mußte meine geplante Route und vor allem die Zeit einhalten, wenn ich eine Übernachtungsmöglichkeit finden wollte. Lange Pausen konnte ich mir nicht leisten.
Meistens übernachtete ich in Jugendherbergen. Zweimal mußte ich aber auch im Auto schlafen, weil ich zu spät angekommen war und keinen Platz mehr bekam. Das wurde - trotz Schlafsack - hart und kalt. Aber ein Mann steckt das weg! Ansonsten übernachtete ich zum ersten Mal in den Männerzimmern der Jugendherbergen. Es war immer wieder ein schönes Erlebnis, endlich wie selbstverständlich ein Männerzimmer beziehen zu können. Hier ging es ganz individualistisch zu. Man kam zu verschiedenen Zeiten an, ging zu verschiedenen Zeiten ins Bett und kümmerte sich um seinen eigenen Kram. Mit Umziehen und Toilettenbesuch gab es keine Probleme. Es hätte vielleicht sogar schon vor der OP geklappt.
In einer JH gab es bei der Anmeldung ein Mißverständnis, denn der Mann an der Anmeldung hielt mich für einen, der am Tag davor dagewesen war und fragte mich,

warum ich wiedergekommen sei. Ich schien einen Doppelgänger zu haben. Immerhin wurde ich nun schon mit anderen Männern verwechselt!
Meine Blase machte mir Probleme. Ich bekam immer ziemlich schnell einen so starken Harndrang, daß ich Mühe hatte, mir nicht in die Hosen zu machen. Das hatte kurz nach dem Krankenhausaufenthalt angefangen. Ein Arzt, den ich dazu befragte, meinte, es läge an der Verlagerung meiner Blase, nachdem die Gebärmutter keinen Platz mehr beanspruchte. Vielleicht trank ich auch mehr als früher, weil ich nicht mehr auf die Damentoilette gehen mußte oder weil die Hormone mehr Durst machten. Nun konnte ich aber (noch) nicht im Stehen pinkeln und mich im Notfall einfach an den Straßenrand stellen. Zum Glück gab es überall - zumindest in den kleinen, abgelegenen Orten - saubere Toiletten, für die man nicht einmal Eintritt bezahlen mußte. In Deutschland wäre so etwas nicht denkbar. Schon deswegen, weil dort viel mehr Leute die Toiletten benutzten. Dann ist die Wahrscheinlichkeit auch größer, daß schwarze Schafe darunter sind, die die Toiletten einsauen.

Nachdem ich auf dem Arbeitsplatz im A*pproach* meine Zulassungsprüfung bestanden hatte, sollte ich im *Tower* weitertrainieren, um schließlich auch dort meine Prüfung zu machen. Wenn ich die hatte, war ich vollwertiger Flugdatenbearbeiter an meiner Dienststelle und konnte überall eingesetzt werden.
Hier oben hatte man eine prima Aussicht, es gab aber auch alle Hände voll zu tun. Im Tower saßen zwei Lotsen, die von je einem Flugdatenbearbeiter versorgt wurden. Wir saßen direkt neben dem Lotsen und mußten ihm zuarbeiten. Ihn mit den Kontrollstreifen versorgen, verbrauchte Kontrollstreifen in die Ablage packen, wichtige Dinge mitschreiben, die der Lotse zu den Piloten sagte (z.B. Landefreigaben), aus dem Fenster schauen und den genauen Aufsetzzeitpunkt der landenden Flugzeuge notieren, mit halbem Ohr zuhören, was die anderen im Raum redeten, falls etwas Wichtiges dabei sein könnte, Anrufe von „draußen" entgegennehmen (z.B. wenn die Arbeiter am Rand der Startbahnen rasenmähen wollten) und vieles andere. Und je dichter das Verkehrsaufkommen war, desto schneller mußte alles gehen. Im Zweifelsfall mußte man alles gleichzeitig tun.
Ich hatte meine Schwierigkeiten damit, weil ich nur maximal zwei Dinge gleichzeitig tun konnte. So blieb oft Arbeit liegen und wurde verzögert erledigt, worüber meine KollegInnen gar nicht erfreut waren.

Ich trainierte nun schon viele Wochen im Tower und wurde einfach nicht besser. Mirko und Nils hatten ihre Prüfung schon geschafft, und ich mußte auch bald antreten. Denn ewig darf man nicht trainieren.
Ich wußte aber, daß ich die Prüfung nicht bestehen würde. Die Prüfung im Approach hatte ich mit Ach und Krach geschafft, und hier waren die Anforderungen weit höher. Die KollegInnen sagten zwar nichts, aber manche bekamen deutlich schlechte Laune, wenn sie auf mich aufpassen mußten, und ich merkte ja selbst an meinen Leistungen, wie schlecht ich war.
Was sollte ich tun?

Mir blieb nichts anderes übrig, als um meine Entlassung zu bitten, ehe ich rausgeworfen wurde. Schließlich war ich Beamter auf Probe, da ging das noch. Und in Hamburg muß man als Flugdatenbearbeiter die Zulassung auf allen Arbeitsplätzen haben. Vielleicht hätte ich mehr Glück gehabt, wenn ich an einen größeren Flughafen gekommen wäre, wo man sich spezialisieren konnte und nicht unbedingt in den Tower mußte. Vielleicht war es an anderen Flughäfen auch einfacher, denn hier in Hamburg gab es mehrere Flugdatenbearbeiter, die den Lotsen zeigen wollten, daß sie ohne die Flugdatenbearbeiter nicht auskommen können, und mit der Zeit verschiedene Tätigkeiten übernommen hatten, die eigentlich Aufgabe der Lotsen waren.
Mein Vorgesetzter war deutlich erleichtert, als ich von mir aus zu ihm kam, denn früher oder später hätte er selbst mit mir reden müssen. Er kümmerte sich darum, daß ich noch einige Wochen im Flugfernmeldedienst arbeiten konnte, bevor ich endgültig gehen mußte. Schließlich hatte ich ja noch keinen neuen Job gefunden.
Warum mußte ich das Handtuch werfen? Mir fehlte es an Reaktionsschnelligkeit und Mehrfachbelastbarkeit. Genau jene Fähigkeiten, wegen derer ich auch bei der Fluglotsenaufnahmeprüfung durchgefallen war. An der Flugdatenbearbeiter-Aufnahmeprüfung, die mir so leicht gefallen war, war also etwas faul. Sie hätte besser an die wirklichen Anforderungen angepaßt sein sollen, im Zweifelsfall dieselbe Prüfung wie bei den Lotsen, nur mit einem etwas geringeren Schwellenwert.
Trotz allem war die Zeit bei der Flugsicherung keine verlorenen Jahre für mich. Hier hatte ich etliches über mein Hobby, die Fliegerei, erfahren, so daß ich nun so richtig schön gesättigt war. Ich hatte einen schönen, interessanten Beruf mit überwiegend netten KollegInnen und angenehmen Schichtarbeitszeiten (zumindest in meinem Alter angenehm), wo man regelmäßig auch an Werktagen frei hatte. Als Single macht es einem ja nichts aus, am Wochenende zu arbeiten.
Ich ging die Berufe durch, die als Alternative für mich in Frage kamen und bewarb mich an verschiedenen Stellen.
Zum Glück bekam ich auf Anhieb einen Studienplatz in meinem gewünschten Studienfach. So kurzfristig hätte ich in einem anderen Beruf nichts bekommen.

# Mein Körper mag mich nicht

Kurz vor meiner endgültigen Entlassung bei der Flugsicherung stand die nächste Operation an.
Seit der letzten Operation war genug Zeit verstrichen. Ich ließ mir einen Termin geben. Die Arztsekretärin schlug mir den 19. Dezember vor.
Da müßte ich Weihnachten im Krankenhaus verbringen. Aber mit Weihnachten war in diesem Jahr sowieso nichts drin. Mein Vorgesetzter hatte mir nämlich schon angekündigt, daß ich über Weihnachten arbeiten sollte - am 24. Spätdienst, also

nachmittags und abends, am 25. und 26. Tagesdienst. Blödere Dienstzeiten konnte es für mich nicht geben. An Heimfahren war da nicht zu denken. Wenn doch wenigstens der 24. der letzte oder der 25. der erste Tag der Schicht gewesen wäre....
Ich nahm den Operationstermin an. Auf diese Weise war ich wenigstens in Besuchsnähe meiner Eltern.
In den Monaten vorher hatte ich mehrere Briefe mit Fragen an Prof. Lemperle geschickt und mich so über die Operationsmöglichkeiten und die Technik informiert. Das war nicht die ideale Methode, aber mir fiel nichts besseres ein. Ich konnte schließlich nicht jedesmal, wenn mir ein paar Fragen einfielen, nach Frankfurt fahren und mit ihm darüber sprechen. Das war zu weit.
Bei diesem Verfahren erfuhr ich zwar nicht alles, was mich interessierte, aber doch das Wichtigste. Es entstanden leider auch ein paar kleine Mißverständnisse, wie ich später noch zu spüren bekommen sollte.
Was mich vor allem sehr beschäftigte, war der Hodenaufbau. Sollte ich ihn durchführen lassen oder nicht? Wie würde das Endergebnis aussehen? Wie groß würden sie sein?
Ich wollte auf jeden Fall erst Bilder von Operationsergebnissen sehen, bevor ich mich zu einer Operation entschied. Vielleicht war das am Aufnahmetag möglich ...
Schließlich schrieb ich Prof. Lemperle, was ich auf jeden Fall machen lassen wollte - die Harnröhrenverlängerung bis zur Penoidspitze und den Scheidenverschluß - und ließ den Hodenaufbau noch offen.

Der Aufnahmetag war gekommen. Diesmal wußte ich schon genauer Bescheid und hatte keine Probleme mehr mit den Aufnahmeformalitäten. Es wurden auch nicht mehr so viele Untersuchungen gemacht. Sogar auf die AIDS-Untersuchung verzichteten sie. Oder sie kündigten es mir nicht mehr gesondert an.
Natürlich fragte ich auch nach einem Gespräch mit Prof. Lemperle - schließlich hatte ich ja schon schriftlich darum gebeten. Es ging um den Hodenaufbau und die Frage, was mit der Klitoris gemacht werden sollte. Prof. Lemperles Angaben zu der letzten Frage waren ziemlich ungenau gewesen. Daraus konnte ich nicht entnehmen, was es nun eigentlich für Möglichkeiten gab.
Ich wartete den ganzen Tag auf Prof. Lemperle. Als es schließlich schon dämmerte, kam der diensthabende Stationsarzt, Dr. H., und führte das Beratungsgespräch mit mir. Es war wieder mal einer, den ich noch nicht kannte. Er war zwar sehr freundlich, wußte aber nicht hundertprozentig über die OP Bescheid - genauer gesagt, was Prof. Lemperle machen könnte und würde. Hodenbilder hatte er natürlich nicht mit.
Also verzichtete ich auf die Hoden. Sie hätten sowieso nur einen optischen Wert gehabt - neben einem Penis, der zwar nicht schlecht war, aber trotzdem nicht ganz natürlich aussah. Wir sprachen auch über die Klitoris. So, wie sie jetzt war, störte sie mich. Sie war zu groß, zu auffällig, an einer blöden Stelle - oft scheuerten die Hosen daran -, und lenkte mit ihrer Sensibilität vom Penis ab, der diese eigentlich haben sollte. Jedenfalls die erogene. Auf die Empfindlichkeit gegenüber den scheuernden Hosen konnte ich gerne ganz verzichten. Mit der Klitoris an dieser Stelle fühlte ich

mich wie ein Zwitter. Sie war ein Aushängeschild für meine Weiblichkeit. Sie mußte da weg!
Prof. Lemperle hatte mir geschrieben, daß eine Verlagerung nicht ohne Sensibilitätsverlust möglich sei, weil dabei Nerven durchgeschnitten werden müßten. Also - dachte ich mir - konnte man sie ebensogut entfernen lassen. Oder konnte man nicht einfach Haut darüberdecken, damit sie nicht mehr so störte?
Dr. H. meinte: "Nein." Die Spitze müßte schon ein bißchen herausschauen. Schon aus Reinigungsgründen.
Ich konnte mich noch nicht entscheiden, was mit der Klitoris geschehen sollte. Wir einigten uns darauf, daß ich es über Nacht überlegen und dann am nächsten Morgen mitteilen sollte. Da gäbe es hoffentlich noch einmal die Möglichkeit, mit Prof. Lemperle zu sprechen - wenigstens ein kurzer Wortwechsel vor der Operation.
Ich dachte noch einmal gründlich nach und entschied mich dann, die Klitoris entfernen zu lassen. Lieber verzichtete ich auf die Möglichkeiten, die sie mir eventuell bot, als daß sie mich weiterhin mit ihrer Anwesenheit nervte und mich an meine Weiblichkeit erinnerte.
Am nächsten Morgen gab es die üblichen Vorbereitungen für die Operation. Den Einlauf machte die Schwester erst ziemlich spät, weil sie ihn fast vergessen hatte. Jetzt wurde es hektisch. Ich eilte im Zimmer hin und her und wartete auf den Entleerungsdrang. Er wollte nicht kommen. Die Zeit wurde knapp. Schließlich entschied ich mich, die Sache nicht bis zum letzten auszureizen und entleerte mich, als ein deutlicher, aber noch nicht starker Drang da war. Dann duschte ich noch schnell. Die Schwestern trommelten schon an meine Tür.
Dann stürzten sie sich auf mich, gaben mir die Beruhigungsspritze und fuhren mich zum OP-Saal. Lange mußte ich dort auch nicht mehr warten. Als die OP-Schwestern schon um meinen Tisch herum mit den Vorbereitungen beschäftigt waren, tauchte schließlich Prof. Lemperle auf. Er huschte kurz vorbei, rief mir einen Gruß zu und war schon wieder außer Sichtweite.
Eigentlich wollte ich ihm doch noch sagen, was mit der Klitoris geschehen sollte. Aber ich war von der Vorbereitungsspritze so benebelt, daß es mir nicht rechtzeitig einfiel. Ich hätte in meinem Zustand auch gar nicht schnell genug reagieren können, um ihn noch anzusprechen.
Ehe ich mich versah, wurde ich ganz eingeschläfert.

Langsam kam ich wieder zu Bewußtsein. Wie üblich hatte ich die Narkose gut überstanden. Natürlich war ich am Anfang noch stark bematscht und sehr heiser. Aber das besserte sich mit der Zeit.
Als ich wieder einen klaren Gedanken fassen konnte, fiel mir siedendheiß etwas ein: Verdammt, ich war nicht dazu gekommen, Prof. Lemperle zu sagen, daß ich die Klitoris entfernt haben wollte! Was war jetzt mit ihr geschehen? War sie etwa noch da? Müßte ich jetzt nur wegen ihr noch einmal operiert werden?
Ich fluchte innerlich vor mich hin.
Die Schwestern würden mir die Frage wohl kaum beantworten können, die Ungewißheit würde also noch anhalten, bis Prof. Lemperle kam. Na ja - morgen

hatte er ja seine Visite.
Ich hatte heute - am Tag der Operation - erstaunlich wenig Schmerzen. Auch am nächsten Morgen.
Nachmittags kam dann die Chefvisite.
Prof. Lemperle erklärte den anwesenden Ärzten und mir, was er bei mir gemacht hatte. Die Harnröhre war im mittleren Teil (also als erste Verlängerung der natürlichen Harnröhre) aus den kleinen Schamlippen gebildet - dort war sie schon fertig -, während der Rest vorne, der Teil im Penoid, aus transplantierter Vaginalschleimhaut gebildet war und zur besseren Verheilung noch der Länge nach aufgeklappt dalag. Sie sollte dann später zugenäht werden. Ich hatte Glück, daß genug Schleimhaut vorhanden gewesen war, sonst hätte die Harnröhre nicht an der Spitze des Penoids, sondern weiter hinten gemündet. Der Scheidenverschluß wurde nicht näher erwähnt.
Sobald ich zu Wort kam, fragte ich Prof. Lemperle: "Was haben Sie mit der Klitoris gemacht?"
Er schaute mich verwundert an. "Die habe ich weggemacht. Das haben Sie mir doch geschrieben!"
Erleichtert atmete ich auf. Ich konnte mich zwar nicht erinnern, daß ich ihm das geschrieben hatte - schließlich hatte ich mich ja erst vor der Operation endgültig entschieden. Aber vielleicht hatte ich mich unklar ausgedrückt. Oder Dr. H. war bei der OP dabeigewesen und hat gesagt, daß ich dazu neigte, sie entfernen zu lassen.
Jedenfalls hatte Prof. Lemperle genau das Richtige getan. Mir wurde zwar nie ganz klar, ob er sie ganz ausgeschält oder nur die Spitze gekappt hatte, zumindest hatte er aber so viel entfernt, daß sie mich nicht mehr störte. Ihr größter Teil, die beiden langen Schenkel, die tiefer im Gewebe liegen, waren vielleicht noch da. Erogene Sensiblilität war nämlich noch vorhanden (wie ich später feststellte). Entweder war es die Hautsensibilität dieser empfindlichen Region oder in die Umgebung ausstrahlende Sensibilität von Klitorisresten, die sich nicht genau lokalisieren ließ. Diese Art von Sensibilität entsprach zumindest genau meinem Geschmack, da sie nicht mehr vom Penis ablenkte, sondern durch Penisbewegungen stimuliert werden konnte.
Kurz nach der Visite begannen meine Wunden stark zu bluten, genauer gesagt die Wunde der ehemaligen Scheide. Gleichzeitig steigerten sich die Schmerzen unangenehm. "Endlich" hatte ich jene Schmerzen, die ich eigentlich schon bei der Gebärmutterentfernung erwartet hatte, nämlich Schmerzen wie bei der Menstruation, nur noch viel heftiger. Wie ich von schlimmeren Menstruationszuständen gewohnt war, strahlten sie sowohl in die Beine als auch in den Enddarmbereich aus. Letzteres wurde vielleicht noch dadurch verstärkt, daß ich darauflag.
Ich wußte nicht, wie ich liegen sollte. Auf dem Rücken ging nicht, auf dem Bauch natürlich auch nicht, und so halb auf der Seite lag ich auf die Dauer zu verkrampft. Also mußte ich es doch auf dem Rücken aushalten. Schließlich fing ich an, am Bettrahmen Dauerklimmzüge zu machen. Das war zwar anstrengend, aber die Schmerzen ließen dadurch nach. Irgendwann gab ich auf und bat um ein Schmerzmittel. Aber auch das wirkte erst nach Stunden.

Die Wunden bluteten noch tagelang. Das konnte nur die Rache meines Körpers bzw. meiner alten Geschlechtsorgane sein. Sie haßten mich wahrscheinlich genauso wie ich sie, und das war ihre letzte Möglichkeit, mir eins auszuwischen.
Nach ein paar Tagen durfte ich zum Glück schon aufstehen. Irgendwie fiel mir das lange Liegen um so schwerer, je öfter ich im Krankenhaus lag. Jetzt konnte ich meinen Bewegungsdrang wieder befriedigen. Ich tigerte mit dem Blasenkathetersack an der Seite auf dem Gang hin und her - jeden Tag ein bißchen länger -, bis ich eine Blase am Fuß hatte. Der Katheter steckte, glaube ich, noch im herkömmlichen Harnröhrenausgang.
Als mir der Stationsflur zu langweilig wurde und ich es mir kräftemäßig zutraute, wagte ich mich auch wieder auf die Treppe. Das hätte ich lieber noch bleiben lassen sollen, denn wie ich später erfuhr, war es zu früh für solche Aktionen. Die stärkere Durchblutung in dem Bereich trug wahrscheinlich auch dazu bei, daß meine Wunden unnatürlich lange bluteten.
Die StationsärztInnen hatten jetzt die schwierige Aufgabe, mir Verbände anzulegen, die beim Laufen nicht auseinanderfielen oder abrutschten. Im Zweifelsfall konnten es die Schwestern besser. Meistens legte ich selbst den letzten Schliff an.
Nun begann die zermürbende Zeit, wo ich auf Heilung wartete.
Dummerweise bekam ich irgendwo zwischen den Beinen neben der Harnröhre ein Hämatom* , das zusätzliche Schmerzen verursachte. Komischerweise waren diese (und das schon von der anderen Operation bekannte Kratzen der Haarstoppeln) am besten zu ertragen, wenn ich schneller (!) lief. Meine Eltern fanden das gar nicht heilungsfördernd.
Die Ärzte spülten das Hämatom mit einer physiologischer Kochsalzlösung. Später, als die Wunden im Bereich der transplantierten Schleimhaut für meine spätere Harnröhre zu verkrusten begannen, rieben sie damit auch die Wunden ab. In den Tagen, wo das aktuell war, hatte gerade die Ärztin Dienst, die ich schon vom letzten Krankenhausaufenthalt kannte. Sie wirkte immer etwas undurchschaulich. Gleichzeitig freundlich und abweisend. Ob sie etwas gegen Transsexuelle hatte?
Bei der Wundversorgung ging sie ziemlich beherzt vor. Wahrscheinlich nach dem Motto: Lieber ein kurzer starker Schmerz als ein langer schwacher. Beim Katheterziehen war das ganz praktisch, aber beim Wundenausreiben mußte ich gut die Zähne zusammenbeißen, denn gerade im Bereich des Hämatoms tat das sehr weh.
Konnte sie sich vorstellen, wie weh mir das tat, oder war es ihr egal? Dachte sie (als Frau): „Wenn der schon männliche statt weiblichen Geschlechtsorgane haben will, kann er auch dafür leiden!"? Sie schaffte es jedenfalls nicht, mich dazu zu bringen, daß ich mir etwas anmerken ließ. Ein anderer TS erzählte mir einmal, daß er, um sie zu necken, nach seiner Brustoperation zu ihr gesagt hat: "Nur keinen Neid!"
Das Sitzen - zum Beispiel beim Essen - fiel mir viel schwerer als das Gehen. Schließlich hatte ich ja an der Sitzfläche die Wunden und Narben.

---

* Bluterguß

Dann kam Weihnachten.
Das Gefühl, Heiligabend allein verbringen zu müssen, während der Rest der Familie daheim feiert, war etwas deprimierend. Aber ich tröstete mich mit dem Gedanken, daß ich ja nicht lange im Krankenhaus bleiben mußte - auf der Operationsvereinbarung stand 7-10 Tage - und nach der Entlassung die Weihnachtsfeier daheim nachholen konnte.
Mein Vater hatte mir ein kleines Weihnachtsbäumchen mitgebracht, das er von seinen Schülern bekommen hatte. Aber auch die Leute vom Krankenhaus gaben sich Mühe, diesen besonderen Tag zu würdigen: Der Krankenhauspfarrer machte eine Runde und unterhielt sich mit jedem Patienten. Am Nachmittag musizierten ein paar Sozialarbeiterinnen und Schwestern auf dem Flur Weihnachtslieder.
Sogar die leitenden Ärzte nahmen sich Zeit für die Patienten. Als ich meinen Spaziergang auf dem Flur machte, traute ich meinen Augen nicht: Prof. Lemperle, der gerade seine Runde machte, stand in einen Türrahmen gelehnt und unterhielt sich mindestens zehn Minuten mit einer Patientin über Gott und die Welt! Sonst hatte er es doch immer so eilig!
Später kam dann auch noch Dr. Exner vorbei und unterhielt sich längere Zeit mit mir, obwohl ich gar nicht sein Patient war - höchstens in dem Rahmen, daß er als Oberarzt für alle Patienten auf der Station mit verantwortlich ist. So lernte ich ihn auch mal etwas genauer kennen.
Das war´s zum Thema Weihnachten. Am Abend ging ich früh ins Bett, genauer gesagt ich war ja schon drin.
Dann ging es weiter wie gewohnt.
Als eine Woche um war und ich laut OP-Vereinbarung in drei Tagen entlassen werden sollte, wurde ich mißtrauisch. Meine Heilung war noch nicht nennenswert fortgeschritten. Ich trug noch immer einen Katheter. Und vor allem stand die neue Harnröhre immer noch der Länge nach offen. Unter diesen Umständen war also nicht an eine baldige Entlassung zu denken. Meine Laune verschlechterte sich deutlich.
Wieso hatten sie dann diese kurze Krankenhausaufenthaltsdauer angegeben? Es war wohl ein Irrtum oder ein Druckfehler. Wie lange mußte ich jetzt noch im Krankenhaus bleiben?

Nach eineinhalb Wochen kam der Katheter raus. Die Ärzte hatten mir schon längere Zeit angekündigt, daß die Harnröhre bald zugenäht werden sollte. Da meine Wunden aber unnatürlich lange bluteten, mußte der Termin immer wieder verschoben werden. 18 Tage nach der OP war es dann soweit.
Ich hätte zwar schon hinunterlaufen können, aber aus hygienischen Gründen wurde ich mit Bett in den Operationssaal befördert. Das letzte Stück bis zum OP-Tisch durfte ich laufen. Ich sollte ein paar "Schuhe" anziehen, genauer gesagt waren es Plastiktüten mit einem Gummi drin. In den Dingern bekam ich schon nach kurzer Zeit schweißnasse Füße.
Diese Nähoperation sollte unter örtlicher Betäubung stattfinden, so daß ich diesmal viel mehr mitbekam. Zuerst wurde jede Menge orangenfarbenes Desinfektionsmittel aufgetragen. Dann klebten sie mehrere Lagen grüner Tücher auf meinen Bauch, bis

nur noch der Operationsbereich frei blieb. Jetzt war ich warm eingepackt. Und die Lampe tat ihr übriges. Diesmal fror ich wirklich nicht!
Jetzt setzte Dr. S. die örtliche Betäubung. Danach pikste er mich an mehreren Stellen mit der Nadel und fragte immer wieder: "Spüren Sie däs?"
Er kam nämlich aus dem Ländle.
Schließlich schob er mir einen Katheter in den bereits geschlossenen Teil der Harnröhre.
Eine Schwester steckte eine winklige Stange neben mich in den OP-Tisch. Ihr waagrechter Arm schwebte über meiner Brust. Darüber legte sie ein blaues Tuch, so daß mein Blickfeld verdeckt wurde.
Schade! Jetzt konnte ich nicht mehr sehen, was die Ärzte machten. Dabei hätte es mich schon interessiert.
Machten sie das zur Vorkehrung, falls der Patient kein Blut sehen konnte?
Oder waren die Patienten verspannter, wenn sie bei der Operation zusahen?
Prof. Lemperle kam dazu. Die beiden fingen an zu nähen. Sie klappten die Seiten des offenliegenden Harnröhrenteils um den Katheter herum zu und nähten sie zusammen.
Ich langweilte mich, traute mich aber nicht zu fragen, ob ich das Tuch wegnehmen dürfte.
Jetzt konnte ich nur noch hören und fühlen. Das Nähen war ein komisches Gefühl. So ein Zug aus wechselnden Richtungen. Faszinierend war, wie sich die Ärzte dabei auf meinem Körper abstützten, ohne daß es mir wehtat. Ich spürte nur den Druck auf den Rippen.
Manchmal unterhielten sie sich leise.
Einmal kam ein Student vorbei und schaute ihnen über die Schulter. Prof. Lemperle erklärte ihm, was Transsexualismus ist und was bei mir operiert worden war.
Die Zeit zog sich. Zwischendurch wechselte ich die Lage meiner Arme, damit sie mir nicht einschliefen. Prof. Lemperle fragte, ob es mir noch gut geht.
Schließlich ging er weg und Dr. S. machte alleine weiter. Er brauchte dann auch nicht mehr lange.
Die Tücher wurden entfernt, und mein Bett wurde im Vorraum abgestellt. In einem Nachbarraum diktierte Dr. S. den OP-Bericht. Nach einiger Zeit kam die Schwester und transportierte mich wieder auf die Station.
Die Wirkung der Betäubung ließ nach. Zuerst spürte ich an manchen Stellen ein Stechen als ob lauter Nadeln in meiner Haut stecken würden. Dann ging das Gefühl in einen dumpfen Schmerz über und breitete sich bis in das umliegende Gewebe aus.
Die Schmerzen waren erträglich, aber doch so stark, daß sie störten.
Nach einiger Zeit ließen sie wieder nach.

## Katheter hassen lernen

Der neue Katheter lag nun ganz in der neuen Harnröhre, das heißt er mündete auch an der Penisspitze. Zuerst hing vorne noch ein Sack dran, nach ein paar Tagen wurde der Katheter dann verkürzt. An das Ende des Katheters kam statt des Sacks ein Stöpsel. Ich konnte wieder normal pinkeln gehen.
Ich pinkelte das erste Mal im Stehen! Aber es war noch nicht ganz echt, weil es mehr ein passives Ausleeren als ein Pinkeln war. Meine Blase lief voll, der Harndrang wurde immer stärker - so stark, wie ich es früher nie erlebt hatte - und ich ging auf die Toilette. Dort zog ich den Stöpsel heraus, und der Urin floß los. Gleich fühlte ich mich besser. Nur am Schluß wurde es unangenehm. Da gab es immer eine Art schmerzhaftes Saugen. Wie wenn jemand mit dem Strohhalm meine Blase aussaugt, und wenn sie leer ist, saugt sich der Strohhalm an der Blasenwand fest...
Ich kannte das Gefühl schon von den anderen Kathetern, aber bei diesem war es besonders stark.
Den Stöpsel mußte ich nach jeder Pinkelaktion auswechseln. Die Gefahr war groß, daß sich daran Keime festsetzen, den Katheterschlauch hochwandern und eine Blasenentzündung hervorrufen. Das passiert bei vielen Patienten, die einen Dauerkatheter tragen.
10 Tage nach dem Nähen wurde ich entlassen. Endlich! Der Katheter blieb aber noch drin.
Dadurch, daß vorne noch ein Stück Schlauch mit Stöpsel heraushing, war es etwas schwierig, normale Unterhosen zu tragen. Ich mußte den Penis hochklappen und das Schlauchende unter das Gummi klemmen.
Auch ich kam nicht um eine Blasenentzündung herum. Am Abend nach meiner Entlassung ging es los. Ich hatte zwar keine Schmerzen, aber einen stark drückenden Harndrang. Beim Pinkeln hatte ich den Eindruck, daß Urin neben dem Katheter durch die neue Harnröhre fließt und sich dann weiter vorne, wo es nicht mehr weitergeht, weil die Harnröhre enger wird, unangenehm staut. Das Pinkeln wurde zur Qual. Der Urin in der Sackgasse mußte unbedingt raus. Aber wie? Zurück floß er natürlich nicht. Es war wie wenn ich die Harnröhre abgeklemmt hätte. Schmerzen wären angenehmer gewesen!
Außerdem stellte ich fest, daß die Harnröhre an der Übergangsstelle zwischen Mittelteil und Vorderteil undicht war. Eine ganz dünne Fistel (ein unnatürlicher Weg nach außen) hatte sich gebildet. Der Druck des gestauten Urins war so unangenehm, daß ich das Bedürfnis hatte, ihn durch die Fistel herauszupressen. Gleichzeitig wußte ich aber auch, daß das nicht gut sein konnte. Das hätte die Fistel nur vergrößert. Und eine größere Fistel hätte mir gerade noch gefehlt!*

---

* Wie ich später erfuhr, werden bei Patienten, bei denen sich Harnröhrenfisteln bilden, diese Fisteln bewußt offengelassen, und der Patient soll durch die Fistel Wasser lassen. Auf diese Weise wird die entzündete Stelle, aufgrund derer sich die Fistel gebildet hat, regelmäßig mit

Das ganze beunruhigte mich sehr. Wenn Urin neben dem Katheter langfließt, muß er verrutscht sein. Würde er noch weiter verrutschen? Wenn jetzt immer mehr Urin sich in der Harnröhre staut, konnte es doch nur eine Frage der Zeit sein, bis der Katheter ganz untauglich wird oder daß irgendwas gesprengt wird! Außerdem die Sache mit der Fistel. Es sah so aus, als müßte ich sofort zurück ins Krankenhaus.
Inzwischen war es schon später Abend. Wir riefen im Krankenhaus an und versuchten einen Arzt zu erreichen. Dr. G. hatte Nachtdienst. Er stellte die Ferndiagnose Blasenentzündung und verschrieb mir mündlich ein Medikament, das ich mir am nächsten Morgen besorgen sollte. Die Sache mit dem Katheter schien ihn nicht zu beunruhigen. Er ging nicht darauf ein und meinte, daß ich zu Hause bleiben könnte.
Wie sollte ich das nur aushalten?
Zum Glück war das Medikament dann ein Wundermittel. Es beseitigte tatsächlich die unangenehmen Empfindungen beim Pinkeln inklusive den größten Teil des Stauungsgefühls. War das ein irreleitendes Gefühl gewesen? Es schien wirklich mit der Blasenentzündung zusammenzuhängen.
Es war natürlich trotzdem noch unangenehm. Ich sehnte den Tag herbei, wo der Katheter gezogen werden würde.
Noch 3 Tage...
Endlich war der Tag dann da.
Ich hatte einen Termin in der Ambulanz. Dr. H. zog mir den Katheter. Die Schmerzen hörten schlagartig auf.
Jetzt war meine neue Harnröhre fertig! Ich konnte im Stehen pinkeln! Oder?
Voller Spannung wartete ich darauf, daß ich mußte.

## Meine Wasserspiele

*Ich stelle mich vor die Toilettenschüssel, ziehe die Jogginghose und die Unterhose herunter und ergreife meinen Schwanz. Dann ziele ich auf die Mitte des Beckens.*
*Das Zielen hätte ich mir sparen können.*
*Der Strahl verhält sich, wie wenn man einen Finger unter den Wasserhahn drückt.*
*Es spritzt nach allen Seiten. So ein Mist!*
*Ich hätte mich beim ersten Mal doch lieber setzen sollen!*

Bei den nächsten Versuchen - bei denen ich mich zur Vorsicht hinsetzte - ging es dann besser.

---

dem sterilen Urin gespült, was die Heilung beschleunigt. Nach der Heilung wird die Fistel dann operativ verschlossen.

Beim ersten Versuch hatte ich so eilig gemußt, daß ich vom Fließen gar nichts merkte. Was würde es für ein Gefühl sein, wenn der Urin jetzt den ganzen Weg durch die lange Harnröhre, vor allem durch meinen Penis, fließt?
Ich spürte kaum etwas. Wenn ich die Augen schloß, hatte ich das Gefühl, der Urin käme an der gleichen Stelle heraus wie früher. Das lag wohl an dem Schließmuskel, von dem ich gefühlsmäßig dachte, er befände sich am Beckenboden, am Ausgang der Harnröhre statt am Blasenausgang. Weiter vorn fühlte ich noch nicht allzuviel, nur eine leichte Erschütterung - eine Art Rumpeln - beim Durchfluß.
Der Strahl nahm eine stabile Richtung an. Es war ein schöner, gleichmäßig schmaler Strahl. Nicht etwa ein Gießkanneneffekt, wie es ja auch passieren kann.
Natürlich war da noch die Fistel. Sie hatte sich nach dem Katheterziehen vergrößert. Jetzt kam der Urin gleichzeitig durch die Fistel und an der richtigen Stelle heraus. Zum Glück schloß sie sich nach ein paar Tagen von selbst und blieb dann zu.
Eine Woche nach dem Katheterziehen bekam ich in der Ambulanz die Fäden gezogen. Ich erwischte einen neuen Arzt, den ich noch nie gesehen hatte. Natürlich wußte er auch nichts über mich und konnte sich nur aus den Angaben in meinem Krankenblatt zusammenreimen, was bei mir gemacht worden war. Er zog mir alle Fäden, die er fand.
Ich fragte ihn auch, wann ich wieder radfahren dürfte. Schließlich würde ich bald wieder arbeiten und wollte nicht ewig auf die öffentlichen Verkehrsmittel angewiesen sein, mit denen ich viel länger brauchte.
Er meinte: "Eine gute Frage... Sagen wir mal: 4 Wochen."
Das ging ja noch.
Mein Strahl blieb zwar stabil, gewöhnte sich aber an, 45 Grad nach links wegzugehen und am Ende des Pinkelns, wenn der Druck nachläßt, plötzlich und unberechenbar die Richtung zu wechseln. Der Durchmesser wurde in den ersten Wochen immer kleiner, besonders als ich anfing, wieder Rad zu fahren, aber mit der Zeit wurde er wieder breiter. Wegen der Unberechenbarkeit meines Strahls war ich gezwungen, weiterhin im Sitzen zu pinkeln, wenn ich es nicht gerade in der freien Natur, wo man nicht zielen muß, oder an einer hochhängenden Männerkloschüssel tat. Nach dem Pinkeln mußte ich dann die Harnröhre zwischen den Beinen längere Zeit sorgfältig ausdrücken. Dabei kamen noch mal 5 ml, wie ich einmal spaßeshalber nachmaß. Weitere 2,5 ml blieben noch in unergründlichen Winkeln und träufelten dann innerhalb der nächsten Viertelstunde in meine Hose. Ich war also gezwungen, etwas Klopapier vorzulegen.
Das nervte mich natürlich. Aber vielleicht würde es sich ja noch bessern. Es kann ja noch stellenweise geschwollen sein, außerdem werden die Narben ja auch mit der Zeit weicher und hoffentlich glatter.
Ursprünglich wollte ich diese Operation machen, um im Stehen und praktischer pinkeln zu können, aber bis jetzt war es nur unpraktischer und dauerte vor allem länger. Da die Heilung aber noch nicht vollendet war, konnte ich mir noch kein Urteil darüber erlauben, ob die OP etwas gebracht hatte.
An zwei Stellen zwischen den Beinen entwickelte sich eine leichte Entzündung. Mein Urologe schaute sich die Stelle an und verschrieb mir dann eine Salbe. Sie half

aber nicht. Beim Auftragen tastete ich ein paar ziemlich harte Stoppeln. Waren das welche von den inzwischen wieder ein Stück gewachsenen Haaren, oder waren da etwa noch Fäden? Schon nach der Operation hat ja meine Haut auf die Dauer auf die Fäden beleidigt reagiert. Ich ging zu meinem Hausarzt. Der schaute genau nach, zubbelte sogar mal mit der Pinzette an einem Faden, aber sagte dann: "Da ist nichts." Wenn drei Ärzte nichts gefunden hatten, schien da ja wirklich nichts zu sein. Trotzdem blieb die Entzündung. Die harten Stoppeln, die ich tastete, schienen auch nicht länger zu werden.
Schließlich verlor ich die Geduld und machte mich selbst ans Werk. Ich nahm Pinzette, Schere, Spiegel und Taschenlampe in meine vier Hände und ging auf die Suche. Ich stellte fest, daß da wohl noch verknotete Schlaufen waren. Unter fürchterlichen Verrenkungen und halbblind (ich hatte wohl doch keine vier Hände) gelang es mir schließlich, die Schlaufen durchzuschneiden und die Fäden zu ziehen. Es waren drei Stück. Danach verschwand die Entzündung sofort.

Ich gewöhnte mich schnell an meine neue Pinkeltechnik. Bald war sie mir so in Fleisch und Blut übergegangen, daß ich nicht mehr darüber nachdachte.

## Der Reinkarnator

Immer wieder mußte ich an ihn denken. Im Sommer sogar fast täglich.
Wenn ich mir in verschiedenen Situationen meiner jetzt endlich perfekten Geschlechtsmerkmale bewußt wurde, dachte ich in tiefer Dankbarkeit an ihn.
Vor allem meine schöne flache Brust. Es war ein herrliches Gefühl in der Hand, über meinen Rumpf zu streichen und von keinem Hügel aus Speck aufgehalten zu werden.
Ich konnte jetzt endlich enge Pullover und T-Shirts tragen!
Nichts schwabbelte mehr!
Ich schwitzte nicht mehr unter der Brust!
Ich konnte mich, wenn es heiß war, so weit ausziehen, wie ich wollte...!
Und die Brust war nicht nur flach, sondern sah auch schön und echt aus!
Und wem hatte ich das alles zu verdanken?
Ihm!
Er hatte mir ein neues, lebenswertes Leben geschenkt. Er war meine zweite Mutter, wenn man das so bezeichnen kann.
Oder soll ich sagen, daß er mich neu erschaffen hat? Hier war die Bezeichnung "Gott in Weiß" (bzw. in Blau) endlich mal wirklich zutreffend! In herkömmlichen Fällen ist "Gott in Weiß" ja eher geprägt durch die fremden Wesen mit den heilenden Fähigkeiten, die die Ärzte für die Patienten sind. (Vielleicht spielt auch gelegentlich der Statusneid eine Rolle...)
Er hat mich, meinen männlichen Körper, geschaffen.

Wiedergeboren.
Warum nicht ein neues Wort dafür erfinden? Er ist mein Reinkarnator!
Das war es!
Über meine Beziehung zu ihm war ich mir nicht ganz klar.
Ich war ihm so dankbar, daß ich das dringende Bedürfnis hatte, ihm auch etwas vergleichbar Gutes zu tun. Aber was?
Es wäre schön, ihm mal das Leben retten zu können oder etwas ähnliches. Nur hatte ich keine Gelegenheit.
Schade!
Dummerweise war er netter als andere Ärzte. Irgendwie liebte ich ihn. Nicht wie ein Mann einen Mann liebt oder gar wie eine Frau einen Mann liebt (so attraktiv fand ich sein Aussehen nicht, obwohl ich zugeben mußte, daß er ganz hübsch war), sondern platonisch - wie ein Sohn seinen Vater liebt.
Aber was brachte mir das?
Ich mußte ihn mir "abgewöhnen", denn ich würde ihn nur dann wiedersehen, wenn ich wieder ins Krankenhaus komme. Danach würde Schluß sein!
Schließlich war er ein Fremder und würde mich nicht adoptieren wollen. Außerdem würde ich mich nicht adoptieren lassen. Ein Paar Eltern, die in Ordnung sind, reicht.
Alles, was mir blieb, war, gelegentlich dankbar an ihn zu denken.
Anderen transsexuellen Patienten geht es bestimmt ähnlich. Vielleicht ist er sich dessen bewußt, welch große Freude er vielen seiner Patienten macht. Vielleicht auch nicht.
Ich würde ihm das befriedigende Gefühl gönnen, andere glücklich gemacht zu haben.
Vielleicht werden ihm seine Taten ja irgendwo, irgendwann mal vergolten....

## Mal etwas anderes

In diesem Sommer hatte ich zur Abwechslung mal eine andere OP. Meine Mandeln mußten entfernt werden, nachdem ich mich mehrere Jahre mit einer chronischen Mandelentzündung herumgeärgert hatte. Immer wieder vereiterten sie. Das machte zwar keine nennenswerten Schmerzen, aber gut war es auch nicht. Meine Mandeln waren inzwischen so geschrumpft, daß sie ihre Abwehrfunktion sowieso nicht mehr erfüllen konnte.
Jetzt war ich gespannt, wie dieser Krankenhausaufenthalt wohl im Vergleich zu meinen bisherigen Operationen ablaufen würde.
Diesmal sollte ich in meiner Heimatstadt operiert werden. Das Krankenhaus hier war kleiner und jünger als das St. Markus-Krankenhaus. Die ganze Einrichtung war moderner, die Flure größer und heller, und der ganze Gebäudekomplex streckte sich

mehr in die Breite als in die Höhe. Das ist am Stadtrand natürlich auch einfacher als mitten in Frankfurt.
Die Patienten waren grundsätzlich in Zweierzimmern untergebracht. Ich sollte hier 1 Woche liegen - für eine kleine Operation, die damals bei meiner Mutter noch ambulant und unter örtlicher Betäubung gemacht worden war. Aber es können halt bis zu einer Woche plötzliche Nachblutungen auftreten, ein Risiko, das die Ärzte lieber gleich unter Kontrolle bringen wollten.
Mein Bettnachbar war eine Generation älter als ich und frisch aus dem Osten gekommen. Er hatte ein Riesenstickereigemälde mitgebracht, mit dem er sich beschäftigte. Mal was anderes. Auch er sollte die Mandeln entfernt bekommen.
Bei den Aufnahmeformalitäten erlebte ich eine Überraschung.
Die Krankenschwester kannte ich. Sie hieß Trixi. Wir waren in der Grundschule in derselben Klasse gewesen. Sie hatte sich kaum verändert.
Ob sie *mich* wiedererkennen würde?
Als sie meinen Namen und mein Gesicht sah, stutzte sie und fragte: „Sind Sie ein Bruder von der Charlotte? Die war mal mit mir in einer Klasse."
Wenn der andere Mann nicht mit im Zimmer gewesen wäre, den das Ganze nichts anging, hätte ich ihr die Dreiviertelwahrheit gesagt, nämlich daß sich am Anfang meiner Pubertät herausgestellt hätte, daß ich gar kein Mädchen, sondern ein Junge war. Je nachdem, wie sie darauf reagiert hätte, hätte ich ihr notfalls auch alles erzählt, daß heißt daß ich transsexuell sei. Schließlich wußten die meisten meiner Jahrgangskameraden aus dem Gymnasium darüber Bescheid. Warum dann nicht auch sie?
Aber angesichts der Situation war ich zu einer Notlüge gezwungen. Ich brummelte ein undeutliches „Ja."
Das reichte ihr leider nicht. Jetzt fing sie zu fragen an.
„Was macht sie denn jetzt?"
„Sie studiert?"
„Was denn?"
Und so weiter.
Ich log nicht sehr gut. Aber Trixi schien sich nicht zu wundern, daß meine Antworten so zögernd kamen und daß ich und Charlotte dasselbe Fach studierten.
Vielleicht hätte ich besser behaupten sollen, daß Charlotte tot sei...
Mit dem Essen lief es hier etwas anders als im St. Markus-Krankenhaus. Hier mußte man jeden Tag einen neuen Bestellzettel ausfüllen. Das war natürlich ein größerer Arbeitsaufwand. Andererseits konnte man sich dann besser auf den geringeren Appetit in den ersten Tagen nach der Operation anpassen.
Der Fragebogen, der von der Anästhesie kam, kannte ich. Die hatten anscheinende überall dieselben Formulare dafür. In der Spalte „frühere Operationen" hatte ich keinen Bock, mich zu outen, und schrieb nur: „Operation an den Geschlechtsorganen".
Später kam dann ein Arzt aus der Anästhesie, um das Übliche mit mir zu besprechen. Es war ein Ausländer. Als er sah, was ich geschrieben hatte, fragte er: "Circumcisio?" Nun ja, er wußte wohl nicht, daß ein normaler deutscher Patient mit

diesem Begriff nichts anfangen konnte. Aber dank meiner lateinischen und medizinischen Kenntnisse konnte ich mir ausrechnen, was er gemeint hatte: die Beschneidung bei einer Phimose* .
Ich erwiderte: „Nein“, sagte aber auch nicht, was wirklich in der Operation gemacht worden war.
Der Arzt blieb bei seiner Circumcisio. Er hielt mich anscheinend für doof. Ich mußte ihm mehrmals beteuern, daß das nicht bei mir gemacht worden war. Schließlich gab er entnervt auf und ging zum nächsten Punkt über.

Endlich näherte sich der Zeitpunkt der Operation. Sie würde wohl nicht so lange dauern wie ich es sonst gewohnt war.
Wieder bekam ich einen Krankenhauskittel und eine Mütze ausgehändigt. Eine Netzunterhose war nicht dabei. Unten sollte ich wohl nackt bleiben?!
Die Vorbereitungsspritze war der Hammer. Ich war noch am Waschbecken zugange, als die Schwester meinte, wenn ich die Spritze schon bekommen hätte, sollte ich mich doch lieber hinlegen. Das war auch keine Sekunde zu früh. Kaum lag ich im Bett, war ich auch schon weg.

Ich wachte erst wieder auf, als alles vorbei war.
Ich befand mich in einem richtigen Aufwachraum, in dem medizinische Notfallgeräte an der Wand hingen. In der Nähe meines Bettes stand ein Arzt. Ich krächzte ein: „Guten Tag“, denn ich kannte ihn. Es war ein anderer als der vom Vorbereitungsgespräch. Dann machte ich die Augen wieder zu, denn ich fühlte mich noch sehr bematscht.
Kurze Zeit später wurde ich wieder in mein Zimmer gebracht.
Dort döste ich weiter.
Als ich wieder einigermaßen fit war, bewegte ich mich ein bißchen und stellte fest, daß ich splitternackt war. War das notwendig bei einer Mandeloperation? Gut - ich lag bis zum Hals unter der Decke, aber die Schwestern hätten mich doch wenigstens darauf vorbereiten können, daß hier Selbstbedienung herrschte.
Gab es hier denn nichts, was ich anziehen konnte?
Endlich fand ich meinen alten Kittel zusammengeknäult in der Nähe meiner Füße. Mit ihm konnte ich meine Blößen vorerst bedecken.
Meine Güte - wenn ich *so* nackt im OP gewesen war, dann müssen die Ärzte ja gut gerätselt haben, was ich für Operationen ich hinter mir hatte und warum sie nötig gewesen waren...
Na ja, da konnte ich jetzt auch nichts mehr dran ändern.
Kurze Zeit später wurde mein Nachbar gebracht. Er hatte einen Kittel an, der allerdings schlachthausmäßig mit Blut bespritzt war. Nach dem schockierenden Anblick bei mir hatten sich die Ärzte wohl nicht mehr getraut, auch ihm den Kittel auszuziehen...

---

* Vorhautverengung

Mein Hals tat weh. Und meine Zunge. Ihr Rand war richtig eingekerbt, eine gleichmäßige Reihe von Dellen an jeder Seite. Wenn ich sie bewegte, verstärkten sich die Schmerzen, besonders beim Essen.
Was hatten sie mit meiner *Zunge* gemacht? Wie konnte ein so bißchen zerfetzter Zungenrand solche Schmerzen verursachen?
Erst Wochen später (als ich die Rechnung bekam) erfuhr ich, daß der Arzt auch meine Zungenmandeln mit herausgeschnitten hatte. Und von einer Bekannten, die OP-Schwester war, ließ ich mir erklären, warum die Ränder der Zunge so aussahen: Das kam von einem Instrument, mit dessen Hilfe die Zunge während der Operation herausgezogen und festgehalten wurde.
Alles war ganz anders als bei meinen anderen Operationen, aber auch nicht viel angenehmer.
Früher konnte ich zwar essen, aber nicht aufstehen, jetzt war es umgekehrt. Der Essensakt war qualvoll, komischerweise durfte ich es aber von Anfang an. Dafür durfte ich nicht Zähneputzen. Das erfuhr ich aber erst, nachdem ich es schon gemacht hatte. Woher hätte ich es wissen sollen?
Mit den ungeputzten Zähnen wurde der Geschmack und das Gefühl im Mund auf die Dauer ziemlich unangenehm, aber es gibt Schlimmeres.

In den folgenden Tagen war meine Hauptbeschäftigung, herumzuliegen oder zum Kühlschrank im Flur zu laufen, um dort mein Kühlhalsband auszuwechseln. Ich war hier doch deutlich beweglicher und unabhängiger! Es beschwerte sich sogar niemand, wenn ich barfuß lief.
Die Schmerzen ließen ganz langsam nach. Kaum fühlbar. Aber nach einigen Tagen konnte ich doch wenigstens wieder fast problemlos kauen.
Als ich dann auch noch herausfand, daß man hier auch ein Recht auf Eis (meine Lieblingsspeise) hatte, wurde das Leben schon viel angenehmer.
Nach einer Woche wurde ich entlassen.

# Der lange Weg zum perfekten (?) Pinkeln

Ein paar Monate nach meiner Harnröhrenoperation wurde bei einer Urinuntersuchung ein Zustand festgestellt, der auf eine innere Entzündung schließen ließ. Ich hatte aber keine Schmerzen. Mein Arzt verschrieb mir Medikamente, und die Harnwerte normalisierten sich wieder.
Bei einer Urinuntersuchung ein halbes Jahr später war wieder der gleiche Zustand, diesmal wurde mit Antibiotika behandelt.
Inzwischen pinkelte ich folgendermaßen: Ich war gezwungen, mich zu setzen (wenn ich nicht in der freien Natur, wo man nicht zielen muß, oder an einer hochhängenden

Männerkloschüssel war), weil der Strahl weiterhin zur Seite ging und dann am Schluß - wenn der Druck nachließ - seine Richtung wechselte.
Hin und wieder ging ich Sonntag morgens in aller Frühe in den Garten und schlug mich in die Büsche, um so richtig frei - ohne Nebenprobleme - im Stehen zu pinkeln. Dieses Erlebnis brauchte ich einfach ab und zu.
Das Ausdrücken nach dem Pinkeln blieb mir auch längerfristig nicht erspart.
Das nervte mich natürlich. Ich fragte meinen Urologen, der auch meine Hormonbehandlung machte. Er schlug eine Röntgenuntersuchung vor. Ich mußte mich auf einen Tisch legen, und der Pfleger versuchte einen Schlauch in meine Harnröhre zu stecken. Das war nicht so einfach wie er sich vorgestellt hatte. Der Durchmesser war wohl etwas kleiner oder das Gewebe war durch die Narben weniger dehnbar als bei normalen männlichen Harnröhren. Aber etwas anderes wurde mir jetzt zum Vorteil: Da ich im körperfernen Bereich meines Penis fast nichts spürte, machte *mir* das Einführen des Schlauches keine Probleme, während es den Bio-Männern ziemlich unangenehm sein mußte.
Jetzt steckte der Pfleger eine Spritze in das andere Ende des Schlauches und preßte mit ihr eine Kochsalzlösung (ein Kontrastmittel, das die Röntgenstrahlen nicht durchläßt) in meine Harnröhre. Das war ein unangenehmes komisches Gefühl - wie rückwärts pinkeln. Sie machten mehrere Bilder, und der Arzt schaute sie sich an. Man konnte deutlich sehen, was los war: der Harnröhrendurchmesser war zwischen den Beinen deutlich größer als im Penis. Dort konnte sich der Harn dann stauen.
Ein Monat nach dieser Untersuchung bzw. ein Jahr nach der Operation hörte das lästige Nachträufeln plötzlich auf. Hing das mit dem Bougieren (Dehnen) bei der Untersuchung zusammen? Ausdrücken mußte ich allerdings weiterhin.
Nun stand ich vor der schwierigen Entscheidung, ob ich mein Leben lang ausdrücken will oder ob ich eine Korrekturoperation wagen sollte, bei der dann wieder das Risiko zu Fisteln oder anderen Komplikationen bestand, die eventuell unangenehmer sein würden als das Ausdrücken.
Eigentlich konnte ich trotz kleiner Nachteile zufrieden sein: Ich hatte keine schlimmen Komplikationen wie dauerhafte Fisteln, Absterben von Gewebe oder Verengungen der Harnröhre - Komplikationen, die sehr häufig bei künstlich angelegten Harnröhren vorkommen und leider oft - trotz vieler Operationen - nicht zufriedenstellend geheilt werden können. Meine kleinen Komplikationen waren nicht Fehler meines Chirurgen, denn sie können überall vorkommen. Die Operation ist sehr schwierig. Die Reaktionen des Körpers, besonders Gewebeveränderungen, lassen sich nicht vorhersehen. Die Harnröhre läßt sich nicht hundertprozentig sterilisieren, was das Entzündungsrisiko erhöht. Vor allem gibt es noch kein ideales Hautmaterial, um die Harnröhre auszukleiden. Die bei mir verwendete Vaginalschleimhaut war relativ gut, da ihr Epithel dem der Harnröhre am ähnlichsten war. Andererseits neigt sie nach der Operation zur Vergröberung und Schrumpfung. Andere Chirurgen verwenden Oberhaut von anderen Körperteilen. Ihr Nachteil ist, daß sie sich nicht vollständig enthaaren läßt. An solchen Haaren können sich dann später unangenehme Harnsteine bilden.

Aber da war ja nicht nur das Problem mit dem Ausdrücken, sondern auch die Richtung des Strahles und die zusammengezogene Narbe, die meinen Penis krümmte. Mit diesen Fehlern wollte ich eigentlich nicht auf die Dauer leben. Wenn ich mich sowieso operieren ließ, konnte ich auch alles korrigieren lassen. Außerdem hatte ich mich inzwischen auch entschieden, den Hodenaufbau machen zu lassen, wenn ich mal wieder ins Krankenhaus müßte.
Zeitlich konnte ich es mir jetzt nur noch in den Semesterferien leisten, ins Krankenhaus zu gehen. Ich ließ mir im März noch einmal einen Beratungstermin geben, um abzuklären, welche Korrekturen in meinem Fall angezeigt wären.
In der Ambulanz lernte ich wieder einen neuen Arzt kennen. Dr. B. beriet mich so gut er konnte und riet mir, auch noch einmal mit Dr. Exner zu sprechen. Ich ließ mir einen Operationstermin geben. Natürlich konnte ich in diesen Semesterferien keinen Termin mehr bekommen. Ich mußte noch ein halbes Jahr warten. Das war aber nicht so schlimm, weil mich die kleinen Fehler nicht so sehr störten.
Ich probierte also diesmal mal einen anderen Operationstermin, nicht wie sonst immer im Winter. Aber zur heißesten Sommerszeit wäre es auch ungünstig gewesen. Wer liegt schon gerne bei hohen Temperaturen im Bett unter der Decke?
Ich entschied mich für den frühen Herbst, kurz vor dem Ende der Semesterferien, und bekam einen Termin für den 15.9.93. Wie üblich war mein Aufnahmetag ein Mittwoch. Als ich das Krankenhaus betrat, die bekannten Gänge sah und auch später den Geruch der Desinfektionsmittel wahrnahm, bekam ich in kurzer Zeit eine glückliche, geborgene Stimmung. Ich assoziierte diese Eindrücke mit den positiven Erfahrungen von früher. Dieses Krankenhaus hatte sich in meinem Unterbewußtsein gespeichert als ein Ort, der die Besserung schlechter Zustände bedeutet.
Die Aufnahmeformalitäten waren reine Routinesache, und ich hatte sie schnell erledigt. Jetzt kam wieder der langweilige Teil des Aufnahmetages dran.
Da mein Bett noch nicht frei war, mußte ich noch ein paar Stunden auf dem Flur warten. Ich sollte wieder in das etwas größere Zimmer mit der relativ guten Aussicht. Endlich wurde es den Schwestern zu dumm, und sie ließen mich doch schon in das Zimmer hinein. Dort waren schließlich auch zwei andere F-z-M-TS. Die würden sich durch meine Anwesenheit wohl kaum gestört fühlen. Den einen - Alexander - kannte ich schon von früher. Er hatte sich jetzt gerade den Scheidenverschluß und den Hodenaufbau machen lassen. Der andere, der momentan seine Sachen packte, hatte gerade den normalen Penoidaufbau hinter sich. Jetzt zwängte er sich in seine Hose, lief vor dem Spiegel auf und ab und hatte Probleme: "So kann ich doch nicht auf die Straße gehen! Das sieht man doch ganz deutlich!" Ich sah nichts. Er erlebte gerade diesen typischen Effekt, auf einmal ungewohnt viel in der Hose zu haben und deshalb zu meinen, daß sein neuer Körperteil sich zu weit und überdeutlich nach vorne wölbt. Aber ich konnte ihn beruhigen: Es sah ganz normal aus. Schließlich wagte er den Sprung ins kalte Wasser und zog ab.
Im Hintergrund lief die ganze Zeit der Fernseher.

Ein PJ'ler[*] kam ins Zimmer, um mir Blut abzunehmen. Dabei schaute er mehr auf den Fernseher als auf meinen Arm. Dann verschwand er wieder.
Ich packte meine Sachen aus und räumte sie in den Schrank. Dann langweilte ich mich wieder eine zeitlang.
Eine Ärztin, die mir schon von der ersten Operation bekannt war, kam, um die Anästhesie-Besprechung zu machen. Ich fragte sie, ob man meine Operation nicht auch unter örtlicher Betäubung machen könne. Ich wußte ja nicht, was da genau gemacht werden sollte und wie lange es dauern würde. Aber ich wollte gerne einmal bei einer Operation zuschauen. Es ist doch langweilig, wenn man nie etwas davon mitkriegt! Und falls wieder Unklarheiten auftreten sollten, was überhaupt gemacht werden soll, könnte ich Einspruch einlegen. Die Ärztin riet mir aber von Lokalanästhetika ab, weil die Operation doch ziemlich lange dauern würde und die Lagerung auf die Dauer für mich unbequem werden würde.
Als sie weg war, bat ich die Schwestern um ein Gespräch mit Prof. Lemperle oder Dr. Exner. Schließlich war noch nicht alles geklärt, vor allem welche Implantatsgröße ich für die Hoden bekommen sollte. Es gab drei verschiedene Größen. Und Dr. Exner hatte mir auf der Tagung gesagt, daß Prof. Lemperle gerne die großen nimmt. Die hatte ich aber auf einem Foto in Anitas Dokumentation gesehen und fand sie viel zu groß. Wie sollte ich da noch Hosen drüberbekommen? Ich wollte die kleinste Implantatsgröße! Schließlich hatte ich schon genug in der Hose - mein Penis war nicht gerade klein. Ich legte Wert darauf, daß der operierende Arzt -also Prof. Lemperle - wußte, was er tun sollte, sei es, daß ich ihm es selbst sagte oder einem anderen Arzt, der auf jeden Fall bei der Operation dabei war. Den Fehler vom letzten Mal wollte ich nicht machen, daß ich eingeschläfert werden würde, bevor ich das Aufklärungsgespräch hatte...
Die Schwestern wollten mein Anliegen weiterleiten. Nun wartete ich auf Prof. Lemperle.
Nach längerer Zeit kam ein junger Blondschopf im weißen Kittel und bat mich in das Arztzimmer. War das nicht der PJ'ler von vorhin? Doch anstatt wieder wegzugehen, kam er mit hinein, schloß die Tür hinter sich und sagte: "Guten Tag. Ich bin der Stationsarzt."
Peinlich. Fast hätte ich ihn geduzt, weil ich ihn für einen Studenten hielt. Dabei war es gar nicht der von vorhin! Jetzt sah ich es auch. Andererseits war dieser Stationsarzt klein und sah sehr jung aus. Er war bestimmt noch nicht lange Arzt. Vielleicht war es sogar ein AiP[**] . Aber für seine wahrscheinlich geringe Erfahrung zeigte er eine ruhige Sicherheit und ein erstaunliches Geschick im Umgang mit Patienten. Ich fand ihn sympathisch. Er hatte das Zeug zu einem guten Arzt. Er war nicht einer von der Sorte, die ständig zeigen, daß sie nicht viel Zeit haben, sondern er ging auf den Patienten ein und erzählte ihm so viel, wie er wissen wollte. Das merkte ich auch noch in den nächsten Tagen.

---

[*] Medizinstudent im Praktischen Jahr
[**] Arzt im Praktikum

Jetzt stellte er mir erst einmal allgemeine Fragen für die Operation. Ob ich Allergien hätte, Raucher wäre, Medikamente nähme usw. Ihn interessierte auch, ob ich meinen neuen Penis schon einmal "ausprobiert" hätte. Da mußte ich ihn enttäuschen. Dann besprachen wir, was überhaupt operiert werden soll. Er sah sich meine zusammengezogene Narbe an, die den Penis zum Körper hin krümmte. Die Erweiterung meines Harnröhrendurchmessers hielt er für indiziert, weil meine Harnwerte ja regelmäßig nicht in Ordnung waren. Wahrscheinlich blieb immer etwas Harn hinter bzw. vor dem engen Teil zurück und entzündete sich dann dort.
Zum Schluß holte er noch mal Dr. G., um sich mit ihm zu beraten. Dieser war derselben Meinung. Da ich weiterhin auf ein Gespräch mit Prof. Lemperle bestand, riet er mir, notfalls auf das Beruhigungsmittel vor der Narkose zu verzichten. Im OP würde ich ihn ja dann auf jeden Fall sehen, und da könnten wir dann die letzten Probleme abklären. Inzwischen war es nämlich schon spät am Tag, und es war unwahrscheinlich, daß Prof. Lemperle heute noch einmal hochkäme.
Na gut - dann würde ich es eben so machen.
Ich ging zurück in mein Zimmer. Alexander war gerade auf der Toilette. Sein Telefon klingelte. Er rief, daß ich rangehen sollte. Es war Johanna. Sie war genauso überrascht wie ich. Ich hatte sie lange nicht mehr gesehen, denn sie hatte sich mit den anderen von Transidentitas verkracht und sich danach völlig zurückgezogen. Alexander war einer der wenigen, mit dem sie noch Kontakt pflegte. Da sie mich und einige andere mehr oder weniger sitzengelassen hatte - ich war zwar nicht auf sie angewiesen, aber fand es doch unhöflich, von einem auf den anderen Tag ohne Vorankündigung nicht mehr auf Briefe zu reagieren - und die Sachen noch nicht zurückgegeben hatte, die wir ihr geliehen hatten, verhielt ich mich reserviert. Sie hatte nicht geahnt, mich hier im Krankenhaus anzutreffen und stellte ein paar Fragen, wie es mir geht und was ich operieren lassen wollte. Ich antwortete ihr so lange, bis Alexander wiederkam, dann gab ich ihm den Hörer.
Viel passierte den Rest des Tages nicht mehr. Am Abend bekam ich natürlich noch den obligatorischen Einlauf.
Es war alles schon Routine.

*Gleich nach dem Aufstehen gehe ich duschen. Dann ziehe ich das Hemdchen an und warte.*
*Die Operation ist früh angesetzt. Schon bald kommt die Schwester mit dem Beruhigungsmittel. Sie erklärt mir, daß es jetzt keine Spritze mehr gäbe, sondern Tabletten, das Mittel sei aber dasselbe.*
*Ich stelle die Tabletten auf meinen Tisch und ignoriere sie, wie mir Dr. G. geraten hat. Schließlich will ich ja wach bleiben. Nach einiger Zeit transportiert mich die Schwester nach unten. Die gewohnte Prozedur. Wieder werde ich im Gang vor dem Operationssaal abgestellt. Obwohl ich kein Beruhigungsmittel intus habe, bin ich kein bißchen aufgeregt wegen der bevorstehenden Operation.*
*Nun taucht auch Prof. Lemperle auf. Freundlich wie immer begrüßt er mich und steht nun auch für meine Fragen zu Verfügung. Er schlägt mir die mittlere Größe für die Hodenimplantate vor. Ich bestehe aber auf den kleinsten.*

*Er zeigt sie mir sogar. Sie sind in einer durchsichtigen Tüte eingeschweißt. Ein Paar glasig-milchig-gräuliche, walnußgroße Silikon-Eier mit glänzender Oberfläche. Die würden also bald Bestandteil meines Körpers sein...*
*Drei andere, bereits vermummte Ärzte, die bei der Operation mitmachen sollen, tauchen im Hintergrund auf. Dr. Borsche und... die anderen Gesichter kommen mir auch bekannt vor, ich erkenne aber im Augenblick nicht, wer es ist.*
*"Haben Sie noch eine Frage?"*
*Ich zeige Prof. Lemperle noch meine Narbe an der linken Beckenseite, die an dieser Stelle mit der Zeit ziemlich breit geworden war und damit - im Gegensatz zu den anderen, inzwischen verblaßten Narben - noch auffällig aussieht und bitte ihn, sie zu verschmälern. Er sieht da kein Problem und markiert den Streifen, der ausgeschnitten werden soll, mit einem Stift.*
*Dann ist alles erledigt.*
*Die Ärzte verschwinden wieder, und ich werde in den Operationssaal geschoben.*
*Der Anästhesist stellt sich mir vor - das erlebe ich zum ersten Mal. Die anderen Anästhesisten haben das nicht getan.*
*Dann legt eine OP-Schwester die Braunüle in meine Vene - genauer gesagt, sie versucht es, denn meine schönen Venen sind in der Kälte wieder ganz klein geworden. In den ersten Minuten hat die Flüssigkeit Schwierigkeiten, in mich hineinzulaufen, dann geht es schließlich doch.*
*Die Schwester wundert sich, daß ich noch so fit bin und ist verärgert, als ich ihr sage, daß ich das Beruhigungsmittel einfach nicht eingenommen habe.*
*Es ist doch ein Bestandteil der Narkose! Aber daran läßt sich jetzt auch nichts ändern. Mit vereinten Kräften schaffen sie es dann doch, mich einzuschläfern.*

Als ich wieder aufwachte, fühlte ich mich sehr wach und ausgesprochen fit. Ich war auch kein bißchen heiser (Das begann erst eine Stunde später, und war diesmal auch nicht so stark.). Der Anästhesist schaute im Aufwachraum bzw. -flur noch einmal nach mir und war zufrieden. Ich wurde hochtransportiert.
Den Rest des Tages döste ich vor mich hin.
Dieses Mal hatte ich keinen "Bahnhof" zwischen Körper und Decke. Es war anscheinend nicht notwendig.
Später am Tag kam Johanna, um Alexander zu besuchen. Sie klönte ein bißchen mit ihm und erzählte, daß auf der Station 7b unter uns ein französischer TS läge, der von Dr. Exner operiert worden war.
Dann kam noch einer vorbei - ebenfalls von der 7b -, den ich auch schon kannte. Er wollte Johanna begrüßen.
Nach für ihre Verhältnisse kurzer Zeit ging Johanna wieder.

Der Tag begann mal wieder sehr früh für mich. Ich wurde von der Nachtschwester gewaschen.
Wie üblich hing ich am Tropf. Durch ihn bekam ich einige Flaschen Antibiotika eingeflößt.

Später am Vormittag kam die tägliche Visite - der junge Arzt von gestern. Er erklärte mit ganz genau, was bei der Operation alles gemacht worden war. Das fand ich nett. Aber woher wußte er es? Dann sah ich es - er war einer der Maskierten im Operationssaal, die ich gestern nicht erkannt hatte!
Nach seiner Beschreibung hatten sie, um die Narbenschrumpfung zu entspannen, eine sogenannte Z-Plastik gemacht. Das hatte ja bereits Dr. B. nach dem Beratungstermin in die Operationsvereinbarung geschrieben. Weil ich nicht wußte, was das ist, las ich es in einem Fachbuch nach.
Bei einer Z-Plastik wird ein Z-förmiger Einschnitt gemacht und die beiden sich dabei ergebenden dreieckigen Hautlappen angehoben und ausgetauscht (ohne daß sie an der Dreiecksbasis abgetrennt werden). Dann werden sie wieder festgenäht. Wenn die Winkel im Z richtig gewählt sind, ist das Operationsgebiet danach länger und schmäler.
Außerdem hatten sie aus dem Teil meiner Harnröhre zwischen den Beinen, wo der Durchmesser ziemlich groß war, einen Streifen herausgetrennt und einfach in den zu engen Teil weiter vorne in der Harnröhre eingesetzt. Dadurch stimmte der Durchmesser jetzt überall. Damit es nicht wieder schrumpft, hatte ich diesmal einen besonders dicken Katheter in der Harnröhre. Aus ihm wurde der Urin aber nicht abgeleitet. Der Katheter endete kurz nachdem er ans Tageslicht getreten war und war vorne verstopft. Zum Urinableiten hatte ich einen sogenannten suprapubischen Katheter mit Sack. Der nahm den direkten Weg durch die Bauchwand in die dahinterliegende Blase. Um eine erneute Peniskrümmung zu verhindern, hatten die Ärzte an seiner Spitze einen Faden durchgestochen und sie damit am Bauchnabel festgebunden. Das sah ziemlich komisch aus.
Ich war beeindruckt.
Am späten Nachmittag kam dann Prof. Lemperle zu seiner Freitagsvisite und erklärte mir auch noch mal, was er in der Operation gemacht hatte - nur nicht so ausführlich wie der Stationsarzt.

Am nächsten Morgen kam ein Pfleger, den ich noch nicht kannte, um mich zu waschen. Wie er später einmal erzählte, war es ein Famulant. Er bediente mich vorne und hinten, machte mir sogar Zahnpasta auf die Zahnbürste, obwohl ich den Eindruck hatte, daß ich mich eigentlich schon wieder allein waschen könnte.
An diesem und den folgenden Tagen wurden vor allem meine Wunden mit immer wieder neuen Verbänden versorgt. Je weiter sie mich dabei auspackten, desto mehr konnte ich von der neuen Geographie sehen - Strukturen, die ich an den Tagen davor nur erahnen konnte. Wie üblich wechselten die Stationsärzte alle paar Tage. Die meisten kannte ich, z.B. die Ärztin mit den langen roten Haaren. Irgendwie erwischte ich sie immer, wenn es an den schmerzhaften Teil der Wundbehandlung ging, vor allem das Abreiben der Wundschorfe mit desinfizierender Flüssigkeit.
Ich lernte auch einen neuen Stationsarzt kennen. Dr. A. war ein eher schweigsamer Typ und kam - nach seiner Sprache zu urteilen - aus Norddeutschland. Eine willkommene Abwechslung zu der Masse an süddeutschen Ärzten in diesem Krankenhaus. Hoffentlich wurde er hier zu einem guten TS-Operateur ausgebildet

und ließ sich dann in Norddeutschland nieder, damit dort endlich der Mangel an Chirurgen für Transsexuelle behoben wurde! Aber wer weiß, ob er das überhaupt wollte...
Am Samstagnachmittag kam meine Familie zu Besuch. Sie nahmen den Kaffee bei mir ein und brachten mir einen kleinen Fernseher mit. Den hatte ich bei ihnen bestellt, damit wir den Mietfernseher hier zurückgeben konnten.

Am nächsten Tag - 3 Tage nach der Operation; diesmal ging alles ein bißchen schneller - durfte ich schon wieder aufstehen. Zum Beispiel, um auf die Toilette zu gehen und dort meinen Sack auszuleeren. Längeres Herumlaufen sollte ich aber noch vermeiden. Ich bestand darauf, den Sack am Katheter zu behalten. Das war angenehmer. Ich wollte nicht wieder solche Blasenschwierigkeiten wie letztes Mal mit dem Wechselstopfenkatheter bekommen. Auch die Ärzte waren vorsichtig. Ich bekam zwar keine Antibiotika mehr über den Tropf, aber die Schwestern spritzten mir welche direkt in den Katheterschlauch, der aus meiner Harnröhre ragte.
Alexander hatte Probleme mit seiner Freundin, die ihn verlassen wollte. Deshalb drängte es ihn nach Hause. Er bat um Entlassung, und der Arzt gewährte es ihm, obwohl er Bedenken hatte, denn Alexander blutete noch.
Heute war Sonntag. Ich bekam mehrere Besuche. Zuerst von meinen Verwandten aus Frankfurt, später kam Ingo. Er brachte noch jemanden mit - Ivo, ein TS aus Jugoslavien (soweit man das noch sagen konnte). Ivo war in Jugoslavien gerade noch kurz vor Ausbruch des Krieges operiert worden und später nach Deutschland geflüchtet. Jetzt war er Asylant und durfte sich eigentlich nur in seiner Stadt aufhalten. Dieser Besuch war eine große Ausnahme.
Ivo freute sich, mal mit anderen TS sprechen zu können und erzählte fast ununterbrochen. Er sprach gut deutsch und hatte einen großen Wortschatz, vor allem im medizinischen Bereich.
Sein Chirurg hatte ihm ein Penoid aus dem breiten Rückenmuskel in der Nähe der Schulter aufgebaut. Ich überlegte noch, wie das Ding wohl aussieht, da hatte er es schon ausgepackt und zeigte es mir. Es war ziemlich groß und endete vorne abrupt. Dadurch ähnelte es einem abgesägten Besenstiel. Konnte man diese Stelle nicht schöner - mit einer leichten Verjüngung - hinbekommen? An der Spitze war auch noch transplantierte Schleimhaut angebracht, um eine Eichel zu imitieren. Das war aber gar nicht gelungen. Es sah mehr wie eine Hautkrankheit (oder eine Narbe vom Absägen) aus - unregelmäßige rötliche narbenartige Hautfetzen. Ich fand es ziemlich häßlich. Aber er schien mit dem Ding zufrieden zu sein.

Kurz nachdem die beiden gegangen waren, kam ein neuer Patient in mein Zimmer. Ein Notfall. Er war in einem Flur ausgerutscht und hatte sich das Jochbein* gebrochen. Dadurch hatte ich zum ersten Mal - abgesehen von Alexander - einen jüngeren Zimmernachbarn. Er war sehr nett. Weil sein Bett neu in den Raum kam, wurde meines jetzt ans Fenster gestellt.

---

* ein Knochen seitlich vom Auge

Zwei Tage später kam noch einer zu uns hinein. Jetzt war es ziemlich eng, aber da wir Männer auf der Station die Minderheit waren - hier gab es keine Quotenregelung - mußten wir halt auch einmal in einem Dreibettzimmer leben. Der dritte Mann blieb zum Glück nicht lange.
Ich verlängerte nun allmählich wieder meine Laufversuche und wagte mich auch mal auf den Flur.

Am Donnerstag war meine Hormonspritze fällig. Zum ersten Mal kam ich auf die glorreiche Idee, sie mir hier von einer Schwester geben zu lassen. Das machte ihnen nicht viel mehr Arbeit, ersparte mir aber einen zusätzlichen Arztbesuch mit langer Warterei im Wartezimmer. Das hätte ich eigentlich bei den letzten Krankenhausaufenthalten auch schon machen können. Statt dessen hatte ich damals einfach die Spritzen verschoben. Die Schwester, die mir die Spritze gab, war verwundert über die Zähigkeit der öligen Lösung. Sie konnte nur ganz langsam spritzen. Aber das stand ja auch auf dem Beipackzettel.
Am späten Nachmittag kam Prof. Lemperle auf einer seiner zufälligen Touren vorbei. Er schaute sich mein Operationsgebiet an und war zufrieden. Dann kam er zum ersten Mal auf die Idee, sich mal anzuschauen, wie meine Brust inzwischen aussah. Sie schien besser zu sein als er erwartet hatte. Selbst wenn ich stand.
"Kann ich ein Foto davon machen? Ich will in den nächsten Tagen auf einen Kongreß fahren und das Bild dort mal vorführen."
"Da ist allerdings schon ein Foto von gemacht worden - ungefähr ein Jahr nach der Operation..."
Er wollte aber lieber noch mal ein aktuelles Bild machen und ging einen Fotoapparat holen.
Er schien heute viel Zeit zu haben...
Ich blieb dort stehen, wo ich war, und zog meinen Kittel aus. Zum Glück war ich gerade allein im Zimmer. Dann kam Prof. Lemperle wieder: „Sie stehen ja immer noch! Brav!"
Wenn einer mich ärgern wollte, brauchte er mich nur "brav" zu nennen...
Er plazierte mich vor dem dunklen Fenstervorhang und versuchte abzudrücken.
Es klappte nicht. Der Film im Fotoapparat war alle.
Ich mußte grinsen.
Prof. Lemperle ging einen neuen holen. Ich stand in der Zeit halbnackt herum mit den Verbänden zwischen den Beinen und um den hochgebundenen Penis und der darübergezogenen Unigrößennetzunterhose, in der Hand den Kathetersack...
Es war zwar ein gutes Gefühl, mal eine Weile zu stehen, aber dieser Aufzug war mir unangenehm. Hoffentlich kam keiner in das Zimmer.
Schließlich kam er wieder und brachte die Sache zum Abschluß.

Am nächsten Tag sah ich ihn wieder - diesmal auf der regulären Chefvisite. Er sagte, daß meine Katheter am Montag gezogen werden sollten und daß ich am Mittwoch entlassen werden könnte. Der Faden, der meinen Penis hochband, wurde durchgeschnitten. Jetzt war ich etwas beweglicher und hatte nicht mehr diesen Zug am Bauchnabel.

Ich ging jetzt schon wieder regelmäßig auf dem Flur spazieren. Dort begegnete ich auch anderen Patientinnen von der Station - manchen so häufig, daß wir uns schon grüßten und Gespräche führten. Sie bewunderten meine Ausdauer beim Laufen. Auch der Famulant wurde aufmerksam. Er drückte es allerdings anders aus und nannte mich "Knasti".
Die Treppen mied ich vorerst noch, damit es nicht wieder - wie beim letzten Krankenhausaufenthalt - zu bluten anfing. Jetzt, wo der Penis wieder hinunterhing, fing beim Laufen der Katheter an einer Stelle an zu drücken. Ich glaube, es war die Stelle, wo die Schamlippenharnröhre in die Vaginalschleimhautharnröhre überging. Mit der Zeit überschritt der Druck sogar die Schmerzgrenze. Gut, daß der Katheter bald gezogen werden würde...
Am Samstag kam mal wieder meine Familie zu Besuch. Eine willkommene Abwechslung.

Am nächsten Tag beschloß ich dann mal, selbst auf Besuchstour zu gehen. Johanna hatte doch erzählt, daß auf der Station 7b im Stockwerk unter meiner Station noch andere TS lägen! Also zog ich kurzerhand meinen Morgenrock über und ging nach unten. Dort begegnete mir eine Schwester. Ich kannte sie von Nacht- und Vertretungsdiensten. Sie sagte mir, daß auf der 7b sechs Transsexuelle lägen! Waren hier immer so viele, oder hatte ich endlich mal eine gute Zeit erwischt? Vielleicht ließen sich im Winter nicht so viele operieren.
Ich klopfte an der Tür. Das Zimmer war nur mit Transsexuellen belegt. (Das liegt ja auch nahe - dann muß man bei den Untersuchungen nicht so viel vor den Zimmernachbarn verbergen.) Einer war gerade nicht da, ein anderer sah Fußball und der dritte las. Wie ich feststellte, war der Fußballfan Oberbayer und der andere ein Franzose. Den Bayer konnte ich gerade noch verstehen, aber mit dem Franzosen hatte ich Schwierigkeiten. Meine Französischkenntnisse waren nicht ausreichend für eine Unterhaltung. Wir unterhielten uns ein bißchen auf Englisch. Aber auch das war nicht einfach, weil wir beide nicht die Vokabeln draufhatten, mit denen wir unsere Operationen oder andere TS-Themen beschreiben konnten.
Am Montag wurde mein Zimmernachbar entlassen. Ich sollte mit einem Neuen zusammen ins Zimmer. Da er frisch operiert war, wollte er einen Umzug vermeiden. Also mußte ich das Zimmer wechseln.
Es schien wieder langweilig zu werden. Das Zimmer war verdunkelt, und die Luft war schlecht. Der Neue war noch von seiner Operation schlecht drauf. Er fühlte sich halbtot - wie er später sagte - und mußte immer wieder Blut spucken. Er war nämlich in der Nase operiert worden.
Heute durfte ich endlich wieder duschen. Es war etwas kompliziert mit meinem Kathetersack. Wo sollte ich ihn hinhängen, damit ich optimale Bewegungsfreiheit hatte? Ich mußte erst einmal ein bißchen herumprobieren.

Der Katheter wurde heute natürlich nicht gezogen, aber die Schwester fing schon mal an mit dem Blasentraining. Das heißt: ich bekam eine Klemme an den Katheterschlauch, so daß sich der Harn zurückstaute und sich meine Blase wieder füllte, die das schon gar nicht mehr gewöhnt war. Die Klemme sollte ich so lange wie möglich dranlassen. Mit der Zeit bekam ich dann immer einen unangenehm starken Harndrang.

Am nächsten Tag lebte mein Nachbar sichtlich auf. Jetzt konnten wir uns auch unterhalten. Ich erlebte einige positive Überraschungen. Er war in meinem Alter - das konnte ich am Tag davor nicht genau sehen - also kein langweiliger alter Herr. Und er studierte sogar dasselbe Fach wie ich! Allerdings war er schon einige Semester weiter, aber das machte nichts. Dadurch mangelte es uns nicht an Gesprächsthemen.
Ich erfuhr auch, daß er nicht nur in der Nase, sondern auch an der Brust operiert worden war. Eine Mastektomie - wie meine erste Operation. Das gab es also auch bei Bio-Männern. Aufgrund irgendwelcher Störungen, zum Beispiel im Hormonhaushalt, oder durch häufigen Biergenuß bekommen manche eine unverhältnismäßig große (weibliche) Oberweite. Gynäkomastie nennt man die Krankheit. Sie führt zu ähnlichen psychologischen Effekten wie bei Frau-zu-Mann-TS - welcher Mann läuft schon gerne mit Busen herum -, weshalb die Brust dann operativ verkleinert wird.
Natürlich kam ich auch nicht drum herum, ein paar Sätze zu meiner Operation zu stammeln. Zum Glück entsprach es jetzt eher der Wahrheit, wenn ich etwas von Harnröhrenverengung erzählte, als bei den anderen Krankenhausaufenthalten.
Die Stationsärztin zog meinem Nachbarn die Drainagen schon einen Tag nach seiner Operation - und zwar beide auf einmal, damit er die Schmerzen nur einmal ausstehen mußte.
Er hatte einen Freund, der gerade zu Besuch da war. Dieser war ganz entsetzt, als es hieß, daß mir wahrscheinlich die Stationsärztin den Katheter ziehen würde. Konnte das nicht ein männlicher Arzt machen? Mich schockte das weniger. Schließlich hatte diese Ärztin schon oft die Wundversorgung in dieser Gegend bei mir gemacht.
Am Mittwoch wurde mein Nachbar entlassen. Eigentlich hätte ich heute auch entlassen werden sollen, aber da war wohl noch nichts drin. Immerhin wurde ein Katheter gezogen - der, der in der Harnröhre steckte. Der suprapubische wurde zur Sicherheit noch liegengelassen.
Mit Spannung wartete ich, bis ich mußte. Das Pinkeln klappte gut. Der Strahl ging geradeaus. Zwar war er nicht mehr so schmal wie vorher, aber er streute zum Glück nur ein bißchen. Bei den ersten Pinkelversuchen hatte ich Durchflußschmerzen. Das lag daran, daß die Harnröhre frisch operiert war, und es legte sich zum Glück schnell wieder.
Dann kam wieder ein neuer Patient ins Zimmer. Er war zwar schon älter, aber trotzdem interessant, denn er war mal auf dieser Station Arzt gewesen. Er erzählte ein bißchen, wie es hier früher war.

Am Nachmittag kam Prof. Lemperle vorbei, um nach dem anderen zu sehen. Ich fragte ihn, wann ich entlassen werden würde.
Er schmunzelte: "Er wird mürbe..." Dann setzte er sich neben mich auf die Bettkante und fragte nach meinem Zustand, wie es mit dem Pinkeln klappt usw. Schließlich erlaubte er mir, daß ich am nächsten Tag gehen dürfe. Das war das letzte Mal, daß ich ihn sah.

Donnerstag, der 30.9. - der Tag meiner Entlassung. Heute war nicht mehr viel los. Die Ärztin zog mir den letzten Katheter. Auf das Loch in meiner Bauchdecke kam ein dickes Kompressenpflaster. Es schloß sich nach ein paar Tagen von selbst. Nach der Visite packte ich meine Sachen und wartete auf meinen Vater, der mich abholen wollte.
Das war zweifellos der schönste Krankenhausaufenthalt gewesen - er dauerte nicht so lange wie die anderen, nur 14 Tage, und ich hatte die interessantesten Zimmernachbarn. Trotzdem war ich froh, daß es vorbei war. Ich war nicht erpicht darauf, noch einmal ins Krankenhaus zu müssen.

## Zu früh gefreut

Elf Tage nach dem Katheterziehen bildete sich plötzlich über Nacht eine neue Stenose*. Mein Strahl beim Pinkeln hatte auf einmal nur noch einen Durchmesser von 1 Millimeter. Entsprechend schlecht funktionierte das Pinkeln. Ich hatte schon den ganzen Sommer über fast in jeder Woche Probleme mit meiner Blase gehabt, genauer gesagt einen sehr häufigen und fast bis zur Schmerzgrenze starken Harndrang. Die Ursache bildete vermutlich einerseits die Stenose und andererseits die Verlagerung der Blase nach der Entfernung der Gebärmutter. Dem Druck des Harns setzte die Stenose jetzt noch einen Widerstand entgegen und verstärkte somit den ganzen Effekt. Es dauerte beim Pinkeln mehrere Minuten, bis alles herausgelaufen war, und danach tropfte es noch mehrere Minuten, ohne daß ich den Vorgang beschleunigen konnte. Die letzten Tropfen kamen erst im Verlauf der nächsten Stunden. Ich mußte also wieder etwas vorlegen - wie nach meiner letzten Harnröhrenoperation.
Das Pinkeln war so unangenehm, daß ich überlegte, was ich tun sollte. Würde es noch schlimmer werden? Würde sich die Harnröhre vielleicht sogar ganz schließen? Aber auch so, wie es zur Zeit war, konnte es auf die Dauer nicht bleiben. Ich mußte noch einmal mit einem Arzt darüber sprechen. Drei Tage später hatte ich sowieso einen Termin zur Nachuntersuchung und zum Fädenziehen. Zufällig kam ich wieder zu dem jungen Arzt. Das Fädenziehen war keine große Angelegenheit - es waren nur

* Verengung

ein paar kurze Fäden. Aber über meine Stenose war der Arzt besorgt. Er überzeugte mich, daß ich gleich im Krankenhaus bleiben sollte, damit die Sache gründlich untersucht und gegebenenfalls behandelt werden konnte. Mir war es gar nicht recht, hierbleiben zu müssen, aber ich sah ein, daß es notwendig war.
Der Arzt telefonierte mit der Station und regelte die Einweisung.
Wie würde es jetzt weitergehen?
Wie lange mußte ich hierbleiben?
In vier Tagen fing das Semester wieder an. Da hatte ich einen wichtigen Kurs, wo ich von Anfang an anwesend sein mußte - sonst könnte ich ihn erst im nächsten Semester machen und hätte ein Semester verloren.
Wenigstens hatte meine Lieblingskrankenschwester Dienst. Sie versorgte mich mit dem Nötigsten - ich hatte ja nichts mit. Eine Zahnbürste kaufte ich mir im Supermarkt um die Ecke. Am Abend besuchte ich meine Verwandten in Frankfurt und lieh mir etwas zu Lesen.
Ich schlief in Unterwäsche und zog mich am nächsten Morgen wieder an. Ich sah nicht ein, warum ich mich wie ein Kranker ins Bett legen sollte. Schließlich fühlte ich mich gesund.
Am Vormittag erlebte ich dann mal wieder einen neuen Stationsarzt, den ich noch nicht kannte. Er veranlaßte eine Röntgenuntersuchung meiner Harnröhre. Ich wurde in die Röntgenstation geschickt.
Solch eine Untersuchung hatte ich ja schon einmal erlebt. Die Ärzte hier nahmen aber einen dünneren Katheter, um mir die Soße in die Harnröhre zu pumpen - der ließ sich dann auch leichter einführen. Sie machten mehrere Aufnahmen aus verschiedenen Richtungen, hängten sie an den Leuchtschirm und begutachteten sie. Ich versuchte vom Röntgentisch aus auch einen Blick darauf zu werfen, sah aber nicht viel.
Die Ärzte waren mit den Aufnahmen zufrieden und gaben sie mir mit.
Der Stationsarzt von der 7a schaute sie sich an. Jetzt konnte ich sie besser sehen. Er erklärte mir auch, was zu sehen war. Die Harnröhre sah jetzt viel besser aus als auf der Aufnahme vor der Operation. Sie hatte überall den gleichen Durchmesser und eine glatte Oberfläche. Aber an einer kleinen Stelle - ungefähr 3 Zentimeter unter der Penoidbasis - war ein faltenähnlicher Einzug zu sehen.
Diese Stelle mußte irgendwie wieder erweitert werden. Jetzt war die Phantasie des Arztes gefragt. Er nahm einen Katheter. Dieser hat an einem Ende einen kleinen Ballon, der normalerweise erschlafft und unsichtbar ist, aber vom anderen Katheterende aus aufgeblasen werden kann. Auf diese Weise läßt sich der Katheter in der Blase verankern. Der Arzt schob ihn so weit in die Harnröhre, bis der Ballonabschnitt auf der Höhe der Stenose zu liegen kam. Dann pumpte er den Ballon mehrmals auf und dehnte damit die Verengung. Das tat etwas weh und blutete dann auch. Jetzt merkte ich, daß das die Stelle war, an der mir der Dauerkatheter beim Laufen so unangenehm gedrückt hatte. Die berühmte, gefährliche Stelle, wo die verschiedenen Harnröhrenabschnitte ineinander übergehen.

Nach dieser Behandlung ging das Pinkeln kurzfristig etwas besser, aber ein paar Sunden später verengte sich die Stenose wieder auf vorherigen Durchmesser. Ab diesem Tag hatte ich an der Verengungsstelle Durchlaufschmerzen beim Pinkeln.
Nach zwei Tagen wurde ich entlassen. Die Ärzte wollten vorläufig nichts machen, solange noch etwas durchlief und sich der Zustand nicht verschlechterte.
Dieser Krankenhausaufenthalt war also für die Katz gewesen. Es sah so aus, als müßte ich mich an den Zustand gewöhnen.
Wenn ich auf der öffentlichen Toilette den vollen Strahl des Nachbarn hörte, bekam ich den blanken Neid.
Zum Glück entstand eine leichte Verbesserung, jedenfalls manchmal. In den folgenden Wochen war es immer ein paar Tage besser und wieder ein paar Tage schlechter - der Durchmesser schwankte zwischen 1 und 2,5 Millimetern. Ungefähr 6 Wochen nach der Stenosebildung bzw. 10 Wochen nach der Operation hatte ich wieder eine Phase mit größerem Durchmesser, die seitdem anhielt. Vielleicht war da eine Schleimhautfalte oder etwas anderes im Weg gewesen, das sich jetzt weggeklappt hatte.
Es war eine wahre Wohltat, daß keine Widerstand mehr da war und sich die Schleusen so richtig öffnen konnten. Allmählich wurden auch die Operationsnarben und das angrenzende Gewebe weicher, so daß ich wieder ausdrücken konnte und mir das ewige Nachtropfen nach dem Pinkeln erspart blieb. Auch die Durchflußschmerzen waren weg.

Spätestens drei Monate nach der letzten Operation konnte ich sagen, daß sich ein endgültiger Zustand eingependelt hat (der sich bis heute gehalten hat): Ich konnte jetzt ohne Schwierigkeiten pinkeln, Durchmesser und Richtung des Strahles waren in Ordnung, und mit dem Zielen hatte ich normalerweise keine Probleme - nur morgens, wenn der Penis von der Bettwärme gut durchblutet und alles etwas angeschwollen war. Mit Muskelkraft alleine schaffte ich leider keine vollständige Entleerung, daß heißt hinter dem aufsteigenden Teil der Harnröhre von der Hodengegend rauf zum Penoidansatz blieb immer etwas zurück. Das mußte ich mit der Hand ausdrücken. Dazu mußte ich die Hose und Unterhose so weit hinunterlassen, daß ich mit der Hand zwischen die Beine kam. Deshalb bevorzugte ich geschlossene Toiletten - die Nachbarn würden sich schon sehr wundern, wenn sie meine Verrenkungen sehen würden. Außerdem machte ich das lieber mit Papier, mit dem ich anschließend die Penoidspitze trockentupfte. Ein bis fünf Tropfen gingen später noch ab.
Alles in allem brachte mir die Harnröhrenverlängerung nicht das, was ich mir erhofft hatte. Ich konnte jetzt zwar im Stehen pinkeln - was ich sehr genoß -, aber diese Fähigkeit hatte ich mir teuer erkauft. Es ging jetzt nicht praktischer, wie ich gehofft hatte - eher das Gegenteil war der Fall. Früher, mit der alten Harnröhre, konnte ich schneller pinkeln. Vorteile und Nachteile hoben sich also ungefähr auf.
Anderen Transsexuellen, die eine Harnröhrenverlängerung mit einer anderen OP-Technik bekommen hatten, erging es ähnlich. Die weibliche Blase ist halt nicht für

eine so lange Harnröhre angelegt, und die fehlende Muskulatur kann kein Chirurg ersetzen.

# Fragen

Oft habe ich darüber nachgedacht, wie es zu meiner Transsexualität kommen konnte. Warum mußte das gerade *mir* passieren?
Ich war doch ein ganz gewöhnlicher Mensch!? O.K. - es gab Zeiten, wo ich etwas Besonderes sein wollte. Aber nicht *so etwas*!

Viele Fragen kamen mir dazu in den Sinn, die ich nicht eindeutig beantworten konnte.
Waren die Ursachen rein psychologischer Natur?
Lag es an der Vorbildfunktion meiner Mitmenschen? Hatte ich da etwas zu frei interpretiert und mir die „falschen“ Menschen als Vorbilder genommen? Oder hatten sich mir durch Zufall falsche Vorbilder aufgedrängt, allein durch mein Erlebnis ihres Verhaltens?
Hatte ich den Körper meiner Mutter und das Verhalten meiner Schwester verachtet und wollte nicht so werden wie sie?
Hatte ich meinen Bruder um seine Bevorzugung in bestimmten Situationen beneidet?
Hatten meine Eltern bei meiner Erziehung Fehler gemacht? Aber wenn, dann welche?
Hatten sie sich eigentlich einen Jungen gewünscht und mich unbewußt in diese Richtung gesteuert?
Aber solche Einflüsse gab es doch oft. Mein Opa wurde als Kleinkind - wie viele kleine Jungen am Anfang dieses Jahrhunderts - gelegentlich wie ein Mädchen herausgeputzt, mit Kleidchen und langen Haaren, und es hat ihm nicht geschadet.
Hatten meine Eltern mir ohne Absicht durch ihr Verhalten vermittelt, daß es besser ist, ein Junge zu sein? Die vielen „Fehler“ meiner Mutter, an denen mein Vater regelmäßig herumnörgelte. „Weiber und Technik“ und so weiter... Ich kann diese Möglichkeit nicht ausschließen.
Hatten sie meine weiblichen Eigenschaften unterdrückt?
Auf keinen Fall.
Hatten sie meine männlichen Interessen gefördert?
Nur manche. Außerdem - wenn ich dadurch transsexuell geworden wäre, dann müßten auch etliche andere Menschen transsexuell sein.

Oder wurde Transsexualität von körperlichen Störungen verursacht?
Konnten es hormonelle Einflüsse vor der Geburt sein? Zu viele männliche Hormone (oder zu wenig weibliche) zu einem „empfindlichen“ Zeitpunkt oder so etwas?

Aber warum ging es dann erst richtig los, als ich 12 war?
Hatte es etwas mit der Pubertät zu tun?
Produzierte mein Körper zu viele männliche Hormone? Aber dann hätten doch auch die *körperlichen* Merkmale männlicher ausgeprägt sein müssen! Es gab mehrere gleichaltrige Mädchen, die eine tiefere Stimme, breitere Schultern oder mehr Haare an den Beinen hatten als ich.
Habe ich einen Schaden im Gehirn? Immerhin soll es bei mir ja eine ziemlich lange Geburt gewesen sein. Vielleicht kann dabei etwas geschädigt werden, wenn man Pech hat.
Warum sind sich die Transsexuellen so ähnlich? Es kann nicht nur die soziale Rolle sein, in die sie durch ihr Schicksal hineingedrängt werden, auch in der Ursache muß es Gemeinsamkeiten geben. Sonst würden sich die Lebensläufe nicht so stark ähneln, schon in der Zeit, bevor die Betroffenen wissen, daß es auch andere TS gibt.

Gerade hatte ich in einer Zeitschrift etwas Interessantes gelesen: Es soll einen Fisch namens *Trimma Okinawe* geben, der sein Geschlecht nach Bedarf ändern kann. Je nachdem, ob in seinem Schwarm gerade dringend Weibchen oder Männchen gebraucht werden bzw. ob Weibchen oder Männchen zuviel sind. Mit ihrem Geschlechtswechsel gehen diese Fische Konflikten aus dem Weg und sorgen zugleich dafür, daß das Überleben ihrer Art immer gesichert bleibt. Die Umwandlung erfolgt durch Strukturänderungen im Gehirn - und zwar genau in den Hirnregionen, die beim Menschen mit Transsexualität in Verbindung gebracht werden.
Welche Regionen das sein sollten, stand allerdings nicht dabei, und ich hatte auch in noch keiner Fachveröffentlichung gelesen, daß man solche Gehirnareale gefunden haben soll. Aber wer weiß, was da für Forschungen im Gange waren und sind...
Hatte mich die Menarche so schockiert, daß ich keine Frau sein sollte? Nein, zu diesem Zeitpunkt lief ich ja bereits mehr als einen Monat als überzeugter Junge herum. Das konnte ich leicht anhand alter Fotos feststellen.
Der „Schalter“ hatte sich „umgelegt“ als ich damals beim Frisör war. Dieser undefinierbare, aber starke Drang, jetzt und hier meine Männlichkeit auszuleben, sie allen zu zeigen. Vorher war er schon in Ansätzen vorhanden gewesen, aber nie so stark. Und unabhängig von dem Drang hatte ich mich als kleines Kind auch oft wie ein Junge verhalten und männliche Interessen gezeigt.
Woher kam dieser Drang?
Wie war es eigentlich mit Nicole und jenen anderen Mädchen, die in ihrer Kindheit *nur* in Hosen und kurzen Haaren herumgelaufen sind, während ich doch ziemlich häufig einen Rock trug? Hatten sie auch diesen Drang? Und warum sind sie dann doch weiblich geworden, als sie in die Pubertät kamen? War es reine Einsicht, daß sie nun mal einen weiblichen Körper hatten und nicht als Junge oder Mann leben konnten? Oder konnten sie auch nicht genau sagen, was sie letztendlich beeinflußt hatte? Zu gerne würde ihnen diese Fragen stellen. Aus reiner Neugier. Aber das geht natürlich nicht. Die Fragen sind zu intim. Außerdem habe ich jene Mädchen aus den Augen verloren.

Der Drang ist mir noch gut in Erinnerung. Ich habe ihm nachgegeben, und er ist zu meinem Leben geworden. Hätte ich gegen ihn ankämpfen können?
Damals sah ich keinen vernünftigen Grund. Auch wenn ich damals in die Zukunft hätte blicken können, vielleicht hätte ich auch dann nicht anders gehandelt. Ich weiß es nicht genau. Schließlich war es ja auch eine Art Erkenntnis. Die Erkenntnis, daß das männliche Leben besser ist, und zwar in fast allen Bereichen. Zumindest für *mich*. Es ist mein Leben, ich *bin* so. Ich habe zu mir selbst gefunden.
Wer hatte den Schalter umgelegt? Gute Frage. Unlösbar. Gott, Schicksal, zufällige transzendente Kräfte... man kann sich so viel ausdenken und nichts beweisen.
Gab es doch so etwas wie Reinkarnation? Und konnten dabei Fehler auftreten?
Oder konnte man durch sein früheres Leben beeinflußt werden? Dann wäre der Einfluß bei den TS besonders stark.
Aber irgendwie fiel es mir schwer, an die Reinkarnation mit all ihren Konsequenzen zu glauben. Das geht wohl nur, wenn man einer entsprechenden Religion erzogen worden ist oder eines Tages *die Erkenntnis* bekommt.

Diese vermuteten Ursachen sind zwar alle irgendwo einleuchtend, aber keine scheint mir so überzeugend zu sein, daß ich sagen würde: *diese* ist es!
Zu allen möglichen Ursachen sind in der Forschung Gegenbeweise gefunden worden, so daß sich auch die Experten davor drücken, klare Aussagen zu machen. Dr. Pfäfflin ist inzwischen dazu übergegangen, eine Kombination mehrerer Ursachen zu vermuten.

## Ein kleines Resümee

Wie intensiv ich mir auch über solche „Probleme“ den Kopf zerbreche, ich komme zu keinem Ergebnis.
Da lohnt es sich doch eher, über meinen jetzigen Standpunkt nachzudenken.
Hat die Geschlechtsangleichung meine Erwartungen erfüllt?
Auch wenn es abgedroschen klingen mag, weil es alle FzM-TS sagen, die sich dazu äußern: Ich habe die Geschlechtsangleichung und die Operation(en) nicht bereut und würde alles wieder genauso machen, wenn ich noch einmal in der gleichen Situation wäre. Von ein paar kleinen, unbedeutenden Abweichungen abgesehen.
Das Operationsergebnis ist (verglichen mit dem Zustand bei Bio-Männern) nicht perfekt und kann nicht perfekt sein - das ist mir klar. Aber meine Erwartungen sind voll erfüllt  Manche Erwartungen sind sogar übertroffen worden, weil ich mir von vornherein klargemacht hatte, daß das OP-Ergebnis nur sehr unvollkommen sein konnte.
Meine Brust zum Beispiel. Ich wäre schon zufrieden gewesen, wenn sie durch die Operation einfach nur flach geworden wäre, so daß ich ohne „Ängste“ enge T-Shirts

tragen konnte. Aber mein Chirurg hat weit mehr hingekriegt: die Brust sieht, auch wenn ich mit bloßem Oberkörper herumlaufe, unauffällig aus, weil meine Narben nur am Brustwarzenrand verlaufen. Ein so schönes Ergebnis hätte ich nie zu träumen gewagt. Hier war wirklich Glück mit im Spiel. Das weiß ich, weil ich inzwischen genug andere FzM-TS gesehen habe, deren Brust nicht so gut gelungen ist.
Das Penoid läßt zwar - wie alle Konstruktionen dieser Art bei FzM-TS - in Form und Funktion zu wünschen übrig. Aber die Sensibilität, die sich bei mir eingestellt hat, ist weit männlicher als ich erwartete hatte. Allerdings weiß ich nicht, ob das Zufall ist (nämlich ob ich einfach Glück gehabt hatte, dadurch daß sich die Sensibilität „in die richtige Richtung" entwickelt hat) oder ob mein Chirurg genau die richtigen Anteile und die richtige Menge des Klitorisgewebes entfernt hat. Ich riskierte ja, als ich mir die Entfernung der Klitoris wünschte, daß die erotische Sensibilität völlig verschwinden würde. Aber das Risiko ging ich ein, weil mich die Klitoris als weibliches Organ störte. Lieber ein Mann ohne Orgasmus sein als ein Zwitter mit Orgasmus! (Mit dieser Einstellung stand ich allerdings, verglichen mit den anderen Betroffenen, ziemlich alleine da.)
Und die anderen männlichen Merkmale?
Zufällig haben sich auch hier meine Wünsche erfüllt.
Ich wollte Tenor werden und bin Tenor geworden.
Ich wollte eine geringe Brustbehaarung und habe sie bekommen. Gerade so 50-100 Haare am Rand der Brustwarzen, so daß man sieht: da sind Haare, aber kein häßlicher Affen-Look.
Der Bart könnte etwas gleichmäßiger wachsen, am vorderen Kinn und an den Kieferwinkeln noch mehr Haare hervorbringen. Aber ich muß ja nicht unbedingt einen Vollbart tragen. Wollte ich das überhaupt jemals?
Hauptsache ist, daß ein sichtbarer Bartschatten vorhanden ist (wenn ich nicht gerade frisch rasiert bin).

Es mag auffallen, daß ich manche männlichen Merkmale gar nicht so deutlich haben will.
Warum auch?
Ich will kein Mann sein, bei dem alle männlichen Merkmale 200%ig ausgeprägt sind. Ich will ein eindeutiger Mann sein. Mir reicht es, durchschnittlich zu sein. Ich will *ich selbst* sein und kein Muster-Mann.
Wenn ich es mir recht überlege, finde ich manche männlichen Merkmale nämlich gar nicht so schön. Ich will sie zwar haben (zumindest eine Andeutung), aber bei anderen Menschen gefallen sie mir nicht. Stark behaarte Männer finde ich häßlich. Aber vielleicht geht es fast allen Männern so. Vielleicht fühlen sie sich (unter anderem) deswegen vom weiblichen Geschlecht angezogen?
Ich finde es gut, so auszusehen, daß ich mich selbst auch schön finden kann.
Mein Körper hat sich an meine Wünsche gehalten.
Warum soll ich also unzufrieden sein?
Jetzt bin ich ein Mann und fühle mich wohl mit meinem Körper. Ein weibliches Leben könnte ich mir nicht vorstellen.

# Neutrum, Zwitter oder was?

Zum Schluß bleibt noch die Frage nach dem tatsächlichen Geschlecht.
Gut - vor dem Gesetz bin ich jetzt ein Mann und bei meinem Anblick dürfte auch keiner Zweifel daran haben. Aber wenn ich ganz ehrlich sein soll - bin ich wirklich ein *richtiger* Mann?
Meine Mutter hatte bei der Verarbeitung meiner Transsexualität eine Entwicklungsphase durchlaufen, in der sie mir Bücher gab, mit denen sie versuchte, mich von meiner Transsexualität abzubringen. Unter diesen Büchern war auch etwas über Androgynie.
Dieses Wort stammt aus dem Griechischen. „Andros" bedeutet „Mann", und „gyne" bedeutet „Frau". Zusammengesetzt also „Mannweib" oder „Weibmann" - ein Wesen, das zugleich männlich und weiblich ist, sozusagen eine Art Zwitter. Solche Menschen wurden bei den Griechen verehrt, es gab sogar einen griechischen Gott, der ein Androgyner war. Heute ist das Wort wieder in Mode gekommen, vor allem im esotherischen Bereich: die Idee der körperlich-seelischen Mischung beider Geschlechter in einer Person. In unserem Jahrhundert beziehen wir es eher auf das Seelische oder auf das Oberflächlich-Optische, denn körperliche Zwitter werden ja frühzeitig nach der Geburt operativ einem Geschlecht „zugeordnet".
Ganz im Zuge des Modetrends „Emanzen" und „Softie-Männer" ging es in den Androgyniebüchern um das Selbsterkennen und das Akzeptieren des andersgeschlechtlichen Anteiles, den jeder Mensch hat. Das fängt beim Körper an - jeder Mensch produziert eine mehr oder weniger kleine Menge andersgeschlechtlicher Hormone, die jedoch im prozentualen Verhältnis zu den eigengeschlechtlichen kaum ins Gewicht fallen. Das Prinzip soll sich auch in der Seele verwirklichen.
Dort ist die Angelegenheit komplizierter, denn das Seeelische können wir eher beeinflussen, ob nun bewußt oder unbewußt. Jeder Mensch ist androgyn, hat männliche und weibliche Anteile, hat Charaktermerkmale, Interessen, Verhaltensweisen, die eher dem anderen Geschlecht zugeordnet werden. Natürlich überwiegen bei den Frauen die weiblichen Anteile und bei den Männern die männlichen. Wobei die genaue Verteilung bei jedem Menschen anders ist. Das macht den Reiz der Menschen aus.
Die Frage ist, was der Mensch aus seiner Androgynie macht, ob er sich ihrer überhaupt bewußt ist, ob er sie unterdrückt, verschleiert, verdrängt, akzeptiert oder sogar betont.
Das Buch und meine Mutter wollten, daß ich die eigene Androgynie akzeptiere, sie auslebe und möglichst auch irgendwelche (geschlechtlichen) Konflikte damit bereinige. Ich sollte also akzeptieren, daß ich einen männlichen und einen weiblichen Anteil habe, daß der männliche Anteil zwar überdurchschnittlich stark entwickelt war, aber die Hauptsache doch weiblich sei.

So einfach, wie sich meine Mutter das vorstellte, ging das aber nicht. Ich war damals noch nicht so weit, daß beide Geschlechter friedlich in meinem Körper zusammenleben konnten. Dazu fehlte mir als Transsexueller das *innere Gleichgewicht*, das eine eindeutige geschlechtliche Zuordnung zur Voraussetzung hat. Die Androgynie war keine Alternative zur Geschlechtsangleichung.
Es liegt in der Natur (oder der sozialen Eigenarten?) des Menschen, daß er oder sie zeigen will, welches Geschlecht er oder sie hat. Vielleicht entspringt dieses Verhalten aus dem grundlegenden Bedürfnis eines *jeden* Menschen (auch wenn manche es nicht zugeben wollen), das Geschlecht seines Gegenübers zu wissen oder - möglichst auf den ersten Blick - einordnen zu können. Wenn das Geschlecht des anderen Menschen nicht eindeutig zu erkennen ist, ist der Beobachter so lange am rätseln, bis er es weiß.
Der normale Mensch achtet also darauf, daß er nicht ganz neutral erscheint. Es gibt nur wenige, die so selbstbewußt sind, daß sie es wagen, nicht eindeutig ihrem Geschlecht zugeordnet werden zu können. Sie sind ja schließlich stolz auf ihre Geschlechtszugehörigkeit. Ein männliches Wesen, das mit langen Haaren herumläuft, die man als weibliche Frisur interpretieren könnte, hat im allgemeinen gleichzeitig andere Merkmale, die es eindeutig als männlich ausweisen, z.B. markante Gesichtszüge, einen Bart oder eine männliche Figur. Eine Verwechslung mit dem weiblichen Geschlecht ist hier - zumindest auf den zweiten Blick - ausgeschlossen.
Ich konnte mir früher nicht leisten, zu meinen weiblichen Anteilen zu stehen und eventuell mit nicht eindeutigem Aussehen herumzulaufen. Meine fehlenden männlichen Merkmale mußte ich durch Überbetonung oder auch Vortäuschung anderer männlicher Merkmale ausgleichen. Sonst riskierte ich die frustrierende Zuordnung zur Weiblichkeit. Und ein weibliches Wesen war ich nun mal nicht.
Erst jetzt, einige Zeit nach der Operation und mit fortgeschrittener Hormonwirkung, habe ich die Ausgeglichenheit, einen andersgeschlechtlichen Anteil in mir zu akzeptieren und eventuell ihn sogar bewußt anderen Menschen zu zeigen. Denn nun erfüllt mein Körper die Erwartungshaltung meiner männlichen Identität. Es herrscht endlich *Harmonie* zwischen Körper und Seele. Es bestehen - vor allem ist das bei dem Kontakt zu meinen Mitmenschen wichtig - keine Zweifel mehr an meiner Männlichkeit. Meine jetzt endlich vorhandenen männlichen Körpermerkmale geben mir die Freiheit, hohe Töne zu singen, rote Pullover anzuziehen und andere weibliche Dinge zu tun, und ich kann trotzdem mein Gesicht wahren.
Ich kann unverkrampft so sein wie ich bin.
Diese Entwicklung wird bei vielen Transsexuellen nach der Geschlechtsangleichung beobachtet. Dr. Pfäfflin hat sie z.B. in seinem neuesten Buch[10] beschrieben. Sie ist ein Zeichen dafür, daß Transsexuelle nach der Geschlechtsangleichung sein können wie sie wollen, ohne durch den Körper beeinflußt zu werden.

---

[10] Transsexualität: Beiträge zur Psychopathologie, Pschodynamik und zum Verlauf
(Eventuell ist es inzwischen nicht mehr sein neuestes Buch.)

Die Dinge sind nun also ins rechte Licht gerückt: *Mein kleinerer andersgeschlechtlicher Anteil ist nicht der männliche, sondern der weibliche!* Ich werde jetzt nicht zum Softie oder mache gar eine Geschlechtsumwandlung Richtung weiblich durch, die den Zweck und die Notwendigkeit meiner körperlichen Geschlechtsangleichung in Frage stellen würde. Nein - *ich suche mir einfach meinen Platz auf der breiten Skala des Männlichen, genauso wie andere Männer es auch tun*.
Ich bin also ein androgynes Wesen. Ich vereinige harmonisch beide Geschlechter in mir. (Voraussetzung für die Harmonie ist natürlich, daß ein Geschlecht - bei mir das männliche - deutlich überwiegt, jenes Geschlecht, das der eigenen Identität näher steht.) Vielleicht bin ich auch überdurchschnittlich androgyn, verglichen mit Bio-Männern und -Frauen, denn ich habe in beiden Geschlechtern gelebt.

Aber habe ich wirklich das weibliche Leben und das männliche Leben *kennengelernt*? Nein.
Meine Schulkameraden, die mir „Neutrum!" nachriefen, um mich zu ärgern, haben mir - ohne es zu wissen oder zu wollen - etwas prophezeit: Ich bin ein Neutrum. Keins von beiden. Genauer gesagt: keins von beiden richtig. Die *Behinderung* Transsexualität hat mir einen wesentlichen Teil der Jugend genommen: Ich habe weder im weiblichen, noch im männlichen Geschlecht die wichtige Lebensphase Pubertät so wie andere in meinem Alter erlebt. Im weiblichen Geschlecht entwickelte sich zwar mein Körper, aber das war auch alles. Ich habe ihn versteckt, verdrängt (so gut es ging) und ihn gehaßt. Ich habe keine positiven und lustvollen Erfahrungen mit ihm gemacht und bin Männern in dieser Beziehung aus dem Weg gegangen.
Was mein männliches Erleben angeht, ist an der Behauptung, die Waltraud Schiffels [11]auf einer Tagung ansprach, etwas Wahres dran: "Ich werde nie eine richtige Frau sein." Natürlich übertragen auf meine Richtung. Auch ich werde, wenn man es radikal betrachtet, nie ein richtiger Mann sein. Dazu fehlen mir die körperlichen und sozialen Erfahrungen des Kindes- und Jugendalters:
- Ich wurde typisch weiblich erzogen, mir fehlt also schon das Fundament des männlichen Lebens.
- Meine körperliche Entwicklung lief nicht zu der Zeit ab, in der sie normalerweise ablaufen sollte. Meine männliche Pubertät bzw. Entwicklung kam viel zu spät. Ich lag gegenüber Gleichaltrigen um fast 10 Jahre zurück. Ich machte meine körperliche Entwicklung einsam durch, beobachtete sie mit einer überdurchschnittlich fortgeschrittenen seelischen Reife und hatte keine gleichaltrigen Freunde, die auf der gleichen Entwicklungsstufe standen - mit denen ich wetteifern oder Erfahrungen austauschen könnte. Manchmal denke ich, ich habe etwas verpaßt. Ich werde alt, habe schon ein Drittel meiner Lebenserwartung verbraucht und habe doch gerade erst angefangen zu leben.
- Auch meine Geschlechtschromosomen sind nicht männlich. Sie sind darauf angelegt, bei mir einen weiblichen Körper zu entwickeln und zu unterhalten. Sie

[11] eine MzF-Transsexuelle, die mehrere Bücher über ihr Problem veröffentlicht hat

könnten auch Potentiale verbergen, die die psychisch-geschlechtliche Entwicklung beeinflussen. Aber letzteres ist unsicher.
- Ich habe nie mit anderen Jungen um die Wette gepinkelt oder andere "Jungen-unter-sich-Spiele" mitgemacht.
- Ich weiß nicht, wie es sich anfühlt, einen natürlich gewachsenen Penis zu haben.
- Ich hatte nie eine Erektion oder Ejakulation und werde sie auch nie haben.
- Ich weiß nicht, wie es sich anfühlt, wenn die Eichel gereizt wird und werde nie einen typisch männlichen Orgasmus haben.

Doch vor allem ist mein Körper zum Teil so unvollkommen männlich, daß er nahezu jeden Bio-Mann zu einem wandelnden Minderwertigkeitskomplex machen würde. Manche regen sich ja schon über das kleinste Anzeichen von Impotenz auf. Ich bin nur 80%ig potent - er ist zwar steif, aber ich muß ihn festhalten, wenn er stehenbleiben soll.

Viele Menschen denken, ein impotenter Mann ist kein richtiger Mann. Wer so denkt, hat einen Komplex oder einen beschränkten Horizont. Das Leben besteht nur zu einem lächerlich kleinen Teil aus Sex - Sexsüchtige, Prostituierte und Triebtäter einmal ausgenommen. Trotzdem ist der Gedanke gang und gäbe.

Zu „guter" letzt bin ich auch noch unfruchtbar. Mein ganzes Leben lang. Meine Geschlechtsorgane sind nur Fassade, ich bin ein Neutrum, dem ein paar Merkmale verpaßt worden sind, ohne die mich die Gesellschaft nicht meiner Identität entsprechend einordnen kann. Ich werde niemals Vater sein können, obwohl ich gerne ein eigenes Kind haben würde, wenn ich es mir recht überlege. Aber an diesen Gedanken darf ich mich nicht festhaken, sonst bekomme ich Frust. Schließlich kann man auch Kinder adoptieren.

Das ist sogar besser für die Menschheit. Wir sind alle viel zu egoistisch, wenn wir unbedingt *eigene* Kinder haben wollen, die uns ähnlich sehen und in denen ein Stück von uns weiterlebt. Das sollten viel mehr Paare beherzigen. Denn wenn man sich das rasante Wachstum der Weltbevölkerung so ansieht, stellt man fest, daß fast alle Probleme der heutigen Zeit ihre Wurzeln in der Überbevölkerung haben. Wenn man an dem Bevölkerungswachstum nichts ändert, wird die Menschheit nicht überleben können.

Schade, daß die Politiker nichts dagegen tun. Ein kleiner Schritt wäre schon, die Adoption stärker zu fördern.

Wer weiß, ob ich jemals *vollständig* das Leben eines normalen Mannes führen kann, ob ich jemals eine Frau finde? Ich kann nicht gerade behaupten, daß sie mir nachlaufen, als ob ich Handtaschen klauen würde. Das liegt natürlich auch an meinem jugendlichen Aussehen, meiner unmännlichen Körpergröße und an meinem - durch langjähriges Lebenmüssen im falschen Körper - erworbenem kontaktscheuen Verhalten.

Warum verzweifle ich nicht an all dem?

Weil diese „Schönheitsfehler“ nichts gegen den Frust vor der Operation sind. Und schließlich hatte ich noch nie funktionsfähige männliche Geschlechtsorgane. Also lieber Fassade als gar nichts.
Außerdem mache ich mir das alles selten bewußt. Denn trotz allem ist es bei mir ein bißchen anders als bei Frau Schiffels. Nicht nur, weil eine Mann-zu-Frau-Transsexuelle im Alltagsleben eine viel größer Umstellung durchmachen muß, das weibliche Auftreten wie einen Beruf erlernen muß und somit nicht "in Fleisch und Blut" hat.
Ich fühle mich als Mann - nicht so, wie ich schon Jahre vor meiner Angleichung gefühlt habe, daß ich *eigentlich* ein Mann *sei*. Ich *bin* ein Mann.
Ich lebe das normale Leben eines Mannes. Als hätte ich es schon immer getan. Es gibt keinen nennenswerten Unterschied mehr. Manchmal vergesse ich schon, daß ich mal kein Mann war. Die Vergangenheit spielt keine Rolle mehr. Sie ist eine interessante, schmerzvolle Erfahrung, die nicht jeder macht. Es ist meine intime Erfahrung, die meine Mitmenschen nichts angeht, solange sie nicht davon mitbetroffen sind.

Bin ich kein richtiger Mann, weil ich unfruchtbar bin?
Man kann darüber streiten. Die Antwort ist aber trotzdem: *Ich bin ein richtiger Mann.* Es gibt etliche Männer, die unfruchtbar sind - man müßte ein neues Geschlecht einführen, wenn man dem Rechnung tragen wollte. Und vor allem ist ein Mann nicht deswegen männlich, weil er fruchtbar ist. Nicht einmal im biologischen Sinn. Denn unreife Knaben sind auch männlich.
Und Außenstehende sehen einem Mann nicht an, ob er fruchtbar ist. Die sozialen Qualitäten, die (körperliche) Erscheinung, das Verhalten, die Interessen sind entscheidend.

Manchmal bin ich ein Mann, manchmal ein Androgyner, manchmal ein Neutrum. Wie lassen sich die drei Eigenschaften unter einen Hut bringen? Mit dem Oberbegriff Transsexualismus.
Ich bin transsexuell. Mein Schicksal will es so. Ich muß damit leben, mit all den Unzulänglichkeiten und dem Frust, der dazugehört.
Auch wenn ich liebend gerne mit jedem Bio-Menschen getauscht hätte, bin ich stolz auf meine Transsexualität. Stolz darauf, die Schwierigkeiten durchgehalten zu haben, stolz darauf, etwas Besonderes zu sein, stolz darauf, Erfahrungen gemacht zu haben, die „normale“ Menschen nicht kennen. Ich muß schließlich das Beste daraus machen. Das fällt mir nicht schwer. Denn ich habe das Schlimmste - die Zeit vor der Geschlechtsangleichung - hinter mir.

## Also doch normal!

Dann passierte es.

*Freitag morgen, 8 Uhr 30. Demo.*

*Ich stehe in einer Gruppe von Studenten um einen Tisch herum und versuche den Erklärungen des Dozenten zu folgen.*

*Weitere StudentInnen, die nicht ganz pünktlich sind, trudeln ein und scharen sich um den Tisch.*

*Ich blicke kurz auf.*

*Da - was ist das?*

*Mein Blick kann sich nicht losreißen von einer Studentin, die mir gegenübersteht.*

*Die perfekte Frau. Anmutig, weiblich und wunderschön...*

*Ihr makelloses Gesicht wird von locker zusammenfrisiertem langen, glatten Haar umrahmt. Sie hat es nicht nötig, ihre natürliche Schönheit mit Make-up zu manipulieren. Das gefällt mir.*

*Sie strahlt etwas aus, das in mir das Bedürfnis weckt, sie zu beschützen. Wahrscheinlich ist das Kindchen-Schema in die Angelegenheit verwickelt. Obwohl sie nicht wie ein Kind wirkt.*

*Sie ist genau mein Typ. Darüber brauche ich gar nicht nachzudenken, wie ich es manchmal bei anderen Mädels tat: Warum gefällt mir diese besser als jene? In welche könnte ich mich theorethisch vielleicht verlieben?*

*Nein - sie ist in mir. In meinem Unterbewußtsein vorprogrammiert. Ich finde sie nicht wunderbar, weil ich sie vielleicht länger betrachtet und als schön befunden habe, sondern ich fühle sie wunderbar. Sie zieht meinen Blick, meine Gedanken, meine Aufmerksamkeit an, ohne daß ich etwas dazu tun muß.*

*Eine völlig neue Erfahrung.*

*Total überwältigt bekomme ich eine Gänsehaut und zwinge mich, woanders hinzuschauen, damit mein Starren nicht auffällt.*

*Kein Zweifel - das muß Liebe sein....*

*Ich kann es nicht fassen. Verliebt. Ich!*

*Nun hat es mich also doch erwischt.*

*Nie hätte ich das für möglich gehalten. Noch dazu, daß es gleich auf den ersten Blick passiert!*

Ich konnte mir nie vorstellen, daß ich in der Lage wäre, mich zu verlieben. Wahrscheinlich geht es anderen ebenso, die noch nie verliebt waren. Aber bei mir kam ja noch hinzu, daß ich ein TS bin.

In dieser Hinsicht waren die Zweifel noch größer gewesen: Würde ich jemals in der Lage sein, mich zu verlieben?

Und wenn - dann in wen?

In eine Frau?

Das würde bedeuten, daß ich seelisch vollkommen männlich wäre.

In einen Mann?

Das wäre ein Zeichen dafür, daß mein weiblicher Anteil oder meine Vergangenheit doch noch irgendwo mitmischt - oder daß ich wie Ingo ein schwuler Transsexueller wäre.
In einen Schwulen? Einen dieser typischen, die so komisch sprechen und irgendwelche halbweiblichen Merkmale hervorheben?
Solche Leute sind mir eigentlich ziemlich unsympathisch. Ich toleriere Homosexualität zwar als solche - die Betroffenen können schließlich nichts für ihre Veranlagung. Aber sie müssen es ja nicht übertreiben mit ihrem tütteligen Getue oder in bezug auf häufig wechselnde Geschlechtspartner.
In einen androgynen Menschen, bei dem sich weibliche und männliche Merkmale ungefähr die Waage halten?
In einen anderen TS?

Jetzt weiß ich die Antwort.
Ich habe mich nun also in eine ganz normale, vollkommen weibliche Frau verliebt. Meine Männlichkeit ist perfekt und meine sexuelle Entwicklung vollendet. Oder soll ich sagen, meine lange Pubertät ist beendet?
Ein neuer Lebensabschnitt kommt auf mich zu.
Das normale Leben eines Mannes. Mit allem, was dazugehört. Verlieben, Liebeskummer, Lust und Frust mit Weibern.
Vielleicht finde ich sogar mal eine Frau, die mich liebt, die mich heiraten will....
Andere TS haben das schon geschafft. Gegen eine eigene Familie habe ich nichts einzuwenden. Jedenfalls nach meiner Ausbildung.
Mal sehen, wie es mit meiner ersten Liebe weitergeht...

# Epilog

Jetzt, ein paar Jahre nach meiner letzten Operation, kann ich sagen, daß schon seit einiger Zeit Normalität eingekehrt ist. Ich führe ein Leben wie andere Studenten bzw. andere Männer meines Alters - von denen einmal abgesehen, die schon verheiratet sind und Kinder haben. Transsexualität ist kein Thema mehr für mich. Ich habe anderes im Kopf und beruflich viel zu tun. An meinen „neuen“ Körper habe ich mich so gut gewöhnt, daß ich oft den Eindruck habe, er wäre schon immer so gewesen. Selbst die erste Euphorie nach den Operationen hat nachgelassen - die tolle flache Brust usw. sind zur Selbstverständlichkeit geworden. Zu anderen TS habe ich fast keinen Kontakt mehr - mit Ausnahme von ein paar Freunden, mit denen mich mehr verbindet als die gemeinsame Vergangenheit.
Schon kurz nach den ersten Operationen hatte ich vorübergehend der „TS-Szene“ den Rücken gekehrt und mein Leben als Mann genossen. In dieser Zeit hat Johanna sich nach Meinungsverschiedenheiten mit dem Transidentitas-Vorstand ziemlich

plötzlich zurückgezogen und ohne Vorwarnung oder Verabschiedung jeden Kontakt zu ihren früheren „Schützlingen“ abgebrochen. Ich spare mir einen Kommentar zu ihrem Verhalten, weil ich nicht weiß, was in ihr vorgeht.
Ungefähr ein Jahr später habe ich einen Teil ihrer früheren Aufgaben übernommen, wobei mir vor allem daran lag, daß die „Neuen“ gründlich und objektiv informiert werden, bevor sie sich blindlings in irreversible Behandlungen stürzen. Im Gegensatz zu Johanna hatte ich weder die Lust, noch die Begabung, „Seelsorge“ zu betreiben, dafür wußte ich naturgemäß besser, wie sich die Jungs fühlen und wo ihre Bedürfnisse liegen.
Für sie habe ich eine Zeitschrift gemacht, in die ich alles hineingeschrieben habe, was ich als „Neuer“ gerne gewußt hätte. Dieses Konzept hatte Erfolg. Natürlich habe ich darin auch auf Ideen von Johanna aufgebaut und sie weiterentwickelt, was Johanna mir übelgenommen hat, wie ich nachträglich erfahren habe. (Da ich im voraus nicht weiß, was sie mir übelnimmt, habe ich in diesem Buch ihren Namen geändert, obwohl sie - zumindest bei Transidentitas - eine bekannte Person ist. Ich möchte hiermit vermeiden, daß sie mich der unerlaubten Benutzung oder öffentlichen Verbreitung ihres Namens beschuldigt.)

Mitte der 90er Jahre hatte ich es satt, mich alle 2 Wochen für durchschnittlich eine Stunde ins Arzt-Wartezezimmer zu setzen, nur um eine Spritze zu bekommen, und bat, meine Dosis zu erhöhen, wodurch ich die Spritzen nicht mehr so häufig benötige. Ich bekomme nun 250 mg Testoviron ® einmal im Monat. Andere bekommen diese Dosis in kürzeren Zeitabständen, aber das hängt mit dem individuellen Stoffwechsel zusammen. Deshalb muß bei jedem TS durch Bluntuntersuchungen ausgetestet werden, welche Dosis/Frequenz für ihn am günstigsten ist, damit keine Über- oder Unterdosierung erfolgt.
Einige Monate später bin ich dazu übergegangen, mir die Spritzen selbst zu geben. Die Schwester, die mir vorher die Spritzen gegeben hatte, hat mir gezeigt, wie das geht.

1994 spielte ich auf einer Chorfreizeit in der Mittagspause zusammen mit ein paar Kumpels Fußball. Dabei bekam ich einen scharf geschossenen Ball genau zwischen die Beine. Mein Reaktionsvermögen war noch nie besonders schnell gewesen. „Jeder Bio-Mann würde sich jetzt vor Schmerzen krümmen“, dachte ich mir. Mir tat aber nichts weh. Ich verzichtete darauf, jetzt hier eine perfekte Theatervorstellung zu geben. Vielleicht hatte ja niemand gesehen, wo mich der Ball getroffen hatte.
Allerdings hatte dieser Schuß mein Versteifungsimplantat zerbrochen. Das merkte ich leider erst nach Jahren.
1997 entschied ich mich zu einer Verschlankungsoperation. Mein Penis war im Laufe der Jahre ziemlich wabbelig geworden. Der Bauchmuskel in seinem Inneren war mangels Beanspruchung inzwischen zu Fettgewebe umgebaut worden. Der Krankenhausaufenthalt dauerte knapp 2 Wochen, und während der gesamten Zeit hatte ich überhaupt keine Schmerzen. Das Operationsergebnis war sehr schön. Dummerweise kam ich erst am letzten Tag auf die Idee, wegen der mir aufgefallenen

Verlagerung des hinteren Implantatendes zu fragen. Ich hatte die ganze Zeit überlegt, ob es wirklich wichtig war.
Es war wichtig. Der Stationsarzt legte mir nahe, mich noch einmal operieren zu lassen. Ich ließ mir einen Operationstermin für Anfang 1999 geben. In der Operation stellte sich heraus, daß das Implantat sich gelockert hatte und außerdem gebrochen war. Es mußte komplett ausgetauscht werden. Durch die langjährige „Wanderung" des kaputten Implantates konnte das neue Implantat nicht mehr ganz bis an die Penisspitze gelagert werden. Dadurch ist die Spitze jetzt weicher, der Penis ca. 1 cm kürzer und die Harnröhre wird weniger gespannt, so daß der Urinstrahl sich gießkannenartig auffächert. Zum Glück kann ich den Strahl durch einen bestimmten Griff verschmälern. Sonst müßte ich mich wohl noch einmal operieren lassen. Seit dieser Operation habe ich nicht mehr Fußball gespielt.
Zusammenfassend hatte ich also folgende Operationen:

| | | |
|---|---|---|
| 1. OP | 1991 Januar | Mastektomie, Hysterektomie, Ovarektomie |
| 2. OP | 1991 Januar | Penoidaufbau |
| 3. OP | 1991 Dezember | Harnröhrenverlängerung |
| 4. OP | 1993 | Korrektur des Harnröhrenausganges und des Harnröhrendurchmessers, Narbenkorrektur, Hodenaufbau |
| 5. OP | 1997 | Penoidverschlankung |
| 6. OP | 1999 | Implantataustausch |

Die große Zahl der Operationen lag zum einen daran, daß ich auf der Harnröhrenverlängerung bis zur Penoidspitze bestanden hatte. Die Harnröhrenverlängerung ist bei allen Chirurgen, auch bei ganz anderen Operationstechniken, mit der größten Komplikationswahrscheinlichkeit verbunden. Den Hodenaufbau hätte ich bereits mit in der 3. OP machen lassen können. Auf die Verschlankung hätte ich auch verzichten können. Allerdings weiß ich nicht, ob der nicht verschlankte Penis beim Geschlechtsverkehr Schwierigkeiten gemacht hätte. Zum anderen hatte ich das Pech mit dem Implantatbruch und daß ich so spät gefragt hatte. Sonst hätte ich den Implantataustausch auch zusammen mit der Verschlankung machen lassen können.

Ich bin vielen FzM-TS begegnet, manche von ihnen haben ein weit schlimmeres Leben hinter sich als ich, und ich habe OP-Ergebnisse gesehen, die lange nicht so gut waren wie meine.

## Was hat sich inzwischen sonst noch geändert?

Anfang 1993 ist durch einen Beschluß des BVG zum Transsexuellengesetz endlich die Altersgrenze auch für die kleine Lösung herabgesetzt worden, so daß volljährige

Transsexuelle jetzt wegen ihres Alters bei keinem Amtsgericht mehr Schwierigkeiten bekommen dürften.

Prof. Lemperle ist an eine kleine Privatklinik gegangen und operiert nun keine TS mehr.
Dr. Exner führt weiterhin die Operationen am St. Markus-Krankenhaus aus.
Auch die „Arm-Technik“ wird jetzt vermehrt in Frankfurt durchgeführt, durch den Umstand, daß der Urologe Dr. Sohn von Aachen an das St. Markus-Krankenhaus gekommen ist. Dr. Sohn führt diese Technik in Zusammenarbeit mit plastischen Chirurgen aus, wobei der plastische Chirurg für den Aufbau und die Formgebung des Penoids verantwortlich ist und Dr. Sohn die Harnröhre verlängert und ggf. das Versteifungsimplantat einsetzt.

Die ehemals kleine Hamburger TS-Gruppe hat eine Beratungsstelle für Transsexuelle und ihre Angehörigen eingerichtet, die aber wieder aufgelöst wurde. Nach wie vor kann man in der Hamburger Gruppe weit mehr Frau-zu-Mann-TS antreffen als in der Frankfurter Gruppe und mehr als in kleinen Orten sowieso. Einzelne haben sich abgespalten und eigene Gruppen und / oder Beratungsstellen gegründet.

Die Selbsthilfegruppe Transidentitas ist zu einem eingetragenen Verein geworden. In der letzten Zeit bilden sich zunehmend regionale Gruppen unter dem Dachverband von Transidentitas (nicht nur in den neuen Ländern), so daß auch Provinz-TS Chancen haben, eine Gruppe in ihrer Nähe zu finden.
Zu der jährlichen, mehrtätigen Transidentitas-Fachtagung kamen 1996 und 1997 um die 100 FzM-TS (es wurden jedes Jahr mehr), so daß ab 1997 auch für sie - wie bei den zahlenmäßig überlegenen MzF-TS - mehrere Arbeitskreise mit verschiedenen Themen angeboten wurden.
Inzwischen ist es üblich, daß Chirurgen zu der Tagung kommen und Dia-Vorträge über Möglichkeiten und Grenzen ihrer Operationstechniken halten. Meistens sind das Dr. Exner und Dr. Daverio, da diese beiden auch den größten Patientenzulauf haben.
Parallel zu der Tagung fand mehrmals ein Transsexualismus-Fachkongreß für Ärzte statt, wobei Möglichkeiten zum „Reinschnuppern“ in die Parallelveranstaltungen gegeben waren.

Transidentitas geht dazu über, statt Transsexualität den Begriff „Transidentität“ zu prägen, weil letzterer eher auf den Problemkomplex zutrifft. Transsexuelle sind also „Transidenten“. Es wird aber sicherlich noch einige Zeit dauern, bis sich diese neuen Bezeichnungen durchgesetzt haben.

1998 ging die Gründerin und 1. Vorsitzende von Transidentitas, Cornelia Klein, nach ca. 15jähriger engagierter und erfolgreicher Arbeit in den Ruhestand. Kaum jemand anderes hat sich so sehr für die Transidenten verdient gemacht. Durch ideale Führungsqualitäten, friedfertigen und gruppenzusammenhaltenden Charakter, unermüdlichen Einsatz, langjährige Erfahrung mit den verschiedensten Problemen, Kontaktaufbau und -pflege zu wichtigen Personen, Vermittlung zwischen Betroffenen und Ärzten, Öffentlichkeitsarbeit u.v.a. hat sie das TS-Selbsthilfegruppenwesen auf ein Niveau mit Zukunft gebracht und die Zustände für „neue" TS wesentlich verbessert.

Nach dem Austritt weiterer MitarbeiterInnen steckt Transidentitas zur Zeit in personellen und finanziellen Schwierigkeiten, über deren Ursachen ich aus der Ferne nicht Genaues erfahren habe. Es ist noch nicht abzusehen, ob sich der Verein halten kann. Aktivitäten, wie sie zur „Blütezeit" von Transidentitas angeboten wurden, z.B. groß dimensiondierte Fachtagungen, werden voraussichtlich bis auf weiteres nicht durchführbar sein.

Die allgemeine Tendenz geht zu kleinen TS-Gruppen und / oder -Beratungsstellen, die eine überregionale Zusammenarbeit nur schwer erfüllen können oder wollen. Das geht auf Kosten des Informationsaustausches, der Akutalität und Objektivität der Informationen, worunter letztendlich die hilfesuchenden „Neuen" zu leiden haben.*
Ein kleiner Trost ist, daß wenigstens die wichtigsten Informationen auf Internet abgelegt sind - wenngleich mensch sich auf ihre Aktualität und Objektivität auch hier nicht verlassen kann.

Im Mai 1999 wurde in Köln ein neuer Verein namens ***TransMann*** gegründet, der sich speziell für die Interessen von Frau-zu-Mann-TS einsetzen will. Neben regelmäßigen Treffen, Weitergabe von allgemeinen und / oder aktuellen Informationen und politischer Arbeit plant er längerfristig auch kleinere Tagungen

---

* *Angesichts dieser Entwicklungen ist den hilfesuchenden Betroffenen zu raten, sich an möglichst vielen Quellen parallel zu informieren und immer im Hinterkopf zu behalten, daß manche Informationen - vor allem schriftliche - nicht mehr akutell sein könnten.*
*Weiterhin ist im Zusammenhang mit medizinischer Beratung vor Leuten zu warnen, die sagen, daß ein Chirurg gut und alle anderen schlecht sind. Wer so unobjektiv ist, ist entweder mangelhaft informiert oder verschweigt bewußt Tatsachen. Die Handvoll Chirurgen, die sich auf die Behandlung von Transsexuellen spezialisiert haben, sind alle herausragend gute Chirurgen. Natürlich kommen bei jedem von ihnen auch mal Komplikationen und / oder ein schlechteres Ergebnis vor. Die Unterschiede der Chirurgen liegen in der Operationstechnik, die sie anwenden. Am stärksten unterscheiden sich die Operationstechniken beim Penoidaufbau. Hier sollten sich die Operationswilligen zuerst überlegen, welche Erwartungen sie an das Operationsergebnis haben, welche Eigenschaften und Funktionen für sie wichtiger und welche weniger wichtig sind. Darauf basierend kann erst die Entscheidung zu jener Operationstechnik, die diese Erwartungen am ehesten erfüllt, fallen - worauf sich der Chirurg von selbst ergibt. Einfach den nächstbesten Chirurgen zu nehmen, nur weil er von einem anderen TS empfohlen wurde, kann man später oft bereuen!*

und die Änderung des Transsexuellengesetzes. Die Kommunikation läuft aus Kostengründen bevorzugt über das Internet.
Da es die zur Zeit größte Organisation für Frau-zu-Mann-TS ist, dient *TransMann* als Ansprechpartner sowohl für Betroffene als auch für Angehörige, Ärzte, Psychologen, Kontaktsuchende für wissenschaftliche Studien, Talkshows etc..
Genauere Informationen gibt es unter:

| | | | |
|---|---|---|---|
| Post: | TransMann<br>Postfach 29 01 06<br>50523 Köln | Internet:<br>e-Mail: | www.transmann.de<br>webmaster@transmann.de |
| Telefon: | 0221 / 923 15 63 | Fax: | 0221 / 923 15 97 |

Dr. Pfäfflin ist inzwischen Professor an der Universitätsklinik in Ulm.

In Amsterdam ist die weltweit erste und bisher einzige Professorenstelle für Transsexologie eingerichtet worden, die der Endokrinologe Dr. Louis Gooren innehat.

Dr. C. aus Hamburg ist verstorben.

Die Flugsicherung hat sich privatisiert, und sicherlich hat sich damit einiges geändert. Zum Beispiel heißen Flugdatenbearbeiter jetzt Flugsicherungsfachkräfte, und sowohl sie als auch die Fluglotsen sind keine Beamten mehr.

Natürlich hat sich noch viel mehr geändert, deshalb stelle ich auch keinen Anspruch auf Vollständigkeit.

# Nachwort

Warum habe ich dieses Buch geschrieben?
Es gibt mehrere Gründe.

*Der Hauptgrund ist, daß ich andere Betroffene informieren und Nichtbetroffene aufklären wollte.*
Mein Lebenslauf ist dazu gut geeignet, weil ich ein ziemlich durchschnittlicher Transsexueller bin. Ähnlich wie ich laufen die meisten FzM-TS schon in der Kindheit als "Jungen" herum, führen diesen "Alltagstest" konsequent weiter und streben als Erwachsene so früh wie möglich die geschlechtsangleichenden Maßnahmen an. Für viele gehört dazu auch - wie bei mir - ein operativer Penisaufbau, weil es heutzutage in dieser Richtung recht zufriedenstellende operative Möglichkeiten gibt. Sicherlich sind sie noch weit vom natürlichen Vorbild entfernt, aber doch viel besser als das, was vor 15 Jahren möglich war.

Zum einen habe ich dieses Buch für andere Betroffene geschrieben, damit sie aus meinen Erfahrungen lernen und aus den Informationen Nutzen ziehen können. Nicht zuletzt auch für die "ganz Unerfahrenen", denen dieses Buch vielleicht durch Zufall in die Hände fällt und ihnen zeigt, daß es noch andere Menschen gibt, denen es ähnlich ergeht.
Andererseits will ich Ärzte, Psychologen, Sozialarbeiter und andere Menschen, die Transsexuelle behandeln oder mit ihnen zu tun haben, informieren, denn von ihnen wissen immer noch zu wenige ausreichend über dieses Thema Bescheid.
Aber auch die „Normalbürger" will ich aufklären. Viele von ihnen wissen gar nicht, was Transsexualität ist - geschweige denn, wie sich ein Betroffener fühlt - oder werden von falschen Vorurteilen geprägt, die wiederum von sensationslüstern aufgemachten Illustriertenberichten oder Talkshows geschürt werden. Diese Menschen sollen einmal einen ganz normalen Transsexuellen kennenlernen - zur Abwechslung mal einen Frau-zu-Mann-Transsexuellen, denn über Mann-zu-Frau-Transsexuelle gibt es weit mehr Bücher. Vielleicht weil letztere - bedingt durch männliche Körpermerkmale - meistens auffälliger sind und dadurch in der Gesellschaft weit größere Anpassungsschwierigkeiten bekommen.

*Zweitens fange ich an zu vergessen.* Ich führe inzwischen ein so normales männliches Leben, daß meine Transsexualität (zum Glück) kein Thema mehr ist. Selbst beim Pinkeln, wo mir doch eigentlich immer wieder bewußt werden müßte, daß bei mir nicht alles hundertprozentig ist, ist so zur Routine geworden, daß ich nur noch selten daran denke, daß „er“ bei anderen Männern noch komplizierter aufgebaut ist. Was ich durchmachen mußte, welche prägenden Erfahrungen ich gemacht habe, meine Erlebnisse in der irrealen "Zwischenwelt", die Erinnerung an den weiblichen Körper - all das verschwindet allmählich aus meinem Bewußtsein. Und das ist irgendwie auch schade. Denn es war ein wichtiger Bestandteil in meinem Leben, auf den ich zwar gerne verzichtet hätte, der aber nun mal dazugehört, ein Teil von meiner Psyche ist.
Wahrscheinlich habe ich die schlimmsten Erfahrungen der Vergangenheit ganz einfach verdrängt. Daß sie aber immer noch in meinem Unbewußten rumoren, merke ich, wenn ich (zufällig oder absichtlich) in eine „weibliche Situation“ gerate. Dann kommen die alten Empfindungen ganz schnell wieder hoch. Es ist erschreckend, wie deutlich mir die Erinnerung dann wieder bewußt wird. Ich würde zum Beispiel nicht in der Lage sein, mich nur so zum Spaß beim Fasching als Frau zu verkleiden.
Es ist wichtig, daß ich meine Gefühle, so wie ich sie damals empfand, bei Bedarf rekonstruieren kann, daß keine vage, ungeordnete Erinnerung als unverarbeitetes Trauma zurückbleibt. So ist dieses Buch ein nachträglich geschriebenes Tagebuch für mich, vielleicht sogar eine Art Autoanalyse.

*Drittens ärgert mich die auf dem Buchmarkt verfügbare Literatur zum Thema Transsexualität.*

Einerseits die Mann-zu-Frau-Lastigkeit, andererseits sind die meisten Bücher zu ungenau, zu wenig objektiv und vor allem nicht auf dem neuesten Stand, was damit zu entschuldigen ist, daß sich noch in den letzten Jahren viele Veränderungen ergeben haben. Zum Beispiel die Entscheidung des Bundesverfassungsgerichtes von 1993, daß die Altersgrenze für die kleine Lösung (Namensänderung) von ehemals 25 Jahren aufgehoben wurde.
Die Bücher, die als Informationsbücher konzipiert sind, neigen dazu, nur einseitig zu informieren. Gerade beim Thema Transsexualismus ist eine umfangreiche, an aktuellen Möglichkeiten orientierte Recherche erforderlich, wofür nichtbetroffene oder neueinsteigende Autoren nicht den notwendigen Überblick haben.
Ein großer Notstand besteht auch darin, daß zur Zeit OP-Techniken aktuell sind, die kein Fachbuch angemessen ausführlich beschreibt. Deshalb ist es auch kein Wunder, daß es so wenig Ärzte gibt, die ihren transsexuellen Patienten weiterhelfen können. Sie wissen oft nicht einmal, zu wem sie die Leute schicken sollen.
Glücklicherweise entwickelt sich allmählich auch das Internet, in dem jetzt - 4 Jahre nach Vollendung dieses Buches - auch nützliche Informationen zu Transsexualität und den Behandlungsmöglichkeiten auftauchen* .

Ich gehöre zum Glück nicht zu der Märtyrergeneration von Transsexuellen, die gezwungen war, ins Licht der Öffentlichkeit zu treten, um mehr Rechte oder überhaupt menschenwürdige Zustände für sich durchzusetzen. Die Zeiten sind vorbei, wo Transsexualismus ein Fremdwort im wahrsten Sinne des Wortes war. Die Aufklärung hat sich verbessert. Trotzdem ist weiterhin eine fundierte Aufklärung mit aktuellen Informationen notwendig - schon als Gegengewicht zu den vielen Falschinformationen, die im deutschen Schrifttum kursieren oder von Halbinformierten mündlich verbreitet werden.
Mir liegt es fern, bei einer Talkshow mitzumachen. Ich will nicht berühmt werden, sondern unerkannt als normaler Mann leben. Deshalb benutze ich ein Pseudonym.
Natürlich werden Leute, die mich kennen, oder besser gesagt, die mich erlebt haben, mich und eventuell auch bestimmte Situationen in diesem Buch wiedererkennen. Ihre Fragen, die sie mir - bis auf wenige Ausnahmen - nicht zu stellen wagten, dürften hiermit ausführlich beantwortet sein. Vielleicht ein bißchen zu ausführlich. Ich habe intime Details erwähnt, die eigentlich niemanden etwas angehen, die aber im Zusammenhang und für das Verständnis wichtig sind. Es macht mir nichts aus, sie Leuten zu erzählen, denen ich nie begegnen werde. Aber manches davon würde ich niemals Personen aus meiner näheren Verwandtschaft erzählen wollen. Jeder hat seine Intimsphäre, besonders ich mit meinen speziellen Problemen, und nicht jedem paßt die Wahrheit, was andere über ihn denken oder wie sie ihn erleben. Vielleicht würden sich manche wegen ihres Verhaltens und dessen eventuellen Einflusses auf

---

* Die zur Zeit beste deutsche Internetadresse für Frau-zu-Mann-TS(die auch Links zu anderen Adressen hat) lautet:

**www. atglobal.net/tsshgmr**

meine Entwicklung sogar Vorwürfe machen. Deshalb kann ich nur hoffen, daß ihnen dieses Buch nicht in die Hände fällt. Falls jemand aus meiner Verwandtschaft dieses Buch lesen sollte, bitte ich ihn / sie, meine Direktheit zu entschuldigen und gegenüber weiteren Verwandten über die Existenz und den Inhalt dieses Buches Stillschweigen zu bewahren.

Falls ich jemand mit Aussagen in diesem Buch beleidigt haben sollte oder zu nahe getreten bin, bitte ich sie / ihn hiermit vielmals um Entschuldigung! Es war keine böse Absicht, sondern ich habe lediglich meine Eindrücke geschildert, so wie ich sie erlebt habe. Dabei ist es ganz natürlich, daß andere abweichende Eindrücke und Meinungen haben.

Der Autor

## *Weitere Literatur zum Thema Transsexualismus:*

Ich verzichte darauf, hier eine ausführliche Literaturliste abzudrucken, da die meisten Veröffentlichungen nur Teilaspekte behandeln und viele nicht mehr aktuell sind. Stattdessen beschränke ich mich auf die wichtigsten Bücher und gebe ein paar hilfreiche Kommentare dazu. Eine sehr ausführliche und aktuelle Literaturauflistung ist zu finden unter: **www.atglobal.net/tsshgmr**
Falls das eine oder andere Buch im Buchhandel vergriffen sein sollte, müßte es trotzdem noch in Bibliotheken oder Büchereien über Fernleihe bestellbar sein.

***Eicher, Wolf: Transsexualismus. Möglichkeiten und Grenzen der Geschlechtsumwandlung.(Fischer Verlag, Stuttgart, New York 1984, 2. Auflage 1992)***
Wissenschaftlich fundiertes medizinisches Fachbuch, das über alle Teilbereiche und Themen sehr genau informiert. Wegen der wissenschaftlichen Sprache (vor allem der medizinischen Fachsprache im OP-Teil) wahrscheinlich stellenweise nicht für alle Leser verständlich.
Leider rechtlich nicht mehr ganz aktuell. Weiterhin wird bei den chirurgischen Behandlungsmöglichkeiten jene OP-Technik am ausführlichsten beschrieben, die

völlig "out" ist. Die anderen Techniken werden nur am Rande erwähnt und nicht genauer beschrieben.
Alles in allem meiner Meinung nach das beste und informativste Buch über Transsexualität.

***Kamprad, Barbara und Schiffels, Waltraud (Hrsg.): Im falschen Körper. Alles über Transsexualität. Kreuz Verlag Zürich 1991***
Ein gut verständliches und informatives Buch. Eine Mischung aus Lebensläufen Betroffener (nur einer von Frau zu Mann) und praktischen Erstinformationen. Die Chirurgenberichte (Frau-zu-Mann) sind zu einseitig und ungenau.

***Hansmann, Kai-Wolfgang: Als Mann endlich glücklich. Jahn & Ernst Verlag, Hamburg 1996***
Zur Hälfte Autobiografie, basierend auf Tagebuchnotizen, zur Hälfte informative und / oder kritische Texte im Zusammenhang mit Transsexualität (z.B. Die Wichtigkeit des Alltagstestes, OP-Berichte, Bericht einer Partnerin, TSG, Braucht ein Mann einen Penis? usw.)

***Efzettemm. Zeitschrift für FzM-TS. Sammelband I. Informationen und Operationen.***
(Nicht auf dem freien Buchmarkt, aber bei guten Selbsthilfegruppen erhältlich.)
Eine Zusammenstellung aller Informationen und Vorgehensweisen, die ein FzM-TS für seine Geschlechtsangleichung wissen sollte nebst Erfahrungsberichten von Betroffenen. Das einzige „Buch“, das die Möglichkeiten und Grenzen, Vorteile, Nachteile und Komplikationen der verschiedenen aktuellen Operationstechniken bei Frau zu Mann (vor allem bezüglich Penisaufbau) ausführlich darstellt und objektiv vergleicht.

***Bader,B., Behnke, B., Back, C.-S.: Das dritte Geschlecht. Transsexuelle, Transvestiten und Androgyne. Rasch und Röhring, 1995***
Enthält Interviews mit Betroffenen beider Richtungen sowie Betroffener ähnlicher Phänomene wie z.B. Transvestiten und auch mit behandelnden Ärzten, in denen sehr gut deren Gefühle, Erlebnisse und typischen Erfahrungen rübergebracht werden. Im Anhang befindet sich ein ausführlicher Ratgeberteil, aber nur für Mann-zu-Frau-Transsexuelle. Der Informationswert für FzM-TS ist miserabel: unausführlich (weil es sonst den Rahmen des Buches gesprengt hätte), einseitig (weil Interviews mit Einzelnen, die auch nur Einzelheiten wissen können oder nur von ihren eigenen Erfahrungen berichten können, nicht mit einem ausführlich recherchierten Ratgeberbericht zu vergleichen sind; auffallend ist auch, daß alle Interviewten auf denselben Chirurgen fixiert sind, dadurch entsteht der Eindruck, daß es keine anderen vergleichbaren Chirurgen gäbe) und irreführend (weil die Infos nur aus den Aussagen der interviewten Betroffenen entnommen werden können, die naturgemäß nicht genau über alles Bescheid wissen).

***Pfäfflin, Friedemann und Junge, Astrid (Hrsg.): Geschlechtsumwandlung. Abhandlungen zur Transsexualität. 1992, Schattauer Verlag, Stuttgart***
Überwiegend Spezialthemen für „Fortgeschrittene" mit Grundkenntnissen über Transsexualismus.

***Pfäfflin, F.: Transsexualität. Beiträge zur Psychopathologie, Psychodynamik und zum Verlauf. Enke Verlag, Stuttgart 1993***
Kritische Berichte, Untersuchungen und neue, zum Teil überraschende Erkenntnisse.

***Anders, Renate: Grenzübertritt. Fischer Verlag, Frankfurt***
Relativ gute Autobiografie einer MzF-TS.

***Clement, Ulrich; Senf, Wolfgang (Hrgb.): Transsexualität. Behandlung und Begutachtung. Schattauer Verlag, Stuttgart 1996***
Die Standards of Care sind nicht mehr aktuell.

***Exner, Klaus: Penile reconstruction in female-to-male-transsexualism. A new method of phalloplasty.***
***In: "Proceedings of the Xth International Congress of Plastic Surgery, Madrid, 1992", Volume I, Elsevier, Amsterdam***
Eine Beschreibung der bei mir durchgeführten Operationstechnik in englischer Sprache.

***Pfäfflin, Friedemann: Skalpell oder Couch? Probleme der Transsexualität.*** In: Der Spiegel 7/1980

**Außerdem hatte ich in früheren Kapiteln noch folgende Bücher erwähnt:**

Désirat, Karin: Die transsexuelle Frau. Zur Entwicklung und Beeinträchtigung weiblicher Geschlechtsidentität. Beiträge zur Sexualforschung. Enke Verlag, Stuttgart 1985

Scheu, Ursula: Wir werden nicht als Mädchen geboren - wir werden dazu gemacht. (Fischer Verlag, Frankfurt, 1977).

Singer, June: Nur Frau, nur Mann - Wir sind auf beides angelegt. (Pfeiffer Verlag, München, 1981).